"博学而笃志，切问而近思。"

《论语》

博晓古今，可立一家之说；
学贯中西，或成经国之才。

复旦博学 · 复旦博学 · 复旦博学 · 复旦博学 · 复旦博学 · 复旦博学

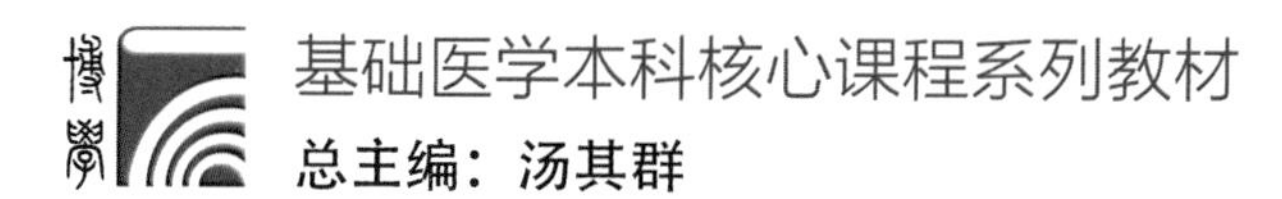

基础医学本科核心课程系列教材

总主编：汤其群

药 理 学

Pharmacology

主　编　黄志力

副主编　曲卫敏　杨素荣　徐昕红

主　审　程能能　姚明辉

编　者（按姓氏笔画排序）

于　榕　马　国　王毅群　王　露
曲卫敏　刘元元　刘新华　许　奇
杨永华　杨素荣　汪慧菁　张雪梅
茅以诚　郑媛婷　赵　超　相小强
徐昕红　黄志力　韩桂珍　潘礼龙

复旦大学出版社

基础医学本科核心课程系列教材

编写委员会名单

序 言

医学是人类繁衍与社会发展的曙光，在社会发展的各个阶段具有重要的意义，尤其是在科学鼎新、重视公民生活质量和生存价值的今天，更能体现她的尊严与崇高。

医学的世界博大而精深，学科广泛，学理严谨；技术精致，关系密切。大凡医学院校必有基础医学的传承而显现特色。复旦大学基础医学院的前身分别为上海第一医学院基础医学部和上海医科大学基础医学院，诞生至今已整 60 年。沐浴历史沧桑，无论校名更迭，复旦大学基础医学素以“师资雄厚，基础扎实”的风范在国内外医学界树有声望，尤其是基础医学各二级学科自编重视基础理论和实验操作、密切联系临床医学的本科生教材，一直是基础医学院的特色传统。每当校友返校或相聚之时，回忆起在基础医学院所使用的教材及教师严谨、认真授课的情景，都印象深刻。这一传统为培养一批又一批视野开阔、基础理论扎实和实验技能过硬的医学本科生起到关键作用。

21 世纪是一个知识爆炸、高度信息化的时代，互联网技术日益丰富，如何改革和精简课程，以适应新时代知识传授的特点和当代大学生学习模式的转变，日益成为当代医学教育关注的核心问题之一。复旦大学基础医学院自 2014 年起在全院范围内，通过聘请具有丰富教学经验和教材编写经验的全国知名教授为顾问、以各学科带头人和骨干教师为主编和编写人员，在全面审视和分析当代医学本科学生基础阶段必备的知识点、知识面的基础上，实施基础医学“主干课程建设”项目，其目的是传承和发扬基础医学院的特色传统，进一步提高基础医学教学的质量。

在保持传统特色、协调好基础医学各二级学科和部分临床学科的基础上，在全院范围内组织编写涵盖临床医学、基础医学、公共卫生、药学、护理学等专业学习的医学基础知识的教材，这在基础医学院历史上还是首次。我们对教材编写提出统一要求，即做到内容新颖、语言简练、结合临床；编写格式规范化，图表力求创新；去除陈旧的知识和概念，凡涉及临床学科的教材，如《系统解剖学》《病理学》《生理学》《病理生理学》《药理学》《法医学》等，须聘请相关临床专家进行审阅等。

由于编写时间匆促，这套系列教材一定会存在一些不足和遗憾，希望同道们不吝指教和批评，在使用过程中多提宝贵意见，以便再版时完善提高。

2015 年 8 月

前 言

为满足新时期国家卫生改革和发展的需要，根据复旦大学医学生教学要求，复旦大学出版社正式出版《药理学》教材。

本教材共 47 章。前 4 章为药理学总论，阐述药物与机体相互作用的规律及介绍药理学相关专业术语。其他为药理学各论，介绍传出神经系统、中枢神经系统、心血管系统、内脏系统、内分泌系统、化学治疗、基因治疗等药物。内容简练、紧跟科学前沿、通俗易懂、密切联系临床。用于医药院校临床医学、基础医学、药学等专业本科生教材，也可供科研人员和临床医生阅读和参考。

本教材紧密结合医学各专业学生的学习特点，用尽量精炼、明确的语言将每个章节的药理学内容，概括地联系成一个整体，使繁杂的药理学内容条理清晰，使学生更易理解、记忆和复习，方便在工作中查阅。

本教材，坚持教科书原有基本要求（基础理论、基础知识）和基本精神（科学性、先进性和启发性），用成熟和先进的理论阐明药理学的基本理论和核心内容，力求做到条理清晰，重点突出，难点侧重，论点和内容接近，易读易记，尤其是结合目前临床常用药，使内容更贴合临床，更有实际意义。

本教材凝聚着我校药理学教师的课堂经验和教学改革成果，在教与学的互动过程中，编写者不断探索药理学教学规律，在教学实践中进行创新思维，并将教学经验融于内容中。

本教材编写过程中，诚请复旦大学附属中山医院蔡迺绳、陈世耀、宋元林、屠蕊沁、袁源智、宋振举、庄静丽、陆志强、刘天舒和钟春玖教授，以及复旦大学附属华山医院朱利平、王坚教授对相关章节进行了评阅，反馈编委修改提高。

尽管各位编委和编者竭尽全力进行编写、审阅和修改，但仍难免有疏漏和遗憾之处，敬请药理学专家、广大教师和同学们对本教材提出宝贵的修改意见。本教材的如期出版得到了各编委、复旦大学附属中山医院和华山医院相关评阅专家和复旦大学出版社的大力支持，在此一并致谢。

黄志力

2015 年 7 月

目　录

第一章 绪 论

一、药理学的研究内容和任务

药物(drug)是指用于预防、治疗和诊断疾病,有目的调节机体生理功能和改善病理状态的物质。一般认为,药物的安全范围较大,大多数患者在一定的剂量范围内使用是安全的;毒物(poison)的安全范围较小,在使用较小剂量时即对机体有明显的毒性作用。其实,“药物也是毒物”,大剂量使用或不正确使用药物易造成药物中毒,甚至危及生命,此时药物表现为毒物作用。因此,正确选用药物和合理把握剂量至关重要;而针对特定情况使用特定剂量的某些毒物时,能够产生治疗作用。

药理学(pharmacology)是研究药物与机体(包括病原体)相互作用及作用规律的一门学科,是基础医学与临床医学、医学与药学之间的桥梁学科。为临床防治疾病、合理用药提供基础理论、基本知识和科学的思维方法。药物的研究和使用除了要尊重科学规律,还要依照法律、法规和相关指导原则的规定,以保障人们的生命健康。

药理学研究的内容包括:①药物效应动力学(pharmacodynamics),简称药效学,研究药物对机体的作用,包括药物的作用(action)和效应(effect)、作用机制(mechanism of action)、临床应用(therapeutic uses)及不良反应等;②药物代谢动力学(pharmacokinetics),简称药动学,定量研究药物在生物体内的吸收(absorption)、分布(distribution)、代谢(metabolism)和排泄(excretion)过程,并运用数学原理和方法阐述药物在机体内的动态变化规律,特别是血药浓度随时间变化的规律及影响药物疗效的因素等。

药理学以生物科学和基础医学(生理学、生物化学、病理学、病理生理学、微生物学、免疫学、分子生物学等)为基础。其主要任务是:①阐明药物与机体间相互作用的规律和机制,指导临床合理用药;②研究开发新药,发现老药新用途,促进医药学的发展;③为生命科学研究提供研究方法,促进科学进步。

二、药理学的发展简史

公元前1550年到前1292年之间,埃及出版的《埃泊斯医药籍》(*Ebers' Papyrus*)可能是世界上第一部关于药物的书籍,全书收录了700种药物和处方。公元1世纪前后,我国第一部药物学著作《神农本草经》问世,该书收载了365种药物,其中不少药物沿用至今。公元659年,《新修本草》一书是唐朝以政府名义颁发的药物书籍,相当于今天的药典。全书共收载884种药物,是世界上第一部药典。1596年,明代伟大的医药学家李时珍历时27年编纂的《本草纲目》问世。全书共52卷,约190万字,收载1 892种药物,插图1 160帧,药方11 000余条。该书受到国际医药学界的关注,先后被译成了英、日、朝、德、法、俄及拉丁文7种文字,流传于全世界，对促进世界医药学的发展作出了杰出贡献。

在18世纪末和19世纪初，药物研究和开发进入了新时代，并为现代药理学研究奠定了基础。1803年，德国人F. W. Sertiirner首先从罂粟中分离出吗啡，并用实验犬证明其具有镇痛作用。1809年，法国生理学家M. Francois第一次观察到马钱子有效成分士的宁有致惊厥作用，并证明脊髓是其作用位点。1842年，B. Claude发现箭毒可作用于神经肌肉接头处，阻断神经对肌肉的支配作用。在这些研究的基础上，意大利生理学家F. Fontana在通过动物实验观察了千余种药物的毒性后，提出天然药物都有活性成分，可选择性地作用于机体的某个部位而发挥作用的观点，开创了生理学和药理学的动物实验研究方法。这些工作为后来研究药物作用部位的器官药理学奠定了基础。1847年，随着德国第一所综合性大学的成立，世界上第一位药理学教授R. Buchheim在他家里的地下室建立了第一个药理学实验室，标志着现代药理学的诞生。1878年，他的学生O. Schmiedeberg编写了第一部药理学专著*Outline of Pharmacology*，推动了药理学在世界范围内的发展。1878年，英国人J. N. Langley根据阿托品与毛果芸香碱对猫唾液分泌的不同作用，提出细胞内存在能与药物结合的物质，为受体(receptor)学说的建立奠定了基础。1908年，德国人P. Ehrich正式提出受体概念。1909年，他用新胂凡钠明治疗梅毒，创立了化学药物治疗传染病的新纪元。1940年，英国微生物学家H. W. Florey在A. Fleming(1928)研究的基础上，从青霉菌的培养液中分离出青霉素。从此，化学治疗进入了抗生素时代。

基因组学与蛋白质组学进一步加快了药理学的发展。1953年，J. D. Watson和F. H. Crick提出DNA双螺旋结构学说。1960年，法国巴斯德研究院的F. Jacob与J. Monod又提出操纵子学说。这些学说揭示了生物遗传基因密码的复制、转录、翻译、突变、调节与控制的基本规律。随后DNA限制性内切酶、连接酶、细菌质粒的发现，促进了DNA体外重组技术的建立和完善。生化药理学和分子药理学的发展，把药物研究从宏观引入微观，从原来的系统和器官水平的研究进入到基因、分子水平。目前，应用DNA重组技术生产的基因药物在疾病的预防和治疗中发挥越来越重要的作用，如人胰岛素、重组链激酶、干扰素类、白细胞介素类、人生长激素、组织纤溶酶原激活剂、红细胞生成素、疫苗及肿瘤靶向基因治疗药物等。

我国《药理学》学科在从小到大、由弱到强的发展历程中，倾注了无数药理学工作者的心血。原上海医学院药理学系张昌绍教授是代表性学者之一，他为中国药理学的学科建设做出了杰出贡献。新中国成立前，他主编多部《药理学》教科书，如《现代药理学》、《磺胺类化学治疗学》、《青霉素化学治疗学》等。从20世纪50～60年代，主持多期药理师资培训班，培养了400多名学员，之后成为各地医学院校的药理学系(教研室)带头人和学术骨干。

20世纪40～60年代期间，在张昌绍实验室工作过的人员有周廷冲、杨藻宸、易鸿匹、江文德、桑国卫等。周廷冲跟随张昌绍研究常山碱，开始药理学研究生涯，在生化药理学领域做出了杰出贡献。桑国卫长期在浙江工作，于2000年开始，任中国“重大新药创制”科技重大专项的第一技术责任人、技术总师。张先生支持、影响并培养了中国科学院上海药物所的药理工作者，包括著名药理学家丁光生、金国章、池志强、胥彬、邹冈和曾衍霖等。

张昌绍在神经药理学和抗感染治疗领域做出了杰出的学术贡献。在英国留学期间，发现钙离子是肾上腺素能神经传递的重要因素。在他指导下,研究生邹冈发表了"有关吗啡镇痛中枢部位"的论文,被誉为吗啡作用机制研究的"里程碑",受到国际学术界的高度重视与赞扬。张昌绍研究化学治疗始自抗日战争时期。首先在临床上证明粗制常山浸膏对治疗疟疾有效,后与王进英等合作在鸡疟模型上证实常山水浸膏对其有显著疗效。1950 年,又发现鸦胆子的抗疟作用,并曾在佛子岭治淮工地试用,取得良好效果。20 世纪 50 年代初,他接受抗血吸虫药物研究的科研项目。他的团队发现了当时治疗血吸虫病药物酒石酸锑钾引起心室颤动的交感神经机制,并实验证明口服锑剂致呕部位不在胃而在小肠。张昌绍教授孜孜不倦的治学精神、善于把世界学术前沿知识结合到中国实际中的敏捷深邃的见识、团结广大药理学工作者的作风,成为后辈典范。

三、药理学的分支学科

随着科学技术的进步,药理学已由过去只与生理学有联系的单一学科发展成为与生物化学、生物物理学、免疫学、遗传学、分子生物学、数学等多种学科密切联系的综合学科,并逐渐形成了各具特色的学科分支。

1. 按学科交叉分类 分子药理学(molecular pharmacology)、中药药理学(pharmacology of chinese materia medica)、遗传药理学(pharmacogenetics)、生化药理学(biochemical pharmacology)、药物基因组学(parmacogenomics)、药物流行病学(pharmacoepidemiology)、毒理学(toxicology)、时间药理学(chronopharmacology)、网络药理学(network pharmacology)和定量药理学(quantative pharmacology)等。

2. 按系统分类 神经精神药理学(neuropsychopharmacology)、心血管药理学(cardio-vascular pharmacology)、内分泌药理学(endocrine pharmacology)、生殖药理学(reproductive pharmacology)、化疗药理学(chemotherapy)和免疫药理学(immunopharmacology)等。

3. 按应用分类 医用药理学(the pharmacological basis in medicine)、护理药理学(nursing pharmacology)、眼科药理学(ophthalmic pharmacology)、行为药理学(behavioral pharmacology)和环境药理学(environmental pharmacology)等。

四、药理学与新药的研究开发

新药是指化学结构、药品组分或药理作用不同于现有药品的药物。我国的药品注册管理法规定,化学药品新药是指"未曾在中国境内上市销售的药品";"改变给药途径且尚未在国内外上市销售的药品","已在国外上市销售但尚未在国内上市销售的药品"等。中药、天然药物的新药一般是指"未在国内上市销售的从植物、动物、矿物等物质中提取的有效成分及其制剂"等。新药亦包括未在国内外上市的生物制品,包括治疗用生物制品及预防用生物制品。我国的新药研究要按《药品注册管理办法》的申报程序及根据新药类型,提供相应的新药研究申报资料。

新药研究与开发是一项科技含量高、投资多、周期长、风险大、效益高的系统工程。不断发现和提供安全、高效、适应疾病谱广及质量可控的新药,对于保护人民健康,发展国民经济具有重要意义。

新药从发现到生产直至临床应用，一般要经历创新阶段和开发阶段。在创新阶段，要确定合成或分离提纯产物的有效成分，并在病理模型上进行筛选，从而发现有开发价值的化合物，即先导化合物。在开发阶段，要研究先导化合物的构效关系，按国家关于新药审批办法的有关规定进行工艺学研究、制剂研究、质量控制、药效学评价、安全性评价、临床药理研究等。这些研究按其功能可分为以下几类：①提供物质供药理研究，涉及天然药物化学、微生物药物化学、合成药物化学等学科；②评价药物的治疗价值，主要涉及基础药理学和临床药理学两个方面；③解决药物在临床应用及生产中的问题，如药剂学、制药工程、药物分析等。虽然各药的开发过程不同，但药理研究却都是必不可少的关键步骤。新药开发研究有一个逐步选择与淘汰的过程。为了确保药物对患者的有效性和安全性，新药开发研究不仅有赖于可靠的科学实验结果，还要依靠各国政府对新药生产上市审批与管理制定的法规。

新药研究大致可分为临床前研究(preclinical study)、临床研究(clinical study)和售后调研(postmarketing surveillance)。临床前研究主要是药物化学研究和药理学研究，前者包括药物制备工艺路线、理化性质及质量控制标准等；后者则是以实验动物为研究对象，进行药效学、药动学及毒理学研究。临床研究分为 4 期：①Ⅰ期临床试验：试验对象主要是健康成年志愿者。孕妇和儿童不能作为受试者。特殊药物，如细胞毒类抗肿瘤药，也可在肿瘤患者志愿者中进行。Ⅰ期临床试验的目的是阐明药物的疗效，观察人体对新药的耐受程度，为Ⅱ期临床试验提供合理的用药方案；②Ⅱ期临床试验：试验对象为新药的适应证患者，在患者用药过程中观察新药的疗效及不良反应。应使用无药理活性的安慰剂(placebo)及市场上已有的同类药物(阳性对照)进行对比观察；③Ⅲ期临床试验：为新药上市前扩大的临床试验阶段。可在一国的多家医院完成，亦可在国际范围内进行；④Ⅳ期临床试验：为新药上市后的监测，是药品上市后在社会人群较大范围内继续进行的药品安全性和有效性评价，也称为售后调研。继续考察药物疗效和不良反应，发现治疗新用途，以便对新药的发展前景进行评价。

五、 中医药对现代药学的贡献

本书主要阐述化学药及生物制剂的药理学。中药药理学不作介绍。中国医药学是一个伟大的宝库，中药学是其中最精髓的部分之一，历史悠久，源远流长。通过现代药效学技术与方法和中医药理论相结合，几十年来，对中药功能和主治，进行了对疾病防治药效学的研究，已取得许多成果。下面简要列举几个代表性成就。

(1) 麻黄碱：麻黄研究的成就代表了 20 世纪 20 年代本草学的辉煌。从麻黄中分离出的麻黄碱，有拟交感作用，系列性论文发表后，迅速在国际上引起巨大反响。麻黄碱早已被国际社会接受为一个常用的现代药物，在治疗支气管哮喘和防治蛛网膜下隙麻醉和脊椎麻醉(简称腰麻)等引起的低血压等方面发挥了重要作用，是我国本草对世界医学的一大贡献。

(2) 青蒿素：20 世纪 70 年代，我国学者屠呦呦及其团队从青蒿中发现抗疟有效成分青蒿素，并在其原型结构的基础上合成和筛选了多个衍生物，提高了临床疗效。青蒿素及其衍生物对疟原虫红细胞内期有直接杀灭作用。青蒿素给药后控制症状和原虫转阴速度比氯喹快，特别是对于抗氯喹疟疾、恶性疟尤其是脑型疟有独特的效果，为抗疟治疗写下了光辉篇章。

（3）丹参：丹参是常用中药，具有改善血液流变学特性、降低血黏度、抑制血小板聚集、改善微循环使冠状动脉扩张、冠脉流量增加、改善心肌梗死实验动物的心脏功能及缩小梗死范围等作用。从丹参中提取的脂溶性成分，如隐丹参酮、丹参酮、丹参酮Ⅱ-A、丹参酮Ⅱ-B等，具有抗菌活性，还有一定的抗炎、免疫调节及抗动脉粥样硬化作用。丹参水溶性成分丹酚酸有显著的抗脑缺血、抗血栓和脑保护等作用，另外还有抗慢性肝损伤和肝纤维化作用。

（4）人参及人参皂苷：人参对核酸和蛋白质合成都有明显的促进作用。人参中含有的人参皂苷能激活细胞核内的RNA聚合酶，导致mRNA和rRNA升高并转移到细胞质内，引起细胞质内核糖体和多聚核糖体合成增加，促进蛋白质合成。对细胞分裂活跃的器官组织，如骨髓、睾丸、肾上腺、胸腺和脾脏等，人参皂苷能促进其组织细胞内DNA合成。人参皂苷Rb1能改善记忆和增加性功能，可防治应激导致的动物智力下降及性行为低下。

（5）灵芝：灵芝被誉为"仙草"，其主要有效成分灵芝多糖不仅能增强正常小鼠的免疫功能，还能使免疫抑制药、抗肿瘤药引起的免疫功能抑制和衰老所致免疫功能障碍明显恢复。灵芝多糖促进细胞因子(IL-1，IL-2)生成和T细胞及B细胞增殖，加快肿瘤细胞凋亡，具有一定的抗癌作用。

（6）三氧化二砷：砒石、雄黄所含的三氧化二砷可通过诱导肿瘤细胞分化、凋亡而治疗急性早幼粒细胞白血病。三氧化二砷还可抑制血管生成，抑制肿瘤的转移。在体外，三氧化二砷能够有效抑制胃癌、肺癌、前列腺癌、肝癌、喉癌等其他类型肿瘤细胞的生长，对治疗其他类型恶性肿瘤亦具有很大潜力。

（7）五味子：五味子醇提取物及五味子甲素、乙素、丙素、醇甲、醇乙、酯甲和酯乙等对四氯化碳、半乳糖等引起的动物肝脏损伤有明显的保护作用。保肝作用是五味子用于治疗肝炎的基础。

（8）黄连：为清热解毒中药的代表。黄连对金黄色葡萄球菌、链球菌、痢疾志贺菌、大肠埃希菌、肠道沙门菌等多种致病菌具有广谱抗菌作用。有效成分小檗碱已人工合成，成为治疗胃肠道感染的常用药物，疗效卓著，不良反应小。近年来，还发现黄连及小檗碱具有降低胰岛素抵抗、降血糖及抗心律失常作用。

依靠现代技术手段，遵守严格规范标准，从中药中发掘优质、高效、安全、稳定、质量可控、服用方便，并具有现代剂型的新一代中药或新化合物，符合并达到国际主流市场标准，中药学将更好地为全人类服务。

（黄志力）

第二章　药物效应动力学

药物效应动力学(pharmacodynamics, PD),又称药效学,研究药物对机体的作用及作用机制,以阐明药物防治疾病的规律。对指导临床合理用药和减少毒副作用提供理论依据。

第一节　药物的基本作用

一、药物作用与药理效应

药物作用(drug action)是指药物对机体的初始作用,即药物导致效应的初始反应。药理效应(pharmacological effect)是药物作用的结果,是药物引起机体生理、生化功能或形态的变化。由于两者意义相近,通常不严加区别。但当两者并用时,应体现先后顺序。

药物效应的基本类型是兴奋(excitation)和抑制(inhibition),分别是药物引起机体器官原有功能的增强或减弱。例如,肾上腺素升高血压、中枢兴奋药加快呼吸均属兴奋;阿司匹林退热及地西泮(安定)促进睡眠均为抑制。

多数药物是通过化学反应来产生药理效应的。这种化学反应的专一性使药物作用具有特异性(specificity)。例如,阿托品特异性地阻断 M 胆碱受体,而对其他受体影响不大。药物作用特异性取决于药物的化学结构,这就是构效关系。

药理作用选择性(selectivity)是指药物引起机体产生效应的范围的专一或广泛程度。一般而言,选择性高的药物作用靶点专一,效应范围窄,能特异性地影响机体的局部或少数器官组织的功能;选择性低的药物作用位点多,效应范围广,可影响机体全身或多种器官组织的功能。药物选择性低是产生药物不良反应的基础。但需要指出,药物作用靶点特异性强,并不一定引起高选择性的药理效应,有时两者不一定平行。例如,阿托品特异性地阻断 M 胆碱受体,但此受体分布广泛,其药理效应选择性并不高,对心脏、血管、平滑肌、腺体及中枢神经系统都有影响,而且有的兴奋,有的抑制。

药物作用的靶点决定药物效应的性质和药物作用的选择性。病原体与人体组织细胞的结构差异是药物选择性作用靶点的基础。细菌有细胞壁,而哺乳动物细胞没有,β-内酰胺类抗生素(p-lactauns antibiotics)可通过抑制细胞壁合成起杀菌作用,但对人的毒性很小;不同种属之间组织细胞的结构差异也影响药物的选择性作用。同样是影响叶酸代谢的药物,磺胺药用于抗菌,乙胺嘧啶(pyrimethamine)用于预防疟疾,对氨基水杨酸(aminosalicylate)用于抗结核,而甲氨蝶呤(Methotrexate)用于抗肿瘤。

药物必须在作用靶点达到有效浓度时才能产生效应。治疗泌尿道感染时,应选用原形通过肾脏排泄的药物；氯喹（chloroquine）在肝、肺高浓度聚集，可治疗阿米巴肝脓肿和肺脓肿。

药物效应速度的快慢与作用机制密切相关。作用于细胞膜受体和离子通道的药物，效应产生的速度快；而作用于胞质内类固醇激素受体的药物，效应产生的速度较慢；通过耗竭内源性神经递质或激素而起作用的药物，产生效应的速度更为缓慢。效应速度的差异具有一定的临床意义，医生要根据效应产生速度选择药物，告知患者积极配合治疗。

二、治疗作用与不良反应

药物对机体产生的作用包括有利和不利两个方面。对机体有利的作用，即符合用药目的，有利于改变患者的生理、生化功能或病理过程，使患病机体恢复正常的药物作用结果，称为治疗作用（therapeutic effect）；对机体不利的作用，即与用药目的无关，给患者带来不适或痛苦的药物作用结果，统称为药物不良反应（adverse reaction，ADR）。

（一）药物的治疗作用

根据目的不同，治疗作用可分为对因治疗和对症治疗。

1. 对因治疗（etiological treatment）　用药目的在于消除原发致病因子。如应用化疗药物杀灭体内致病的病原体，特异性解毒药解救急、慢性中毒等。

2. 对症治疗（symptomatic treatment）　用药目的在于改善症状。对症治疗不能根除病因，但对病因未明暂时无法根治的疾病却是必不可少的。对某些重危急症如休克、惊厥、心力衰竭、心跳或呼吸暂停等，对症治疗可能比对因治疗更为迫切。有时严重的症状可以作为二级病因，使疾病进一步恶化。如高热引起惊厥、剧痛引起休克等。此时的对症治疗（如退热或止痛）对惊厥或休克而言，又可看成是对因治疗。

长期以来，替代疗法（substitution therapy）和补充疗法（supplement therapy）也归为对因治疗，如对激素分泌低下的患者应用相应的激素替代治疗、缺铁性贫血患者补充铁剂等。显然，此类疗法可缓解病情，但无法去除病因。因此，与对因治疗还是不同。

临床用药应遵循“急则治其标，缓则治其本”的原则，根据患者的病情选用对症治疗和对因治疗或“标本兼治”的方案，治病救人。

（二）药物的不良反应

多数药物不良反应是药物固有的效应，在一般情况下是可以预知的，但不一定能够避免。少数较严重的不良反应较难恢复，称为药源性疾病（drug-induced disease）。例如，庆大霉素引起的神经性耳聋、肼屈嗪引起的红斑性狼疮等。根据不良反应的表现与药物本身或其药理作用机制是否相关，可将其分为机制相关的不良反应（mechanism-based ADR，MBADR）和非机制相关的不良反应（non-mechanism-based ADR，NMBADR）。MBADR是指起因于与药物治疗作用相同的药理机制和根据机制可预期的反应，包括副反应、毒性反应、后遗效应和停药反应；NMBADR是指起因于与药物治疗作用不同的药理机制和根据机制不可预期的反应，包括变态反应（allergic reaction）和特异质反应（idiosyncratic reaction）。药物的不良反应主要有以下几类。

1. **副反应**（side reaction） 是指药物在治疗剂量时产生的与治疗目的无关的作用。其原因是药物作用的选择性低，效应范围广。治疗目的是主作用，其余的是副作用。因此，药物的副作用是药物本身固有的作用，难以避免，通常给患者带来痛苦或可逆性的功能性变化。副反应多数较轻微并可以预料。例如，阿托品用于治疗胃肠道痉挛时，引起口干、心悸、便秘等副反应。

2. **毒性反应**（toxic reaction） 是指在剂量过大或药物在体内蓄积过多时发生的危害性反应，一般比较严重。毒性反应一般是可以预知的，应避免发生。如适量应用地高辛（digoxin）可治疗慢性心功能不全，过量则引起各种心律失常。短期内过量用药引起的毒性称为急性毒性，多损害循环、呼吸及神经系统功能。长期用药时由于药物在体内蓄积，逐渐发生的毒性称为慢性毒性，多损害肝、肾、骨髓、内分泌等功能。致癌（carcinogenesis）、致畸胎（teratogenesis）和致突变（mutagenesis）反应属于特殊毒性，也列入慢性毒性范畴。

3. **后遗效应**（residual effect） 是指停药后血药浓度已降至阈浓度以下时残存的药理效应。例如，服用巴比妥类催眠药后，次晨出现的乏力、困倦等现象。

4. **停药反应**（withdrawal reaction） 是指患者长期应用某种药物，突然停药后出现的不良反应。如长期应用肾上腺皮质激素（adrenocortical hormones）后的负反馈作用导致肾上腺皮质萎缩，在停药后的短期内难以恢复正常，一旦突然停药或减药过快，会出现肾上腺皮质功能不全症，表现为恶心、呕吐、乏力、发热、情绪消沉、低血压、低血糖等。如出现原有疾病加剧的现象，又称回跃反应（rebound reaction）或反跳。如长期应用 β 受体阻断药突然停药，出现血压上升、严重的心律失常、心绞痛发作，甚至猝死。因此，应在病情控制后逐渐减量，缓慢停药。

5. **继发反应**（secondary reaction） 是指继发于药物治疗作用之后的不良反应，是治疗剂量下治疗作用本身带来的间接后果。例如，长期应用广谱抗生素，使敏感细菌杀灭，而耐药葡萄球菌或真菌大量繁殖，造成二重感染。

6. **变态反应**（allergic reaction） 是指药物引起的免疫反应。非肽类药物作为半抗原与机体蛋白结合为抗原后，经过接触 10 天左右的敏化过程而发生的反应，也称过敏反应。常见于过敏体质患者。反应性质与药物原有效应和剂量无关，用药理性拮抗药解救无效。反应的严重程度差异很大。致敏物质可能是药物本身，也可能是其代谢物或制剂中的杂质。临床用药前虽常做皮肤过敏试验，但仍有少数假阳性或假阴性反应。

7. **特异质反应**（idiosyncratic reaction） 少数特异体质患者对某些药物反应特别敏感，反应性质也可能与常人不同，但与药物固有的药理作用基本一致。反应严重程度与剂量成比例，药理性拮抗药救治可能有效。这种反应不是免疫反应，故不需预先敏化过程。如在使用吸入麻醉药或琥珀胆碱（suxamethonium）时，可诱发恶性高热，为麻醉的主要死因之一。目前应用基因检查或酶活性检测法，可预测个体有无特异质反应，避免用药时发生。

8. **依赖性**（dependence） 是指在长期应用某种药物后所造成的一种强迫要求连续或定期使用该药的行为或其他反应。目的是感受药物的精神效应，或避免由于停药造成身体不适。依赖性可分为生理依赖性（physiological dependence）和精神依赖性（psychological

dependence)。生理依赖性又称躯体依赖性(physical dependence),是指中枢神经系统对长期使用的药物所产生的一种身体适应状态。一旦停药,将发生一系列生理功能紊乱,称为戒断综合征(withdrawal syndrome)。精神依赖性是指多次用药后使人产生欣快感,导致用药者在精神上对所用药物有一种渴求连续不断使用该药的强烈欲望,继而引发强迫用药行为,获得满足和避免不适感,此称为成瘾性(addiction),如吗啡和苯丙胺(安非他明)等精神类药物,临床用药一定要注意依赖性。

三、量效关系

在一定范围内药物的剂量(或浓度)增加或减少时,药物的效应随之增强或减弱。药物的药理效应与其剂量或血药浓度的关系称为量效关系(dose-effect relationship)。以药理效应的强度为纵坐标,药物剂量或浓度为横坐标即得量效曲线(dose-effect curve)或浓度-效应曲线(concentration-effect curve),来反映量效关系。药理效应按性质可分为量反应和质反应两种。

1. 量反应　药物效应随着药物剂量或浓度的增减呈现连续性的变化,可用具体数量或最大反应的百分率表示,称为量反应(graded response)。例如,血压的升降、平滑肌的舒缩等,其研究对象为单一的生物单位。以药物的剂量(整体动物实验)或浓度(体外实验)为横坐标,以效应强度为纵坐标作图,可获得直方双曲线(rectangular hyperbola);如将药物浓度改用对数值作图则呈典型的对称"S"形曲线,这就是通常所称量反应的量-效曲线(图 2-1)。

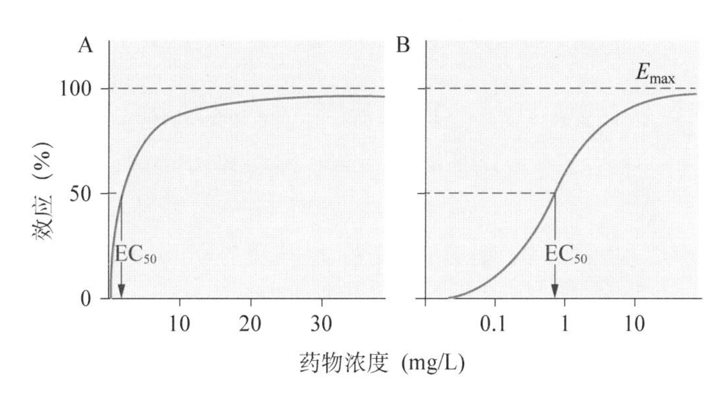

图 2-1　药物作用的量效关系曲线

(A) 药量用真数剂量表示　(B) 药量用对数剂量表示

量反应量效曲线的主要参数。

(1) 斜率(slope):"S"形量效曲线图在 20%～80%的最大效应部分呈直线状。此部分与横坐标夹角的正切值称为量效曲线的斜率。斜率大的药物"S"形量效曲线陡峭,表明药物剂量的微小变化即可引起效应的明显改变,提示药效较剧烈;较平坦的,则提示药效较温和。临床治疗用剂量及重点观察效应也常在此呈直线状的量效范围内。

(2) 最小有效量(minimal effective dose):或最低有效浓度(minimal effective concentration),即刚能引起效应的最小药物剂量或最小药物浓度,亦称为阈剂量(threshold dose)或阈浓度

(threshold concentration)。

(3) 最大效应(maximal effect, E_{max}):为药理效应的最大值。随着剂量或浓度的增加,效应也增加。当效应增加到一定程度后,继续增加药物浓度或剂量,其效应不再继续增强。这一药理效应的极限称为最大效应,也称效能(efficacy)。

(4) 半数最大效应浓度(concentration for 50% of maximal effect, EC_{50})是指能引起50%最大效应的浓度。

(5) 效价强度(potency):是指能引起等效反应(一般采用50%效应量)的相对浓度或剂量,其值越小则强度越大。药物的最大效应与效价强度含意完全不同,两者并不平行。例如,利尿药以每日排钠量为效应指标进行比较,氢氯噻嗪的效价强度大于呋塞米,而后者的最大效应大于前者(图2-2)。药物的最大效应值有较大实际意义,不区分最大效应与效价强度只讲某药较另一药强若干倍是易被误解的。

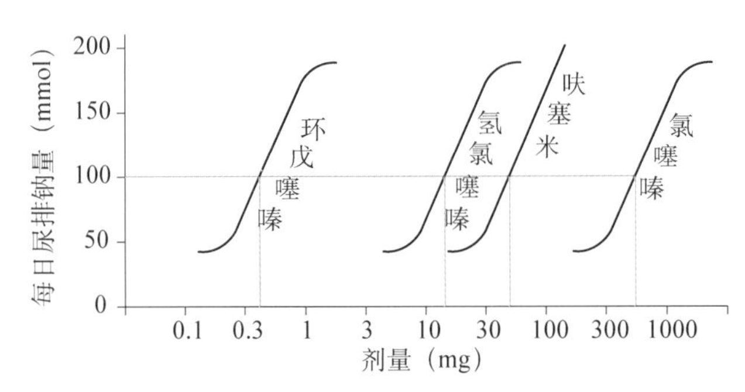

图2-2 各种利尿药的效价强度及最大效应比较

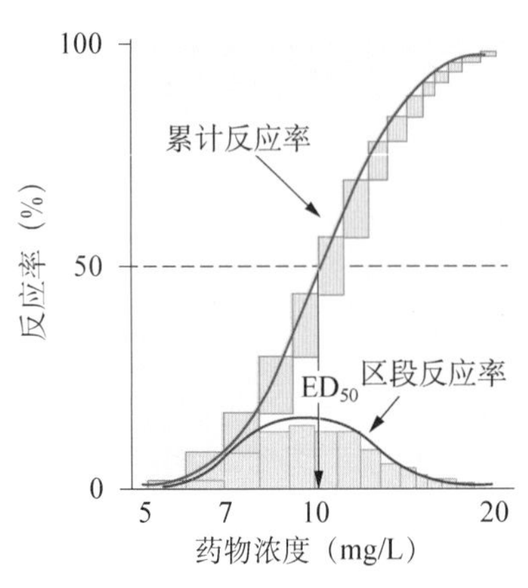

图2-3 质反应的量效曲线

纵坐标:阳性反应率;横坐标:浓度或剂量

2. 质反应 如果药理效应不是随着药物剂量或浓度的增减呈连续性量的变化,而表现为反应性质的改变,如阳性或阴性、死亡与生存、惊厥与不惊厥等"全或无"的表现形式,则称为质反应(quantal response or all-or-none response)。质反应的研究对象为一个群体。在实际工作中,常将实验对象按用药剂量分组,以阳性反应百分率为纵坐标,以剂量或浓度为横坐标作图,也可得到与量反应相似的曲线。如果按照药物浓度或剂量的区段出现阳性反应频率作图,可得到呈常态分布的"钟"形曲线。如果按照剂量增加的累计阳性反应百分率作图,则可得到典型的"S"形量效曲线(图2-3)。

质反应量效曲线的主要参数如下。

(1) 半数有效量(median effective dose, ED_{50})和半数致死量(median lethal dose, LD_{50}):半数有效量是指能引起50%实验动物出现阳性反应时的药物剂量;如效应为死亡,则称为半数致死量。

(2) 治疗指数:通常将药物 LD_{50}/ED_{50} 的比值称为治疗指数(therapeutic index, TI),用

以表示药物的安全性。治疗指数大的药物相对较治疗指数小的药物安全。但以治疗指数来评价药物的安全性并不完全可靠。

（3）安全范围：如某药的ED和LD两条曲线不平行，首尾有重叠（图2－4），即有效剂量与其致死剂量之间有重叠，则LD_{50}/ED_{50}值不能完全表示药物安全性的差异。因此，有人用1％致死量（LD_1）与99％有效量（ED_{99}）的比值或5％致死量（LD_5）与95％有效量（ED_{95}）之间的距离来衡量药物的安全性。无论此类指标提示安全性多大，与剂量无关的过敏性休克或特殊类型的慢性毒性仍可发生。

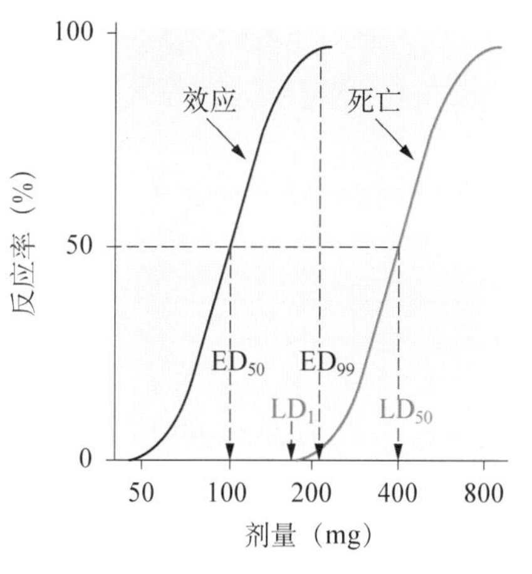

图2－4　药物效应和毒性的量效曲线

四、构效关系

构效关系（structure activity relationship，SAR）是指药物的化学结构与药理活性或毒性之间的关系，是药物化学的主要研究内容之一。化学结构相似的药物可通过分子间的相互作用结合至同一靶点，引起相似或相反的效应。药物结构的改变，包括其基本骨架、侧链长短、立体异构（手性药物）、几何异构（顺式或反式）和光学异构（左旋或右旋）的改变均可影响药物的理化性质，进而影响药物的体内代谢过程、药效乃至毒性。构效关系是药理学的重要概念，对于深入认识药物的作用机制，比较同类新、老药物的结构及效应的发展趋势；对于新药研制，定向设计药物结构；对于从本质上学习、掌握药物作用和指导临床合理用药都有重要意义。

SAR的阐明始于磺胺药的发现及其后续研究工作。20世纪60年代发展的定量构效关系（quantitative structure-activity relationship，QSAR），是一种借助分子的理化性质参数或结构参数，以数学和统计学手段定量研究有机小分子与生物大分子相互作用、有机小分子在生物体内吸收、分布、代谢、排泄等生理相关性质的方法。在早期的药物设计中，定量构效关系方法占据主导地位。

20世纪90年代以来，人们运用分子形状分析（molecular shape analysis，MSA）、距离几何（distance geometry，DG）、比较分子力场分析（comparative molecular field analysis，CoMFA）、比较分子相似性指数分析（comparative molecular similarity indices analysis，CoMSIA）等方法，分析药物分子三维结构与受体作用的相互关系，深入地揭示了药物与受体相互作用的机制。在大型计算机的辅助下，基于分子结构的三维定量构效关系（three-dimensional quantitative structure-activity relationship，3D－QSAR）逐渐取代了定量构效关系在药物设计领域的主导地位，已成为计算机辅助药物设计的基本手段与分析方法。随着对受体结构信息和药物三维结构认识的不断深入，定量构效关系已从3D－QSAR发展到可以模拟化合物分子全部构象的四维定量构效活性关系（four dimension QSAR，4D－QSAR），直至可以模拟诱导契合的五维定量构效活性关系（five dimension QSAR，5D－

QSAR)，这对于药物分子设计和先导化合物改造有十分重要的意义，将更加深入地揭示药物与受体相互作用的机制。

第二节 药物作用的靶点

药物与机体生物大分子的结合部位称为药物作用靶点(target)。药物作用靶点几乎涉及生命活动过程相关的所有环节。已知的药物作用靶点涉及受体、酶、离子通道、转运体、免疫系统、基因等。此外，有些药物通过其理化作用(如抗酸药)或补充机体所缺乏的物质而发挥作用。现有药物中，超过50%的药物以受体为作用靶点；超过20%的药物以酶为作用靶点，特别是酶抑制剂，在临床用药中具有特殊地位；6%左右的药物以离子通道为作用靶点；以核酸为作用靶点的药物仅占3%；其余近20%药物的作用靶点有待进一步研究。

一、受体

受体(receptor)是对生物活性物质具有识别和结合能力，并具有介导细胞信号转导功能的蛋白质。多数受体存在于细胞膜上，并镶嵌在脂质双层膜结构中，少数受体存在于细胞内。受体接受生物活性物质刺激后，通过一系列信息传递机制，激活细胞的特异性效应。

与受体特异性结合的生物活性物质称为配体(ligand)。配体与受体大分子中的某一部位结合，该部位仅占受体的很小部分，叫做结合位点或受点(binding site)。配体可分为内源性和外源性两种。内源性配体是指神经递质、激素、活性肽、抗原、抗体、代谢物等。外源性配体是指药物及毒物。

二、酶

酶是由机体细胞产生的具有催化作用的蛋白质，具有立体结构特异性、高度敏感性和高度活性，能促进各种细胞成分的代谢。由于酶参与一些疾病的发病过程，在酶的催化下可产生病理反应介质或调控因子。因此，酶成为重要的药物作用靶点。此类药物多为酶抑制剂，全球销量排名前20位的药物，就有50%是酶抑制剂。

1. **抑制酶活性** 通过抑制酶活性而达到治疗目的。例如，毒扁豆碱可逆性抑制胆碱酯酶；阿司匹林抑制环氧化酶；奥美拉唑通过抑制胃黏膜的 H^+，K^+-ATP酶产生抑制胃酸分泌的作用；卡托普利抑制血管紧张素转化酶等。

2. **激活酶活性** 如纤维蛋白溶解药尿激酶、链激酶激活纤溶酶原转变为纤溶酶。

3. **酶诱导** 药物诱导肝微粒体药酶活性使药物的代谢加快，可导致机体对药物产生耐受性。如镇静催眠药苯巴比妥、乙醇等。

4. **酶的底物** 左旋多巴通过血-脑屏障后，作为酶的底物，在纹状体中被多巴脱羧酶水解成多巴胺，发挥抗帕金森病作用。

5. **酶复活** 碘解磷定可恢复被有机磷酸酯类所抑制的胆碱酯酶活性。

6. 与其他药物竞争酶 磺胺类药物通过与对氨基苯甲酸竞争二氢叶酸合成酶，妨碍二氢叶酸的合成，抑制细菌体内叶酸的代谢，从而干扰核酸合成。

7. 药物本身就是酶 如胃蛋白酶、胰蛋白酶。

三、离子通道

离子通道是由肽链经多次往返跨膜形成的亚基组成。主要的离子通道有 Ca^{2+}、K^{+}、Na^{+} 及 Cl^{-} 通道，这些通道目前均已被克隆，它们调节细胞膜内外无机离子的分布。通道的开放或关闭可影响细胞内外无机离子的转运，并能迅速改变细胞功能，引起神经兴奋、血管收缩或腺体分泌。

某些受体与离子通道处于偶联状态，有些药物通过激活受体调控离子通道，如激活 N 胆碱受体可引起 Na^{+} 通道开放；激活 γ-氨基丁酸（GABA）受体可引起 Cl^{-} 通道开放。

四、转运体

转运体（transporter）是存在于细胞膜上的蛋白质成分，能促进内源性递质或代谢产物的转运过程。转运体是细胞内外物质转运的分子基础，包括离子转运体、神经递质转运体、营养物质（如氨基酸、葡萄糖等）转运体及外来物质转运体。有些药物可通过对抑制某种转运体来产生效应。例如，利尿药呋塞米及氢氯噻嗪抑制肾小管对 Na^{+}、K^{+} 及 Cl^{-} 的再吸收从而发挥利尿作用；可卡因及三环抗抑郁药抑制交感神经末梢对去甲肾上腺素再摄取而引起的拟交感作用。

药物转运体在药物吸收、分布、代谢、排泄等体内过程中起着非常重要的作用，是影响药物效应及产生药物相互作用的重要因素。近年来，以药物转运体为靶点的药物研究已成为新药开发中不可忽视的一个组成部分。

五、免疫系统

影响免疫功能的药物通过影响免疫反应的一个或多个环节来发挥免疫抑制或增强作用。某些药物本身就是免疫系统中的抗体（如丙种球蛋白）或抗原（疫苗）。免疫抑制药可用于器官移植和治疗其他药物无效的难治性自身免疫性疾病。免疫增强药多作为辅助治疗药物，用于免疫缺陷疾病如艾滋病等。

六、基因

基因是 DNA（脱氧核糖核酸）分子上具有遗传效应的特定核苷酸序列的总称，是具有遗传效应的 DNA 分子片段。近年来，随着基因研究的深入，人类基因组计划的实施，某些疾病的相关基因陆续被发现。基因治疗（gene therapy）通过基因转移方式将正常基因或其他有功能的基因导入体内，使之表达以获得疗效。

与基因治疗不同，基因工程药物（gene engineering drug）是指应用基因工程技术生产的药品。目前，已应用的产品有人胰岛素、人生长素、干扰素类、组织纤溶酶原激活剂、重组链激酶、白细胞介素类、促红细胞生成素等。

核酸药物是指在核酸水平(DNA 和 RNA)上发挥作用的药物。干扰或阻断细菌、病毒和肿瘤细胞的核酸合成,就能有效地杀灭或抑制细菌、病毒和肿瘤细胞。

七、其他

有些药物通过简单的物理化学作用如酸碱反应、渗透压改变、氧化还原(自由基清除)等改变机体内环境。如抗酸药中和胃酸,用于消化性溃疡;静脉注射甘露醇通过提高血浆渗透压,治疗脑水肿,也可用于利尿。

有些药物如螯合剂二巯丙磺酸钠可螯合汞、砷及铅等,用于重金属离子的中毒治疗;鱼精蛋白与肝素结合,治疗肝素用量过大引起的不良反应。

全麻醉药与细胞膜蛋白结合后,通过改变其构象影响离子通道的功能,从而产生麻醉作用。

还有些药物补充机体所缺乏的物质如维生素、微量元素等。

第三节　药物与受体

1878 年,Langley 研究发现阿托品对毛果芸香碱(pilocarpine)引起的猫唾液分泌有拮抗作用,提出细胞内存在能与药物结合的物质。1908 年,Ehrlich 进一步提出受体(receptor)概念。受体是蛋白质,能识别周围环境中某种微量化学物质,首先与之结合,并通过中介的信息放大系统,触发后续的生理反应或药理效应。受体具有如下特性:灵敏性(sensitivity)、特异性(specificity)、饱和性(saturability)、可逆性(reversibility)和多样性(multiple-variation)。

一、受体分类与亚型

根据受体蛋白结构、信号转导过程、效应性质、受体位置等特点,受体可分为下列 5 类:

(一) G 蛋白偶联受体

G 蛋白偶联受体(G protein-coupled receptors, GPCR)是一类由鸟苷三磷酸(GTP)结合调节蛋白(简称为 G 蛋白,G protein)组成的受体超家族,可将配体带来的信号传送至效应器蛋白,产生生物效应。这一类受体是目前发现的种类最多的受体,包括生物胺、激素、多肽激素及神经递质等的受体。G 蛋白的调节效应器包括酶类,如腺苷酸环化酶(adenylate cyclase, AC)、磷脂酶 C(phospholipase C, PLC)等及某些离子通道如 Ca^{2+}、K^{+} 离子通道。现已发现 200 多种 G 蛋白偶联受体。

G 蛋白偶联受体结构非常相似,均为单一肽链形成 7 个 α-螺旋(又称跨膜区段结构)往返穿透细胞膜,形成 3 个细胞外环和 3 个细胞内环。N 端在细胞外,C 端在细胞内,这两段肽链氨基酸组成在不同受体中差异很大,与其识别配体及转导信息各不相同有关。胞内部分有 G 蛋白结合区(图 2-5)。G 蛋白是由 α、β、γ 3 种亚单位组成的三聚体,静息状态时与鸟苷二磷酸(GDP)结合。当受体激活时 GDP－αβγ 复合物在 Mg^{2+} 参与下，结合的 GDP 与胞质中 GTP 交换，GTP－α 与 βγ 分离并激活效应器蛋白，同时配体与受体分离。α 亚单位本身具有 GTP 酶活性，促使 GTP 水解为 GDP，再与 βγ 亚单位形成 G 蛋白三聚体，恢复原来的静息状态。

G 蛋白有许多类型，常见的有兴奋型 G 蛋白(stimulatory G protein, G_s)，激活腺苷酸环化酶(AC)使 cAMP 增加；抑制型 G 蛋白(inhibitory G protein, G_i)抑制 AC 使 cAMP 减少；磷脂酶 C 型 G 蛋白(PI-PLC G protein, G_q)激活磷脂酰肌醇特异的 PLC；转导素激活型 G 蛋白(transducin G protein, G_t)可以激活 cGMP 磷酸二酯酶，同视觉有关；其他 G 蛋白(other G protein, G_o)对百日咳杆菌毒素敏感，诱发磷脂酶 C 和钙通道的活化。据报道 Go 在脑内含量最多，参与 Ca^{2+} 及 K^+ 离子通道的调节。一个细胞可表达 20 种之多的 G 蛋白偶联受体，每一种受体对一种或几种 G 蛋白具有不同的特异性。一个受体可激活多个 G 蛋白，一个 G 蛋白可以转导多个信号给效应器(effector)，调节许多细胞的功能。

(二) 配体门控离子通道受体

离子通道按生理功能分类，可分为配体门控离子通道(ligand-gated ion channel)及电压门控离子通道(voltage-gated ion channel)。配体门控离子通道受体由配体结合部位及离子通道两部分构成，与配体结合后，受体变构使通道开放或关闭，改变细胞膜离子流动状态，从而传递信息。这一类受体包括 N 型乙酰胆碱受体、γ－氨基丁酸(GABA)受体等。单一肽链往返 4 次穿透细胞膜形成 1 个亚单位，4～5 个亚单位组成穿透细胞膜的离子通道，受体激动时离子通道开放使细胞膜去极化或超极化，引起兴奋或抑制效应(图 2－5)。

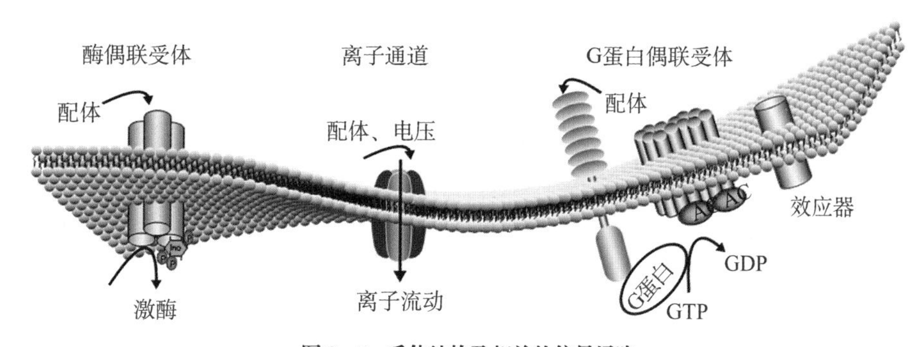

图 2－5　受体结构及相关的信号通路

(三) 酪氨酸激酶受体

胰岛素及一些生长因子的受体本身具有酪氨酸蛋白激酶的活性，称为酪氨酸蛋白激酶受体(tyrosine-protein kinase receptor)。这一类受体由 3 个部分组成(图 2－5)。细胞外侧与配体结合部位，接受外部信息；与之相连的是一段跨膜结构；细胞内侧为酪氨酸激酶活性区域，能促进自身酪氨酸残基的磷酸化而增强此酶活性，又可使细胞内底物的酪氨酸残基磷酸化，激活胞内蛋白激酶，增加 DNA 及 RNA 合成，促进蛋白合成。

(四) 细胞内受体

类固醇激素、甲状腺激素、维生素 D 及维生素 A 等受体是可溶性的 DNA 结合蛋白，可调节某些特殊基因的转录。类固醇激素受体存在于细胞质内，与相应的类固醇激素结合形成复合物后，以二聚体的形式进入细胞核中发挥作用。甲状腺素受体存在于细胞核内，功能与类固醇激素大致相同。细胞核激素受体(cell nuclear hormone receptors)本质上属于转录因子，激素则是这种转录因子的调控物。

已知的核内受体多达150种以上，组成核内受体超家族，为类固醇激素、甲状腺素等亲脂性激素作用的受体。这些受体可以作为药物的靶点，如维甲酸(retinoic acid)、维生素A和维生素D等就是通过细胞核内受体，实现其药物作用。

(五) 其他酶类受体

鸟苷酸环化酶(guanylate cyclase, GC)也是具有酶活性的受体，存在两类，一类为膜结合酶，另一类存在于胞质中。

二、 药物-受体相互作用与细胞内信号转导途径

在细胞信号转导体系中的信息分子是指传递生物信息的细胞外信使物质，如多肽类激素、神经递质及细胞因子(包括白细胞介素和生长因子两大类)等，也称为第一信使。药物作用于受体，在细胞内经过多级转导过程，将信号逐级放大并传递至细胞的效应系统而产生效应，这一过程称为级联反应。级联反应过程中，配体作用于受体后，可诱导产生一些细胞内的化学物质。它们可以作为细胞内信号的传递物质，将信号进一步传递至下游的信号转导蛋白，被称为第二信使(second messenger)。级联反应过程中，细胞内的信号转导是关键环节，G蛋白和第二信使在这一环节中发挥着重要作用。

(一) G蛋白

1. 调节腺苷酸环化酶(AC)的活性　通过调节AC的活性，使细胞内的第二信使环腺苷酸(cAMP)增加或减少而实现信号转导。

2. 介导肌醇磷脂的降解　使磷脂酰肌醇二磷酸(phosphatidylinosital biphosphate, PIP2)分解成三磷酸肌醇(inositol triphosphate, IP3)和甘油二酯(diacylglycerol, DG)，两者是重要的第二信使，通过IP3和DG实现信号的转导。

3. 调节钙通道　Ca^{2+}也是重要的第二信使，通过影响Ca^{2+}的跨膜转运来实现信号的转导。

(二) 第二信使

已确定的第二信使主要有cAMP、cGMP、IP3、DG和细胞内外的Ca^{2+}。第二信使可以激活下游的效应蛋白，如蛋白激酶、离子通道等，直接产生效应；也可进一步将信号转导至细胞核内，影响基因的转录和蛋白质的合成。

第三信使是指负责细胞核内外信息传递的物质，包括生长因子、转化因子等。它们传导蛋白以及某些癌基因产物，参与基因调控、细胞增殖和分化及肿瘤的形成等过程。

从分子生物学角度看，细胞信息物质在传递信号时绝大部分通过酶促级联反应方式进行，通过改变细胞内有关酶的活性、开启或关闭细胞膜离子通道及细胞核内基因的转录，达到调节细胞代谢和控制细胞生长、繁殖和分化的作用。

三、受体的调节

受体是蛋白质，其数量、亲和力及效应力受到各种生理及药理因素的影响。

受体的调节是维持机体内环境稳定的一个重要因素，其调节方式有脱敏和增敏两种类型。受体脱敏(receptor desensitization)是指在长期使用一种激动药后，组织或细胞对激动药的敏感性和反应性下降的现象。如仅对一种类型的受体激动药的反应性下降，而对其他类型受体激动药的反应性不变，则称为激动药特异性脱敏(agonist-specific desensitization)，可能与受体磷酸化或受体内移有关；若组织或细胞对一种类型的受体激动药脱敏，对其他类型的受体激动药不敏感，则称为激动药非特异性脱敏(agonist-nonspecific desensitization)，可能是由于所有受影响的受体均有一个共同的反馈调节机制，也可能受到调节的是它们信号转导通路上的某个共同环节。

受体增敏(receptor hypersensitization)是与受体脱敏相反的一种现象，可因受体激动药水平降低或长期应用拮抗药而造成。

若受体脱敏和增敏只涉及受体密度的变化，则分别称为下调(down-regulation)和上调(up-regulation)。

四、药物与受体相互作用的学说

（一）占领学说

Clark 于 1926 年，Gaddum 于 1937 年分别提出占领学说(occupation theory)。该学说认为：受体只有与药物结合才能被激活并产生效应，而效应的强度与被占领的受体数目成正比，当受体全部被占领时出现最大效应。1954 年，Ariëns 修正了占领学说，认为药物与受体结合不仅需要有亲和力(affinity)，而且还需要有内在活性(intrinsic activity，α)才能激动受体而产生效应。内在活性是指药物与受体结合后产生效应的能力。只有亲和力而没有内在活性的药物，虽可与受体结合，但不能产生效应。

1956 年，Stephenson 根据实验提出：药物不需要占领全部受体，只需占领小部分受体即可产生最大效应。未占领的受体称为储备受体(spare receptor)，当各种原因导致部分受体丧失时，由于储备受体的存在，最大效应不会立即受影响。进一步研究发现，激动药占领的受体必须达到一定阈值后才开始出现效应，阈值以下被占领的受体称为沉默受体(silent receptor)。当达到阈值后被占领的受体数目增多时，激动效应随之增强。内在活性不同的同类药产生同等强度效应时，所占领受体的数目并不相等。

（二）速率学说

1961 年，Paton 提出速率学说(rate theory)，该学说认为药物发挥作用最重要的因素是药物分子与受体结合与分离的速率，即药物分子与受体碰撞的频率。药物效应的强弱与其占有受体的速率成正比，效应的产生是药物分子和受体相碰撞时产生的定量刺激传递到效应器的结果，而与其占领受体的数量无关。

（三）二态模型学说

二态模型学说(two model theory)认为受体的构形(conformation)分活化状态(R_a)和失活状态(R_i)。R_a 与 R_i 处于动态平衡，可相互转变。药物可与 R_a 或 R_i 状态受体结合，但与哪一种构形的受体结合取决于亲和力。激动药与 R_a 状态的受体亲和力大，结合后可产生效应；而拮抗药与 R_i 状态的受体亲和力大，结合后不产生效应。当激动药与拮抗药同时存在时，两者竞争受体，其效应取决于 R_a -激动药复合物与 R_i -拮抗药复合物的比例。如后者较多时，则激动药的作用被减弱或阻断。部分激动药对 R_a 与 R_i 均有不同程度的亲和力。因此，既可引起较弱的效应，也阻断激动药的部分效应。

（四） G 蛋白偶联受体的复合模型

1996 年，Kenakin 提出 G 蛋白偶联受体的复合模型。根据 G 蛋白偶联受体的特点，Kenakin 提出，这类受体的动力学至少有 3 个方面的相互作用：即配体与受体、受体与 G 蛋白，和配体对受体- G 蛋白复合体的影响，并归纳出立体三元复合模型。

五、 激动药与拮抗药

根据药物与受体结合后所产生效应的不同，将作用于受体的药物分为激动药、部分激动药和拮抗药(阻断药)。

（一） 激动药

激动药是指既有亲和力又有内在活性的药物，它们能与受体结合并激动受体而产生效应。激动药产生的效应可能是兴奋性的，也可能是抑制性的。如激动药肾上腺素激动心脏 β 受体，产生心率加快，传导加快及心输出量增加等兴奋作用；而激动药乙酰胆碱激动心脏 M 受体，产生等抑制作用，如心率减慢，传导减慢及心输出量减少。

依药物内在活性大小，激动药又分为完全激动药(full agonist)和部分激动药(partial agonist)。前者具有较强亲和力和较强内在活性($\alpha = 1$)；后者有较强亲和力，但内在活性不强($\alpha < 1$)。部分激动药单独存在时，表现出弱的激动作用，但与激动药并用还可拮抗激动药的部分效应。如吗啡为完全激动药，可产生较强的镇痛效应；而喷他佐辛则为部分激动药，只引起较弱的镇痛效应。

（二） 拮抗药

拮抗药是指能与受体结合，具有较强亲和力而无内在活性($\alpha = 0$)的药物。它们本身不产生作用，但因占据受体而拮抗了激动药的效应，如纳洛酮和普萘洛尔均属于拮抗药。少数拮抗药以拮抗作用为主，同时尚有较弱的内在活性($0 < \alpha < 1$)，故有较弱的激动受体作用，如 β 受体拮抗药氧烯洛尔。

根据与受体结合是否具有可逆性，可将拮抗药分为竞争性拮抗药(competitive antagonist)和非竞争性拮抗药(noncompetitive antagonist)。竞争性拮抗药能与激动药竞争相同受体，其结合是可逆的。通过增加激动药的剂量与拮抗药竞争结合部位，可使量效曲线平行右移，但最大效能不变。可用拮抗参数(pA_2)表示竞争性拮抗药的作用强度。其含义为：当激动药与拮抗药合用时，若 2 倍浓度激动药所产生的效应恰好等于未加入拮抗药时激动药所引起的效应，则所加入拮抗药的摩尔浓度的负对数值为 pA_2。pA_2 越大，拮抗作用越强。如两种激动药被同一拮抗药拮抗，且两者 pA_2 相近，则说明此两激动药是作用于同一受体，pA_2 还可用以判断激动药的性质。

非竞争性拮抗药是指拮抗药与受体的结合是相对不可逆的，一般是以难逆性的共价键进行结合或引起了受体构型的改变，从而使激动剂难于竞争或不能与激动型受体正常结合。因此，增大激动剂的剂量也不能竞争被占领的受体，而且随着非竞争性拮抗剂量的增加，被其占领的受体更多，激动剂的量效曲线不能达到加入非竞争性拮抗药前的最大作用效应，使量效曲线逐渐下移，药物效能减小（图 2－6）。

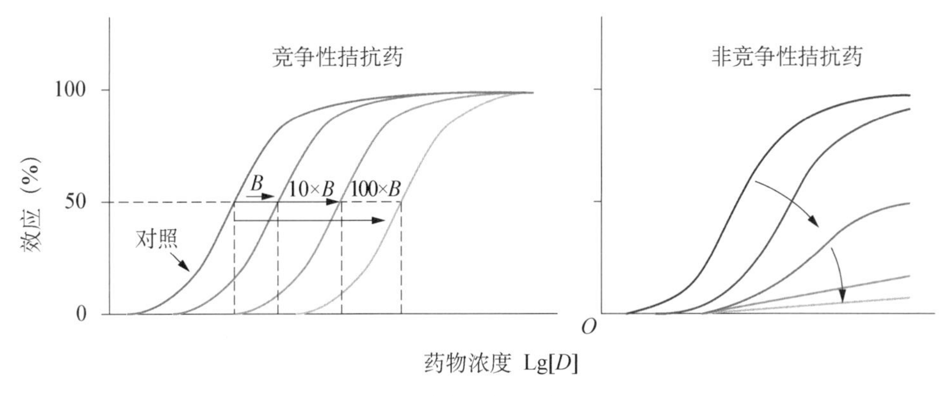

图 2－6　竞争性拮抗药和非竞争性拮抗药

非竞争性拮抗药的作用强度常用 pA_2'来表示，是指激动剂的最大效应降低一半时，非竞争性拮抗药摩尔浓度的负对数。pA_2'为非竞争性拮抗药与受体的亲和力参数，又称减活指数。

为什么化学结构类似的药物对于同一受体有的是激动药，有的是拮抗药，还有的是部分激动药？这可用二态模型学说解释。按此学说，受体蛋白有两种可以互变的构型状态：活动状态（active，R_a）与静息状态（inactive，R_i）。静息时（没有激动药存在时）平衡趋向 R_i。平衡趋向的改变，主要取决于药物对 R_a 及 R_i 亲和力的大小。如激动药对 R_a 的亲和力大于对 R_i 的亲和力，可使平衡趋向 R_a，并同时激动受体产生效应。部分激动药对 R_a 的亲和力仅比对 R_i 的亲和力大 50％左右，即便是有足够的药量，也只能产生较小的效应。拮抗药对 R_a 及 R_i 亲和力相等，并不改变两种受体状态的平衡（图 2－7）。

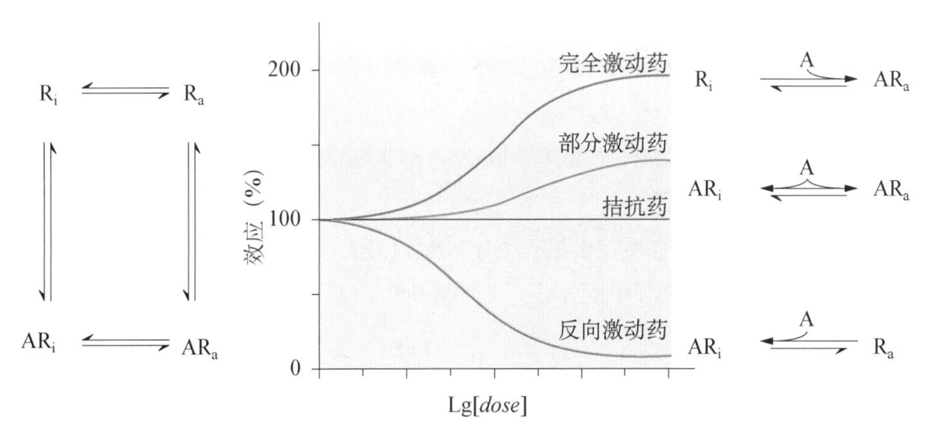

图 2－7　受体的二态模型示意图

六、受体与药物反应动力学基本公式

药物与受体之间的结合力多为化学力，如离子键、氢键、范德华引力等，以此种形式结合是可逆的。少数药物与受体以共价键结合，这种结合是难逆的。药物与受体结合后产生效应取决于亲和力和内在活性两个方面。

根据质量作用定律，药物与受体的相互作用，可用以下公式表达：

$$D + R \underset{k_2}{\overset{k_1}{\rightleftharpoons}} DR \rightarrow E \tag{2-1}$$

(D：药物，R：受体，DR：药物-受体复合物，E：效应)

$$K_D = \frac{k_2}{k_1} = \frac{[D][R]}{[DR]} \tag{2-2}$$

(K_D 是解离常数)

设受体总数为 R_T，R_T 应为游离受体(R)与结合型受体 DR 之和，即 $R_T = [R] + [DR]$，代入(2) 式则

$$K_D = \frac{[D]([R_T] - [DR])}{[DR]} \tag{2-3}$$

经推导得

$$\frac{[DR]}{[R_T]} = \frac{[D]}{K_D + [D]} \tag{2-4}$$

根据占领学说的观点，受体只有与药物结合才能被激活并产生效应，效应强度与被占领的受体数目成正比，全部受体被占领时出现最大效应。由上式可得：

$$\frac{E}{E_{max}} = \frac{[DR]}{[R_T]} = \frac{[D]}{K_D + [D]} \tag{2-5}$$

当 $[D] \gg K_D$ 时，$\frac{[DR]}{[R_T]} = 100\%$，达最大效能，即 $[DR]_{max} = [R_T]$

当 $\frac{[DR]}{[R_T]} = 50\%$ 时，即 50% 受体与药物结合时，$K_D = [D]$

K_D 表示药物与受体的亲和力，单位为摩尔，其意义是引起最大效应的一半时(即 50%受体被占领)所需的药物剂量。K_D 越大，药物与受体的亲和力越小，即两者成反比。将药物-受体复合物的解离常数 K_D 的负对数($-\lg K_D$)称为亲和力指数(pD_2)，其值与亲和力成正比。

药物与受体结合产生效应不仅要有亲和力，而且还要有内在活性，后者是决定药物与受体结合时产生效应大小的性质，可用 α 表示，通常 $0 \leqslant \alpha \leqslant 1$。故公式(2-5)应加入这一参数：

$$\frac{E}{E_{max}} = \alpha \frac{[DR]}{[R_T]}$$

当两药亲和力相等时，其效应强度取决于内在活性强弱。当内在活性相等时，则取决于

亲和力大小(图 2－8)。

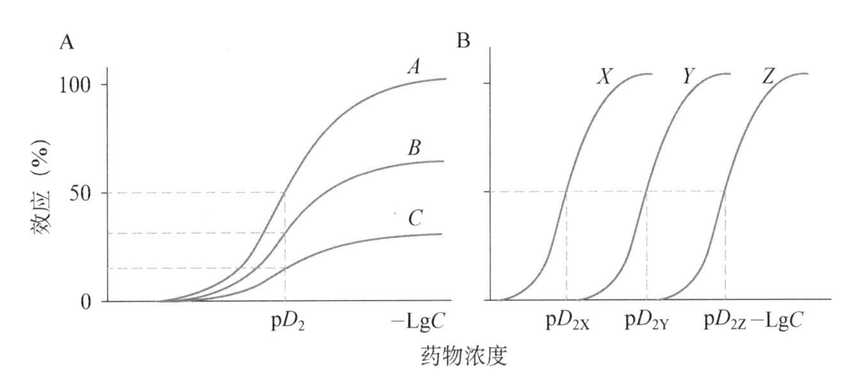

图 2－8　3 种激动药与受体亲和力及内在活性的比较

A图　亲和力：$A=B=C$；内在活性：$A>B>C$；B图　亲和力：$X>Y>Z$；内在活性：$X=Y=Z$

（黄志力）

第三章 药物代谢动力学

药物之所以能够防病、治病，主要在于药物与机体接触后，能与机体之间发生相互作用而产生特定的影响，包括药物对机体（含病原体）的作用和机体对药物的作用；前者在药理学上属于药物效应动力学范畴，后者则属于药物代谢动力学范畴。药物代谢动力学（pharmacokinetics），简称药动学，定量研究药物经各种途径进入生物体内的吸收、分布、代谢和排泄（absorption, distribution, metabolism, and excretion, ADME）过程，并运用动力学原理和数学方法阐述药物在机体内的动态规律的一门科学。目前"pharmacokinetics"一词翻译和应用比较混乱，分别被称作"药动学"、"药物动力学"、"药代动力学"或"药物代谢动力学"。按照1999年全国科学技术名词审定委员会公布的药学名词，"pharmacokinetics"定名为"药动学"。不过，当前仍有许多教材、专著习惯称之为"药物代谢动力学"或"药代动力学"。本文仍沿用习称的"药物代谢动力学"一词。需要指出的是，这里的"代谢"二字系广义的概念，泛指药物在体内的吸收，分布，代谢和排泄（ADME）过程。狭义的药物代谢专指药物在体内的生物转化（biotransformation）过程。药物代谢动力学在新药研究开发、药物临床应用方面发挥着十分重要的作用，是药物临床前研究和临床研究的重要组成部分，也是临床制定给药方案的重要依据。

第一节 药物的体内过程

一、药物跨膜转运

药物在体内吸收、分布、代谢和排泄过程中，均需要通过各种具有复杂分子结构与生理功能的单层或多层生物膜，进行多次转运，这个过程叫做药物跨膜转运（drug trans-membrane transport）。生物膜是细胞膜和细胞器膜（如线粒体膜、内质网膜、溶酶体膜、核膜等）的总称，是细胞与外界进行物质交换的门户。它由蛋白质和液态的脂质双分子层（主要是磷脂）所组成。蛋白质分布在脂质层的两侧，有些则嵌入膜内部或贯穿至膜两侧，构成膜孔及特殊的转运系统。由于生物膜具有脂质性的特点，通常脂溶性（极性小或非离子型）的药物容易透过脂质双分子层，而水溶性（极性大或离子型）药物不容易透过。除非药物分子量很小，通过膜孔转运或特殊载体进行转运（图3-1）。

由于药物分子结构和机体生理功能的复杂性，药物的跨膜转运方式及机制往往表现为多样性，见表3-1。

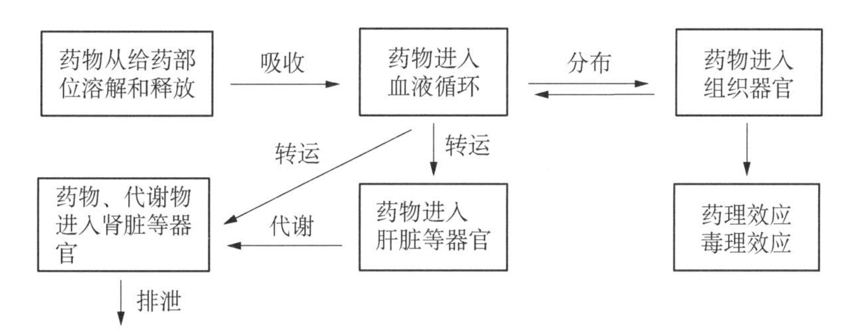

图 3-1　药物体内过程示意图

表 3-1　药物跨膜转运方式及机制

转运机制	转运形式	载体	耗能	膜变形	转运物质
被动转运	简单扩散	无(被动)	不需要	无	有机酸类、碱类等
	膜孔转运	无(被动)	不需要	无	水、乙醇、尿素、糖类等
载体介导转运	促进扩散	有(主动)	不需要	无	氨基酸、葡萄糖、*D*-木糖、季铵盐类等
	主动转运	有(主动)	需要	有	K^+、Na^+、I^-、氨基酸、单糖、水溶性维生素、有机酸、离子型药物等
膜动转运	胞饮/吞噬	无(主动)	需要	有	蛋白质、多肽、脂溶性维生素、三酰甘油、重金属等大分子物质
	胞吐	无(主动)	需要	有	胰岛素等大分子物质

（一）被动转运

被动转运(passive transport)，也称被动扩散(passive diffusion)，是指药物从浓度高的一侧向浓度低的一侧的跨膜转运。转运动力来自膜两侧的浓度差，当膜两侧药物浓度达到平衡时，转运即停止。被动转运又分为两种情况。

1. 简单扩散　简单扩散(simple diffusion)又称单纯扩散或脂溶扩散(lipid diffusion)，是指药物依靠其脂溶性先溶于细胞膜的脂质层，而后顺浓度梯度从高浓度一侧向低浓度一侧通过细胞膜，属于一种被动转运方式。它是药物转运中最常见、最重要的转运方式，绝大多数药物(如有机弱酸、有机弱碱)通过这种方式通过细胞膜。简单扩散的速度主要取决于药物的油水分配系数(oil-water partition coefficient)和膜两侧的药物浓度差。药物油水分配系数和浓度差越大，扩散速度越快。

2. 膜孔转运　膜孔转运(membrane pore transport)，也称膜孔滤过(filtration through pores)或水溶扩散(aqueous diffusion)，是指水溶性的极性或非极性小分子药物借助流体静压或渗透压，随体液通过细胞膜上的微孔(0.4～0.8 nm，亲水通道)的跨膜转运，为被动转运方式。一些尺寸小于微孔的药物，如水、乙醇、尿素、糖类等可通过该方式进行转运。虽然大多数无机离子分子量小，足以通过细胞膜上的微孔，但其跨膜转运由跨膜电位差(如 Cl^-)或主动转运机制(如 Na^+，K^+)控制。

被动转运的特点：①药物从高浓度侧向低浓度侧的顺浓度梯度转运。②不需要载体，膜对药物无特殊选择性。③不消耗能量，扩散过程与细胞代谢无关，不受细胞代谢抑制剂的影响。④不存在转运饱和现象和竞争抑制现象。

（二）载体介导转运

许多细胞膜上具有特殊的载体（carrier），控制体内一些重要的内源性物质（如糖、氨基酸、神经递质、金属离子等）和外源性物质（如药物、食物等）进出细胞，这些载体又称为跨膜蛋白（trans-membrane protein）或转运体（transporter）。其中介导药物转运的载体又称为药物转运体或药物转运蛋白（drug transporter）。药物转运体是影响药物体内处置（吸收、分布、代谢和排泄）的重要因素。存在于肠、肝、肾、脑等器官上的转运体在药物的吸收、分布、代谢和排泄过程中发挥着重要作用。

按转运方向和机制的不同，药物转运体可分为两类：①摄取性的转运体（uptake transporter），如 H^+/寡肽共转运体（H^+/peptide cotransporter 1，PEPT1）、葡萄糖转运体（glucose transporters，GLUTs）、钠-葡萄糖共转运体（sodium glucose co-transporters，SGLTs）、有机阴离子转运多肽（organic anion transporting polypeptides，OATPs）和胆酸转运体（bile acid transporter）等。这类转运体作为药物摄取转运的载体，促进底物药物透过细胞膜，进入细胞内。如果这些转运体被抑制，往往会使药物的吸收或摄取减少。②外排性转运体（efflux transporter），如 P-糖蛋白（P-glycoprotein，P-gp）、多药耐药相关蛋白（multidrug resistance-associated protein，MRPs）、乳腺癌耐药蛋白（breast cancer resistance protein，BCRP）等 ATP 结合盒转运体（ATP-binding cassette transporters），ABC 转动体及有机阴离子转运体（organic anion transporters，OATs）等。这类转运体作为药物外排转运的载体，促进底物药物排出细胞外，限制药物的摄取或吸收。

载体介导转运（carrier-mediated transport）是指借助细胞膜上载体蛋白的作用，使药物透过细胞膜而被转运的过程，也称为载体媒介转运，主要包括促进扩散和主动转运两种形式。

1. 促进扩散 促进扩散（facilitated diffusion），又称易化扩散，是指某些药物在载体的帮助下，由细胞膜高浓度侧向低浓度侧扩散的过程。一般认为促进扩散转运机制是细胞膜上的载体蛋白在膜外侧与药物结合后，通过蛋白质的自动旋转或变构将药物转运至细胞膜内。另有研究认为，细胞膜上的特殊载体蛋白（转运蛋白）与药物的结合能提高其脂溶性，使药物易于透过细胞膜。促进扩散是顺浓度差的载体转运，不需要消耗能量，并具有结构特异性、竞争作用和饱和现象。在小肠上皮细胞、血细胞、脂肪细胞、血-脑屏障血液侧的细胞膜中，氨基酸、*D*-葡萄糖、*D*-木糖、维生素 B_{12}、季铵盐类药物的转运就属于促进扩散。

2. 主动转运 借助载体或酶促系统的作用，药物从细胞膜的低浓度侧向高浓度侧的转运称为主动转运（active transport）。主动转运是人体重要的物质转运方式。主动转运具有如下特点：①药物可以逆浓度梯度或电化学梯度转运；②需要消耗机体能量；③需要载体参与，且载体对药物有选择性；④转运速率、转运量与载体的数量及活性有关。当药物浓度较高时，载体趋于饱和，药物转运速率变慢，甚至产生饱和现象。⑤结构类似物可产生竞争性抑制作用；⑥受代谢抑制剂的影响，如抑制细胞代谢的 2-硝基苯酚、氟化物等物质可以抑制主动转运；⑦具有结构特异性，如单糖、氨基酸、嘧啶及某些维生素都有本身独立的转运特性；⑧具有部位特异性，如胆酸和维生素 B_2 的主动转运只在小肠上段进行，维生素 B_{12} 则在回肠末端吸收。

（三）膜动转运

膜动转运（membrane mobile transport）是指通过细胞膜的主动变形将药物摄入细胞内（胞饮与吞噬）或从细胞内释放到细胞外（胞吐）的转运过程，包括物质向内摄入的入胞作用（endocytosis）和向外释放的出胞作用（exocytosis）。摄取的药物为溶解物或液体称为胞饮作用（pinocytosis）；摄取的物质为大分子或颗粒状物称为吞噬作用（phagocytosis）。某些大分子物质，如蛋白质、多肽类、脂溶性维生素和重金属等，可按膜动转运方式吸收。

需要指出的是，药物在体内的跨膜转运除与药物本身的性质，如理化性质（分子量、溶解度、解离度、脂溶性或油水分配系数、稳定性等）、制剂因素（固体制剂的崩解与溶出、溶出速率、制剂处方与工艺）、给药方式（途径、剂量、方法）影响外，还受机体的生理病理状态，如体液的成分与性质（胃肠液 pH 值）、胃排空与胃空速率、肠内运行速度、血液循环（血流量、血流速度、血管通透性）、胃肠道酶及菌群代谢、血浆蛋白结合、肝细胞膜的特性（通透性、面积、厚度），肝首过效应、肠肝循环、分布在细胞膜上的转运蛋白的数量及功能（摄取或外排）、器官（胃、肠、肝、肾等）疾病、个体差异（年龄、性别、种族等）、合并用药、食物等因素的影响。

总之，药物的跨膜转运是一个非常复杂的过程。药物以何种方式转运与药物的性质及转运部位的生理特征密切相关。某种药物可以按某种特定转运机制进行吸收，也可以同时以多种形式被转运吸收。由于机体特殊的防御特性，大多数药物被视为外来异物，往往以简单扩散的被动吸收方式为主。

二、药物吸收

药物吸收（drug absorption）是指药物从给药部位进入体循环的过程。除血管内给药（如静脉注射和静脉滴注）不涉及吸收过程以外，非血管内给药（如胃肠道给药、肌内注射、皮下注射、透皮给药、黏膜给药等）都存在吸收过程。胃肠道给药是最常见、最适宜的给药途径，具有给药方便、简单、易被患者接受的优点。

（一）口服给药

口服是最常用的给药方式，主要吸收部位是小肠，吸收方式主要为简单扩散。影响药物口服吸收的因素很多，包括药物的理化性质（分子量、粒径、晶型、溶解度、解离度、脂溶性或油水分配系数、稳定性等）、消化系统因素（胃肠液的成分与性质、胃排空和胃空速率、肠内运行、胃肠道酶和菌群代谢、食物等）、循环系统因素（胃肠血流速度和血流量、肝首过效应、淋巴循环）、疾病因素（胃肠功能紊乱、肝肾功能不全等）和制剂因素（固体剂型的崩解与溶出、溶出速率、制剂处方与工艺）等。通常溶解度和渗透性（透膜性能）高的药物最容易被吸收，生物利用度高。脂溶性较大、未解离的药物分子容易通过胃肠黏膜，而解离后的离子型药物不易透过胃肠黏膜，难以吸收。口服给药后，部分药物在胃肠道酶和菌群，特别是肝药酶作用下，发生生物转化而使药物进入体循环的药量减少的现象，称为“首过效应（first pass effect）”或“首过作用”。首过效应越强，药物被代谢越多，其血药浓度也越低，药效会受到明显的影响。首过效应明显的药物一般不宜口服给药（如硝酸甘油、硝酸异山梨酯等）。经口腔、直肠、淋巴系统吸收的药物不经过肝脏,不受肝首过效应的影响。胃排空、胃肠蠕动的快慢、胃内容物多少和性质等因素均可影响口服药物的吸收。例如,空腹服药时药物的吸收速率一般会增加。疾病常造成胃肠生理功能紊乱从而影响药物吸收。肠道功能亢进(如腹泻)或肠道功能减退(如消化不良)等,均容易使药物的吸收减少。胃肠液 pH 对酸性和碱性药物的吸收有明显影响。胃酸缺乏的患者,其胃肠液 pH 值的变化影响药物从剂型中的溶出与吸收。药物的剂型对药物的吸收和生物利用度有很大影响。对于同一药物,其液体剂型由于没有崩解、溶出过程,往往比其固体剂型的吸收快。在口服剂型中,药物吸收的顺序大致为:溶液剂>混悬剂>颗粒剂>胶囊剂>片剂>包衣片。

(二) 直肠给药

直肠给药(rectal administration)的最大优点在于可避开肝脏的首过效应,因而比口服吸收好,生物利用度高。药物随直肠中、下段的毛细血管血液流入下痔静脉和中痔静脉,然后进入下腔静脉,其间不经过肝脏,避免了肝首过效应。但近年研究发现,若以栓剂塞入直肠上段,药物仍可经痔上静脉通路进入门静脉到达肝脏。可见,经直肠给药仍不能完全避免首过效应。

(三) 舌下给药

虽然口腔吸收面积较小,但此处血流丰富,故舌下给药(sublingual administration)吸收迅速,加之药物在该处可经舌下静脉绕过肝脏直接进入体循环,无首过效应,尤其适合口服给药时易于被破坏或首过效应明显的药物。例如,口服硝酸甘油首过效应可达 90%以上,舌下给药时药物由血流丰富的颊黏膜吸收,直接进入全身循环,生物利用度大大提高。

(四) 注射给药

静脉给药(包括静脉注射和静脉滴注)避开了吸收屏障而直接入血,不存在吸收过程。皮下注射和肌内注射时,药物主要经毛细血管及淋巴管的内皮细胞间隙以简单扩散和滤过方式吸收,吸收迅速而完全。吸收速率受注射部位血流量和药物剂型影响。肌肉组织的血流量比皮下组织丰富,因而药物肌内注射一般比皮下注射吸收快。水溶液吸收迅速,油剂、混悬剂或植入剂可在局部滞留,吸收慢,故作用持久。

(五) 吸入给药

吸入给药(inhalation administration)是指一些气体及挥发性药物(如吸入麻醉药、亚硝酸异戊酯等)经过呼吸道直接进入肺泡,由肺泡表面吸收,产生全身作用。由于肺泡表面积大(约 200 m^2),又与血液只隔肺泡上皮及毛细血管内皮,加之肺毛细血管血流量大,故药物只要能到达肺泡,其吸收是极其迅速的。

(六) 经皮给药

经皮给药(transdermal administration)是指将药物涂擦于皮肤表面,经完整皮肤吸收的给药方式。经皮给药可以用于局部皮肤病的治疗,也可以经皮肤吸收后治疗全身性疾病。例如,硝苯地平、硝酸甘油、雌二醇、芬太尼等制成的透皮贴剂就可被皮肤吸收,产生全身疗效。

除以上给药方式外,经鼻黏膜、眼部、阴道给药等也可发挥局部或全身治疗作用。这些黏膜给药方式用于全身疾病治疗时也存在吸收过程，且可避免胃肠道的首过效应。特别是一些在胃肠道中几乎不能吸收的肽类药物、大分子药物，容易通过鼻黏膜、眼黏膜等吸收，大大拓宽了药物的给药途径。

三、 药物分布

药物分布(drug distribution)是指进入血液循环的药物从血液向组织、细胞间液和细胞内转运的过程。大部分药物的分布过程属于被动转运，少数为主动转运。药物的理化性质(化学结构、分子大小、脂溶性、解离度、对组织的亲和力、血浆蛋白结合率、药物相互作用)和机体各部位的生理、病理特征(如各部位 pH 值、血液循环与血管通透性、不同组织的生理结构差异、生物膜屏障、药物转运蛋白的数量、分布及功能活性)是决定药物分布的主要因素。这些因素导致不同药物在体内分布的差异，影响药物疗效，关系到药物的蓄积及毒副作用等安全性问题。

（一） 血浆蛋白结合率

大多数药物在血浆中可与血浆蛋白不同程度地结合而形成结合型药物(bound drug)，未与血浆蛋白结合的药物则称为游离型药物(free drug)。药物与血浆蛋白结合后，药物分子量增大，不能跨膜转运、代谢和排泄，并暂时失去药理活性，是药物在血液中的一种暂时储存形式。因此，药物与血浆蛋白的结合影响药物在体内的分布、消除及药理活性。血浆蛋白结合率(plasma protein binding rate, PPBR)是指药物在血浆内与血浆蛋白结合的比率。正常情况下，各种药物以一定的比率与血浆蛋白结合，其在血浆中常同时以结合型与游离型两种形式存在。

药物与血浆蛋白结合具有以下特点：

1. **可逆性** 药物与血浆蛋白的结合是疏松可逆的，而且结合型和游离型药物始终处于一种动态变化的过程中。当血液中游离型药物减少时，结合型药物可转化为游离型，恢复其药理活性。

2. **差异性** 不同药物的血浆蛋白结合率差异非常大。地西泮血浆蛋白结合率高达99%，头孢拉定血浆蛋白结合率仅为6%～10%，异烟肼则几乎不与血浆蛋白结合。

3. **饱和性** 由于血浆蛋白总量和结合能力有限，所以当一个药物结合达到饱和以后，再继续增加药物剂量，会导致游离型药物迅速增加，药理效应或药物不良反应会明显增强。

4. **结合物无活性** 药物一旦与血浆蛋白结合，分子增大，不能再透出毛细血管壁到达靶器官，不能到达肝脏被代谢灭活，不能被肾脏排泄，也不能透过血-脑屏障，即药物血浆蛋白结合物不再呈现药理活性，暂时失活。

5. **非特异性** 药物与血浆蛋白的结合是非特异性的，即多种药物都可竞争性地与血浆蛋白结合。

6. **竞争性** 两种或两种以上药物联用时，可相互竞争血浆蛋白结合部位，结合力强的药物能从蛋白结合部位上置换出结合力弱的药物，使后者成为游离型药物。游离型药物浓度增加，会使药效和毒性反应增强，其影响程度可因被置换药物的作用强弱及体内表观分布容积不同而异。对体内表观分布容积大的药物影响不明显，如苯妥英钠的体内分布容积较大，当少量被从蛋白结合部位置换出来，因能立即分布到其他组织，药效和毒性不会明显增强；但对体内表观分布容积小，且作用强的药物则影响非常显著。例如，口服抗凝血药双香豆素（血浆蛋白结合率99%，表观分布容积小）与磺胺药、水杨酸盐、甲苯磺丁脲、保泰松等血浆蛋白结合力强的药物合用时，已与血浆蛋白结合的双香豆素容易被置换出来，使其游离型浓度大大增加，抗凝作用大大增强，可造成胃肠出血而危及生命。

（二）组织器官的血流量

药物由血液向组织器官的分布速度主要决定于该组织器官的血流量和膜的通透性。如心、肝、肾、脑、肺等血流丰富的器官药物分布较快，而脂肪等组织由于血流量少、药物分布较慢且少。某些作用于心血管系统的药物能够改变组织血流量，进而影响药物在组织的分布量。如异丙肾上腺素能增加肝血流量，从而增加利多卡因的肝分布量和代谢，导致其血药浓度降低。反之，去甲肾上腺素能减少肝血流量，使利多卡因在代谢部位肝的分布量降低，从而使其代谢减少，血药浓度增高。

（三）组织亲和力

药物向组织分布除了取决于血液中游离型药物浓度外，也与该药物与组织的亲和力有关。药物与某些组织细胞成分具有特殊的亲和力，使这些组织中的药物浓度高于血浆游离药物浓度，使药物的分布具有一定的选择性。如氯喹在肝脏和红细胞内分布浓度高；庆大霉素与角质蛋白亲和力强，因而容易分布到皮肤、毛发和指甲等部位。

四、药物代谢

药物代谢（drug metabolism）是指药物进入机体后，在体内各种酶及体液环境作用下，发生一系列生化反应，导致药物化学结构发生改变的过程，又称生物转化（biotransformation）。代谢是药物在体内消除的重要途径，反映了机体对药物的处置能力。药物主要在肝脏代谢，除肝脏外，胃肠道、血液、肺、皮肤、肾脏、脑、鼻黏膜等对药物也有一定的代谢作用。药物代谢后往往极性变大，利于排出体外，是机体对药物这种外来异物的防御反应。需要指出的是，不是所有药物需代谢后才能排出体外，并且进入体内的药物也不一定都发生代谢，有些药物不代谢，以原形排出体外，有些药物仅部分发生代谢。

（一）药物代谢的意义

药物经过代谢，其药理活性和毒性会发生改变，其临床意义主要表现在以下几个方面。

1. 代谢使药物失去活性 代谢使药物作用钝化，失去药理活性。如局部麻醉药普鲁卡因，在体内被胆碱酯酶水解后迅速失去活性。磺胺药主要在肝内代谢，部分与葡萄糖醛酸结合而失效，部分经过乙酰化形成乙酰化磺胺而失效。

2. 代谢使药物活性降低 药物代谢后，其代谢物活性往往会显著降低，但仍有一定的药理作用。例如，氯丙嗪在肝脏发生氧化、还原等反应，其代谢产物7-羟基氯丙嗪、去甲氯丙嗪仍有一定药理活性，但活性要比氯丙嗪弱。

3. 代谢使药物活性增强 一些药物本身没有药理活性或活性很低，经过体内代谢后变为有活性或活性强的代谢物后发挥作用。例如，非那西丁口服吸收后大部分在肝脏迅速去乙基，生成药理效应更强的对乙酰氨基酚(扑热息痛)而呈现显著的解热、镇痛作用。

4. 代谢使药理作用激活 一些前体药物(prodrug)本身没有药理活性，在体内代谢后，其代谢产物(母体药物)具有活性而发挥作用。例如，无活性的前体药物 *L*-左旋多巴在体内经酶解脱羧后转化为具有活性的多巴胺，发挥抗休克作用。可的松需在肝脏转化为具有活性的氢化可的松才能发挥药效。

5. 代谢产生毒性代谢物 有些药物代谢后可产生有毒性的物质。如异烟肼在体内的代谢产物乙酰肼可引起肝损害。

药物代谢对其吸收、分布和排泄均有不同程度影响，与其药效(强弱、持续时间)和安全性密切相关。掌握药物代谢规律，对于新药设计开发及制定合理的给药方案(给药途径、方法和剂量)均有重要意义。

(二) 药物代谢的类型

药物代谢的类型主要包括Ⅰ相代谢(phase Ⅰ metabolism)和Ⅱ相代谢(phase Ⅱ metabolism)。其中，Ⅰ相代谢包括氧化、还原和水解反应，药物通过在其结构中引入或脱去功能基团(如—OH，—COOH，—NH_2，—SH)，生成极性代谢产物，主要涉及细胞色素P450酶系(cytochrome P450，CYP450或CYP)；Ⅱ相代谢为结合反应，药物或第一相反应代谢物的极性基团与内源性物质结合生成极性大、水溶性强的结合物，主要涉及尿苷葡萄糖醛酸转移酶(UDP-glucuronosyltransferases，UGTs)、磺基转移酶(sulfotransferases，SULT)、甲基转移酶(methyltransferase，MT)、谷胱甘肽-S-转移酶(glutathione S-transferases，GSTs)、乙酰转移酶(histone acetyltransferase，HAT)等。Ⅰ相代谢在整个药物代谢中的贡献率超过70%，Ⅱ相代谢少于30%。通常情况下，一种药物可被多个药物代谢酶代谢，仅少数药物被单一的药酶代谢。

(三) 药物代谢酶

药物的代谢必须在酶的催化下才能进行，这些催化药物代谢的酶统称为药物代谢酶(drug metabolizing enzyme)，简称药酶。药物代谢酶不仅存在于肝脏，也存在于肝外组织(如胃肠道、血浆、肺、皮肤、肾脏等)。按照药物代谢酶在细胞内的存在部位可分为微粒体酶系(microsomal enzymes)和非微粒体酶系(non-microsomal enzymes)，其中前者比较重要。肝药酶主要包括CYP450酶系、黄素单加氧酶系(flavin-containing monooxygenase，FMO)、环氧化物水解酶系(epoxide hydrolases，EH)、结合酶系(conjugating enzymes)和脱氢酶系(dehydrogenases)等。这些酶系除了对药物进行代谢外，也参与胆红素、睾酮等内源性物质的代谢。药物与药物、药物与内源性物质可竞争相同的酶类，不同的酶类可能竞争相同的底物，这些相互作用通常与药物效应有关。

1. CYP450 酶系 CYP450为一类亚铁血红素-硫醇盐蛋白的超家族，主要分布在细胞的内质网和线粒体内膜上。它参与内源性物质(如甾醇类激素)和包括药物、环境化合物在内的外源性物质的代谢，是药物代谢过程中的关键酶。哺乳动物的CYP450主要存在于微粒体和线粒体中，根据氨基酸序列的同一性分为家族、亚家族和酶个体。目前，人类中已发现

CYP450 共有 18 个家族、42 个亚家族、64 个酶。CYP1、CYP2 和 CYP3 家族中各有 8～10 个同工酶，催化人体内绝大多数药物的代谢，其中 CYP3A 代谢 50%以上的药物。其他家族在类固醇激素、脂肪酸、维生素和其他内源性物质的合成和降解中起重要作用。CYP450 参与药物代谢的总反应式可用下式表达：

$$DH + NADPH + [H^+] + O_2 \longrightarrow DOH + H_2O + [NADP+]$$

DH 为未经代谢的原形药物，DOH 为代谢产物。CYP450 的基本作用是从辅酶Ⅱ及细胞色素获得两个 H^+，另外接受一个氧分子，其中一个氧原子使药物羟化，另一个氧原子与两个 H^+ 结合成水。

2. 黄素单加氧酶系（FMO） 是参与Ⅰ相药物氧化反应的另一个药酶超家族，与 CYP450 共存于肝脏内质网，主要参与水溶性药物的代谢。该酶系包括 6 个超家族，其中 FMO3 含量丰富。它的作用不依赖于 CYP450，能催化含有氮、硫的药物发生氧化反应，如吩噻嗪类药物的 S-氧化，麻黄碱、雷尼替丁的 N-氧化等。在胃肠动力药依托必利的代谢中，FMO 介导的 N-氧化是其主要代谢途径。FMO 催化药物代谢的产物基本无活性。

3. 环氧化物水解酶系（EH） 分为两类：存在于细胞质中的可溶性环氧化物水解酶（sEH）和存在于细胞内质网膜上的微粒体环氧化物水解酶（mEH）。该酶系的作用是将某些药物经 CYP450 代谢后生成的环氧化物进一步水解变成无毒或毒性很弱的代谢物。

4. 结合酶系 主要参与药物及内源性物质的Ⅱ相结合反应，如 UGTs、SULT、HAT、MT、GSTs 等。除 UGTs 存在于内质网外，其余均位于细胞质中。该酶系反应速度通常快于Ⅰ相反应酶系，可迅速终止代谢物毒性，在药物代谢和解毒过程中起着十分重要的作用。

UGTs 催化的葡萄糖醛酸结合反应是体内最广泛的结合反应，大约占所有Ⅱ相代谢酶反应的 35%。UGTs 主要包括 UGT1 和 UGT2 两个家族，分为 UGT1A、UGT2A 和 UGT2B 3 个亚家族。在人体组织中，已经被鉴定出来的 UGTs 亚型共有 19 种，其中主要在人肝脏中表达的有 UGT1A1、1A3、1A4、1A6、1A9、2B4、2B7、2B10、2B11、2B15、2B17 和 2B28 等。另外一些亚型，如 UGT1A7、1A8、1A10、2A1 则在胃肠道、食管、肺、鼻上皮等肝外组织中表达。临床上主要经 UGTs 代谢消除的药物主要是一些可提供葡萄糖醛酸化官能团（如—OH，—COOH，$—NH_2$，—SH）的药物或代谢物，如氯霉素、齐多夫定、酮洛芬、对乙酰氨基酚、拉莫三嗪、劳拉西泮、奥沙西泮、纳洛酮和雷洛昔芬等。药物经 UGTs 催化后形成β-D-葡萄糖醛酸结合物，水溶性增强，更容易排泄。多数情况下，药物经 UGTs 代谢后，药理活性减弱或丧失。但也有例外，如吗啡和视黄酸等则活性增强。

5. 脱氢酶系 包括乙醇脱氢酶、乙醛脱氢酶、乳酸脱氢酶、二氢嘧啶脱氢酶、琥珀酸脱氢酶、葡萄糖-6-磷酸脱氢酶、11β-羟基类固醇脱氢酶等。这些酶主要存在于细胞质中，可对许多药物和体内活性物质进行代谢。

（四）药物代谢酶的抑制和诱导

根据对代谢酶的作用结果，我们将药物具有的引起药酶活性或浓度降低，抑制药物本身或其他药物代谢的作用称为药物代谢的酶抑制作用（enzyme inhibition），该药物称为酶抑制剂(enzyme inhibitor);将药物具有引起药酶活性或浓度增加,促进药物本身或其他药物代谢的作用称为药物代谢的酶诱导作用(enzyme induction)或酶促反应(enzymatic reaction),该药物称为酶诱导剂(enzyme inducers)。代谢被改变的药物称为受变药(recipient drug),主要为代谢酶的底物药物;促使其他药物代谢改变的药物,称为促变药(precipitant drug),包括酶抑制剂和酶诱导剂。

大多数情况下,酶抑制引起的药物相互作用使受变药代谢减弱,作用增强;酶诱导引起的药物相互作用使受变药代谢增强,作用减弱。例如,美托洛尔由 CYP2D6 代谢,而帕罗西汀是 CYP2D6 的抑制剂,两者合用后,美托洛尔的血药浓度明显升高。异烟肼、氯霉素、香豆素类药物作为 CYP450 抑制剂,可抑制苯妥英钠代谢,导致苯妥英钠血药浓度增高,引起中毒。泰利霉素与 CYP3A4 的诱导剂利福平合用后,血药浓度显著降低,导致抗菌治疗失败。器官移植患者应用免疫抑制剂环孢素和糖皮质激素进行治疗,如合并结核病常同时应用利福平,由于利福平的酶诱导作用,可使上述两个药物的代谢加快,药效下降,出现移植排斥反应。

五、药物排泄

（一）概述

药物排泄(drug excretion)是指药物及其代谢产物从体内排出体外的过程,是药物消除的另一重要途径。药物主要经肾脏排泄,有些药物还经胆汁、汗腺、唾液腺、乳腺、泪腺及肺部等途径排泄。药物的排泄与药效强弱、药效维持时间及药物毒副作用等密切相关。当药物排泄速度增大时,血中药量减少,药效降低,以致不能产生药效。由于疾病或药物相互作用等因素影响,排泄速度降低时,血中药物量增大,此时如不调整给药剂量,往往会产生不良反应,甚至出现中毒现象。例如,降血脂药吉非贝齐主要经肾排泄,在与免疫抑制剂(如环孢素)合用时,可增加免疫抑制剂的血药浓度和肾毒性,有导致肾功能恶化的风险,应注意减量或停药。

大多数药物及其代谢物的排泄属于被动转运,少数属于主动转运(如青霉素)。在排泄或分泌器官中,药物及其代谢物浓度较高时具有治疗价值,同时又可能会造成某种程度的不良反应。例如,氨基糖苷类抗生素主要经肾脏排泄,可治疗泌尿系统感染,但也容易导致肾毒性。药物的排泄器官发生功能障碍时可引起排泄速度减慢,使药物在体内蓄积,血药浓度增加而导致中毒,此时应根据排泄速度减慢程度调整给药剂量或给药间隔。

（二）肾脏排泄

肾脏是药物排泄的主要器官。一般药物及其代谢产物大部分通过肾由尿排出。药物及其代谢物在肾脏的排泄是肾小球滤过、肾小管分泌和肾小管重吸收的综合作用结果。

1. 肾小球滤过　肾小球毛细血管的基底膜通透性较强,除了血细胞、血浆蛋白及与之结合的药物等大分子物质外,绝大多数游离型药物及其代谢物都可经肾小球以膜孔转运方式滤过,进入肾小管管腔内。因此,血浆蛋白结合强的药物可促进结合弱的药物游离、滤过,导致药物半衰期缩短。

2. 肾小管分泌 肾近曲小管存在药物主动分泌机制。很多药物(包括代谢物)通过肾小管主动转运系统分泌后由尿排出体外。经肾小管分泌排泄药物是主动转运的过程。除了特异性转运机制分泌葡萄糖、氨基酸外，肾小管细胞具有两种非特异性转运机制，分别分泌有机阴离子和有机阳离子。弱酸性药物主要由有机酸转运载体，如有机阴离子转运体(oganic anion transporters, OATs)分泌后排出体外；而弱碱性药物主要是由有机碱转运载体，如有机阳离子转运体(oganic cation transporters, OCTs)分泌后排出体外。经同一机制分泌的药物可竞争转运体而发生竞争抑制，通常分泌速度较慢的药物能更有效地抑制分泌速度较快的药物的排泄。丙磺舒为弱酸性药物，通过酸性药物转运机制经肾小管分泌，因而可竞争性地抑制经同一机制排泄的其他酸性药，如青霉素，两药合用后青霉素血药浓度升高，疗效增强，可用于重症感染治疗。

3. 肾小管重吸收 肾小管的重吸收分为被动重吸收和主动重吸收，其中被动重吸收起主导作用。非解离型的弱酸性和弱碱性药物在肾远曲小管可通过简单扩散而被重吸收。重吸收程度受药物脂溶性、解离度(pKa)、尿液pH和尿量影响。一般来说，脂溶性高、极性小、非解离型的药物及其代谢物容易经肾小管上皮细胞重吸收入血。药物的被动转运是pH依赖性的，改变尿液pH可以明显改变弱酸性或弱碱性药物的解离度，从而调节药物重吸收程度。如弱酸性药物苯巴比妥中毒时，给予碱性药物碳酸氢钠碱化尿液，可使药物解离度增大，重吸收减少，排泄增加；而酸化尿液则可增加吗啡、氨茶碱、抗组胺药等药物的排泄。

影响药物肾脏排泄的因素主要包括：①血浆蛋白结合率：药物血浆蛋白结合率高，则肾排泄速度下降。②尿液pH与尿量：弱酸和弱碱性药物的解离度随尿液pH而变化，从而影响药物在肾小管的重吸收。尿量的多少影响到药物浓度，也会影响药物的排泄速率。③肾脏病理生理状态：肾脏疾病对肾排泄有很大影响。肾病症状加重，肾清除率会下降。肾小球肾炎会使肾小球滤过率明显下降。肾功能不全时，肾小管主动分泌和重吸收功能都显著下降。④药物代谢：药物代谢后，大多水溶性增加，肾小管重吸收下降，利于从肾脏排泄。但甲基化和乙酰化反应可使代谢物极性下降，不利于药物的排泄。⑤联合用药：如果同时使用的两个或多个药物经相同的肾小管分泌或重吸收转运机制，则由于竞争性抑制作用，使合用药物的排泄发生改变。

（三）胆汁排泄

胆汁排泄是肾外排泄的重要途径之一。人体内源性物质(如维生素A、维生素D、维生素E、维生素B_{12}、性激素、甲状腺素等)、外源性物质(地高辛、甲氨蝶呤等)及其代谢物经由胆汁排泄非常明显。药物胆汁排泄也是一种经由细胞膜的转运过程，其转运机制包括主动转运和被动转运。当合并应用的两种药物属于同一转运系统，由于与转运体(如多药耐药相关蛋白2, multidrug resistance associated proteins2, MRP2)亲和力的差异，相互之间将产生竞争性抑制作用。例如，丙磺舒能抑制甲氨蝶呤的胆汁分泌，导致后者血药浓度升高。

由肝细胞分泌到胆汁中的某些药物(如地高辛、洋地黄毒苷、吗啡、炔雌醇、己烯雌酚、卡马西平、地西泮、氯霉素、吲哚美辛、螺内酯等)的葡萄糖醛酸结合物，排泄进入小肠后又被肠道酶水解为原型药物，并被肠上皮细胞重吸收，由肝门静脉进入全身循环，这种现象称为肝肠循环(enterohepatic circulation)。肝肠循环使药物反复循环于肝、胆汁与肠道之间,延缓排泄而使血药浓度维持时间延长,增强疗效。例如,利福平、红霉素经肝肠循环,可用于肝胆道感染的治疗。人为中止肝肠循环可促使药物排泄速度增加,常用于地高辛等强心药中毒的抢救。

(四)其他排泄

一些药物也可经汗液、唾液、泪液和乳汁等排泄。这些途径的排泄主要依靠脂溶性、分子型药物通过腺上皮细胞进行简单扩散,与 pH 有关。药物也可以以主动转运方式分泌入腺体导管内,且排入腺体导管内的药物可被重吸收。血液中的一些药物成分,如电解质类药物、碘等,常可随汗液或唾液分泌而排出体外。大多数药物能存在于乳汁中,并从乳汁排泄。由于乳汁 pH 较血浆高,故弱碱性药物(如吗啡、阿托品等)在乳汁内的浓度较血浆内浓度略高,可以较多的自乳汁排泄,酸性药物则相反。非电解质类物质(如乙醇、尿素)易进入乳汁达到与血浆相同浓度。一般药物在乳汁中的浓度低,经乳汁排泄的量不足以引起婴幼儿产生药效和毒副反应。但是,有些药物从乳汁排泄量较大,如红霉素、卡马西平、地西泮和巴比妥酸盐等可引起安全性问题。一些挥发性药物和气态麻醉药可通过呼吸系统(肺)排出体外。

第二节 药物代谢动力学概述

一、药物代谢动力学发展概况

药物代谢动力学(pharmacokinetics)是一门应用动力学原理与数学处理方法,定量描述药物通过各种途径进入体内的吸收、分布、代谢和排泄,即 ADME 过程量时变化或血药浓度经时变化动态规律的科学。药代动力学研究各种体液、组织和排泄物中药物及其代谢物水平与时间关系的过程,并研究解释这些数据模型所需要的数学关系式。药代动力学已成为药物化学、药剂学、生物药剂学、药理学、毒理学、临床药学等学科最主要和最密切的基础,推动着这些学科的蓬勃发展。随着药学、医学、计算机科学、分析科学等学科的发展,药代动力学的研究领域与研究方法也在不断地拓展和发展。目前,药代动力学已从经典药物动力学(隔室模型,compartment model)逐步发展和拓展到非隔室模型药动学(统计矩分析,statistical moment analysis)、生理药动学模型(physiologically based pharmacokinetics model,PBPK model)、药动学和药效学结合模型(pharmacokinetic-pharmacodynamic link model,PK-PD model、临床药动学(clinical pharmacokinetics)、群体药动学(population pharmacokinetics,PPK)、时辰药动学(chronopharmacokinetics)、中药药动学(pharmacokinetics of traditional Chinese Medicine)、手性药物动力学(chiral pharmacokinetics)等新领域或新分支学科。目前,药代动力学主要研究内容包括:创建理论模型、模型的实验验证与参数求算、指导新药设计和筛选、指导制剂研究与质量评价、指导临床合理用药等。

二、血药浓度-时间曲线

药物产生效应有其物质基础。药物进入体内后在靶部位的量(浓度)及存留时间长短直接或间接影响药物效应的强弱与持续时间。由于大多数药物的血药浓度与其药理效应存在相关性。因此,目前主要通过测定血浆中的药物浓度来间接反应药物在靶部位的浓度及药理学效应(图 3-2)。之所以选择测定血药浓度,而不是直接测定药物在靶部位的浓度,主要是因为:①受目前分析测定技术的限制,一些靶组织、靶器官内的药物浓度难以在活体检测;②各组织器官的药物浓度虽不相同,但都与血药浓度保持平衡关系;③药物吸收、分布、代谢、排泄(ADME)过程以血液为中介进行联系;④药物及其代谢物都通过血液转运;⑤血液便于采集。

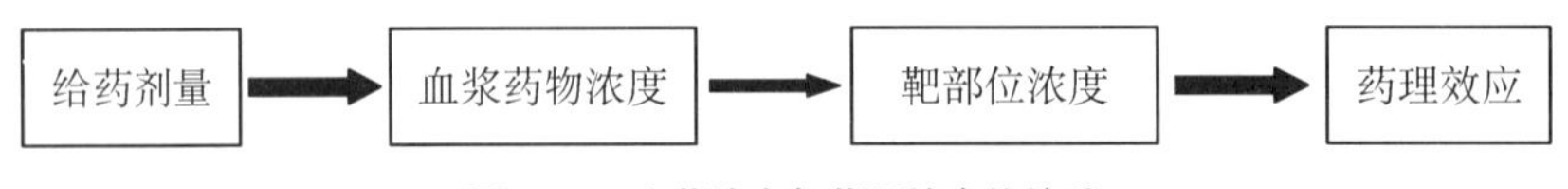

图 3-2 血药浓度与药理效应的关系

给药后,药物随时间迁移发生变化,以药物浓度(或对数浓度)为纵坐标,以时间为横坐标绘出曲线图,称为药物浓度时间曲线图(concentration-time curve, C-T curve),简称药时曲线、浓度时间曲线或时量曲线。

图3-3 为血管外单次给药后的药时曲线。该曲线能反映药物在体内吸收、分布、代谢和排泄的动态关系。曲线上升部分主要表示药物吸收和分布,当大部分药物被吸收后分布即占主要部分,与此同时也有很少量的药物开始消除(代谢和排泄)。当吸收分布与消除达到平衡时,此时达到最大血药浓度(峰浓度);曲线下降部分主要表示药物代谢和排泄,当各组织间的分布达到相对平衡后,代谢和排泄逐渐占据主要部分。其中,最低有效浓度(minimal effective concentration, MEC)与最小中毒浓度(minimal toxic concentration, MTC)之间的血药浓度范围是临床期望的目标浓度范围,称为安全范围(safe range)。药物吸收入血,血药浓度达到最低有效浓度开始生效,达到峰浓度时,产生最大效应,随后血药浓度降低,当血药浓度低于最低有效浓度时药物失效,药物从生效到失效的这段时间为药效维持时间,亦称药物的有效期。

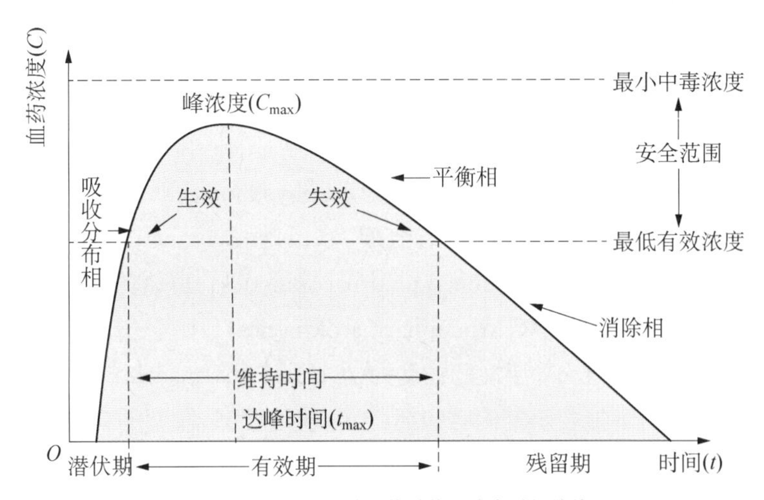

图 3-3 单次血管外给药后药物浓度时间曲线

三、隔室模型

为定量研究药物在体内的吸收、分布、代谢和排泄过程中的变化情况，用数学方法模拟药物体内过程而建立起来的数学模型，称为药物动力学模型，包括隔室模型、基于统计原理的非隔室模型、非线性药动学模型、生理药动学模型、药效学-药动学结合模型等。其中，隔室模型是最常用、最成熟和最经典的药物动力学模型。机体是由若干组织、器官组成的系统，将机体按动力学特性划分为若干个独立的隔室，把这些隔室串联起来的一种足以反映药物动力学特征的模型，称为隔室模型（compartment model），亦称房室模型。所谓隔室（compartment），也称房室，是指给药后将转运速率相同或相近的组织、器官归纳为一个抽象的转运单位，同一隔室内各部分的药物处于动态平衡。隔室本身并不代表具体的解剖生理器官，只是便于药动学分析处理，将药物在体内复杂的变化过程加以简化。

隔室模型是由一至数个隔室组成，由中央室（central compartment）和周边室（亦称外周室，periphery compartment）组成。中央室通常代表血流灌注丰富、膜通透性较好的组织器官，如心、肝、肾、肺等，周边室代表血流灌注不太丰富、药物转运较慢的组织器官，如肌肉、脂肪组织，中央室和周边室保持着双向联系。根据药物在体内的药动学特性，隔室模型可分为一室模型、二室模型和多室模型。三室及三室以上的模型称为多室模型。多室模型的数学处理相当繁琐，而一室模型、二室模型的数学处理较简单。因此，多室模型远不如一室模型、二室模型应用广泛。隔室模型是用来描述药物体内动态变化规律的数学方法之一，具有相对性、客观性和抽象性。

1. 一室模型（one compartment model）　又称单室模型（single compartment model），是指用药后药物进入血液循环，进而分布到全身体液和各组织器官中，并迅速达到动态平衡，此时把整个机体视作一个隔室（图 3－4）。一室模型并不意味着所有身体组织在任何时刻的药物浓度都一样，但要求机体各组织药物水平能随血浆药物浓度的变化平行地发生变化。

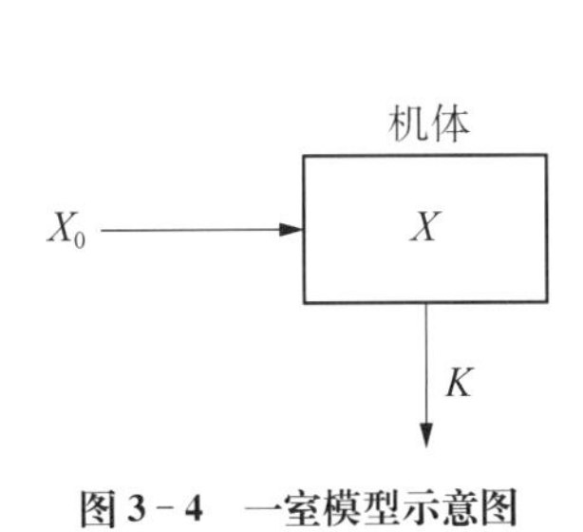

图 3－4　一室模型示意图

X_0：给药剂量；X：体内药量；K：消除速率常数

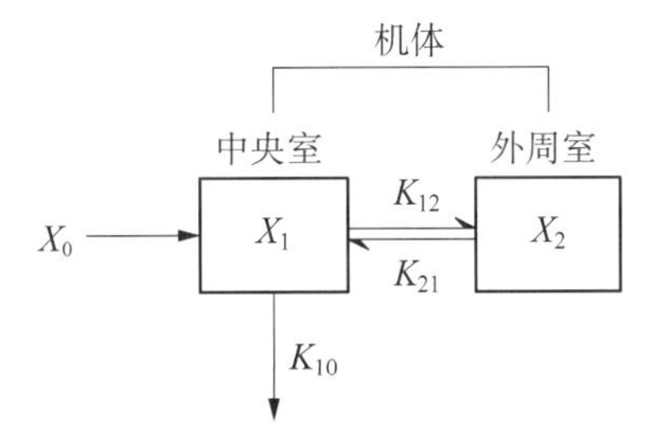

图 3－5　二室模型示意图

X_0：给药剂量；X_1：中央室药量；X_2：外周室药量；K_{12}为药物由中央室向周边室转运的一级速率常数；K_{21}为药物由周边室向中央室转运的一级速率常数；K_{10}表示药物从中央室消除的一级速率常数

2. 二室模型（two compartment model）　亦称双室模型，是指药物进入体内后首先快速进入血流丰富的中央室，然后较缓慢地进入血流供应较少的外周室（图 3－5）。二室模型同时考虑分布和消除过程，适用于在体内组织器官中的分布速率不同的药物。

四、 药物消除动力学

药物在体内的消除速率归纳为 3 种类型：一级速率、零级速率和混合速率。

（一） 一级消除动力学

一级消除动力学（first-order elimination kinetics）是指单位时间内药物浓度按恒定比例消除，也就是说单位时间内消除的药物量（或药物浓度）与血药浓度成正比。血药浓度高，单位时间内消除的药物多；血药浓度低，单位时间内消除的药物也相应降低。一级消除动力学的药-时曲线在普通坐标图上呈曲线，在半对数坐标图上则为直线，呈指数衰减（图 3－6），故一级动力学过程也称线性动力学过程（linear kinetics）。

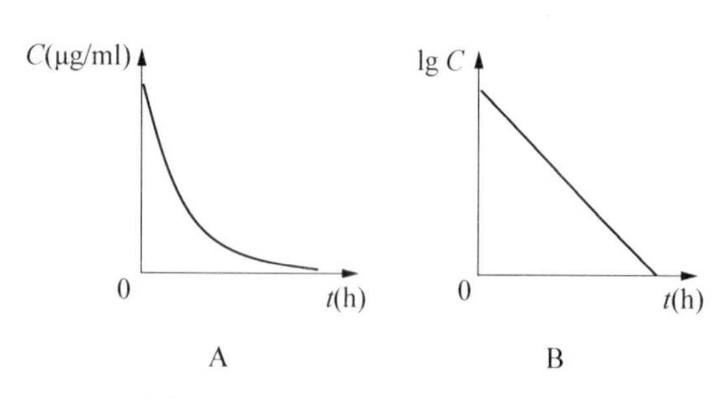

图 3－6 一级消除动力学的药时曲线

图 A、B 分别表示药物在普通坐标纸和半对数坐标纸上的消除曲线

一级消除动力学的公式为：

$$\frac{dC}{dt} = -kC \tag{3-1}$$

式中：dC/dt 为消除速率，C 为血药浓度，t 为时间，k 为消除速率常数，负号表示血药浓度随时间而降低。由于 C 的指数为 1（非零），所以称此类型为一级消除速率（first-order elimination rate）。

药物一级消除动力学具有以下特点：

（1）绝大多数药物在体内都按一级动力学消除。

（2）体内瞬时血药浓度（或体内药量）以恒定的百分比消除，消除速率与血药浓度成正比，但单位时间内实际消除的药量随时间递减。

（3）药物消除半衰期恒定，$t_{1/2} = 0.693/k$，与给药剂量或药物浓度无关。

（4）单次给药的血药浓度 C 与血药浓度曲线下面积（AUC）成正比。

（5）单次给药尿排泄量与剂量成正比。

（二） 零级消除动力学

零级消除动力学（zero-order elimination kinetics）是指单位时间内药物浓度按恒定的量消除，与体内药物浓度无关，即不论血药浓度高低，单位时间内消除的药物量均不变。因其药时曲线在半对数坐标纸上呈曲线（图 3－7），故称非线性动力学（non-liner kinetics）。通常零级消除动力学是因为药

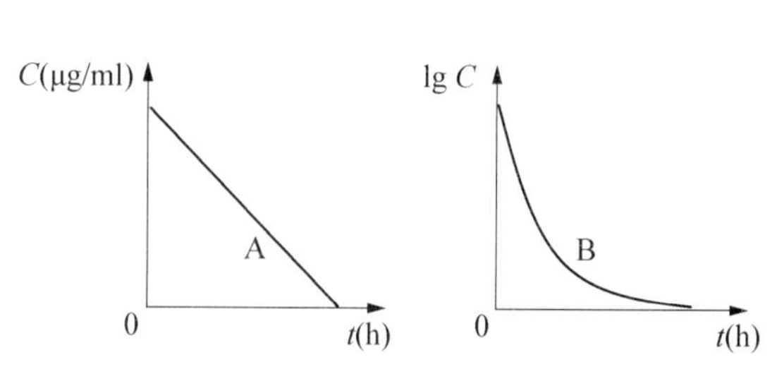

图 3－7 零级消除动力学的药时曲线

图 A、B 表示药物在普通坐标纸和半对数坐标纸上的消除曲线

物在体内的消除能力达到饱和所致。

零级消除动力学公式为：

$$\frac{dC}{dt}=-k_0C^0$$

$$\frac{dC}{dt}=-k_0 \quad (3-2)$$

式中：dC/dt 为消除速率，C 为血药浓度，t 为时间，k_0 为零级消除速率常数，负号表示血药浓度随时间而降低。由于 C 的指数等于 0，所以称此类型为零级消除速率（zero order elimination rate）。

药物零级消除动力学具有以下特点：

（1）少数药物在体内按零级速率消除。

（2）单位时间内消除的药量是常数（恒量消除），消除速率与药量或浓度无关。

（3）血药浓度与时间呈直线关系。

（4）半衰期不恒定，可随给药剂量或浓度而变化，即呈现剂量依赖性。

（5）以主动转运或易化扩散的方式跨膜转运的药物，如水杨酸、苯妥英钠、双香豆素等常按零级消除，一些控释制剂也按零级速率释放和消除。

（三）混合消除动力学（米氏动力学）

临床上，多数药物的消除速率属于线性动力学过程，但也有一些药物（如苯妥英钠、普萘洛尔、阿司匹林等）的体内过程表现为混合消除动力学，即在饱和前是线性动力学过程，饱和后是非线性动力学过程，即小剂量时以一级速率消除，而在大剂量时则以零级速率消除（图 3-8）。因此，描述这类药物的速率过程需要将两种速率类型结合起来，通常以米-曼氏方程式描述，即 Michaelis-Menten 方程式（米-曼方程，简称米氏方程）。

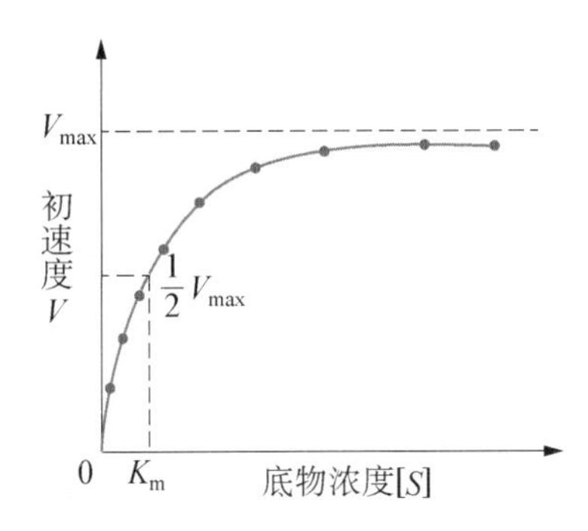

图 3-8　混合消除动力学（米氏动力学）的药时曲线

$$\frac{dC}{dt}=-\frac{V_{max}\cdot C}{K_m+C} \quad (3-3)$$

式中：V_{max} 为最大速率，K_m 为米-曼常数，是最大速率一半时的药物浓度，C 为药物浓度。

混合消除动力学（米氏动力学）具有以下特点：

（1）米氏方程描述了有酶催化的药物代谢和载体介导的主动转运等饱和动力学过程，是包括一级和零级速率过程在内的混合型消除，即非线性速率消除。

（2）半衰期与给药剂量有关。

（3）AUC 与血药浓度不成正比。

五、药代动力学基本参数

（一）吸收动力学参数

1. 峰浓度（peak concentration，C_{max}） 是指血管外给药后，药物在血浆中的最高浓度(图 3－3)。C_{max}反映药物吸收的程度、疗效和毒性水平，常用单位：μg/ml，mg/l。C_{max}应在药物的安全范围内，即高于最小有效浓度，低于最小中毒浓度。不同的血管外给药途径，不同的药物制剂均可影响药物吸收的 C_{max}。临床使用的各种剂型通过改变和控制药物的 C_{max}，从而产生理想的治疗效果。

2. 达峰时间（t_{max}） 是指血管外给药后，药物在血浆中达到峰浓度所需时间(图 3－3)。t_{max}反应药物的吸收速度，可用来分析合理的服药时间，常用单位：h，min。不同的给药途径，不同的药物制剂均可影响药物的达峰时间，进而影响药物的吸收速度。临床使用的各种剂型通过改变和控制药物的 t_{max}，可产生理想的治疗效果。

3. 药时曲线下面积（area under curve，AUC） 全称血药浓度-时间曲线下面积(area under drug concentration-time curve)，指药时曲线和横坐标围成的区域，表示一段时间内药物在血浆中的相对累积量(图 3－3)，常用单位：h · μg/ml，h · mg/L。AUC_{0-t}是指药物从零时间至某一时间(t 时)的药-时曲线下面积；$AUC_{0-\infty}$是指药物从零时间至所有药物全部消除这一段时间的药-时曲线下面积，两者均反映药物进入血循环的量。AUC 反映药物在体内暴露的程度，对于口服给药则反映了药物吸收的程度，是计算生物利用度的重要参数。相同的给药剂量和给药时间下，AUC 大则代表药物的生物利用度高，反之则低。

$$AUC_{0-t} = \int_0^t C \cdot dt \tag{3-4}$$

$$AUC_{0-\infty} = \int_0^\infty C \cdot dt \tag{3-5}$$

4. 吸收速率常数（absorption rate constant，k_a） 用于描述不同药物在体内吸收快慢的参数。k_a 常用时间的倒数为单位，即 min^{-1}，h^{-1}。k_a 越大，表示药物吸收得越快。

5. 吸收半衰期（absorption half life，$t_{1/2a}$） 是指药物吸收进入体内的药物量是给药量一半所需的时间。与 k_a 一样，$t_{1/2a}$也是衡量药物吸收快慢的参数，单位：h，min。一般来说，$t_{1/2a}$越小，表示药物吸收得越快。对于一级吸收的药物，$t_{1/2a}$与 k_a 的关系为：

$$t_{1/2a} = 0.693/k_a \tag{3-6}$$

6. 生物利用度（bioavailability，F） 是指血管外给药后药物被吸收进入体内的分数，反映了药物吸收进入体循环的程度和速度。F 可分为绝对生物利用度(absolute bioavailablity)和相对生物利用度(relative bioavailability)，计算公式分别为：

$$\text{绝对生物利用度} \quad F = \frac{AUC_{(\text{血管外给药})}}{AUC_{(\text{血管内给药})}} \times 100\% \tag{3-7}$$

$$\text{相对生物利用度} \quad F = \frac{AUC_{(\text{供试药})}}{AUC_{(\text{对照药})}} \times 100\% \tag{3-8}$$

通常以血管内(如静脉注射)给药所得AUC为100%,再与血管外给药(如口服、肌注、舌下、吸入等)所得AUC相除,可得到经过吸收过程而实际到达全身体循环的绝对生物利用度,以此评价同一种药物不同给药途径的吸收情况。相对生物利用度评价药物制剂之间、厂家之间、批号之间的吸收情况是否相同或相近,如果有较大差异将导致药效发生明显改变。相对生物利用度是新制剂生物等效性评价的重要参数。对生物利用度的充分了解,有利于选择适宜的给药途径、设计适宜的剂型,也有利于指导临床合理用药。

(二) 分布动力学参数

1. 表观分布容积(apparent volume of distribution, V_d) 指理论上体内药物按血浆浓度均匀分布应占有的体液容积,单位是L或L/kg。它并非是指药物在体内占有的真实体液容积,所以称为表观分布容积。V_d 常用达到动态平衡时体内药量与血药浓度的比值来表示,单位为L或L/kg,计算公式为:

$$V_d = \frac{X_0}{C_0} \tag{3-9}$$

V_d:表观分布容积,X_0:给药剂量,C_0:血药浓度

通过 V_d 可以了解药物在体内的分布情况。如一个70 kg体重的正常人,V_d 在5 L左右时,表示药物大部分分布于血浆;V_d 在10~20 L时,表示药物分布于全身体液中;$V_d>40$ L时,表示药物分布到组织器官中;$V_d>100$ L时,表示药物集中分布至某个器官内或深部范围组织内,前者如碘集中于甲状腺,后者指骨骼或脂肪组织等。一般来说,V_d越小,药物排泄越快,在体内存留时间越短;V_d越大,药物排泄越慢,在体内存留时间越长。

2. 血浆蛋白结合率(plasma protein binding rate, PPBR) 是指血液中与血浆蛋白结合的药量与血液中总药量的百分比,反映了药物与血浆蛋白结合的程度。血浆中被结合的药物为暂时性的储存,只有游离部分才能转运和产生药理效应。PPBR高低与药物水/脂溶性有关。一般来说,脂溶性高的结合率高,反之亦然。PPBR高低与药物消除快慢有关,高结合率的药物一般消除较慢。高结合率的药物可发生竞争性结合而产生药物相互作用。影响蛋白含量的因素可影响结合率,并改变药理效应强度。

(三) 消除动力学参数

1. 消除速率常数(elimination rate constant, k) 是指单位时间内消除药物的分数。如0.2/h表示每小时消除前1个小时末体内剩余药量的20%。k 表示单位时间内消除药物的百分数,而不是消除的实际药量。常用单位:时间的倒数 h^{-1}, min^{-1}。k 是体内各种途径消除(代谢和排泄)药物的总和,具加和性。

$$k = k_e + k_b + k_{bi} + k_{lu} + \cdots\cdots \tag{3-10}$$

公式中 k 为总消除速率常数,k_e 为肾消除速率常数,k_b 为生物转化速率常数,k_{bi}为胆汁排泄速率常数,k_{lu}为肺消除速率常数。

对于正常人来说,k 保持基本恒定,其数值大小反映药物在体内消除的快慢。k 的大小变化只依赖于药物本身的理化性质和消除器官的功能,与药物剂型无关。

2. 半衰期（half life time, $t_{1/2}$） 是指体内药量或药物浓度下降一半所需的时间。常用单位：h，min，计算公式为：

$$t_{1/2} = 0.693/k \tag{3-11}$$

式中：$t_{1/2}$是消除半衰期，k 是消除速率常数。

绝大多数药物在体内属于一级速率变化，其 $t_{1/2}$ 为一恒定值，且与血浆药物浓度高低无关。$t_{1/2}$的意义在于以下几点：

(1) 它反映药物消除的快慢，也反映机体消除药物的能力。

(2) 对具有线性动力学特征的药物，$t_{1/2}$是其特征参数，不因药物剂型或给药方法（剂量、途径）的改变而改变，在剂型选择与设计、临床给药方法（给药间隔时间）确定过程中具有重要意义。

(3) $t_{1/2}$与用药关系为，一次用药后，药物经 1 个 $t_{1/2}$消除 50%，经 2 个 $t_{1/2}$消除 75%，经 3 个半衰期消除 87.5%，经过 4～7 个 $t_{1/2}$后体内药量消除 93.75%～99.22%。同理，若每隔 1 个 $t_{1/2}$用药一次，则经过 4～7 个 $t_{1/2}$后体内药量可达稳态水平的 93.75%～99.22%。

(4) 根据 $t_{1/2}$的长短不同，常将药物分为 5 类，超短效为 $t_{1/2} \leqslant 1$ h；短效为 1～4 h；中效为 4～8 h；长效为 8～24 h；超长效为＞24 h。

(5) $t_{1/2}$可因机体生理、病理变化及联合用药的酶抑或酶促作用而发生变化。如肝肾功能不良者其 $t_{1/2}$将改变，绝大多数药物的 $t_{1/2}$延长。可根据 $t_{1/2}$设计个体化给药方案，通过测定患者肝肾功能调整给药方案（给药剂量或给药间隔）。

3. 清除率（clearance, CL） 是指单位时间内血浆中的药物被清除的体积。CL 表示机体或器官清除药物的能力，用于计算给药方案的维持剂量。CL 常用单位时间内从体内消除的含药血浆体积或药物表观分布容积来表示，单位 L/h，L/(h·kg)。

$$CL = V_d \times k \tag{3-12}$$

$$CL = \frac{X_{dose}}{AUC} \tag{3-13}$$

CL 具有加和性，是肝清除率（CL_h）、肾清除率（CL_r）和其他消除途径清除率的总和，即体内总清除率：

$$CL = CL_h + CL_r + \cdots\cdots \tag{3-14}$$

CL 可反应药物的肝肾功能，肝肾功能不佳，CL 下降。CL 的变化通常与 $t_{1/2}$的变化相一致。

六、单剂量给药

（一）静脉注射

单室模型静脉注射（intravenous injection, i. v.）给药，血药浓度经时变化公式：

$$C = C_0 e^{-kt} \tag{3-15}$$

该式表示单室模型药物静脉注射给药后，体内药物浓度随时间变化的指数函数（图 3-9）。

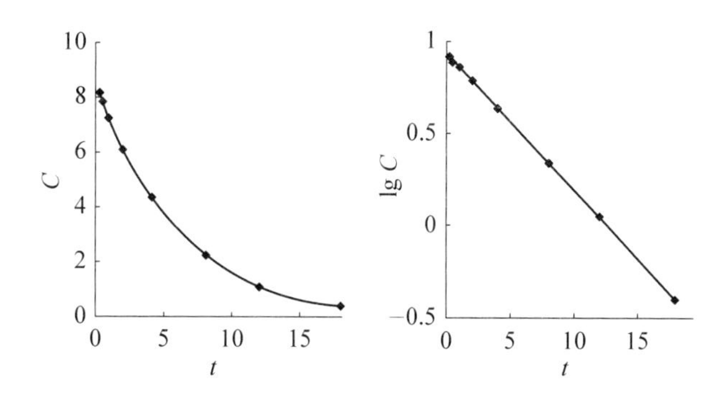

图 3-9　单室模型静注给药的血药浓度-时间曲线和血药浓度的对数-时间图

其中：

$$C = X/V;\ C_0 = X_0/V \tag{3-16}$$

$$\ln C = \ln C_0 - kt \tag{3-17}$$

$$\lg C = -kt/2.303 + \lg C_0 \tag{3-18}$$

上述公式中，X_0 和 C_0 分别为静脉注射的给药剂量和初始血药浓度；X 和 C 为 t 时刻体内药量和血药浓度；k 为一级消除速率常数；V 为表观分布容积。

单室模型静注给药的血药浓度-时间曲线和血药浓度的对数-时间图见图 3-9。

单室模型静注给药，药时曲线下面积：

$$\begin{aligned} AUC_{0-\infty} &= C_0/k \\ &= X_0/kV \end{aligned} \tag{3-19}$$

表观分布容积：

$$\begin{aligned} V &= X_0/C_0 \\ &= X_0/k \cdot AUC_{0-\infty} \end{aligned} \tag{3-20}$$

清除率：

$$\begin{aligned} CL &= kV \\ &= kX/C \\ &= X_0/AUC_{0-\infty} \end{aligned} \tag{3-21}$$

（二）静脉滴注

静脉滴注(intravenous drip，i. v. gtt)，也称静脉输注，是以恒定的速率向血管内持续给药的一种给药方式。单室模型静脉滴注给药的体内药动学模型和药时曲线分别如图 3-10 和图 3-11 所示。

单室模型静脉滴注给药后，体内药量 X 与时间 t 的函数关系式如下：

$$X = \frac{k_0}{k}(1 - e^{-kt}) \tag{3-22}$$

体内血药浓度 C 与时间 t 的函数关系式：

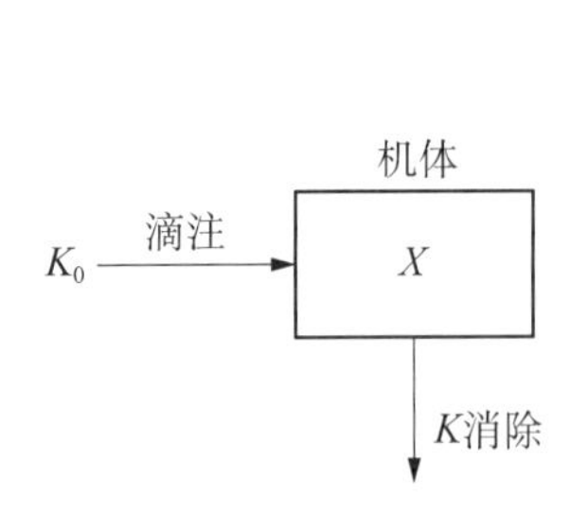

图 3-10 单室模型静脉滴注给药示意图

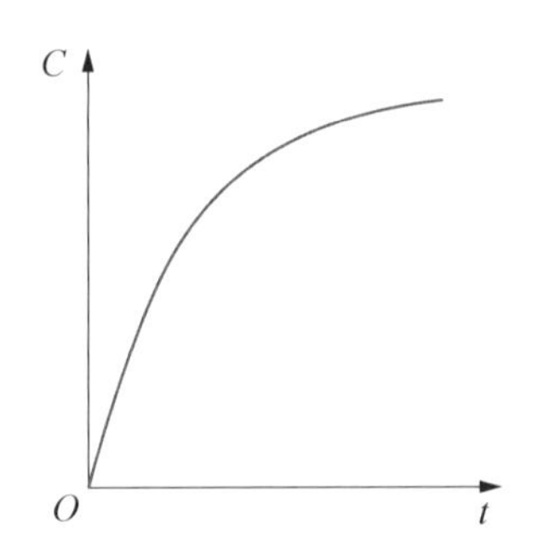

图 3-11 单室模型静滴给药的药时曲线

$$c=\frac{k_0}{kV}(1-e^{-kt}) \qquad (3-23)$$

上述公式中，X 和 C 为静脉滴注 t 时刻体内药量和血药浓度；k_0 为静脉滴注速率，以单位时间内的药量表示；k 为一级消除速率常数；V 为表观分布容积。

随着静滴时间的延长，血药浓度逐渐升高，当时间趋于无穷大时，血药浓度趋于一个恒定浓度，此时的血药浓度值称为稳态血药浓度或坪浓度，用 C_{ss} 表示：

$$C_{ss}=\frac{k_0}{kV} \qquad (3-24)$$

（三）血管外给药

血管外给药途径包括口服、肌内注射、皮下注射、透皮给药、黏膜给药等。与血管内给药相比，血管外给药存在吸收过程，药物逐渐吸收进入血液循环。血管外给药时，药物的吸收和消除常用一级动力学过程描述，即药物以一级动力学过程吸收进入体内，然后以一级动力学过程消除。这种模型称为一级吸收模型，如图 3-12 所示。

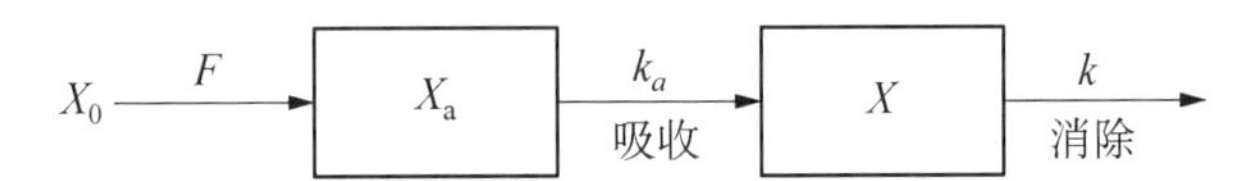

图 3-12 单室模型药物血管外给药的动力学模型图

X_0 为给药剂量；F 为吸收分数；X_a 为吸收部位可吸收进入全身循环的药量；k_a 为一级吸收速率常数；k 为一级消除速率常数

单室模型药物血管外给药，体内药量随时间变化的关系如下：

$$X=\frac{k_aFX_0}{(k_a-k)}(e^{-kt}-e^{-k_at}) \qquad (3-25)$$

体内血药浓度经时变化的公式为：

$$C=\frac{X}{V}=\frac{k_aFx_0}{V(k_a-k)}(e^{-kt}-e^{-k_at}) \qquad (3-26)$$

上述公式中，X_0 为给药剂量；X 和 C 为 t 时刻体内药量和血药浓度；F 为吸收分数或绝对生物利用度（$0 \leqslant F \leqslant 1$）；$k_a$ 为一级吸收速率常数；k 为一级消除速率常数；V 为表观分布容积。

药物的达峰时间（t_{max}）和峰浓度（C_{max}）分别为：

$$t_{max} = \ln(k_a/k)/(k_a - k) = 2.303(k_a - k)/\lg(k_a/k) \quad (3-27)$$

$$C_{max} = FX_0/V \times e^{-kt_{max}} \quad (3-28)$$

由式 3－27 和 3－28 可知，t_{max} 由 k_a、k 决定，与给药剂量无关；C_{max} 与 X_0 成正比。

药时曲线下面积：

$$AUC_{0-\infty} = \int_0^{\infty} C\mathrm{d}t = FX_0/kV \quad (3-29)$$

清除率：

$$CL = FX_0/AUC \quad (3-30)$$

七、多剂量重复给药

临床上，有些疾病如头痛、偶尔失眠、胃肠痉挛等，一次用药即可获得满意的疗效，往往采用单剂量给药的方案，即单次给药方案。但许多疾病，如心脑血管疾病（高血压、冠心病、脑卒中等）、糖尿病、恶性肿瘤、慢性阻塞性肺部疾病（慢性气管炎、肺气肿等）和精神病等慢性病需要多次给药才能达到治疗目的，也就是要采用多剂量给药方案（多次给药方案）。多剂量给药又称重复给药，是指按一定剂量、一定给药间隔、多次重复给药，才能达到并保持在一定有效治疗血药浓度范围内的给药方法。单室模型药物多次静脉注射给药的药-时曲线见图 3－13。

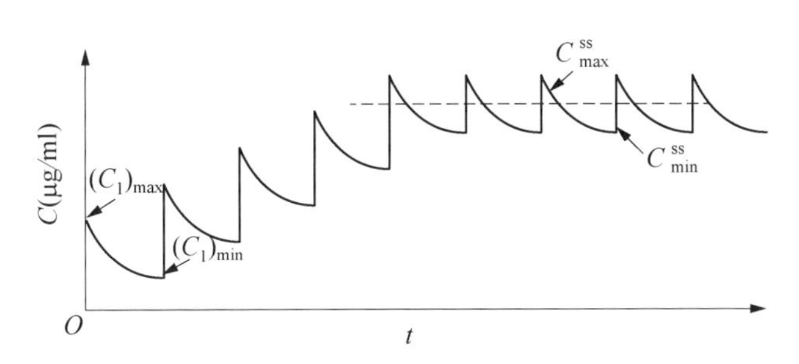

图 3－13　单室模型 n 次给药药时曲线

（一）单室模型多次静脉注射给药

1. 多剂量函数

一次给药　　$(X_1)_{max} = X_0$

当给药时间间隔为 τ 时　　$(X_1)_{min} = X_0 e^{-k\tau}$

第 n 次给药

$$(X_n)_{max} = X_0(1 + e^{-k\tau} + e^{-2k\tau} + \cdots + e^{-(n-1)k\tau})$$
$$(X_n)_{min} = X_0(1 + e^{-k\tau} + e^{-2k\tau} + \cdots + e^{-(n-1)k\tau})e^{-k\tau}$$

$$(X_n)_{max} = X_0 \frac{1 - e^{-nk\tau}}{1 - e^{-k\tau}}$$

$$(X_n)_{max} = X_0 \frac{1 - e^{-nk\tau}}{1 - e^{-k\tau}} e^{-k\tau}$$

则

$$r = \frac{1 - e^{-nk\tau}}{1 - e^{-k\tau}} \tag{3-31}$$

式中：r 是多剂量函数，n 为给药次数，τ 为给药周期，X_0 为给药剂量，k 为消除速率常数。

2. 多剂量给药血药浓度与时间的关系 多剂量静脉注射给药，第 n 次给药的血药浓度 C_n 与时间 t 的关系就等于单剂量给药的函数式与多剂量函数的乘积，即：

$$C_n = C_0 \frac{1 - e^{-nk\tau}}{1 - e^{-k\tau}} \cdot e^{-kt} \tag{3-32}$$

3. 稳态血药浓度 多剂量给药时，随着 n 的增大，血药浓度不断增加，当增加到一定程度时，血药浓度不再升高，但会随每次给药做周期性的变化，此时药物进入体内的速度等于体内消除的速度，这时的血药浓度叫稳态血药浓度(steady state concentration, C_{ss})或坪浓度(plateau concentration)。

$$C_{ss} = C_0 \frac{1}{1 - e^{-k\tau}} \cdot e^{-kt} \tag{3-33}$$

(1) 平均稳态血药浓度：平均稳态血药浓度($\overline{C}_{ss}$)为稳态时由给药初起到下一次给药前药时曲线下面积除以给药间隔(τ)所得的商。

$$\overline{C}_{ss} = \frac{AUC_{0-\tau}}{\tau} = \frac{FX_0}{kV\tau} \tag{3-34}$$

(2) 稳态最大血药浓度：在一个给药周期(τ)内，稳态血药浓度也有波动，会在一个恒定的水平范围内波动。当 $t = 0$ 时，就是稳态最大血药浓度，以 C_{max}^{ss} 表示。

$$C_{max}^{ss} = C_0 \frac{1}{1 - e^{-k\tau}} \cdot e^{-kt} = C_0 \frac{1}{1 - e^{-k\tau}} \tag{3-35}$$

(3) 稳态最小血药浓度：当 $t = \tau$ 时，即达到稳态血药浓度以后，经过一个给药周期时的血药浓度，为稳态最小血药浓度，以 C_{min}^{ss} 表示。

$$C_{min}^{ss} = C_0 \frac{1}{1 - e^{-k\tau}} \cdot e^{-kt} = C_0 \frac{1}{1 - e^{-k\tau}} e^{-k\tau} \tag{3-36}$$

4. 坪幅 重复给药达稳态时，在一个给药周期(τ)内，稳态血药浓度的波动幅度称为坪幅。

$$C_{max}^{ss} - C_{min}^{ss} = C_0 = \frac{X_0}{V} \tag{3-37}$$

5. 达坪分数（plateau fraction）　是指 n 次给药后的血药浓度与坪浓度相比，相当于坪浓度的分数，以 $f_{ss(n)}$ 表示。它的引入，主要是为了回答用药多长时间或多少个给药周期才能接近坪浓度，达到坪浓度的什么程度这个问题。

$$f_{ss(n)} = \frac{C_n}{C_{ss}} = \frac{C_0 \dfrac{1-e^{-nk\tau}}{1-e^{-k\tau}} \cdot e^{-kt}}{C_0 \dfrac{1}{1-e^{-k\tau}} \cdot e^{-kt}} = 1-e^{-nk\tau} \tag{3-38}$$

$$\because t_{1/2} = 0.693/k$$

$$\therefore f_{ss(n)} = 1-e^{-0.693n\tau/t_{1/2}} \tag{3-39}$$

移项，取对数，整理，得

$$n\tau = -\frac{2.303}{k}\lg(1-f_{ss(n)}) \tag{3-40}$$

或

$$n\tau = -3.32t_{1/2}\lg(1-f_{ss(n)}) \tag{3-41}$$

6. 波动度（degree of fluctuation，DF）　是指稳态最大血药浓度与稳态最小血药浓度之差与平均稳态浓度（$\overline{C}_{ss}$）的比值，用于描述重复给药时血药浓度的波动程度。

$$DF = \frac{C_{max}^{ss} - C_{min}^{ss}}{\overline{C}_{ss}} \times 100\% = k\tau \tag{3-42}$$

7. 波动百分数（percent of fluctuation，PF）　是指稳态最大血药浓度与稳态最小血药浓度之差与稳态最大血药浓度的比值。波动百分数是描述重复给药时，血药浓度波动程度另一重要参数。

$$PF = \frac{C_{max}^{ss} - C_{min}^{ss}}{C_{max}^{ss}} \times 100\% = 1-e^{-k\tau} \tag{3-43}$$

8. 蓄积因子（R）　表示多次给药后，药物在体内的累积程度，也称累积因子，累积系数。通常用稳态浓度的 $C_{(ss)max}$ 或 $C_{(ss)min}$ 与初次给药峰浓度（$C_{(1)max}$）或谷浓度（$C_{(1)min}$）的比值表示，用以说明第 n 次给药后体内药量是首次给药量的多少倍。

$$R = \frac{C_{(ss)max}}{C_{(1)max}} = \frac{C_{(ss)min}}{C_{(1)min}} = \frac{1}{1-e^{k\tau}} \tag{3-44}$$

当 $\tau = t_{1/2}$ 时，$R = 1.44$；当 $\tau < t_{1/2}$ 时，$R > 1.44$；反之，$\tau > t_{1/2}$ 时，$R < 1.44$。

9. 达稳时间（t_{ss}）和达稳分数（f_{ss}）　一般情况下，总是希望快一些达到稳态血药浓度，以迅速获得药效。实际上，稳态浓度的获得总是需要一段时间的，这取决于药物的 $t_{1/2}$，$t_{1/2}$ 短的药物，达到稳态血药浓度的时间快；反之，$t_{1/2}$ 长的药物，达到稳态血药浓度的时间慢。计算公式为：

$$t_{ss} = -1.44t_{1/2}\ln(1-f_{ss}) \tag{3-45}$$

式中：t_{ss}为达稳时间，f_{ss}为达稳分数。以静脉滴注为例，如 $f_{ss}=0.94$，表示不论滴速快慢，通常经过 4 个 $t_{1/2}$就能达到 94％的稳态血药浓度，即达稳时间约等于 4 个 $t_{1/2}$，但稳态水平高低不同，药效也不同。治疗浓度与稳态水平概念不同，临床上一旦确定了治疗浓度，可先以较快的速率给药或给予负荷剂量，达到治疗浓度水平后再改为慢速给药或给予维持剂量，以保持这一稳态水平。

八、给药方案设计

（一）给药方案设计的原则、考虑因素与步骤

1. 给药方案设计的一般原则 给药方案设计(dosage regimen design)是指根据病情和适应证选定最佳药物之后，确定药物的剂型、剂量、给药途径、给药时间、给药间隔及疗程等。临床上，针对一个治疗目标往往有多个治疗方案和多种治疗药物，需综合考虑患者的病情和药物的药效学、药动学特征，按照安全、有效、经济、适度的原则确定治疗药物、给药剂量和疗程。给药方案设计的目标是使患者血药浓度维持在有效浓度范围内，最大限度发挥药物的治疗效果，减少药物不良反应的发生。

2. 制定给药方案应考虑的因素

(1) 考虑与药物安全性和有效性有关的因素，如药物的药理效应、治疗窗、毒副作用及浓度-效应关系等。

(2) 考虑所用药物的一般药动学性质，即药物的 ADME 过程及其影响因素。

(3) 考虑患者的生理、病理状况，如年龄、体重、性别、营养状况，是否有肝、肾、心等器官功能损伤等。

(4) 其他因素：药物剂型、给药途径、联合用药、患者遗传差异、依从性、饮酒、吸烟等因素对药物治疗的影响在给药方案设计时也应考虑到。

3. 给药方案设计的步骤 制订临床给药方案，进行给药方案设计和调整的基本步骤如下：

(1) 确定目标血药浓度范围：①以文献报道的安全有效范围为目标，使血药浓度在 MEC 和 MTC 之间波动；②特殊患者(老人、小儿、孕妇、肝肾功能不全者等)根据临床观察的药物有效性或毒副反应来确定。

(2) 根据治疗目的要求和药物性质，选择最佳药物制剂和给药途径。

(3) 根据药物治疗指数和半衰期，用药动学方法估算血药浓度允许波动的幅度，确定最佳给药间隔。

(4) 根据已知有效治疗浓度范围，用药动学方法计算最适剂量(负荷剂量和维持剂量)。

(5) 确定初步给药方案并用于患者，观察疗效和反应，监测血药浓度，进行安全性和有效性评估，进一步调整给药剂量和给药间隔，直至获得最佳给药方案。

（二）给药方案设计的方法

临床上，常根据患者的实际情况和药动学参数进行给药方案设计。

1. 根据表观分布容积确定初始给药剂量 根据 $V_d = X_0/C_0$，可设定初始给药剂量，即

$$X_0 = V_d \times C_0 \tag{3-46}$$

2. 根据半衰期给药 半衰期是药物的特征参数，可根据半衰期确定给药间隔。

（1）大多数药物根据 $t_{1/2}$ 给药，按给药间隔 $\tau = t_{1/2}$ 给药。此种设计方法适合于 $t_{1/2}$ 适中的药物，如 $t_{1/2}$ 为 4～24 h 的药物。

（2）半衰期短、消除快的药物（$t_{1/2} < 4$ h）：可采取增加给药次数（如 4 次）、增加每次给药剂量、使用缓控释制剂或采用静滴等措施。根据治疗窗的大小，又分为两种给药方案：

1）治疗窗较宽的药物：如青霉素的 $t_{1/2}$ 为 30 min，且不能口服，不可能间隔 30 min 给患者肌注给药 1 次。由于青霉素除过敏反应外，基本无毒性，最小杀菌浓度低，有抗生素后效应，因此可通过适当加大给药剂量，如增加剂量至几十万或几百万单位，经过十多个 $t_{1/2}$ 后，血中药物浓度仍然在有效浓度范围内。此时给药间隔可延长至 12～24 h，即可以每日肌注 2 次，对轻度感染患者也可每日肌注 1 次。

2）治疗窗较窄的药物：不宜采取增加给药剂量的方法，此时可采用静滴方式给药，静滴速度 $k_0 = C_{ss} \times kV$。如抗凝血药肝素钠 $t_{1/2}$ 为 30 min，需静滴给药。如果增加剂量过大，可引起严重出血现象。

（3）中速消除的药物（$t_{1/2} = 4 \sim 8$ h）：为迅速达到有效血药浓度，临床多采用 $t_{1/2}$ 给药，首次给予负荷剂量的方案。给药方案设计时要考虑药物的治疗指数（$TI = LD_{50}/ED_{50}$）和用药的方便性，治疗指数高的药物可 1～3 个 $t_{1/2}$ 给药 1 次；治疗指数低的药物多采用 1 个 $t_{1/2}$ 给药 1 次。此外，该类药物也可采用静滴给药。

（4）半衰期较长、消除较慢的药物（$t_{1/2} = 8 \sim 24$ h）：一般按每个 $t_{1/2}$ 给药 1 次。对于普通制剂，临床多采用适当缩短给药间隔、多次给药的方案，以减小血药浓度的波动性。如需快速达到稳态血药浓度，初始剂量给予负荷剂量 $X_0^* = 2X_0$。

（5）半衰期超长、消除极慢的药物（$t_{1/2} > 24$ h）：一般每天给药 1 次，为了立即达到治疗浓度，可给予一个初始负荷剂量。对治疗窗窄的药物，如地高辛（平均 $t_{1/2}$ 为 36 h），如按 $t_{1/2}$ 给药，血药浓度波动较大，为提高安全性，可将总量分次给予。地高辛口服：0.125～0.5 mg（半片～2 片），每日 1 次，7 天可达稳态血药浓度；若达快速负荷量，可每 6～8 h 给药 0.25 mg（1 片），总剂量 0.75～1.25 mg/d（3～5 片/d）；维持量，每日 1 次 0.125～0.5 mg（半片～2 片）。对 $t_{1/2}$ 特别长的药物如洋地黄毒苷，$t_{1/2}$ 为 120～216 h，一般每日口服 1 次，每次 0.05～0.1 mg 比较安全。

（6）非线性药物动力学特征的药物：因其 $t_{1/2}$ 随给药剂量增加而延长，血药浓度与给药剂量不成正比关系，需进行治疗药物监测（therapeutic drug monitoring, TDM）。如抗癫痫药苯妥英钠 $t_{1/2}$ 为 7～42 h，长期服用苯妥英钠的患者，$t_{1/2}$ 可达 15～95 h，甚至更长。应用一定剂量苯妥英钠后肝代谢（羟化）能力达饱和，此时即使增加很小剂量，血药浓度也会非线性急

剧增加,有中毒风险,要注意监测血药浓度。

3. 根据平均稳态血药浓度给药 根据平均稳态血药浓度可以确定给药剂量和给药间隔。设计给药间隔 τ,除考虑 $t_{1/2}$外,还要考虑有效血药浓度范围。如果血药浓度范围很窄,且半衰期很短,为减少血药波动,可增加给药次数(如每天 4 次),这种方法通常选定 $\overline{C}_{ss}$和 τ 而调整剂量。

$$\because \overline{C}_{ss} = FX_0/kV\tau = FX_0/CL\tau \quad \text{(正常人 } CL \text{ 是一个确定值)}$$
$$\therefore X_0 = \overline{C}_{ss} \cdot CL\tau/F \tag{3-47}$$

给药间隔:
$$\tau = FX_0/kV \tag{3-48}$$

对某一药物制剂,其 F, k, V, F 基本恒定或已知。因此,我们可以通过调整给药剂量 X_0 和给药间隔 τ 可获得我们所需要的平均稳态血药浓度。

4. 根据重复给药的稳态血药浓度范围给药 临床上,可根据重复给药的稳态血药浓度的范围(稳态最小血药浓度~稳态最大血药浓度)或安全范围[最小有效浓度(MEC)~最小中毒浓度(MTC)]来确定给药间隔 τ 和给药剂量 X_0。

(1) 重复静脉注射给药方案设计

$$\text{给药间隔 } \tau = 1.44t_{1/2} \times \ln MTC/MEC = 1.44t_{1/2} \times \ln(C_{ss})_{max}/(C_{ss})_{min} \tag{3-49}$$

$$\begin{aligned}\text{给药剂量 } X_0 &= V/F \times [(C_{ss})_{max} - (C_{ss})_{min}] \\ &= V/F \times (MTC - MEC)\end{aligned} \tag{3-50}$$

$$X_0 = (C_{ss})_{max} \times V \times (1 - e^{-k\tau}) \tag{3-51}$$

$$\text{给药速率} = X_0/\tau \tag{3-52}$$

(2) 血管外重复给药的方案设计

$$\text{稳态最大血药浓度 } C_{max}^{ss} = \frac{FX_0}{V} \cdot \frac{e^{-kt_{max}}}{1 - e^{-k\tau}} \tag{3-53}$$

$$\text{稳态最小血药浓度 } C_{min}^{ss} = \frac{FX_0}{V}\left(\frac{e^{-k\tau}}{1 - e^{-k\tau}}\right) \tag{3-54}$$

$$\text{则稳态达峰时间 } t_{max} = \frac{1}{k_a - k} \cdot \ln\left[\frac{k_a(1 - e^{-k\tau})}{k(1 - e^{-k_a\tau})}\right] \tag{3-55}$$

$$\text{给药间隔 } \tau = t_{max} + \frac{1}{k} \cdot \ln\frac{C_{max}^{ss}}{C_{min}^{ss}} \tag{3-56}$$

$$\text{给药速率} = X_0/\tau \tag{3-57}$$

给药方案设计时要考虑有效血药浓度或安全范围,有的药物范围宽,安全性大,而有的则很窄,安全性差。此时,对于治疗范围大的药物可以考虑间隔 2~3 个 $t_{1/2}$给药 1 次;对于治疗范围窄的药物,为了避免血药浓度出现大的波动,可以考虑间隔 0.5 个 $t_{1/2}$给药 1 次,或者增加每天给药次数。当然也可以考虑使用缓控释制剂或静脉滴注给药。

根据稳态血药浓度范围设计给药方案步骤为：

1）选定$(C_{ss})_{max}$和$(C_{ss})_{min}$，即有效血药浓度范围。

2）确定必要的参数V_d、$t_{1/2}$、CL的值。

3）利用公式求出给药速率X_0/τ。

4）根据实际情况，确定给药间隔τ，求出给药剂量X_0。

5. 根据稳态最大血药浓度或稳态最小血药浓度给药　有些药物只要求稳态最大血药浓度$(C_{ss})_{max}$不超过某一浓度，而有些药物因治疗指数大，上线浓度（最大治疗浓度）的安全性大，只要确定稳态最小血药浓度$(C_{ss})_{min}$不低于某一浓度即可，即确保血药浓度不低于最小有效浓度。

当按$\tau = t_{1/2}$给药时，进入稳态后的峰浓度经过1个$t_{1/2}$就到谷浓度，即：

$$(C_{ss})_{max} = 2 \times (C_{ss})_{min} \quad (3-58)$$

$$或(C_{ss})_{min} = 1/2 \times (C_{ss})_{max} \quad (3-59)$$

代入公式3-49，可求得在给药间隔内的最大维持剂量X_{max}

$$X_{max} = V_d \times (C_{ss})_{min} = 1.44t_{1/2} \times CL \times (C_{ss})_{min} \quad (3-60)$$

或

$$X_{max} = V_d \times 1/2 \times (C_{ss})_{max} = 0.72t_{1/2} \times CL \times (C_{ss})_{max} \quad (3-61)$$

用X_{max}除以药物的$t_{1/2}$可求出给药速率X_0/τ，进而确定给药剂量和给药间隔。

6. 计算首剂负荷剂量　为使首次给药血药浓度达到稳态水平，临床上常给予负荷剂量。

（1）对毒副作用小的药物，若给药间隔较长（等于或大于半衰期），可首次给予负荷剂量X_0^*，使血药浓度达坪值，然后给予维持量。

$$X_0^* = X_0 \times 1/(1 - e^{-k\tau}) \quad (3-62)$$

当

$$\tau = t_{1/2}，负荷剂量 X_0^* = 2X_0 \quad (3-63)$$

临床上抗菌药给药时“首剂加倍”就是根据此原理。

（2）半衰期较长的药物，单纯静滴达稳态需时较长，可先静注负荷剂量，再恒速静滴。

$$静注负荷剂量 X_0^* = V_d \times C_{ss} \quad (3-64)$$

$$静脉滴注速率 k_0 = V_d \times C_{ss} \times k \quad (3-65)$$

（3）血管外给药

$$负荷剂量 X_0^* = X_0 \times 1/[(1 - e^{-k\tau})(1 - e^{-k_a\tau})] \quad (3-66)$$

$k_a \gg k$，且τ值较大

$$X_0^* = X_0 \times 1/(1 - e^{-k\tau}) \quad (3-67)$$

$$当 \tau = t_{1/2}，X_0^* = 2X_0 \quad (3-68)$$

7. 根据清除率设计维持剂量 临床上要保持稳定的药物疗效，除设计负荷剂量外，还需要设计药物维持剂量，以维持稳态的血药浓度。维持剂量可根据药物的清除率（CL）和血药浓度曲线下面积（AUC）来计算，即

维持剂量 $X_{dose} = CL \times AUC$ (3-69)

维持剂量也可根据清除率（CL）和靶位的平均稳态药物浓度进行计算，即

$$X_0 = CL \times Cp \times t \quad (3-70)$$

Cp：靶位的平均稳态药物浓度，$t = 24$ h

（三）根据时辰药理学设计给药方案

就某一个体而言，在不同时间用药，有时会产生差异很大的效应，甚至产生有害的效应。用药时间的合理安排与用药剂量的合理调整有着同等重要的地位。对于一些具有时辰节律的药物，我们可根据时辰药理学（chronopharmacology）知识和原理来设计给药方案。

时辰药理学(chronopharmacology)是指药物进入人体后受机体生理节律的影响，使药物的效应、不良反应和体内过程具有节律性，也称时间药理学。相同剂量下，不同时间给药的药物效应、不良反应和体内过程呈现时辰节律性分别称之为时辰药效学(chronopharmacodynamics)、时辰毒理学(chronotoxicology)和时辰药动学(chronophamacokinetics)。运用时辰药理学知识制订给药方案，对提高药物疗效、降低药物不良反应和药物用量具有重要的临床价值。

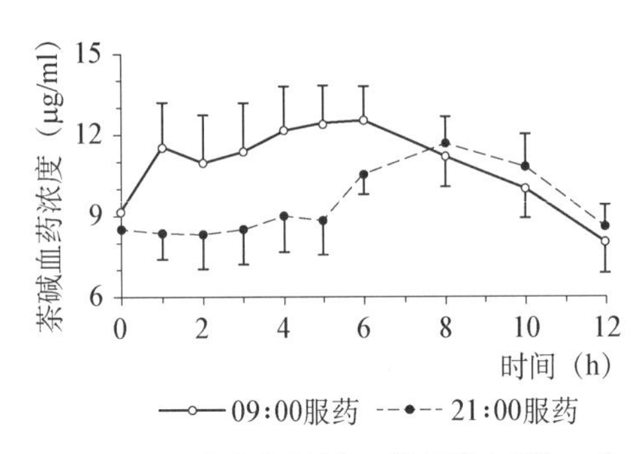

图 3-14 8 名患者连续每日服用茶碱后第 4 天的药时曲线

例如，8 名患呼吸道阻塞疾病的患者用茶碱缓释剂（Theo-Dur）治疗，分别在 9:00 和 21:00 服等剂量药物，连服 4 天，第 4 天分别测定早晚服药后的血药浓度。结果发现，服药后 5 h 内，早晨服药的血药浓度显著高于晚间，8:00 和 20:00AUC、C_{ss}和 C_{max} 均是早晨高于晚上，t_{max} 早晨快于晚上（图 3-14）。这是因为胃液在晚间分泌量和酸度上升，白天下降；茶碱是弱碱性药物，在胃内遇酸解离，白天解离少，吸收多且快，晚间则相反。因此，对于茶碱建议增加晚间服药剂量。

氨基糖苷类抗生素的抗菌作用良好，但其耳、肾毒性明显。据报道，我国听力残疾的致聋原因 60%以上与使用该类药物有关。该类药的排泄依赖于肾小球滤过（呈昼夜节律），而阿米卡星（丁胺卡那霉素）等药物白天肾小球滤过率明显高于晚间。若白天给药，药物排泄较快，而晚间给同样的药量，排泄慢，在体内会蓄积，毒性增加。因此，许多学者提出了 1 天给药 1 次的给药方案，并建议在白天给药。

参考文献

[1] 药学名词审定委员会. 药学名词. 北京：科学出版社，2001

[2] 杨宝峰.药理学.北京:人民卫生出版社,2013
[3] 蒋学华.临床药动学.北京:高等教育出版社,2007
[4] 刘建平.生物药剂学与药物动力学.北京:人民卫生出版社,2014

（马　国）

第四章　影响药物作用的因素

药物进入机体产生效应时往往要受到体内外多方面因素的影响，使药效增强或减弱，甚至发生质的改变，产生不良反应。了解和掌握影响药物作用的因素和规律，可以更合理地选用药物，最大限度发挥药物效应，取得最佳治疗效果和减少不良反应。影响药物作用的因素主要有3个方面：①机体因素：生理因素、精神因素、疾病因素和遗传因素等；②药物因素：药物理化性质、药物剂型、给药方法、长期用药和多种药物联用的相互作用；③其他因素：如时间因素、生活习惯与环境等。

第一节　机 体 因 素

一、生理因素

（一）年龄

《国家药典》规定用药剂量在14岁以下为儿童剂量，14～60岁为成人剂量，60岁以上为老人剂量。儿童和老人的剂量应以成人剂量为参考酌情减量。这主要是因为儿童和老人的生理功能与成人相比有较大差异。

1. 儿童　儿童正处于生长、发育时期。年龄越小，器官和组织的发育越不完全。药物使用不当会造成器官和组织发育障碍，甚至发生严重不良反应，留下后遗症。

（1）对中枢神经系统的影响：由于儿童血-脑屏障和脑组织发育不完善，药物易进入中枢神经系统，对中枢抑制药和中枢兴奋药非常敏感。如使用吗啡、哌替啶，极易出现呼吸抑制，而使用尼可刹米、氨茶碱、麻黄碱等易出现中枢兴奋，甚至惊厥。氨基糖苷类抗生素对听神经毒性大，极易造成听觉损害。

（2）对肝、肾功能的影响：儿童肾功能发育不全，对药物代谢和排泄的能力较低。氯霉素主要是在肝脏代谢，新生儿用药后可发生灰婴综合征。氨基糖苷类抗生素经肾排泄，儿童由于肾排泄速率较慢，使血中药物存留时间延长，易产生耳毒性。

（3）对水电解质代谢的影响：儿童体液占体重比例较大，水盐调节能力差。如使用解热药，引起出汗过多，极易造成脱水。

（4）对儿童骨骼和牙齿生长的影响：喹诺酮类是一类含氟的抗菌药，其中的氟离子也容易影响骨骼和牙齿生长。因此，对儿童应慎用。

（5）对儿童内分泌系统的影响：已有研究证明，肥胖儿童血中胰岛素含量明显高于正常儿童。

研究儿童用药规律的药理学分支学科为儿童药理学(pediatric pharmacology)。

2. 老人　老年人的组织器官及其功能随年龄增长伴有生理性衰退，特别是肝肾功能下降、体液相对减少，脂肪增多，蛋白合成减少，影响药效学和药动学过程。老年人除了生理功能逐渐衰退外，多数还有不同程度的老年病。如心脑血管疾病、糖尿病、痴呆症、骨代谢疾病、前列腺肥大、胃肠疾病等。对中枢神经系统药物、心血管系统药物等比较敏感。

研究老年人用药规律的药理学分支学科为老年药理学(geriatric pharmacology)。

（二）体重

给药剂量以体表面积为计算依据，既要考虑体重因素，又要考虑体形因素。体重除了在不同年龄有明显差别外，在同年龄段内也有一定差别，这主要是体形对药物作用的影响。如果服药者的胖瘦差别不大而体重相差较大时，若给予同等剂量药物则轻体重者血药浓度明显高于重体重者；反之，当体重相近而胖瘦差别明显时，则水溶性和脂溶性药物两者在体内的分布就有差别。

（三）性别

虽然不同性别对药物的反应无明显差别，但女性在用药时应考虑"四期"即月经期(menstrual phase)、妊娠期(gestational period)、分娩期(labor stage)和哺乳期(lactation)对药物的反应。在月经期子宫对泻药、刺激性较强的药物及能引起子宫收缩的药物较敏感，容易引起月经过多、痛经等。在妊娠期这些药物容易引起流产、早产等。有些药物能通过胎盘进入胎儿体内，对胎儿生长发育和活动造成影响，严重的可导致畸胎。故妊娠期用药应十分慎重。在分娩期用药更要注意其对产妇和胎儿或新生儿的双重影响。在分娩前用药应注意药物在母体内的维持时间，一旦胎儿离开母体，则新生儿体内药物无法被母体消除，引起药物滞留。哺乳期妇女服药后药物可通过乳汁进入哺乳儿体内引起药物反应。

研究妊娠、分娩、哺乳期药物与机体(母子)相互作用规律的药理学分支学科为围生期药理学(perinatal pharmacology)。

不同生理因素对药物作用的影响见表4-1。

表4-1　不同生理因素对药物作用的影响

生理因素		生理特点	影　响
性别(女性)		月经期:子宫敏感性增加	泻药和刺激性较强的药物可致宫缩
		妊娠期:胎盘屏障作用弱	部分药物进入胎儿可导致流产、畸胎、发育不良
		分娩期:新生儿	母体用长效药物可致新生儿产生不良反应，如呼吸频率下降
		哺乳期:乳腺管重吸收	弱碱性、高脂性药物通过乳汁进入婴儿体内
年龄	儿童	血-脑屏障和脑组织发育不完善	中枢系统药物敏感性增强 中枢神经系统毒性，如氨基糖苷类可导致听觉损害
		肝肾功能发育不全	肝功能低下，如氯霉素可致灰婴综合征 肾功能低下，如氨基糖苷类有耳毒性
		体液比例大，水、盐调节能力差	对利尿药敏感，可致水、电解质紊乱
		骨骼、牙齿生长	易受药物影响，如四环素、喹诺酮类可影响骨骼和牙齿生长

续 表

生理因素	生理特点	影 响
老年人	内分泌系统	易发生紊乱,如儿童肥胖症
	体液少,脂肪多,蛋白合成减少	游离型药物浓度增加可增加中毒概率
	肝肾功能衰退	药物消除速率减慢易中毒
	老年病	对中枢神经系统药物、心血管系统等药物比较敏感
体重	肥胖	血药浓度降低,脂溶性药物分布于脂肪组织

二、精神因素

患者的精神因素包括精神状态和心理活动两个方面。

精神状态和思想情绪影响药物疗效。如精神振奋和情绪激动时可影响降压药、镇静催眠药的效果,过度的精神振奋和情绪激动还会诱发心脑血管疾病的发作。相反,精神委靡和情绪低落可影响抗肿瘤药、抗菌药的治疗效果,严重者甚至可引起机体内分泌失调,降低机体抵抗力,导致或加重疾病。

心理活动对药物治疗效果有较大的影响,如护士的语言、表情、态度、被信任程度、技术操作熟练程度、暗示等影响药物的治疗效果,与患者的心理因素及承受能力有关。

鉴于上述特点,临床新药试验研究常采用安慰剂(placebo)对照试验法以排除精神因素对药物效应的影响。安慰剂系指不含药理活性成分而仅含赋形剂,在外观和口味上与有药理活性成分药物完全相同的制剂。安慰剂产生的作用称为安慰作用(placebo actions),分为阳性安慰作用和阴性安慰作用。前者是指安慰作用与药物产生的作用一致;后者是指产生与药物作用完全相反的作用。

除心理活动变化以外,患者对药物效应的反应能力、敏感程度、耐受程度也对药物治疗效果产生一定的影响。如对疼痛敏感者和不敏感者在应用镇痛药后所产生的效果有很大差异。

三、疾病因素

(一)心脏疾病

心力衰竭时药物在胃肠道的吸收减少、分布容积减小、消除速率减慢。

(二)肝脏疾病

严重肝功能不良影响经肝脏转化的药物的代谢。某些不经肝脏转化的药物在肝功能不良时可不受影响或影响较小。

(三)肾脏疾病

氨基糖苷类抗生素主要经肾排泄,在肾衰竭患者延长数倍。若不调整给药剂量或给药间隔,将会造成药物在体内蓄积,导致第Ⅷ对脑神经的损害,引起听力减退,甚至可致药源性耳聋。

（四）胃肠疾病

胃肠道 pH 值改变可对弱酸性和弱碱性药物的吸收带来影响。胃排空时间延长或缩短也可使在小肠吸收的药物作用延长或缩短。腹泻时常使药物吸收减少，而便秘可使药物吸收增加。

（五）营养不良

营养不良如血浆蛋白含量下降可使血中游离药物浓度增加，而引起药物效应增加。

（六）酸碱平衡失调

酸碱平衡失调主要影响药物在体内分布。当呼吸性酸中毒时，血液 pH 值下降，可使血中苯巴比妥（弱酸性药）解离度减少，易于进入细胞内液。

（七）电解质紊乱

钠、钾、钙、氯是细胞内、外液中主要的电解质。当发生电解质紊乱时它们在细胞内、外液的浓度将发生改变，影响药物效应。如当细胞内缺 K^+ 时，使用强心苷类药物易产生心律失常。Ca^{2+} 在心肌细胞内减少时，将降低强心苷类药物加强心肌收缩力的作用；Ca^{2+} 在心肌细胞内浓度过高时，该类药物易致心脏毒性。胰岛素降低血糖时也需要 K^+ 协助，使血中葡萄糖易于进入细胞内。

（八）发热

解热镇痛药可使发热者体温下降，而对正常人则无降温作用；氯丙嗪不但可使发热者体温下降，还可使正常人体温下降，这主要与药物作用机制不同有关。

疾病因素对药物作用的影响见表 4-2。

表 4-2 疾病因素对药物作用的影响

病理状态			影响
心功能不全	→	血流减少	药物胃肠道吸收减少，V_d 和 K_e 降低
肝肾功能不全	→	药物消除减慢	药物蓄积，药物作用过强或过久，从而导致发生毒性反应
胃肠道疾病	→	胃排空速率改变 肠蠕动增强或降低 pH 值改变	小肠吸收药物速率改变 小肠药物吸收量改变 影响弱酸性或弱碱性药物的吸收
营养不良	→	血浆蛋白减少	游离型药物浓度增加，效应增强，毒性反应增强
酸碱平衡失调	→	pH 值改变	影响药物在体内的分布和排泄
电解质紊乱	→	兴奋性紊乱	细胞内低钾时，强心苷类药物易诱发心律失常

四、遗传因素

研究遗传因素对药物反应的影响的学科称为药物遗传学（pharmacogenetics）或遗传药理学，是药理学与遗传学相结合而发展起来的边缘学科。遗传因素对药物反应的影响比较复杂，因为体内的药物作用靶点、药物转运体和药物代谢酶等是在特定基因指导下合成的。基因的多态性使作用靶点、转运体和药酶呈现多态性，其性质和活性不同，影响了药物反应。所以，遗传基因的差异是构成药物反应差异的决定因素。这种差异主要表现为：种属差异（species variation）、种族差异（race variation）和个体差异（individual variation）。造成这些差异的因素既有先天因素，又有后天因素。

（一）种属差异

人与动物之间和不同种系动物之间的差异称为种属差异。这种差异既有质的差异，也有量的差异。如吗啡对人、犬、大鼠和小鼠作用表现为行为抑制，而对猫、马、虎作用表现为兴奋作用。量的差异表现更为普遍。因此，临床前药理实验既要考虑到种属选择问题，又要考虑到剂量换算问题，不要将动物实验剂量直接当作人用剂量。

（二）种族差异

不同种族的人群对药物代谢和反应有着显著差别。乙酰化转移酶是许多药物如磺胺类、异烟肼、对氨水杨酸、普鲁卡因胺等在体内的共同代谢酶。在人群中分为快代谢者和慢代谢者，爱斯基摩人、日本人和中国人多数为快代谢者，而白种人多数为慢代谢者。这两类人群对药物消除的 $t_{1/2}$ 相差 2 倍以上。这种差异是由于基因变异所致，如 CYP2D6 基因变异导致人群中异喹胍代谢差异。

（三）个体差异

在人群中即使是条件都相同，也有少数人对药物的反应有所不同，称为个体差异。个体差异在一卵双生个体间相差无几，而在双卵双生个体间却相差数倍之多。这种差异既有量反应差异，也有质反应差异。

在量反应差异，有些个体对药物剂量反应非常敏感，所需药量低于常用量，称为高敏性(hypersensitivity)。反之，有些个体需使用高于常用量的药量方能出现药物效应，称为低敏性(hyposensitivity)或耐受性。

在质反应差异，某些过敏体质的人用药后可发生过敏反应(anaphylaxis)，又称变态反应(allergic reaction)。是机体将药物视为一种外来物所发生的免疫反应。这种反应与剂量无关，且无法预知，仅发生于少数个体。轻者可引起发热、药疹、局部水肿，重者可发生剥脱性皮炎（如磺胺药）、过敏性休克（如青霉素）。临床上用药前必须询问过敏史，做皮肤试敏，阳性者禁用。有过敏史倾向者即使阴性者也应慎重用药。

（四）特异体质

某些个体用药后出现与常人不同的异常反应，此类个体称为特异体质。主要原因与某些基因缺失有关。如在红细胞的磷酸戊糖代谢通路中，葡萄糖-6-磷酸脱氢酶(G-6-PD)将葡萄糖-6-磷酸脱下的氢传递给谷胱甘肽使之成为还原型谷胱甘肽(GSH)，发挥抗氧化作用。当 G-6-PD 缺陷患者服用伯氨喹、乙酰水杨酸、对乙酰氨基酚、磺胺、呋喃类、蚕豆等有氧化作用的药物或食物时可使 GSH 缺乏，造成血红蛋白被氧化，导致溶血。

第二节 药 物 因 素

一、药物理化性质

药物的溶解性使药物在水和油溶液中的分配比例不同，有机酸、有机碱在水溶液中不溶，制成盐制剂后可溶于水。每种药物都有保存期限，超过期限的药物发生性质改变而失效，如青霉素在干粉状态下有效期为 3 年，而在水溶液中极不稳定，需临用前现配。药物需在常温下干燥、密闭、避光保存，个别药物还需要在低温下保存，否则易挥发、潮解、氧化和光解。

二、药物剂型

每种药物都有与其相适宜的剂型，采用不同途径给药可产生理想的药效。同种药物的不同剂型对药效发挥也有影响。如片剂、胶囊、口服液等均可口服给药，但药物崩解、溶解速率不同，吸收快慢与量各异。注射剂中水剂、乳剂、油剂在注射部位释放速率不同，药物起效快慢、维持时间长短也不同。不同厂家生产的同种药物制剂由于制剂工艺不同，药物吸收和药效也有差别。因此，为保证药物吸收和药效发挥的一致性，需要用生物等效性(bioequivalence)作为比较标准对上述制剂予以评价。

随着生物制剂学的发展，近年来为临床提供了一些新的制剂，如缓释剂(slow release formulation, SLF)、控释剂(controlled release formulation, CLF)。缓释剂是指药物按一级速率缓慢释放，可较长时间维持有效血药浓度，产生持久药效。有的缓释剂以缓慢释放为主，称为延迟释放剂(extended release formulation)，有的缓释剂将不同释放速率的药物组合在一起，达到迅速起效和较长时间维持药效的效果，称为持续释放剂(sustained release formulation)。控释剂是指药物按零级速率释放，使血药浓度稳定在有效浓度水平，产生持久药效。透皮贴剂(transdermal patch)属于这一类。靶向药物制剂(如静脉乳剂、微球制剂、脂质体制剂、纳米粒、纳米囊和纳米球制剂等)给药后，药物可在某些器官或组织中以较高浓度分布。

药物剂型对药物作用的影响见表 4-3。

表 4-3　药物剂型对药物作用的影响

剂　型	影　响
片剂　胶囊　口服液	药物崩解度或溶解度崩解度越高，吸收越快
注射剂(水剂　乳剂　油剂)	注射部位释放速率不同，药物吸收和药效也有不同
缓释剂	按一级速率缓慢释放，较长时间维持有效血药浓度和疗效
控释剂	按零级速率释放，血药浓度稳定在有效水平，产生持久疗效
靶向药物制剂	在特定器官或组织中以较高浓度定向分布

三、给药方法

(一) 给药剂量

剂量是指用药量。随着剂量加大，效应逐渐增强。不但程度增强还能改变效应性质。如镇静催眠药在小剂量时出现镇静效应，随着剂量增加，可依次出现催眠、麻醉，甚至导致死亡。

（二）给药途径

选择不同给药途径可以影响药物的吸收和分布，从而影响药物效应的强弱，甚至出现效应性质的改变(如硫酸镁)。

1. 消化道给药

(1) 口服：是大多数药物最常用的给药方法。其优点为方便、经济，较注射给药相对安全。其缺点为许多药物易受胃肠内容物影响而延缓或减少吸收，有些可发生首过效应，甚至有些药物几乎不吸收，如硝酸甘油片。另外，口服不适合用于昏迷、呕吐、抽搐和急重症患者。

(2) 口腔给药：口腔速崩片、口腔速溶片、口腔分散片、口腔速释片、口腔膜剂、滴丸和咀嚼片在咀嚼后均可通过口腔黏膜下丰富的毛细血管吸收，可避免胃肠道刺激、吸收不完全和首过效应。如硝酸甘油片舌下给药缓解心绞痛急性发作。

(3) 直肠给药：将药栓或药液导入直肠内由直肠黏膜血管吸收，可避免胃肠道刺激及药物被破坏。此法成年人使用很不方便，对小儿较适宜，可以避免小儿服药困难及胃肠道刺激。目前，国内适合小儿直肠给药的药物栓剂很少，限制其使用。

2. 注射给药

(1) 肌内注射：药物在注射部位通过肌肉丰富的血管吸收入血，吸收较完全，起效迅速，其中水溶液＞混悬液＞油溶液。

(2) 皮下注射：药物经注射部位的毛细血管吸收，吸收较快且完全，但对注射容量有限制。另外仅适合水溶液药物，如肾上腺素皮下注射抢救青霉素过敏性休克。

(3) 静脉注射或静脉滴注：药物直接进入血液而迅速起效，适用于急重症的治疗。但静脉给药对剂量、配伍禁忌和给药速度有较严格的规定。

(4) 椎管内给药：将药物注入蛛网膜下隙的脑脊液中产生局部作用，如有些外科手术需要做椎管麻醉(腰麻)。也可将某些药物注入脑脊液中产生疗效，如抗生素等。

3. 呼吸道给药 某些挥发性或气雾性药物常采用吸入给药方法。挥发性药物主要是通过肺泡扩散进入血液而迅速生效，如全身麻醉药用于外科手术。气雾性药物主要是通过微小的液滴附着在支气管和细支气管黏膜，发挥局部作用，如沙丁胺醇气雾剂治疗支气管哮喘急性发作等。吸入给药的缺点是对呼吸道有刺激性。

4. 皮肤黏膜用药 将药物置于皮肤、黏膜局部发挥局部疗效，如外用擦剂、滴眼剂和滴鼻剂等。另外还有些药物虽然应用局部，却发挥全身疗效，如硝酸甘油贴膜剂贴敷于心前区，药物透皮缓慢吸收，从而发挥预防心绞痛发作的作用。

（三）用药时间

不同的药物有不同用药时间的规定。有的药物对胃刺激性强，应于餐后服用。催眠药应在临睡前服用。胰岛素应在餐前注射。有明显生物节律变化的药物应按其节律用药。

（四）给药间隔

一般以药物的半衰期为参考依据，但有些药物例外，如青霉素的 $t_{1/2}$ 为 30 min，由于该药对人几无毒性，大剂量给药后经过数个 $t_{1/2}$ 后血药浓度仍在有效范围以内，加之大部分抗菌药物有抗菌后效应(post antibiotic effect，PAE)，在此时间内细菌尚未恢复活力，因此给药间隔可适当延长。另外，肝肾功能不良者可适当调整给药间隔时间。给药间隔时间短易致累积中毒；反之，给药间隔时间长则血药浓度波动大。

（五）疗程

疗程是指给药持续时间。对于一般疾病，症状消失后即可停止用药，对于某些慢性病及感染性疾病应按规定的时间持续用药，以避免疾病复发或加重。

（六）停药

医生应根据治疗需要和患者对药物的反应停止用药。大致分为中止用药和终止用药。前者是治疗期间中途停药，后者是治疗结束停药。对如何停药有具体要求，临时用药和短期用药可以立即停药，而有些药物长期使用后立即停药会引起停药反应，称为撤药症状(withdrawal symptoms)，又称停药症状。如长期应用肾上腺皮质激素突然停药不但产生停药症状(肌痛、关节痛、疲乏无力、情绪消沉等)，还可使疾病复发或加重，称为反跳现象(rebound phenomenon)。临床上应采取逐渐减量停药的方法避免发生撤药症状和反跳现象。

用药时间、间隔及疗程对药物作用的影响见表 4-4。

表 4-4　用药时间、间隔及疗程对药物作用的影响

用药时间		对药物作用的影响
	给药间隔	间隔取决于药物半衰期、效应半衰期和肝肾功能等状态，给药间隔过短会造成蓄积中毒，反之则会使血药浓度波动大，有效浓度低
长期用药	耐受性	连续用药后机体对药物的反应性降低
	耐药性	连续应用药物，病原体对药物的敏感性降低
	依赖性	连续用药后机体对药物产生了强迫性连续用药的行为和反应，分为身体依赖性和精神依赖性
	停药症状	某些药物长期使用后立即停药会引起停药反应
	反跳现象	长期应用药物突然停药后，原有疾病复发或加重

四、长期用药

某些疾病需要长期用药，机体会相应产生一些反应。

（一）耐受性

耐受性(tolerance)是指连续用药后出现的药物反应性下降。若在很短时间内产生称为快速耐受性或急性耐受性(tachyphylaxis)，停药后可以恢复，如麻黄碱、硝酸甘油、垂体后叶素等。反之若在长期用药后产生则称为慢速耐受性或慢性耐受性(bradyphylaxis)，如苯巴比妥。胰岛素既可产生急性耐受性，又可产生慢性耐受性。若按引起耐受性的机制可分为药效耐受性(pharmacodynamic tolerance)和代谢耐受性(metabolic tolerance)。前者主要是指由于受体数目减少、酶活性饱和、作用底物耗竭等使药物反应性降低；后者主要是肝药酶活性被诱导增强所致。苯巴比妥产生的耐受性与这两种机制均有关。病原体和肿瘤细胞在长期用药后产生的耐受性称为耐药性(resistance)，也称抗药性。

（二）依赖性

依赖性(dependence)是指长期用药后患者对药物产生精神性和生理性依赖需要连续用药的现象,以前称为成瘾性(addiction)。若仅产生精神上的依赖性,停药后患者只表现为主观上的不适,无客观上的体征表现,称为精神依赖性(pyschological dependence)。若患者对停药后有身体上的戒断症状,称为生理依赖性(physiological dependence)或躯体依赖性(physical dependence)。

（三）戒断症状和反跳现象

见前述停药内容。

五、药物相互作用

药物相互作用(drug interaction)是指两种或两种以上药物不论给药途径是否相同,同时或先后应用所出现的原有药物效应增强或减弱的现象。

药物相互作用有体内和体外之分。通常所说的相互作用是指药物在体内的相互影响,在本书第二章第二节和第三章第一节已做介绍。

药物体外相互作用通常称为配伍禁忌(incompatibility),是指将两种以上药物混合配制药液时发生的物理或化学反应,使药物性状改变或失效。这种反应尤其容易发生在几种药物混合在一起静脉滴注时。如氨基糖苷类抗生素与β-内酰胺类抗生素合用时,两者不能放在同一针管或同一溶液中混合,因为β-内酰胺环可使氨基糖苷类失去抗菌活性。红霉素只能先用注射用水溶解,再稀释于葡萄糖溶液中行静脉滴注,若配制在生理盐水溶液中易析出结晶和沉淀。

药物相互作用的结果有两种:使原有的效应增强称为协同作用(synergism);使原有的效应减弱,称为拮抗作用(antagonism)。在协同作用中又分为相加作用(additive action)、增强作用(potentiation)和增敏作用(sensitization)。相加作用是指两药合用时的作用等于单用时的作用之和。增强作用是指两药合用时的作用大于单用时的作用之和。增敏作用是指某药可使组织或受体对另一药的敏感性增强。如钙增敏剂匹莫苯(pimodenan)使钙离子与肌丝上钙结合作用部位亲和力增加,起到正性作用,可用于治疗心力衰竭。拮抗作用中又分为相减作用(subtraction)和抵消作用(counteraction)。相减作用是指两药合用时的作用小于单用时的作用。抵消作用是指两药合用时的作用完全消失。

药物相互作用结果见表4-5。

表4-5 药物相互作用结果

相互作用		作用效应
协同作用	相加作用	两药合用时的作用等于单用时作用之和
	增强作用	两药合用时的作用大于单用时作用之和
	增敏作用	某药物使组织或受体对另一药物的敏感性增强
拮抗作用	相减作用	两药合用时的作用小于单用时的作用
	抵消作用	两药合用时的作用完全消失
	脱敏作用	某药物可使组织或受体对另一药物的敏感性减弱

六、合理用药

合理用药(rational drug use)是指在临床用药时，根据患者的具体情况正确选择药物类别、药物种类、药物剂型和药物配伍。不合理用药和盲目滥用药物会给患者带来严重后果和经济损失等。

合理用药的基本原则是：

1. **明确诊断**　使用药物之前要明确诊断，再考虑选择用药。某些急症患者如高热、剧痛等可适当降温、止痛到患者能够忍受的限度，但不可使症状消失，以免误诊。

2. **严格掌握药物适应证和禁忌证**　如感染性疾病患者又适宜选用青霉素，倘若患者无过敏反应可以选用，否则须选择其他不过敏的适宜药物。

3. **根据药物的特性选择剂型和给药途径**　可根据病情的轻重缓急、药物特性、患者承受能力和经济状况选择。

4. **确定剂量、疗程**　根据病情和疗法确定用药剂量和疗程。如肾上腺皮质激素有不同的疗法，使用剂量和疗程均不相同。治疗期间还应根据病情变化随时调整剂量和疗程。

5. **科学的药物配伍**　对需要采用两种及以上药物联合治疗时，要考虑药物之间的配伍和相互作用。

第三节　其他因素

一、时间因素

时间因素是指机体内生物节律变化对药物作用的影响。研究生物节律与药物作用之间关系的学科称为时间药理学(chronopharmacology)，又称为时辰药理学。生物体内的节律有多种，如昼夜节律、周节律、月节律、季节律、年节律等，其中以昼夜节律对药物影响最重要，研究最多。时间药理学主要表现在时间药物代谢、时间药物效应、时间毒理方面。

时间药物代谢涉及药物在体内过程的许多环节。主要是由各器官、组织、体液的生理性节律变化所致。如胃液pH在上午8:00左右最高，在夜间最低，某些弱酸性或弱碱性药物的吸收量即受此影响。患者分别于上午9:00和晚上9:00服用茶碱，早晨服药的血药浓度明显高于晚间服药者。鉴于哮喘患者在晚间发作较白昼重而血药浓度晚间又较白昼低，因此按时间节律调整给药方案有着重要的临床意义。

在时间药物效应方面，众多的药物如中枢神经系统药物、心血管系统药物、内分泌系统药物、抗肿瘤药、抗菌药、平喘药等均有昼夜时间节律变化。肾上腺皮质激素分泌高峰出现在清晨，血浆浓度在上午8:00左右最高，而后逐渐下降，直至夜间0:00左右达最低。临床上根据这种节律变化将此药由原来的每日分次用药改为每日上午8:00一次给药，提高了疗效，减轻了不良反应，使药物效应规律与体内生物节律同步，取得了公认的成效。胃酸的分泌高峰在夜间，某些患胃溃疡的患者易在夜间发病，H_2受体阻断药西咪替丁在晚间用药能有效抑制胃酸分泌，减少发病。

药物对机体产生的毒性有时间节律变化。1950 年，Carlsson 首先发现尼可刹米对小鼠的毒性具有昼夜节律变化。LD_{50}在下午 2:00 为 67%，凌晨 2:00 为 33%。氨基糖苷类抗生素引起人的神经毒性和肾毒性与药物经肾排泄的时间节律有关。该类药物肾排泄高峰在白昼，低谷在夜间。相同的给药剂量在夜间容易形成体内蓄积，造成对神经和肾脏的毒性。减少夜间的给药剂量可以减轻其毒性。

二、生活习惯与环境

饮食的时间成分和数量影响着药物的作用。一般来说，药物应在空腹时服用，有些药物因对消化道有刺激，在不影响药物吸收和药效的情况下可以饭后服用，否则须饭前服用或改变给药途径。食物成分对药物也有影响，如高蛋白饮食可使氨茶碱和安替比林代谢加快；低蛋白饮食可使肝药酶含量降低，多数药物代谢速率减慢，还可使血浆蛋白含量降低、血中游离药物浓度升高；菜花和圆白菜中的吲哚类化合物，以及烤肉中的多环芳香烃类化合物均可使氨茶碱和安替比林代谢加快。吸烟对药物的影响主要是烟叶在燃烧时产生的多种化合物可使肝药酶活性增强，药物代谢速率加快，经常吸烟者对药物的耐受性明显增强。饮酒时乙醇可使多种中枢神经系统药物、血管扩张药、降血糖药等增强药效。长期小量饮酒可使肝药酶活性增强，药物代谢速率加快；急性大量饮酒使肝药酶活性饱和或降低，对其他药物的代谢速率减慢。饮茶主要影响药物的吸收，茶叶中的鞣酸可与药物结合减少其吸收。另外，茶碱或咖啡还具有中枢兴奋、利尿、兴奋心脏等作用，可加强相应药物的作用。

食品、饮料中的各种添加剂，农作物中的杀虫剂，水中的重金属离子、有机物，空气中的粉尘、尾气排放物、燃烧物等长期与人接触，可能会改变肝药酶活性，影响药物代谢和生物效应。

（黄志力）

第五章　传出神经系统药理概论

第一节　概　　述

传出神经系统(efferent nervous system)主要由自主神经系统(autonomic nervous system)和运动神经系统(somatic motor nervous system)组成。自主神经系统，也称植物神经系统，又分为交感神经系统(sympathetic nervous system)和副交感神经系统(parasympathetic nervous system)，主要支配心肌、平滑肌和腺体等效应器，调控心脏排血、血流分配和食物消化等非随意活动(这些生理功能一般不受人的意识控制)。体内大多数器官受交感神经和副交感神经的双重支配，通常产生相反的作用，即为生理性拮抗效应。运动神经系统支配骨骼肌，调控肌肉运动和呼吸等随意活动(图 5－1)。

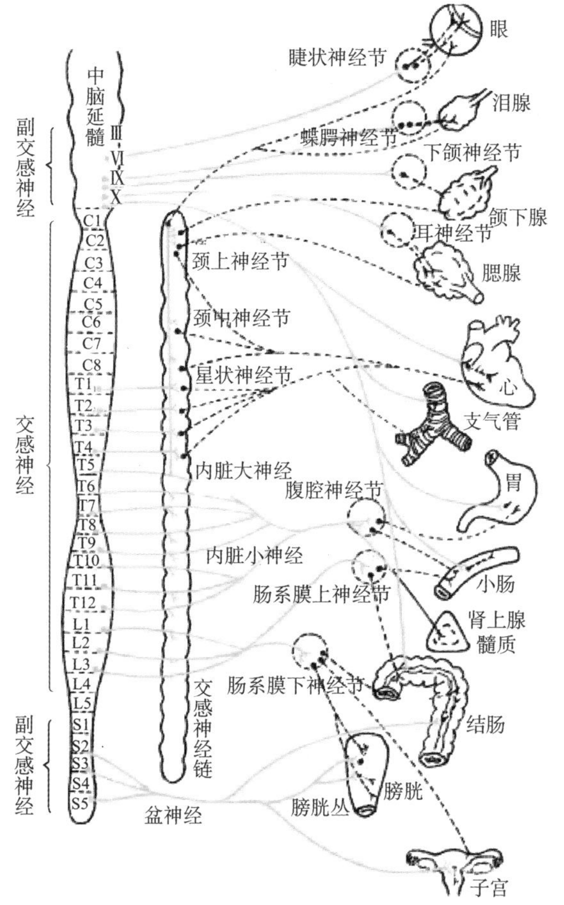

图 5－1　自主神经系统分布示意图

蓝色：胆碱能神经，灰色：去甲肾上腺素能神经，实线：节前纤维，虚线：节后纤维传出神经系统依赖化学物质进行信息传递。化学传递可发生于神经细胞与神经细胞之间、神经细胞与其支配的效应器细胞之间。化学传递通过神经末梢释放少量递质进入突触间隙(synaptic cleft),经转运方式跨越间隙,与特异性的受体分子结合兴奋或抑制突触后细胞的功能。药物可模拟或拮抗化学递质的作用,选择性修饰传出神经的功能,这些功能涉及许多效应组织,如突触前神经末梢、心肌、平滑肌、血管内皮和外分泌腺等(图 5-2)。

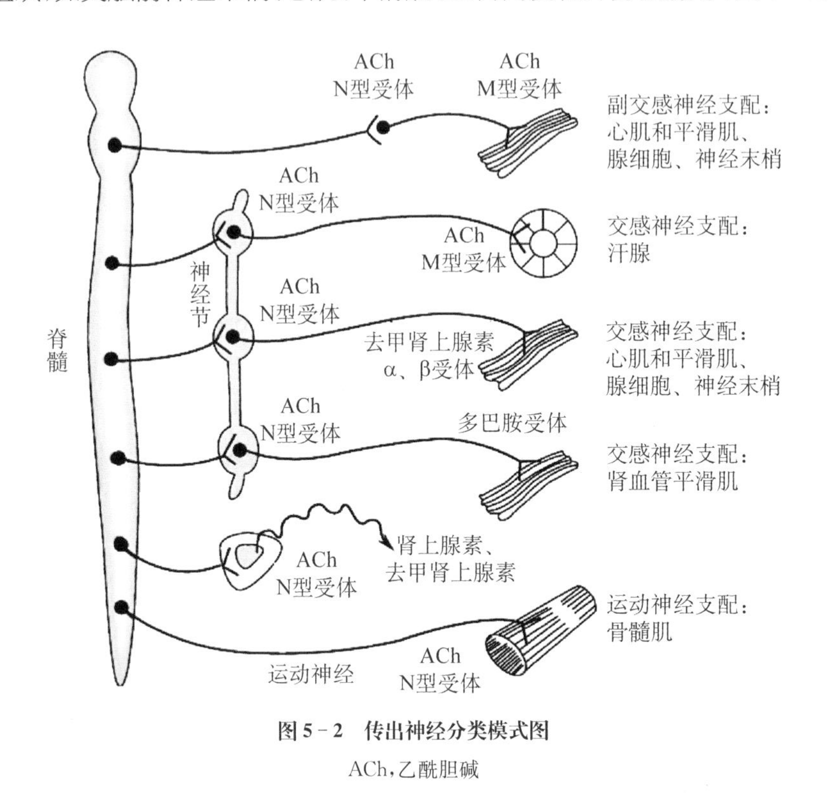

图 5-2 传出神经分类模式图

ACh,乙酰胆碱

根据神经末梢释放的递质,传出神经可分为以乙酰胆碱为递质的胆碱能神经(cholinergic nerve)和主要以去甲肾上腺素为递质的去甲肾上腺素能神经(noradrenergic nerve)。胆碱能神经主要包括全部交感神经和副交感神经的节前纤维、运动神经、全部副交感神经的节后纤维和极少数交感神经节后纤维(支配汗腺分泌和骨骼肌血管舒张神经)。去甲肾上腺素能神经包括几乎全部交感神经节后纤维(图 5-1、5-2)。

近年来,肠神经系统(enteric nervous system, ENS)也受到关注。ENS 在结构和功能上不同于交感和副交感神经系统,而与中枢神经系统相似,但仍属于自主神经系统的一个组成部分。ENS 由许多神经元组成,其细胞体位于肠壁的壁内丛,其神经纤维可来自于交感和副交感神经末梢,并可直接分布到平滑肌、腺体和血管,是调控胃肠道功能的独立整合系统。胃肠道运动功能主要受局部的 ENS 调节,具有相对独立性,如在离体条件下,仍可见肠道的蠕动反射;切断迷走或交感神经对胃肠道运动的影响也很小。ENS 的缺乏或功能异常,则导致胃肠道功能紊乱。ENS 可接受来自交感和副交感神经系统的冲动,并发送冲动至交感神经节和中枢神经系统。因此,该系统在药理学方面较交感神经或副交感神经系统更为复杂,涉及许多神经肽和其他递质，如5-羟色胺(5-HT)、一氧化氮(NO)、三磷酸腺苷(ATP)、P物质(SP)和神经肽(NP)(图5-3)。

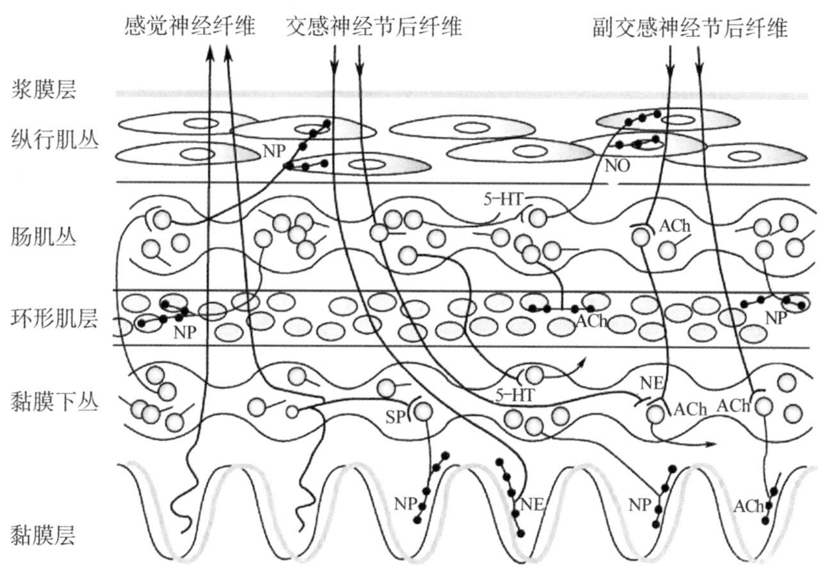

图5-3　肠神经系统(ENS)环路简化图

ENS接受交感和副交感神经系统的传入并将传入神经冲动进一步传给交感神经节和中枢神经系统。

5-HT：5-羟色胺，ACh：乙酰胆碱，NA：去甲肾上腺素，NP：神经肽，SP：P物质(改自Katzung BG. Basic & Clinical Pharmacology. 9th Edition，2004)

第二节　传出神经系统的递质和受体

一、传出神经系统的递质

（一）化学传递学说的发展

早在100多年前，科学家们就关注神经与神经间或神经与肌肉间的冲动传递过程。1921年，德国科学家Loewi在离体双蛙心灌流实验中发现，当迷走神经兴奋时，可以释放一种物质，该物质能抑制另一个离体蛙心的收缩。由此，化学传递学说有了最直接的实验证据。5年后，这种抑制蛙心收缩的物质被证明是乙酰胆碱。对交感神经系统而言，当测定微量儿茶酚胺的特异性化学和生物学方法建立后，瑞典生理学家von Euler于1946年证实哺乳动物类交感神经及其效应器内存在的拟交感物质为去甲肾上腺素。在此之后，化学传递学说被形态学、生理学、生物化学和药理学等各种研究手段所证实并逐步完善。

（二）化学传递的物质与结构基础

化学传递的物质基础是神经递质(neurotransmitters)，包括经典神经递质、神经肽、神经调质、神经激素和神经蛋白等。传出神经系统主要神经递质为乙酰胆碱和去甲肾上腺素。

化学传递的结构基础是突触(synapse)。突触是指神经元与神经元之间，或神经元与某些非神经元细胞之间的一种特化的细胞连接，通过传递作用实现细胞间的通讯联系。电镜下观察化学性突触包括突触前部、突触后部和突触间隙。其中释放递质的一侧被称为突触前部，对应的一侧有大量受体称为突触后部，两者之间有 15～1 000 nm 的间隙，即突触间隙。参与形成突触前、后部的细胞膜，在局部特化增厚，分别称为突触前膜(presynaptic membrane)和突触后膜(postsynaptic membrane)。在运动神经末梢近突触前膜处，聚集着很多直径为 20～50 nm 的囊泡(vesicle)。据估计，单个运动神经末梢含有 30 万个以上的囊泡，而每个囊泡中含有 1 000～50 000 个乙酰胆碱分子，在其突触后膜的皱褶内含有可迅速水解乙酰胆碱的胆碱酯酶。

交感神经末梢分为许多细微的神经分支，分布于平滑肌细胞间。其分支都有连续的膨胀部分，呈稀疏串珠状，称为膨体(varicosity)。每个神经元约有 3 万个膨体，每一膨体则含有 1 000 个左右的囊泡。囊泡内含有高浓度的去甲肾上腺素(胆碱能神经末梢囊泡内含大量乙酰胆碱)，囊泡为递质合成、转运和储存的重要场所。

神经递质主要在神经元中合成，储存于突触前囊泡内，在信息传递过程中由突触前膜释放到突触间隙，作用于效应细胞的受体，引起功能效应，完成神经元之间或神经元与效应器之间的信息传递。神经调质(neuromodulator)与神经递质类似，由突触前神经元合成，对主递质起调制作用，本身不直接负责跨突触的信号传递，或不直接引起效应细胞的功能改变。

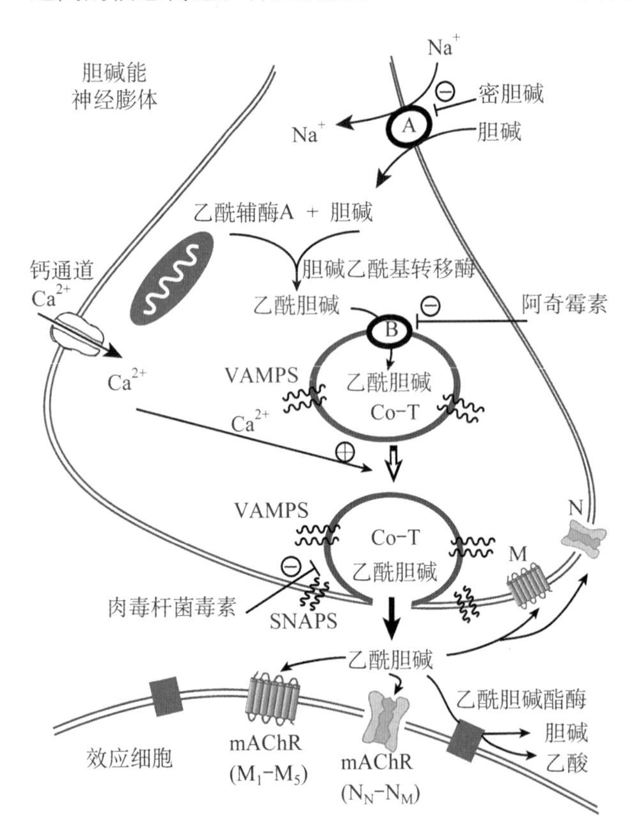

图 5-4 胆碱能神经末梢递质合成、储存、释放和代谢示意图

A：Na+依赖性同向转运体，ACh：乙酰胆碱，ATP：三磷酸腺苷，B：乙酰胆碱载体，M：毒蕈碱型受体，N：烟碱型受体，SNAPS：突触小体相关蛋白，VAMPS：囊泡相关蛋白，VIP：血管活性肠肽等(改自 Goodman & Gilman's. The Pharmacological Basis of Therapeutics. 12th Edition，2010)

(三) 传出神经递质的生物合成和贮存

1. 乙酰胆碱(acetylcholine，ACh) 乙酰胆碱主要在胆碱能神经末梢合成，少量在胞体内合成，以胆碱为原料。与其合成有关的酶和辅酶为胆碱乙酰化酶(choline acetylase)(或称胆碱乙酰转移酶)和乙酰辅酶 A(acetyl coenzyme A)。前者在细胞体形成，并随轴浆转运至末梢；后者在末梢线粒体内形成，但它不能穿透线粒体膜，需在线粒体内先与草酰乙酸缩合成枸橼酸盐，才能穿过线粒体膜进入胞质液，在枸橼酸裂解酶催化下重新形成乙酰辅酶 A。胆碱和乙酰辅酶 A 在胆碱乙酰化酶催化下，合成 ACh。ACh 合成后，依靠囊泡乙酰胆碱转运体(图 5-4，转运体 B)转运进入囊泡内与 ATP 和囊泡蛋白共存，转运体 B 可被 vesamicol

阻滞。在上述合成过程中,转运胆碱的钠依赖性高亲和力载体(图 5-4,转运体 A)是摄取胆碱的重要分子机制。因此,它是 ACh 合成的限速因子,能被密胆碱所阻滞(图 5-4)。

2. 去甲肾上腺素(noradrenaline, NA, 或 norepinephrin, NE) 生物合成的主要部位在神经末梢。血液中的酪氨酸(tyrosine)经钠依赖性转运体(图 5-5,转运体 A)进入去甲肾上腺素能神经末梢,经酪氨酸羟化酶(tyrosine hydroxylase, TH)催化生成多巴(dopa),再经多巴脱羧酶(dopa decarboxylase, DDC)催化生成多巴胺(dopamine, DA),后者通过囊泡壁上对儿茶酚胺类物质具有高亲和力的转运体(图 5-5,转运体 B)进入囊泡,并由多巴胺β-羟化酶(dopamine-β-hydroxylase, DβH)催化,生成 NA 并与 ATP 和嗜铬颗粒蛋白结合,储存于囊泡中。NA 在苯乙醇胺氮位甲基转移酶(phenylethanolamine-N-methyl transferase, PNMT)的作用下进一步甲基化生成肾上腺素。参与递质合成的上述酶中,TH 的活性较低,反应速度慢且对底物的要求专一,当胞质中多巴胺或游离 NA 浓度增高时,对该酶有反馈性抑制作用。因此,TH 是整个合成过程的限速酶(图 5-5)。

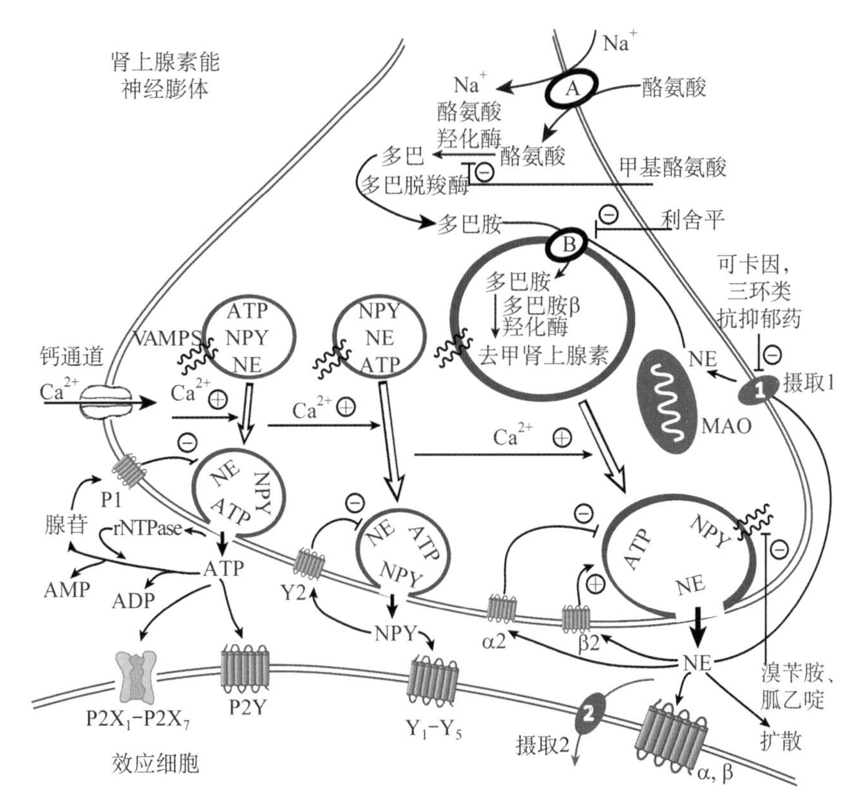

图 5-5　去甲肾上腺素能神经末梢递质合成、储存、释放和代谢示意图

1:摄取 1,神经摄取,2:摄取 2,非神经摄取,A:Na^+ 依赖性同向转运体,ADP:二磷酸腺苷,AMP 单磷酸腺苷,ATP:三磷酸腺苷,B:多巴胺转运体,MAO:单胺氧化酶,NA:去甲肾上腺素,NPY:神经肽 Y,rNTPase:核苷酸酶,SNAPS:突触小体相关蛋白,VAMPS:囊泡相关蛋白
(改自 Goodman & Gilman's. The Pharmacological Basis of Theuapeutics. 12th Edition, 2010)

(四)传出神经递质的释放

1. 胞裂外排(exocytosis) 当神经冲动到达神经末梢时,Ca^{2+} 进入神经末梢,促进囊

泡膜与突触前膜融合，随即囊泡相关膜蛋白（vesicle-associated membrane proteins，VAMPs）和突触小体相关蛋白（synaptosome-associated proteins，SNAPs）融合，形成裂孔，通过裂孔将囊泡内容物一并排出至突触间隙（图 5－4，5－5），其中递质 NA 和 ACh 可与其各自受体结合，产生效应，即胞裂外排。肉毒杆菌毒素可以抑制胆碱能神经突触的囊泡融合过程，去甲肾上腺素能神经突触的这一过程可被溴苄胺、胍乙啶抑制。

2. 量子化释放（quantal release） 哺乳类动物的骨骼肌和平滑肌均可记录到终板电位和接头电位。量子化释放学说认为囊泡为运动神经末梢释放 ACh 的单元，静息时即有少数囊泡释放 ACh（自发性释放），此时可见终板电位，但由于幅度较小，故不引起动作电位，而每个囊泡中释放的 ACh 量（约 5 000 个左右的 ACh 分子）即为一个“量子”。当神经冲动达到末梢时，200～300 个以上囊泡（即量子）可同时释放，由于释放 ACh 量子剧增，可引发动作电位而产生效应。

3. 其他释放机制 交感神经末梢在静止时，亦可见有微量 NA 不断地从囊泡中溢出，但由于溢流量少，故难以产生效应。此外，某些药物可经交感神经末梢摄取并进入囊泡内储存，而同时将储存于囊泡中的 NA 置换出来，此时由于 NA 释出量远大于溢流量，可产生效应。

除氨基酸、嘌呤、多肽等递质外，其他递质如多巴胺、5－羟色胺等释放的过程及特性与 NA 和 ACh 均有相似之处。此外，很多神经元储存有 2 或 3 种递质可供释放，如去甲肾上腺素能神经末梢可同时释放 ATP、多巴胺和神经多肽 Y，此现象称为递质共同传递（co-transmission）。传统意义上的“One neuron，one transmitter”概念，正在被不断修正。

（五）传出神经递质的灭活

ACh 的消失主要被突触间隙中的乙酰胆碱酯酶（acetylcholinesterase，AChE）所水解。AChE 水解 ACh 效率极高，每一分子的 AChE 在 1 min 内能完全水解 105 个分子的 ACh，其中水解产物胆碱可被摄入神经末梢，作为 ACh 合成原料。此外，少量 ACh 可从突触间隙扩散，进入血液；突触前膜对 ACh 的重新摄取数量极微，几乎不被重新利用。

NA 的失活主要依赖于神经末梢的摄取，即为摄取－1（uptake 1），也称神经摄取（neuronal uptake）。此摄取是由位于神经末梢突触前膜称为转运体（transporter）的特殊蛋白进行的，为主动转运机制。75％～90％释放量的 NA 可被这种方式所摄取。摄取进入神经末梢的 NA 进一步转运进入囊泡中储存，利血平可抑制这一转运过程，部分未进入囊泡中的 NA 可被胞质液中线粒体膜上的单胺氧化酶（monoamine oxidase，MAO）破坏。现已克隆出多种特异性较高的突触前膜单胺转运蛋白，如 NA、多巴胺、5－羟色胺等转运蛋白，均属于 γ－氨基丁酸（GABA）类转运蛋白，具有 12 个跨膜区，N 端和 C 端都在细胞内。对囊泡转运蛋白而言，尚有几种囊泡转运体 cDNAs 被克隆出来，其结构亦具有 12 个跨膜区，但其氨基酸排列顺序与 GABA 类不同，为利血平的作用靶位。此外，许多非神经组织如心肌、血管、肠道平滑肌也可摄取 NA，称为摄取－2（uptake 2），又称非神经摄取（non-neuronal uptake）。这种摄取对 NA 的容量较大，但其亲和力远低于摄取－1。被摄取－2 摄入组织的 NA 并不储存，很快被细胞内儿茶酚氧位甲基转移酶（catechol-o-methyltransferase，COMT）和 MAO 所破坏。

因此，可以认为摄取-1为储存型摄取，而摄取-2则为代谢型摄取。此外，尚有小部分NA从突触间隙扩散到血液，最后被肝、肾等组织中的COMT和MAO破坏失活。

二、传出神经系统的受体

（一）传出神经系统受体命名

传出神经系统的受体命名，以能与传出神经系统的递质结合为基础。能与ACh结合的受体，称为乙酰胆碱受体（acetylcholine receptors）。早期研究发现，副交感神经节后纤维所支配的效应器细胞膜的胆碱受体，对以毒蕈碱为代表的拟胆碱药较为敏感。故将这部分受体称为毒蕈碱（muscarine）型胆碱受体，即M胆碱受体。位于神经节和神经肌肉接头的胆碱受体对烟碱较敏感，故将其称之为烟碱（nicotine）型胆碱受体，即N胆碱受体。能与去甲肾上腺素或肾上腺素结合的受体称为肾上腺素受体（adrenoceptors）。肾上腺素受体又可分为α肾上腺素受体（α receptor）和β肾上腺素受体（β receptor）。

（二）传出神经系统受体亚型

1. M胆碱受体亚型 用分子克隆技术发现了5种不同基因编码的M受体亚型。以配体对不同组织M受体相对亲和力不同，将M受体亚型分成M_1、M_2、M_3、M_4和$M_5$5种亚型。中枢主要分布M_1、M_3和M_4亚型，外周神经主要是M_1、M_2和M_3亚型。

2. N胆碱受体亚型 N胆碱受体根据其分布部位不同可分为神经肌肉接头N受体，即N_M受体（nicotinic muscle receptor）；神经节N受体和中枢N受体称为N_N受体（nicotinic neuronal receptor）。胆碱受体亚型及特点见表5-1。

表5-1 胆碱受体亚型特点

受体	激动药	拮抗药	组织	效应	分子机制
毒蕈碱型					
M_1	氧化震颤素 McN-A-343[1]	阿托品	自主神经节	去极化（延迟EPSP） 未确定	通过PLC激活$G_{q/11}$，形成IP_3和DAG，增加细胞内Ca^{2+}
		哌仑西平[1]	CNS[3]		
M_2	—	阿托品 tripitramine[1]	心脏		通过G_i的βγ亚单位激活K^+通道；通过G_0和G_i抑制腺苷酸环化酶；抑制电压门控性L型钙通道活性。
			窦房结	减慢自发性除极；超极化	
			心房	缩短动作电位时程；降低收缩强度 减慢传导速度	
			房室结	轻度降低收缩力	
			心室		
M_3	—	阿托品 达非那新[1]	平滑肌 血管内皮 腺体	收缩[4] 血管舒张 增加分泌	与M_1类似 产生NO 与M_1类似
M_4	—	阿托品	—	—	与M_2类似
M_5	—	—	CNS	—	与M_1类似

续 表

受体	激动药	拮抗药	组织	效应	分子机制
烟碱型					
骨骼肌 (N_M)	苯三甲基铵[1] 烟碱	筒箭毒碱 α-神经毒素 (银环蛇毒素)	神经肌肉接头	终板去极化,骨骼肌收缩	开启内源性阳离子通道;由 α_1, β_1, γ, δ 和 ε 亚单位构成,受体组成为 $\alpha_2\beta\gamma\delta$ 或 $\alpha_2\beta\varepsilon\delta$
外周神经 (N_N)	二甲基苯哌嗪[1] 地棘蛙素[1] 烟碱	曲美芬	自主神经节 肾上腺髓质	节后神经元去极化;髓质细胞去极化,儿茶酚胺释放	开启内源性阳离子通道;由 α_2 至 α_9 和 β_2 至 β_4 亚单位构成,受体组成为 $\alpha_2\beta_3$
中枢神经 (CNS)	烟碱 金雀花碱 地棘蛙素[1]	某些伴有部分亚型 选择性药物[2]	脑与脊髓	接头前控制神经递质释放	受体组成为 α_2 - α_9 和 β_2 - β_4 的不同组合

缩写:DAG 二酰甘油二酯;ESPS 兴奋性突触后电位;IP_3 肌醇三磷酸;PLC 磷脂酶 C

1 表示更有选择性

2 参见 Lukas et al,. Pharmacol Rev. 1999,51:397-401

3 CNS 含有所有已知的毒蕈碱受体亚型

4 泌尿和胃肠道平滑肌松弛,可能由内源性神经节释放多肽或副交感神经活动所致

3. 肾上腺素受体亚型 α 受体亚型主要为 α_1 和 α_2 两种亚型,其中 α_1 和 α_2 受体已被克隆出 6 种亚型基因,分别为 α_{1A},α_{1B},α_{1D},α_{2A},α_{2B}和 α_{2C};而 β 受体可进一步分为 β_1、β_2 和 β_3 3 种亚型。

(三)传出神经系统受体功能及其分子机制

1. M 胆碱受体 M 胆碱受体有 5 种亚型,各亚型的氨基酸序列一级结构已经清楚,共有 460~590 个氨基酸残基。M 受体属于与鸟核苷酸结合调节蛋白(G 蛋白)耦联的超级家族受体(superfamily of G-protein-coupled receptors)。M 受体中 M_1、M_3、M_5 受体的结构相似,与 $G_{q/11}$ 蛋白偶联,而 M_2、M_4 受体与 Gi/o 蛋白偶联。M 受体激动后与 G 蛋白偶联,激活磷脂酶 C(phospholipase C),促进第二信使,即肌醇 1,3,4 -三磷酸(IP_3)和二酰甘油(diacylglycerol, DAG)的生成,产生一系列效应。M 受体激动可使腺苷酸环化酶活性抑制,并可激活 K^+ 通道或抑制 Ca^{2+} 通道。

2. N 胆碱受体 N 胆碱受体属于配体门控离子通道型受体。不同部位 N 受体的分子结构十分相似,如电鳐纯化电器官 N 受体由 4 种亚基 α、β、γ、δ 组成,每个 N 受体由两个 α 亚基和 β、γ、δ 亚基组成 5 聚体,以形成中间带孔跨细胞膜通道,即为 N 受体离子通道。两个 α 亚基上有激动药 ACh 作用位点。当 ACh 与 α 亚基结合后,可使离子通道开放,从而调节 Na^+、K^+、Ca^{2+}流动(图 5-6)。当动作电位到达运动神经末梢时,突触前膜去极化而引起胞裂外排,释放 ACh 可与神经肌肉接头的 N 受体结合,促使配体门控离子通道开放,膜外 Na^+、Ca^{2+}离子进入胞内,可产生局部去极化电位,即终板电位。当终板电位超过肌纤维扩布性去极化阈值时,即可打开膜上电压门控性离子通道,此时大量 Na^+、Ca^{2+} 进入细胞,产生动作电位,导致肌肉收缩。

3. 肾上腺素受体 肾上腺素受体分布于大部分交感神经节后纤维所支配的效应器细胞膜上,研究显示该受体与 M 胆碱受体结构相似,α 受体和 β 受体也属于 G -蛋白偶联受体。

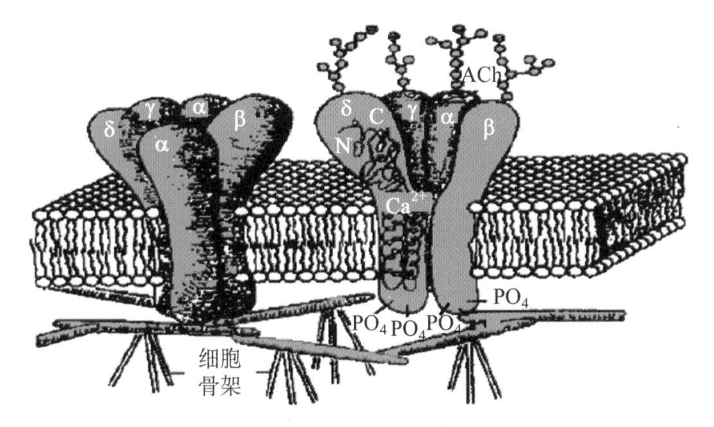

图 5－6　N_M 烟碱受体

5 个亚基各有约 450 个氨基酸，此 5 个多肽链形成一个跨膜环，在细胞内固定于细胞骨架上，每一肽链跨膜 4 次，N 端和 C 端都位于胞外部(如 δ 亚单位剖面所示)。肽链在胞外被糖基化，在胞内被磷酸化，导致受体脱敏，2 个 α 亚单位各有 1 个 ACh 结合位点，两者都结合 1 分子 ACh 后，钠通道即开放，细胞去极化

这些受体是由 400 多个氨基酸残基组成，其每个跨膜区段具有由 20 余个氨基酸残基组成的亲脂性螺旋结构。7 个跨膜区段间形成 3 个细胞外区间环和 3 个细胞内区间环，其中第 5 和第 6 跨膜区间的细胞内环链比较长。3 种受体亚型的 G 蛋白偶联受体，N 端位于胞外，有糖基化位点，C 端位于胞内，其中在 α2 和 β 受体有乙酰化位点(图 5－7)，生物效应的产生都与 G－蛋白有关。当激动药与受体结合后，可与 G 蛋白偶联，其中 α_1 受体激动可激活磷脂酶(C、D、A_2)，增加第二信使 IP_3 和 DAG 形成，而产生效应；α_2 受体激动则抑制腺苷酸环化酶，使 cAMP 减少。所有 β 受体亚型激动后均能兴奋腺苷酸环化酶，使 cAMP 增加，产生不同效应。

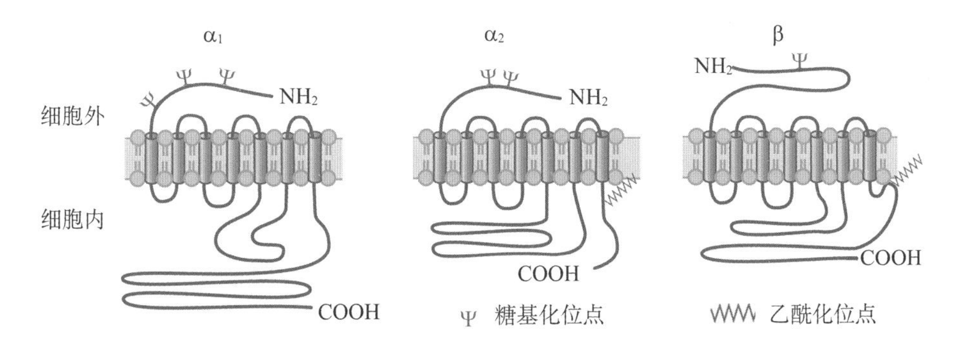

图 5－7　肾上腺素受体亚型。肾上腺素能受体分为 α_1、α_2 和 β 受体 3 种亚型，均为 7 次跨膜结构的 G 蛋白偶联受体，氨基端位于胞外，有糖基化位点，羧基端位于胞内，其中在 α_2 和 β 受体有乙酰化位点(改自 Goodman & Gilman's. The Pharmacological Basis of Therapeutics. 12th ed，2010)

第三节 传出神经系统的生理功能

传出神经系统药物的药理作用共性为拟似或拮抗传出神经系统的功能。因此，掌握去甲肾上腺素能神经和胆碱能神经的生理功能，是理解各类药物药理作用的基础。

机体的多数器官都接受去甲肾上腺素能神经和胆碱能神经的双重支配，而这两类神经兴奋时所产生的效应又表现为相互拮抗。当两类神经同时兴奋时，则占优势的神经效应通常会显现出来。如窦房结，当肾上腺素能神经兴奋时，引起心率加快；但胆碱能神经兴奋时则引起心率减慢。如当两类神经同时兴奋时，胆碱能神经的效应常占优势，则常表现为心率减慢。传出神经系统作用部位及其功能，见表 5 - 2。

表 5 - 2 传出神经系统作用部位及其功能

器官	效应			
	交感作用		副交感作用	
	效应[1]	受体[2]	效应	受体[2]
眼				
虹膜				
辐射肌	收缩	α_1		
环状肌			收缩	M_3
睫状肌	〔舒张〕	β	收缩	M_3
心脏				
窦房结	加速	β_1，β_2	减慢	M_2
异位起搏点	加速	β_1，β_2		
收缩	增强	β_1，β_2	减弱〔心房〕	M_2
血管				
皮肤、内脏血管	收缩	α		
骨骼肌血管	舒张	β_2		
	〔收缩〕	α		
	舒张	M[3]		
内皮			释放 EDRF	M_3[4]
支气管平滑肌	舒张	β_2	收缩	M_3
胃肠道平滑肌				
胃肠壁	舒张	α_2[5]，β_2	收缩	M_3
括约肌	收缩	α_1	舒张	M_3
分泌			分泌增加	M_3
肠肌丛			激活	M_1
泌尿生殖道平滑肌				
膀胱壁	舒张	β_2	收缩	M_3
括约肌	收缩	α_1	舒张	M_3
子宫(妊娠)	舒张	β_2		
	收缩	α	收缩	M_3

续　表

器官	效应			
	交感作用		副交感作用	
	效应[1]	受体[2]	效应	受体[2]
阴茎，精囊	射精	α	勃起	M
皮肤				
竖毛肌	收缩	α		
汗腺				
体温调节	增加	M		
大汗腺分泌（紧张）	增加	α		
代谢活动				
肝脏	糖异生	β_2，α		
肝脏	糖原分解	β_2，α		
脂肪细胞	脂肪分解	β_3		
肾脏	肾素释放	β_1		
植物神经末梢				
交感			减少 NE 释放	M[6]
副交感	减少 ACh 释放	α		

1　括号内为弱势反应；
2　特定受体类型，α＝alpha，β＝beta，M＝毒蕈的（muscarinic）；
3　骨骼肌的血管平滑肌上存在交感胆碱能舒张纤维；
4　大多数血管内皮分泌 EDRF（内皮源性舒张因子），在毒蕈碱作用下，它能导致明显的血管舒张。然而，与分布于骨骼肌血管胆碱能交感神经纤维上受体不同，这些受体无胆碱能交感神经支配，且只受循环中毒蕈碱样物质影响；
5　可能通过副交感神经突触前抑制发挥作用；
6　可能是 M_1，而 M_2 仅在某些情况下参与

传出神经系统的生理作用主要为自主神经系统功能整合的结果，即主要依靠局部和整体水平的负反馈调节机制来实现。

1. 局部整合　局部整合发生在传出神经系统神经末梢突触前膜。肾上腺素能末梢释放的 NA 负反馈抑制 NA 的释放，实现局部水平的调控，这一效应由位于突触前膜的 α_2 受体介导。前膜受体结合前膜释放的递质，继而调节该递质的自身释放，这种前膜受体又称为“自身受体”；递质释放的调节亦可由其他递质及其受体来介导，称为“异位受体”（heteroreceptors），在交感神经纤维末梢，乙酰胆碱 M_1 受体、组胺 H_3 受体等，均被发现参与 NA 释放的调节。

2. 整体反射　整体反射包括对血压、胃肠道运动、膀胱容量和呼吸道平滑肌的调节。其中血压调节主要依赖血管压力感受器活动引起的神经反射调节和肾素-血管紧张素-醛固酮系统的体液调节。

第四节　传出神经系统药物基本作用及其分类

药物的主要作用靶位是传出神经系统的递质（transmitter）和受体（receptor）。传出神经系统药物可通过影响递质的合成、储存、释放、代谢等环节，或通过直接与受体结合而产生效

应，见表 5-3。

表 5-3 传出神经系统药物作用靶点及效应

过程	代表药物	作用靶点	效应
动作电位传递	局麻药，河豚毒素[1]，石房蛤毒素[2]	神经轴浆	阻滞钠通道，阻断传导
递质合成	密胆碱	胆碱能神经末梢：膜	阻断胆碱摄取并减慢其合成
	α-甲基酪氨酸	肾上腺素能神经末梢和肾上腺髓质：细胞质	阻断合成
递质储存	vesamicol	胆碱能神经末梢：囊泡	阻止储存，耗竭递质
	利血平	肾上腺素能神经末梢：囊泡	阻止储存，耗竭递质
递质释放	较多[3]	神经末梢膜受体	调节释放
	Ω-蜗牛毒素 GVIA[4]	神经末梢钙通道	减少递质释放
	肉毒毒素	胆碱能神经囊泡	阻止释放
	α-蜘蛛毒[5]	胆碱能和肾上腺素能神经囊泡	导致暴发性释放
	酪胺，苯丙胺	肾上腺素能神经末梢	增加递质释放
递质释放后重摄取	可卡因，三环类抗抑郁药	肾上腺素能神经末梢	阻止摄取；增加递质在突触后受体的作用
	6-羟多巴胺	肾上腺素能神经末梢	破坏末梢
受体激动药或阻断药	去甲肾上腺素	肾上腺素能神经接头受体	结合 α 受体；激动受体
	酚妥拉明	肾上腺素能神经接头受体	结合 α 受体；阻断受体
	异丙肾上腺素	肾上腺素能神经接头受体	结合 β 受体；激动腺苷环化酶
	普萘洛尔	肾上腺素能神经接头受体	结合 β 受体；阻断受体
	烟碱	胆碱能神经接头烟碱受体（自主神经节，神经肌肉终板）	结合烟碱受体；打开突触后膜离子通道
	筒箭毒碱	神经肌肉终板	阻止激动
	氯贝胆碱	受体，副交感神经效应器细胞（平滑肌，腺体）	结合并激动毒蕈碱受体
	阿托品	受体，副交感神经效应器细胞	结合并阻断毒蕈碱受体
递质的酶解失活	新斯的明	胆碱能神经突触（乙酰胆碱酯酶）	抑制酶；延长并加强递质的活性
	反苯环丙胺	肾上腺素能神经末梢（单胺氧化酶）	抑制酶；增加储存的递质池

1 河豚鱼的毒素，加利福尼亚蝾螈(California newt)；
2 膝钩藻虫属的毒素(赤潮生物)；
3 去甲肾上腺素，多巴胺，乙酰胆碱，血管紧张素Ⅱ，各种前列腺素等；
4 芋螺属海产蜗牛毒素；
5 黑寡妇蜘蛛毒。

一、传出神经系统药物基本作用

（一）直接作用于受体

传出神经系统药物可直接与胆碱受体或肾上腺素受体结合，产生两种完全不同的结果：如药物和受体结合后产生的效应与神经末梢释放的递质效应相似，称为激动药(agonist)；如结合后不产生或较少产生拟似递质的作用，并可妨碍递质与受体结合，产生与递质相反的作用，就称为拮抗药(antagonist)。

（二）影响递质的合成、转运和储存、释放和生物转化

1. 影响生物合成　密胆碱抑制乙酰胆碱的生物合成，α-甲基酪氨酸能抑制去甲肾上腺素生物合成，但两者无临床应用价值，仅作为研究用的工具药。

2. 影响转运和储存　有些药物可干扰递质 NA 的再摄取，如利舍平为典型的囊泡摄取抑制剂而使囊泡内去甲肾上腺素减少以至耗竭，去甲丙米嗪和可卡因都是摄取-1 抑制剂。

3. 影响释放　麻黄碱和间羟胺可促进 NA 释放，而氨甲酰胆碱可促进 ACh 释放。有些药物如可乐定和碳酸锂则可分别抑制外周和中枢 NA 释放，而产生效应。

4. 影响生物转化　ACh 的体内灭活依赖于胆碱酯酶的水解作用。因此，胆碱酯酶抑制剂可干扰体内 ACh 代谢，升高细胞间隙中 ACh 水平，产生药理效应。

二、传出神经系统药物分类

传出神经系统药物可按其作用性质（激动或阻断受体）及对不同受体的选择性进行分类，见表 5-4。

表 5-4　常用传出神经系统药物的分类

拟似药	拮抗药
（一）胆碱受体激动药	（一）胆碱受体阻断药
1. M，N 受体激动药（卡巴胆碱）	1. M 受体阻断药
2. M 受体激动药（毛果芸香碱）	（1）非选择性 M 受体阻断药（阿托品）
3. N 受体激动药（烟碱）	（2）M_1 受体阻断药（哌仑西平）
（二）抗胆碱酯酶药（新斯的明）	（3）M_2 受体阻断药（戈拉碘铵）
（三）肾上腺素受体激动药	（4）M_3 受体阻断药（hexahydrosiladifenidol）
1. α 受体激动药	2. N 受体阻断药
（1）α_1、α_2 受体激动药（去甲肾上腺素）	（1）N_N 受体阻断药（六甲双铵）
（2）α_1 受体激动药（去氧肾上腺素）	（2）N_M 受体阻断药（琥珀胆碱）
（3）α_2 受体激动药（可乐定）	（二）胆碱酯酶复活药（碘解磷定）
2. α、β 受体激动药（肾上腺素）	（三）肾上腺素受体阻断药
3. β 受体激动药	1. α 受体阻断药
（1）β_1、β_2 受体激动药（异丙肾上腺素）	（1）α_1、α_2 受体阻断药
（2）β_1 受体激动药（多巴酚丁胺）	1）短效类（酚妥拉明）
（3）β_2 受体激动药（沙丁胺醇）	2）长效类（酚苄明）
	（2）α_1 受体阻断药（哌唑嗪）
	（3）α_2 受体阻断药（育亨宾）
	2. β 受体阻断药
	（1）β_1、β_2 受体阻断药（普萘洛尔）
	（2）β_1 受体阻断药（阿替洛尔）
	（3）β_2 受体阻断药（布他沙明）
	3. α_1、α_2、β_1、β_2 阻断药（拉贝洛尔）

（黄志力　徐昕红）

第六章　拟 胆 碱 药

拟胆碱药(cholinomimetic drugs)可分为胆碱受体激动药(cholinoceptor agonists)和抗胆碱酯酶药(anticholinesterase agents)。胆碱受体激动药亦称直接作用的拟胆碱药(direct-acting cholinomimetic drugs),可直接激动胆碱受体,对效应器产生与乙酰胆碱类似的作用,可分为M胆碱受体激动药和N胆碱受体激动药。抗胆碱酯酶药亦称间接作用的拟胆碱药(indirect-acting cholinomimetics),可抑制ACh的水解,从而增强其作用。

第一节　M胆碱受体激动药

M胆碱受体激动药可分为两类,即胆碱酯类和天然形成的拟胆碱生物碱。前者多数药物对M、N胆碱受体均有兴奋作用,但以M胆碱受体为主;后者则主要兴奋M胆碱受体。

一、胆碱酯类

胆碱酯类(choline esters)包括乙酰胆碱、醋甲胆碱、卡巴胆碱和贝胆碱。

乙酰胆碱(acetylcholine, ACh)

ACh性质不稳定,极易被体内乙酰胆碱酯酶(acetylcholinesterase, AChE)水解;且ACh作用广泛,对M、N受体选择性差,故无临床实用价值。但因ACh药理作用研究资料较多,具有重要的参考价值,常在研究中作为工具药使用。熟悉该递质的作用,也将有助于学习拟或抗胆碱药。

【药理作用】

1. 心血管系统

(1) 心脏:ACh通过激动M_2受体激活IP_3,二酰甘油等级联机制产生负性频率作用(negative chronotropic effect)即心率减慢,负性传导作用(negative dromotropic effect)即窦房结与房室结间传导减慢和负性肌力作用(negative inotropic effect)即心肌收缩力减弱。

ACh可延缓窦房结舒张期自动除极,增加复极化电流,使动作电位到达阈值的时间延长,导致心率减慢。

ACh可延长房室结和浦肯野纤维(Purkinje fibers)的不应期,使其传导减慢。全身给予强心苷(迷走神经张力增高)或大剂量胆碱受体激动药所出现的完全性心脏传导阻滞常与房室结传导明显抑制有关。ACh不影响心房肌的传导速度,但可使心房不应期及动作电位时程缩短(即为迷走神经作用)。

胆碱能神经主要分布于窦房结、房室结、浦肯野纤维和心房，而心室较少有胆碱能神经支配。在人类和多数哺乳动物，ACh 对心室肌的抑制作用只有在去甲肾上腺素能神经明显兴奋时才会显现出来。由于胆碱能神经末梢与去甲肾上腺素能神经末梢紧密相邻，当去甲肾上腺素能神经激动时，除自身负反馈作用可抑制 NA 的释放外，由胆碱能神经末梢所释放的 ACh 也可激动去甲肾上腺素能神经末梢突触前胆碱受体而抑制 NA 的释放，导致心室肌收缩力减弱。

(2) 血管：ACh 通过激动 M_3 受体促进内皮依赖性舒张因子(endothelium-derived relaxing factor, EDRF)即一氧化氮(nitric oxide, NO)的释放，使全身血管舒张。如果血管内皮受损，则 ACh 的上述作用将不复存在。相反，还可引起血管收缩(图 6－1)。此外，ACh 还可能通过颈动脉体和主动脉体化学感受器的反射作用诱发冠状动脉的血管舒张。

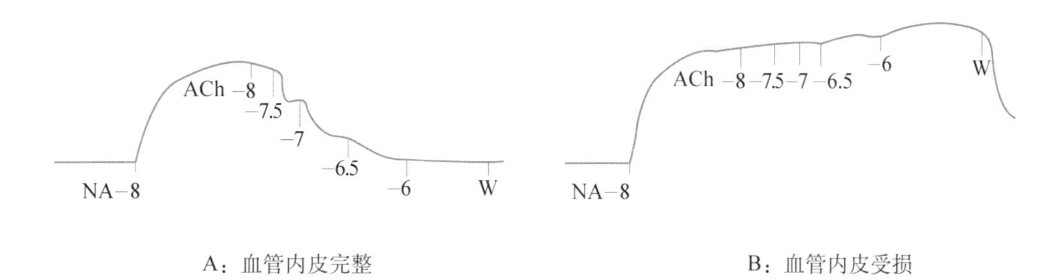

图 6－1 乙酰胆碱舒张去甲肾上腺素引起的血管收缩作用依赖于血管内皮的完整性(A)，如内皮细胞受损，则 ACh 的舒血管作用消失(B)

(3) 血压：因舒张全身血管，静脉注射小剂量 ACh 可产生一过性血压下降，常伴有反射性心动过速；但大剂量时可引起心率减慢和房室传导阻滞。如在注射 ACh 前先给阿托品阻断 M 受体，则由于 N 受体的激动作用可使肾上腺髓质儿茶酚胺的释放增加，以及交感神经节兴奋而导致血压升高。

2. 呼吸道 ACh 可激动呼吸道 M_3 受体，使支气管平滑肌收缩，气管支气管腺体分泌增加。

3. 泌尿道 副交感神经兴奋，可引起膀胱逼尿肌收缩、泌尿道平滑肌蠕动增加，膀胱排空压力增加。但给予外源性 ACh，很难观察到这些现象，因为全身给予 ACh，无法在这些部位达到有效的浓度。M_2 受体在膀胱广泛分布，但选择性 M_3 受体拮抗剂及基因敲出动物的研究显示，M_3 受体介导了膀胱逼尿肌的收缩，M_2 受体可能参与了拮抗肾上腺素 β 受体介导的膀胱松弛作用。

4. 胃肠道 刺激迷走神经，可引起胃肠道平滑肌张力增加、收缩幅度增加，并可促进胃肠道分泌。与泌尿道相同，当给予外源性 ACh，观察到的现象会是不同的。同样，M_2 受体在胃肠道广泛分布，但胃肠道运动可能更多是由 M_3 受体所介导的。

5. 其他

(1) 腺体：ACh 主要通过激动 M_3 受体，使汗腺、鼻咽部腺体、唾液腺等分泌增加。在唾液腺分泌中，M_1 受体也发挥了重要作用。

(2) 眼：ACh 局部滴眼，可激动 M_3 受体，使瞳孔括约肌收缩（瞳孔缩小），睫状肌收缩（调节近视）。

(3) 神经节和骨骼肌：ACh 作用于自主神经节 N_N 胆碱受体和骨骼肌的神经肌肉接头的 N_M 胆碱受体，引起交感、副交感神经节兴奋及骨骼肌收缩。此外，因肾上腺髓质受交感神经节前纤维支配，故 N_N 胆碱受体激动能引起肾上腺素释放。

(4) 中枢：由于 ACh 不易通过血-脑屏障，故尽管中枢神经系统有胆碱受体存在，但外周给药很少产生中枢作用。

其他胆碱脂类药物

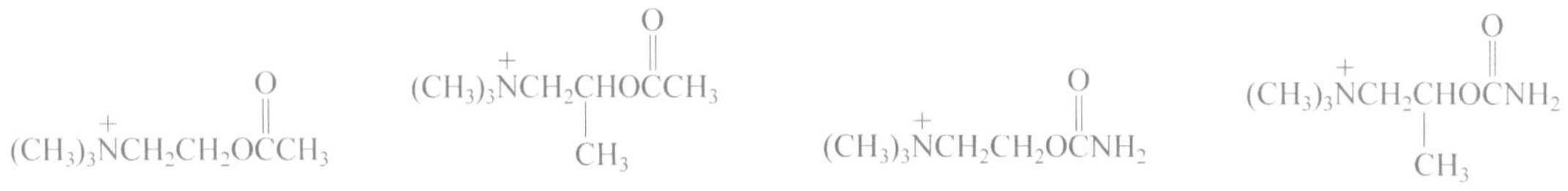

$(CH_3)_3\overset{+}{N}CH_2CH_2O\overset{\overset{O}{\|}}{C}CH_3$

乙酰胆碱

$(CH_3)_3\overset{+}{N}CH_2\underset{\underset{CH_3}{|}}{CH}O\overset{\overset{O}{\|}}{C}CH_3$

醋甲胆碱

$(CH_3)_3\overset{+}{N}CH_2CH_2O\overset{\overset{O}{\|}}{C}NH_2$

卡巴胆碱

$(CH_3)_3\overset{+}{N}CH_2\underset{\underset{CH_3}{|}}{CH}O\overset{\overset{O}{\|}}{C}NH_2$

贝胆碱

图 6－2 胆碱脂类药物化学结构

通过改变乙酰胆碱的化学结构，合成了几百个胆碱衍生物，它们对胆碱酯酶的抵抗力、胆碱受体的选择性等都发生了改变。但仅有醋甲胆碱（methacholine）、卡巴胆碱（carbachol）、贝胆碱（bethanechol）有临床应用（表 6－1）。

表 6－1 胆碱酯类主要药理特性及临床用途

M胆碱受体激动剂	对胆碱酯酶敏感性	毒蕈碱样作用				阿托品拮抗作用	烟碱样作用	主要临床用途
		心血管	胃肠道	泌尿道	眼(局部)			
乙酰胆碱	+++	++	++	++	+	+++	++	无
醋甲胆碱	+	+++	++	++	+	+++	+	仅用于其他药物无效的房性心动过速
卡巴胆碱	—	+	+++	+++	++	+	+++	青光眼，术中缩瞳
贝胆碱	—	±	+++	+++	++	+++	—	术后腹气胀、胃张力缺乏症及胃滞留

二、生物碱类

生物碱类（alkaloids）主要包括 3 种天然生物碱，如毛果芸香碱（pilocarpine）、槟榔碱（arecoline）和毒蕈碱（muscarine）。此外，还包括合成同类物震颤素（oxotremorine）。震颤素可激动基底神经节的 M 胆碱受体，产生肌震颤、共济失调和肌强直等帕金森病样症状，常作为工具药使用。

毛果芸香碱（pilocarpine）

毛果芸香碱又名匹鲁卡品，是从南美灌木毛果芸香属（Pilocarpus）植物中提出的生物碱。南美土著人很早就知道咀嚼毛果芸香属植物的叶子能引起唾液分泌。1874 年，巴西大夫 Coutinhou 开始对这种叶子进行研究，1875 年分离得到生物碱。

【药理作用】 能直接作用于副交感神经(包括支配汗腺的交感神经)节后纤维支配的效应器官的M胆碱受体,尤其对眼和腺体作用较明显。

1. 眼

(1) 缩瞳:虹膜内有两组平滑肌:一组为环形分布的瞳孔括约肌;另一组为放射分布的瞳孔开大肌。前者受动眼神经的副交感纤维(胆碱能神经)支配,兴奋时瞳孔括约肌向中心收缩,使瞳孔缩小;后者受去甲肾上腺素能神经支配,兴奋时瞳孔开大肌向外周收缩,使瞳孔扩大(图6-3)。

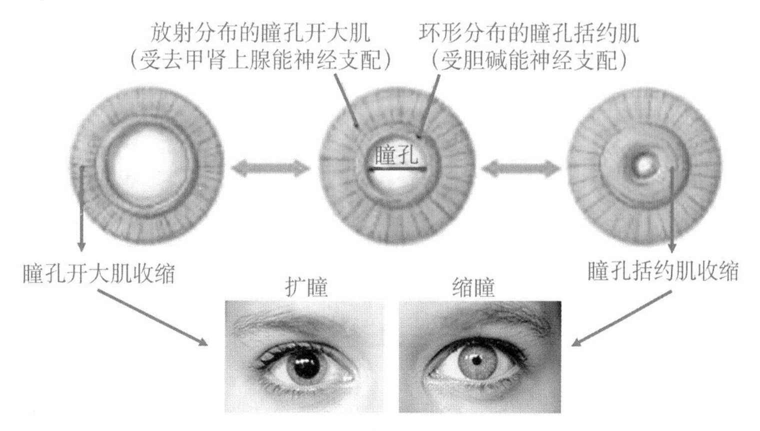

图6-3 瞳孔大小的调节

毛果芸香碱可激动瞳孔括约肌的M胆碱受体,瞳孔括约肌兴奋,向中心收缩,产生缩瞳作用。局部用药后,作用可持续数小时至1天。

(2) 降低眼内压:房水由睫状体上皮细胞分泌产生,经瞳孔流入前房,到达前房角间隙,主要经小梁网流入巩膜静脉窦,最后进入血液循环(图6-4)。

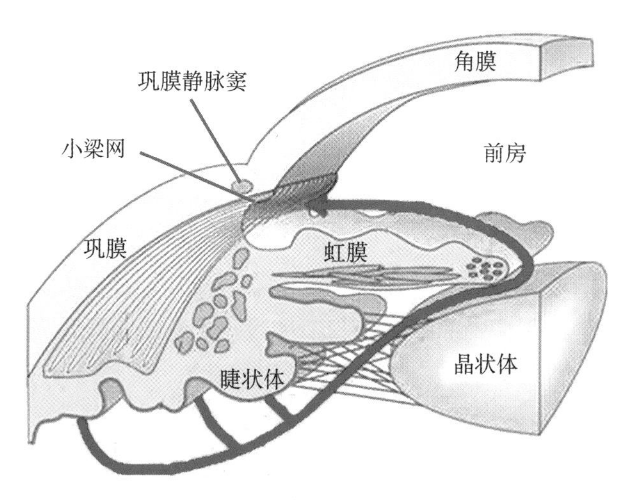

红线为房水流通路线

图6-4 眼前房结构和房水循环通路(改自Katzung, 2001)

毛果芸香碱通过缩瞳作用使虹膜向中心拉动，虹膜根部变薄，从而使处于虹膜周围的前房角间隙扩大，房水易于经滤帘进入巩膜静脉窦，使眼内压下降。

(3) 调节痉挛：眼在视近物时，通过调节晶状体的屈度(凹凸度)，使物体成像于视网膜上，从而看清物体，此为眼调节作用。晶状体囊富有弹性，促使晶状体有略呈球形的倾向，但由于受到悬韧带的外向牵拉，使晶状体维持在较为扁平的状态。悬韧带又受睫状肌控制，睫状肌由环状和辐射状两种平滑肌纤维组成，其中以动眼神经支配的环状肌纤维为主。动眼神经兴奋时或毛果芸香碱作用后，环状肌向瞳孔中心方向收缩，造成悬韧带松弛，晶状体由于本身弹性变凸，屈光度增加，此时只适合于视近物，而难以看清远物(图 6－5)。毛果芸香碱的这种作用称为调节痉挛，此作用可在 2 h 内消失。睫状肌也受去甲肾上腺素能神经支配，但在眼的调节中不占重要地位，故拟肾上腺素药一般不影响眼的调节。

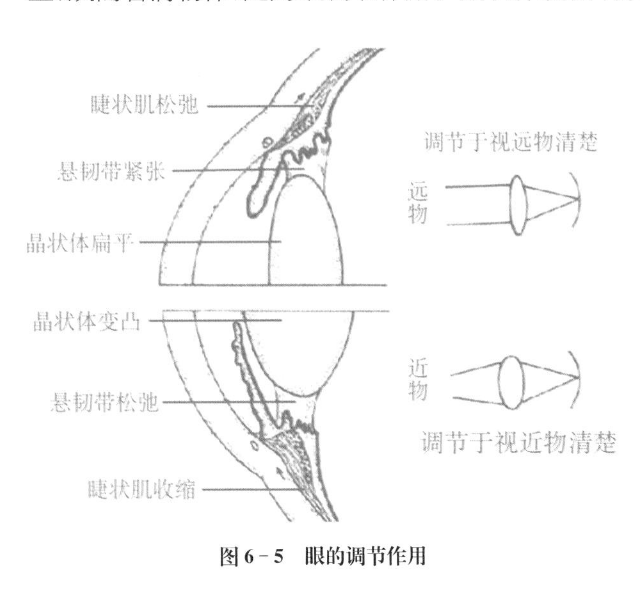

图 6－5　眼的调节作用

2. 腺体　较大剂量的毛果芸香碱(10 mg～15 mg 皮下注射)可使汗腺和唾液腺分泌明显增加，也可使泪腺、胃腺、胰腺、小肠腺体和呼吸道黏膜分泌增加。

【临床应用】

1. 青光眼　眼内压间断或持续升高是青光眼主要危险因素。持续的高眼压可导致视神经萎缩、视野缩小、视力减退，直至失明。毛果芸香碱易透过角膜进入眼房，用药后数分钟即可见眼内压下降，并可持续 4～8 h。低浓度(＜2%)毛果芸香碱滴眼可用于治疗闭角型青光眼(angle-closure glaucoma)，高浓度药物可加重患者症状。

2. 其他　口服可用于治疗头颈部放疗后的口腔干燥或是 Sjögren 综合征(一种以眼、口腔和其他部位黏膜严重干燥为特征的自身免疫性疾病)，但在增加唾液分泌的同时，汗液分泌也明显增加。本品还可用作抗胆碱药阿托品中毒的解救。

【不良反应及应用注意】　过量使用可出现 M 胆碱受体过度兴奋症状，可用阿托品对症处理。滴眼时应压迫内眦，避免药液流入鼻腔增加吸收而产生不良反应。

第二节　N 胆碱受体激动药

N 胆碱受体激动药有烟碱(nicotine)、洛贝林(lobeline，山梗菜碱)、合成化合物四甲铵(tetra-methylammonium，TMA)和二甲基苯哌嗪(1，1-dimethyl-4-phenylpiperazinium，

DMPP)等。

烟碱(nicotine)

烟碱又名尼古丁,是由烟草中提取的一种液态生物碱。烟碱对神经节 N_N 胆碱受体的作用呈双相性,即开始使用时可短暂兴奋 N_N 受体,随后可持续抑制 N_N 受体。烟碱对神经肌肉接头 N_M 受体的作用与此类似,其阻断作用可迅速掩盖其激动作用而产生肌肉麻痹。由于烟碱作用广泛、复杂,故无临床实用价值,仅具有毒理学意义。

烟草中含有烟碱成分,长期吸烟与许多疾病如癌症、冠心病、溃疡病、中枢神经系统疾患和呼吸系统疾病的发生关系密切。此外,吸烟者的烟雾中也含有烟碱和其他致病物质,易被他人吸入,危害别人。故对吸烟者应劝其戒烟。

第三节 抗胆碱酯酶药和胆碱酯酶复活药

胆碱酯酶(cholinesterase, ChE)分为乙酰胆碱酯酶(acetylcholinesterase, AChE,亦称真性胆碱酯酶)和丁酰胆碱酯酶(butyrylcholinesterase, BChE,亦称假性胆碱酯酶)。AChE主要存在于胆碱能神经末梢突触间隙,特别是运动神经终板突触后膜的皱褶中聚集较多;也存在于胆碱能神经元内和红细胞中。AChE 特异性较高,可在胆碱能神经末梢、效应器接头或突触间隙等部位终止 ACh 作用。AChE 活性极高,一个酶分子可在 1 min 内水解 6×10^5 分子的 ACh。BChE 主要存在于血浆中,可水解其他胆碱酯类如琥珀胆碱,而对 ACh 的特异性较低,故对终止体内 ACh 的作用并不重要。因此,本文所提及的胆碱酯酶主要是指 AChE。

AChE 通过下列 3 个步骤水解 ACh:①ACh 分子中带正电荷的季铵阳离子头,以静电引力与 AChE 的阴离子部位相结合,同时 ACh 分子中的羰基碳与 AChE 酯解部位的丝氨酸的羟基以共价键结合,形成 ACh 与 AChE 的复合物;②ACh 的酯键断裂,乙酰基转移到 AChE 的丝氨酸羟基上(acetyl-group transferred to serine-OH),使丝氨酸乙酰化,从而生成乙酰化 AChE,并释放出胆碱;③乙酰化 AChE 迅速水解,分离出乙酸,并使 AChE 游离,使酶的活性恢复(图 6-6)。

抗胆碱酯酶药(anticholinesterase agents)与 ACh 一样,也能与 AChE 结合,但结合较牢固,水解较慢,使 AChE 活性受抑,导致胆碱能神经末梢释放 ACh 堆积,产生拟胆碱作用。抗 AChE 药可分为易逆性抗 AChE 药和难逆性抗 AChE 药。后者主要为有机磷酸酯类,具毒理学意义。

一、易逆性抗胆碱酯酶药

易逆性抗 AChE 药通过共同的机制,即,抑制 AChE 活性,增加突触间隙 ACh,产生 M 样、N 样、中枢拟胆碱作用。因此,它们具有很多共性。主要药理作用、临床应用及不良反应(图 6-7)。

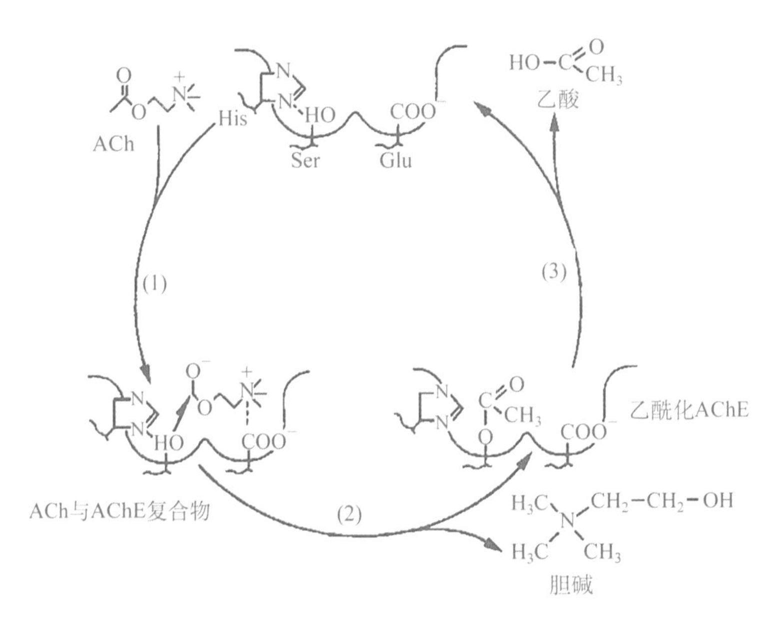

Glu：谷氨酸；Ser：丝氨酸；His：组氨酸

图 6－6 胆碱酯酶水解乙酰胆碱的过程

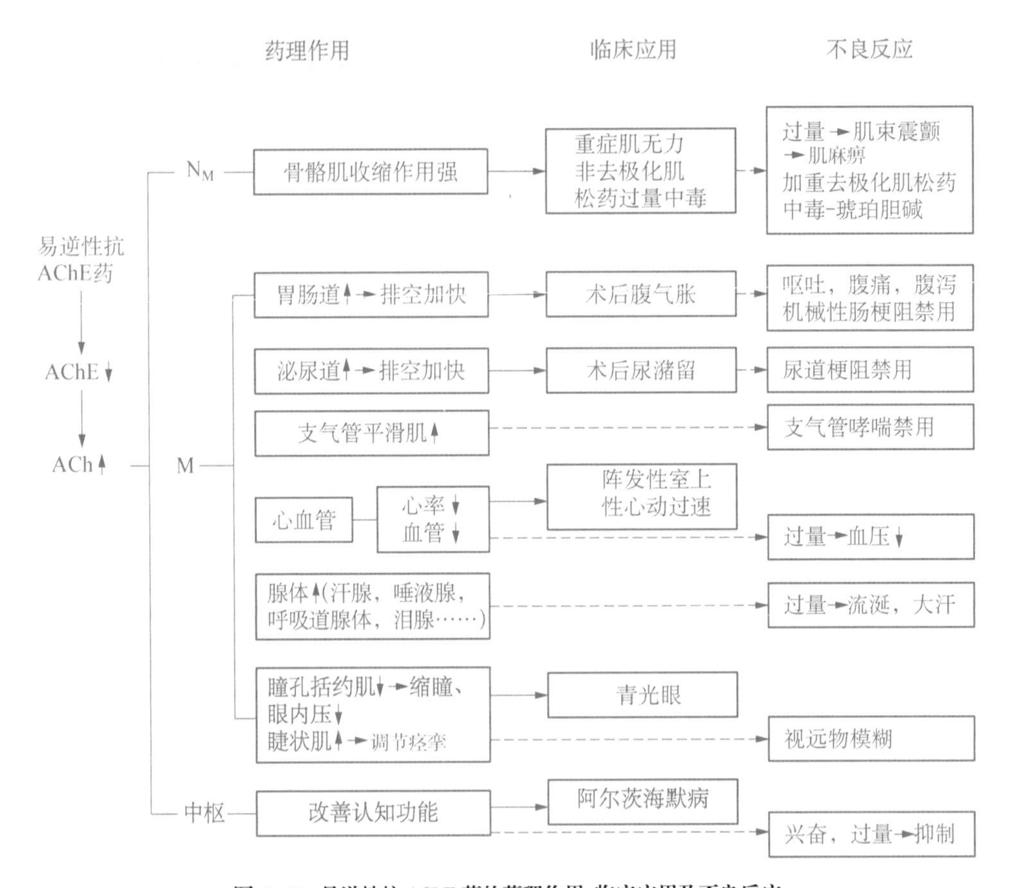

图 6－7 易逆性抗 AChE 药的药理作用、临床应用及不良反应

注："↑"：内脏平滑肌收缩，血管收缩；"↓"：内脏平滑肌舒张，血管舒张

新斯的明(neostigmine)

【药代动力学】 新斯的明为季铵类化合物,其溴化物口服后吸收少而不规则,不易透过血-脑屏障和角膜,故对中枢和眼的作用弱。新斯的明可被血浆酯酶水解,其注射给药半衰期为1~2 h,以原形和代谢产物形式经尿排泄。

【药理作用与机制】 抑制AChE活性而发挥完全拟胆碱作用,可兴奋M、N胆碱受体。对骨骼肌兴奋作用最强,对胃肠平滑肌兴奋作用较强,对腺体、眼、心血管及支气管平滑肌作用较弱。

1. **骨骼肌** 新斯的明主要是抑制神经肌肉接头的AChE而发挥完全拟胆碱作用,但亦有一定的直接兴奋N_M受体和促进运动神经末梢释放ACh的作用。

2. **胃肠道、膀胱平滑肌** 新斯的明可拮抗阿托品所致的胃张力下降及增强吗啡对胃的兴奋作用,并促进小肠、大肠(尤其是结肠)的活动,促进肠内容物排出。新斯的明可兴奋膀胱逼尿肌,促进尿液排出。

3. **腺体、眼、心血管及支气管平滑肌** 新斯的明过量时可导致进行性流涎、大汗、瞳孔缩小、睫状肌痉挛、心动过缓和心律失常、支气管平滑肌痉挛引起呼吸困难。

【临床应用】

1. **重症肌无力** 重症肌无力为神经肌肉接头传递障碍所致慢性疾病,是一种自身免疫性疾病。主要为机体对自身突触后运动终板的N_M受体产生免疫反应,在患者血清中可见抗N_M受体的抗体,从而导致N_M受体数目减少。表现为眼睑下垂、肢体无力、咀嚼和吞咽困难,严重者发生呼吸困难。可口服或皮下或肌内注射新斯的明提高患者的肌力,仅属于对症治疗。

2. **腹胀气和尿潴留** 新斯的明多用于手术后的腹胀气及尿潴留。

3. **解毒** 新斯的明可用于解救竞争性神经肌肉阻滞药筒箭毒碱等引起的神经肌肉阻滞。也可用于M胆碱受体阻断剂如阿托品类药物中毒,新斯的明可对症缓解外周症状。

【不良反应】 主要与胆碱能神经过度兴奋有关,如可出现恶心、呕吐、腹痛、腹泻;还可产生肌肉震颤、甚至肌无力加重等。禁用于机械性肠道梗阻或泌尿道梗阻和支气管哮喘患者。本品静注给药时有一定危险性。大剂量或静脉给药应注意出现“胆碱能危象”,表现为呕吐、腹痛、腹泻、瞳孔缩小、多汗、流涎、气管分泌物增多、心率变慢、肌肉震颤、痉挛和紧缩感等,一旦出现,应立即静脉注射阿托品,山莨菪碱(654-2)。

毒扁豆碱(physostigmine)

毒扁豆碱又名依色林(eserine),是从西非毒扁豆的种子中提取的一种生物碱。毒扁豆碱为叔胺类化合物,易由胃肠道、皮下及黏膜吸收,能透过血-脑屏障进入中枢。尿中排泄极少。眼内应用时,其作用类似于毛果芸香碱,但较强而持久,表现为瞳孔缩小,眼内压下降及调节痉挛等,可维持1~2天。吸收后外周作用与新斯的明相似,表现为M、N胆碱受体兴奋作用,进入中枢后亦可抑制中枢AChE活性而产生作用(小剂量兴奋、大剂量抑制)。临床主要局部用于治疗青光眼,常用0.05%溶液滴眼。本品刺激性较强,长期给药时,患者不易耐受,可先用本品滴眼数次,后改用毛果芸香碱维持疗效。本品全身毒性反应较新斯的明严重,大剂量中毒时可致呼吸麻痹。

其他易逆性抗 AchE 药

临床上常用的易逆性抗胆碱酯酶药还有：吡斯的明（pyridostigmine）、依酚氯胺（edrophonium chloride）、安贝氯铵（ambenonium chloride）、加兰他敏（galanthamin）、多奈哌齐（donepezil）、利凡斯的明（rivastigmine）、地美溴铵（demecarium bromide）等，主要特点及临床用途，参见表 6-2。

表 6-2 其他易逆性抗 AchE 药主要特点及用途和用法

药名	特点	用途和用法
吡斯的明	与新斯的明类似，但较弱，显效慢、较持久	重症肌无力、麻痹性肠梗阻和术后尿潴留；口服
依酚氯胺	与新斯的明类似，显效快、维持较短	诊断重症肌无力；静脉注射
安贝氯铵	与新斯的明类似，但较持久	重症肌无力；口服
加兰他敏	与新斯的明类似，可穿透血-脑屏障	重症肌无力、脊髓灰质炎后遗症和阿尔茨海默病；口服、皮下注射或肌内注射
二氢加兰他敏	与加兰他敏类似，但作用较弱	脊髓灰质炎后遗症，坐骨神经痛等；肌内注射
多奈哌齐	中枢作用明显，外周作用不明显	轻、中度阿尔茨海默病；口服
利凡斯的明	与多奈哌齐类似	轻、中度阿尔茨海默病；口服
地美溴铵	持久（1 周以上）	无晶状体畸形的开角型青光眼；滴眼
溴地斯的明	与新斯的明类似，但较持久	防治术后小肠迟缓、尿潴留及神经源性膀胱弛缓症；口服
依斯的明	与新斯的明类似，但较持久	阿尔茨海默病；口服
依舍立定	与新斯的明类似	消化不良、阿尔茨海默病；口服

二、 难逆性抗胆碱酯酶药

有机磷酸酯类（organophosphates）可与 AChE 呈难逆性结合而产生毒性作用。主要作为农业和环境卫生杀虫剂，如美曲膦酯（敌百虫）、乐果、马拉硫磷、敌敌畏、内吸磷和对硫磷等。有些则用作战争毒气，如沙林、塔崩和梭曼等。极少数作为缩瞳药治疗青光眼，如乙硫磷（diethion）和异氟磷（isoflurophate）。

【中毒机制】 本类药物主要经皮肤、呼吸道、消化道 3 种途径进入机体，与胆碱酯酶（AChE）的酯解部位以共价键结合，形成磷酰化胆碱酯酶，使 AChE 失去活性，导致体内 ACh 不能被水解而堆积，激动 M 和 N 胆碱受体引起一系列胆碱能神经功能亢进的中毒症状。如经历一定时间，未及时使用胆碱酯酶复活药抢救，酶可在几分钟或几小时内发生“老化”。“老化”是指磷酰化胆碱酯酶的磷酰化基团上的一个烷氧基断裂，生成更稳定的单烷氧基磷酰化胆碱酯酶。此时即使用 AChE 复活药，也不能恢复 AChE 的活性，须等新生的 AChE 出现，才能恢复水解 ACh 的能力。因此，一旦中毒应迅速抢救。

【中毒症状】

（一） 急性中毒

症状复杂多样。轻度中毒者以 M 样症状为主；中度中毒者可同时出现 M 样和 N 样症状；严重中毒者除 M 样和 N 样症状外，还可出现明显的中枢神经系统症状。

1. M样症状 M样症状由激动M受体引起：①瞳孔缩小、视力模糊、眼痛；②流涎、流泪、流涕、汗多、呼吸道分泌物多，肺部有湿性啰音；③胸闷、气短、呼吸困难；④恶心、呕吐、腹痛、腹泻、大小便失禁；⑤心率减慢、血压下降。同时如有N样作用，也可出现为心率加快、血压升高。

2. N样症状 激动N_M受体引起肌肉震颤、抽搐、肌无力或麻痹；激动N_N受体则引起心动过速、血压升高。

3. 中枢症状 脑内乙酰胆碱过多，表现为先兴奋后抑制，可见烦躁不安、头痛、头晕、昏迷、呼吸抑制、血压下降。

（二）慢性中毒

慢性中毒多发生于长期接触的人员中，如生产有机磷酸酯类车间的工人。其突出表现为血液AChE活性持续下降，而临床症状不明显。主要表现为头痛、头晕、视力模糊、思想不集中、记忆力减退、多汗、失眠、易倦、乏力等，类似于神经衰弱综合征。偶有肌束颤动和瞳孔缩小。

（三）迟发性神经损害

部分有机磷酸酯类中毒严重的患者，在急性中毒症状消失数周后，出现进行性上肢或下肢麻痹，称为迟发性神经损害。此种症状与抗胆碱酯酶作用无关，而与神经轴突的脱髓鞘变性有关，可能是有机磷酸酯类抑制神经病靶酯酶（neuropathy target esterase）活性的结果。

【急性中毒的解救指南】

1. 清除毒物 经皮肤吸收者，应用温水或肥皂水清洗染毒皮肤；切勿使用热水，以免皮肤血管扩张，加速毒物吸收。对经口中毒者，应首先抽出胃内容物，并用2%碳酸氢钠或1%盐水反复洗胃，直至洗出液中不含农药味，然后再用硫酸镁导泻。美曲膦脂口服中毒时，不能用碱性溶液洗胃，因美曲膦脂在碱性环境中可转变成毒性更强的敌敌畏。对硫磷口服中毒忌用高锰酸钾洗胃，否则可氧化成对氧磷而使毒性增强。眼部染毒，可用2%碳酸氢钠或0.9%盐水冲洗数分钟。

2. 对症治疗 除采取吸氧、人工呼吸、补液等处理外，需反复注射M胆碱受体阻断药（如阿托品，详见第7章），主要缓解M样中毒症状。

3. 应用胆碱酯酶复活药 应及时、足量使用胆碱酯酶复活药（详见下文）以恢复胆碱酯酶的活性，主要缓解N样中毒症状。

【用药原则】

1. 联合用药 M胆碱受体阻断药使堆积的ACh不能作用于M受体，从而迅速缓解有机磷酸酯类中毒的M样症状。大剂量可阻断N_N受体，但对N_M受体无作用，故对肌震颤、肌无力等无效。胆碱酯酶复活药不但能恢复胆碱酯酶的活性，而且能直接与有机磷酸酯结合，迅速改善N样中毒症状，对中枢症状也有一定的疗效，故两者合用能取得较好的疗效。

2. 早期用药 磷酰化胆碱酯酶易“老化”，故给药越早疗效越好。

3. 足量用药 给足药量以保证快速和高效。M胆碱受体阻断药足量的指标是：用药后M样中毒症状迅速消失或出现阿托品化。但需注意避免阿托品中毒。胆碱酯酶复活药足量的指标是：用药后N样中毒症状消失，全血或红细胞中胆碱酯酶活性分别恢复至50%～60%或30%以上。

4. **重复用药** 中、重度中毒或毒物尚不能从吸收部位彻底清除时，应重复给药，以巩固疗效。

三、胆碱酯酶复活药

胆碱酯酶复活药是一类使已被有机磷酸酯类抑制的胆碱酯酶恢复活性的药物。目前常用的有氯解磷定、碘解磷定、双复磷等。

氯解磷定（pralidoxime chloride）

氯解磷定水溶液较稳定，使用方便，可肌内注射或静脉给药，作用极快，不良反应较少，故临床上较为常用。

【药理作用】

1. **恢复AChE的活性** 氯解磷定与磷酰化胆碱酯酶中的磷酰基结合，形成氯解磷定-磷酰化胆碱酯酶复合物再裂解，形成磷酰化氯解磷定，同时游离出AChE，使其水解ACh的活性恢复(图6-8)。

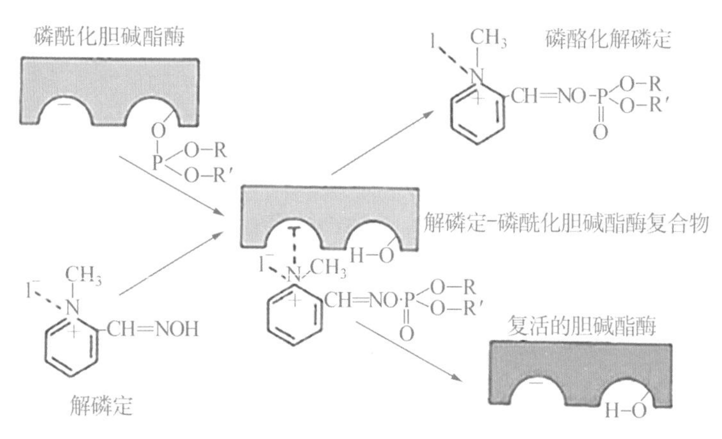

图6-8 解磷定恢复AChE活性的机制

2. **直接解毒作用** 直接解毒作用是指直接与体内游离的有机磷酸酯结合，形成无毒的磷酰化氯解磷定由尿排出，从而阻止游离的毒物继续抑制AChE活性。

【临床应用】 氯解磷定用于各种急性有机磷酸酯类中毒。能迅速解除N_M样症状，消除肌束颤动；对中枢症状也有一定的疗效。因不能直接对抗M样症状，故需与阿托品同时应用。氯解磷定应尽早给药、首剂足量、重复给药、疗程长至各种中毒症状消失，病情稳定48 h后停药。可肌内注射或静脉给药。

【不良反应】 治疗剂量的氯解磷定毒性较小，肌内注射局部有轻微疼痛。静脉注射过快(>500 mg/min)可出现头痛、眩晕、乏力、视力模糊、恶心及心动过速。剂量过大(>8 g/24 h)时其本身也可以抑制AChE，使神经肌肉传导阻滞，严重者呈癫痫样发作、抽搐、呼吸抑制。

碘解磷定（pyraloxime iodide）

碘解磷定又名派姆，为最早应用的 AChE 复活药。对不同有机磷酸酯类中毒的疗效不同，如对内吸磷、马拉硫磷和对硫磷中毒的疗效好，对美解膦酯、敌敌畏中毒疗效差，对乐果中毒无效。由于本药不良反应多，药理作用弱，且只能静脉注射，故目前已较少使用。

（徐昕红）

参考文献

1. 杨藻宸，钱隽. 胆碱受体激动药（第 10 章）. 杨藻宸. 医用药理学. 第 4 版. 北京：人民卫生出版社，2005. 129—134.
2. 姚明辉. 抗胆碱酯酶药（第 11 章）. 杨藻宸. 医用药理学. 第 4 版. 北京：人民卫生出版社，2005. 135—142.
3. Brown JH，Laiken N. Chapter 9. Muscarinic Receptor Agonists and Antagonists. Brunton LL，Chabner BA，Knollmann BC. Goodman & Gilman's The Pharmacological Basis of Therapeutics，12e. New York，NY：McGraw-Hill，2011. 219 - 225.
4. Taylor P. Chapter 10. Anticholinesterase Agents. Brunton LL，Chabner BA，Knollmann BC. Goodman & Gilman's The Pharmacological Basis of Therapeutics，12e. New York，NY：McGraw-Hill，2011. 239 - 253.

第七章 胆碱受体阻断药

胆碱受体阻断药(cholinoceptor blocking drugs)是指能与胆碱受体结合而不产生或产生微弱拟胆碱作用,却能妨碍乙酰胆碱或胆碱受体激动药与胆碱受体结合,从而拮抗拟胆碱作用的药物。按其作用选择性不同,可分为M胆碱受体阻断药和N胆碱受体阻断药,后者又分为N_N和N_M受体阻断药。

第一节 M胆碱受体阻断药

一、阿托品和阿托品类生物碱

本类药物包括阿托品、东莨菪碱、山莨菪碱等。

阿托品(atropine)

阿托品是从颠茄属植物中分离得到的生物碱。Atropine一词源于颠茄(Atropa belladonna)的Atropa,Atropa又来源于Atropos。Atropos是希腊神话中司掌命运的女神,她能割断生命之线,主管人的生死,植物分类学家林奈氏以Atropa来凸显颠茄毒性之大。Belladonna源于意大利语,意为"漂亮女人"。因为用颠茄汁滴眼,可使瞳孔放大而显得漂亮。由颠茄之名可知阿托品的两大特性:剧毒、扩瞳。

【药代动力学】 口服吸收迅速,生物利用度为50%。可分布于全身组织,可透过血-脑屏障及胎盘屏障。1 h后即达峰效。肌内注射后,12 h内有85%~88%药物经尿排出,其中原形药约占1/3。半衰期为4 h。其拮抗副交感神经功能的作用可维持3~4 h,但对眼的作用可持续72 h或更久。

【药理作用与机制】 阿托品竞争性拮抗M胆碱受体,但对M受体各亚型选择性低,大剂量也能阻断N_N胆碱受体。

1. 腺体 阿托品阻断腺体M受体而抑制分泌,以涎腺与汗腺对其最敏感,其次为泪腺、呼吸道腺体。较大剂量也可减少胃液分泌,但对胃酸的浓度影响较小。因为胃酸的分泌尚受到组胺、促胃液素等的影响,且阿托品可同时抑制胃中HCO_3^-的分泌。

2. 眼 阿托品对眼的作用(参考图6-3、6-4、6-5)。

(1) 扩瞳:阿托品阻断瞳孔括约肌M胆碱受体,松弛瞳孔括约肌,故使肾上腺素能神经支配的瞳孔扩大肌功能占优势,使瞳孔扩大。

(2) 眼内压升高:由于瞳孔扩大,使虹膜退向四周外缘,因而前房角间隙变窄,阻碍房水回流入巩膜静脉窦,造成眼内压升高。故青光眼患者禁用。

(3) 调节麻痹：阿托品阻断睫状肌的 M 受体，使睫状肌松弛而退向外缘，悬韧带拉紧，晶状体变为扁平，屈光度降低，不能将近物清晰地成像于视网膜上，而造成视近物模糊不清，只适合看远物。这种不能调节视力的作用，称为调节麻痹。

上述作用在局部给药和全身用药时均可出现，应引起重视。

3. 内脏平滑肌　阿托品对多种内脏平滑肌具有松弛作用，尤其是对过度活动或痉挛的平滑肌作用更为显著。它可解除胃肠道平滑肌痉挛，降低蠕动收缩的幅度和频率，缓解胃肠绞痛。对胃肠括约肌作用常取决于括约肌的功能状态，作用常较弱或不恒定。阿托品也可降低尿道和膀胱逼尿肌的张力和收缩幅度，但对胆管、输尿管、子宫平滑肌和支气管平滑肌的解痉作用较弱。

4. 心脏

(1) 心率：治疗量阿托品阻断副交感神经节前纤维突触前膜的 M_1 受体，减少了乙酰胆碱对自身释放的负反馈抑制，使乙酰胆碱释放增加。在部分患者可见心率短暂性轻度减慢，一般每分钟减少 4～8 次，但这种心率减慢并不伴随血压与心输出量的变化。较大剂量的阿托品阻断窦房结 M_2 受体，解除迷走神经对心脏的抑制，使心率加快。心率加快的程度取决于迷走神经张力，在迷走神经张力高的青壮年，心率加快明显。

(2) 房室传导：阿托品可拮抗迷走神经过度兴奋所致的心房和房室交界区的传导阻滞，促进心房及房室传导，显著缩短 P-R 间期。

5. 血管与血压　治疗量阿托品对血管与血压无显著影响，大剂量阿托品具有明显解痉作用，可引起皮肤血管扩张，出现皮肤潮红、温热，尤以面颈部皮肤为甚。舒血管机制未明，可能是阿托品抑制机体汗腺分泌引起体温升高后的代偿性散热反应，也可能是阿托品直接舒张血管的结果。

6. 中枢神经系统　治疗剂量阿托品对中枢神经系统的影响不明显；较大剂量(1～2 mg)可轻度兴奋延脑和大脑；大剂量(5 mg)时中枢兴奋明显加强；中毒剂量(10 mg 以上)可见明显中枢中毒症状。严重中毒时可由兴奋转为抑制，出现昏迷与呼吸麻痹，最后死于循环与呼吸衰竭。

综上可知，眼、腺体、内脏平滑肌、心血管、中枢神经系统等均有 M 胆碱受体分布，由于阿托品的作用选择性低，药理效应可涉及多个器官，当某一效应用作治疗作用目的时，其他效应就成为不良反应(图 7-1)。

【临床应用】

1. 各种内脏绞痛　阿托品对胃肠绞痛，膀胱刺激症状如尿频、尿急等疗效较好，但对胆绞痛或肾绞痛疗效较差，常需与阿片类镇痛药合用。

2. 腺体分泌过量　用于全身麻醉前给药，以减少呼吸道腺体及涎腺分泌，防止分泌物阻塞呼吸道及吸入性肺炎的发生。也可用于严重的盗汗及流涎症。

3. 眼科用药

(1) 虹膜睫状体炎：0.5%～1%阿托品溶液滴眼，可松弛瞳孔括约肌和睫状肌，使之充分休息，有助于炎症消退，可预防虹膜与晶状体粘连引起的瞳孔闭锁。但因阿托品作用时间

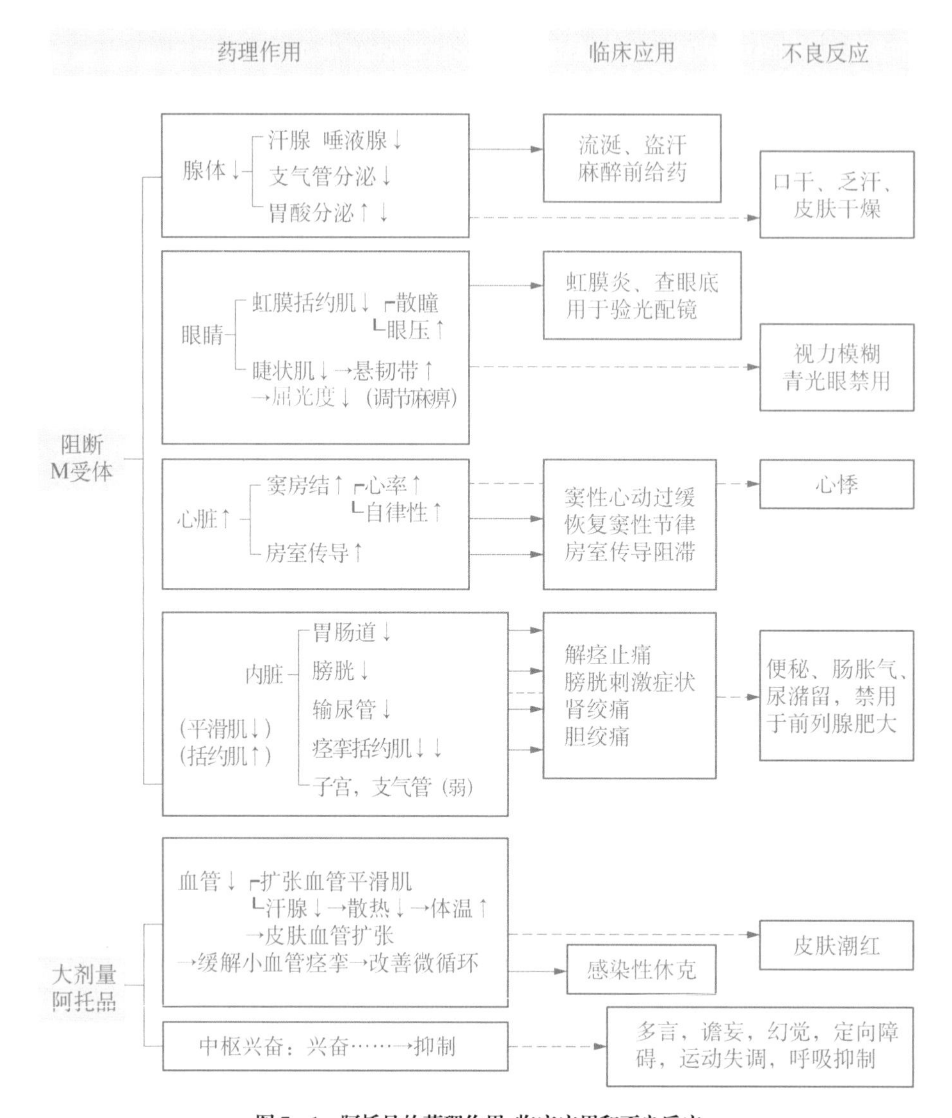

图 7－1　阿托品的药理作用、临床应用和不良反应

注："↑"：内脏平滑肌收缩，血管收缩；"↓"：内脏平滑肌舒张，血管舒张。

长，临床多用短效 M 受体阻断药，如后马托品、托吡卡胺等替代，保持瞳孔一定的活动度，以避免瞳孔在散大情况下黏连，以致无法恢复。

（2）检查眼底、儿童验光：利用阿托品的扩瞳作用可检查眼底。阿托品的调节麻痹作用可使晶状体固定以准确测定其屈光度。但此调节麻痹作用可维持 2～3 天，致使视力恢复较慢，现在常被合成的短效 M 受体阻断药后马托品等所替代。因儿童的睫状肌调节功能较强，儿童验光时仍须用阿托品发挥其充分的调节麻痹作用。

4. 缓慢型心律失常　阿托品用于治疗迷走神经过度兴奋所致的窦房阻滞、房室传导阻滞等缓慢型心律失常。在急性心肌梗死的早期，常有窦性或房室结性心动过缓，严重时可由于低血压及迷走神经张力过高，导致房室传导阻滞。阿托品可恢复心率以维持正常的心脏功能，从而改善患者的临床症状。但阿托品剂量需谨慎调节，剂量过低可致进一步的心动过缓，剂量过大则引起心率加快，增加心肌耗氧量而加重心肌梗死，并有引起室颤的危险。阿托品有时对昏厥伴过度的颈动脉窦反射患者的严重心动过缓也有效。本品对大多数的室性心律失常疗效差。在某些患者，阿托品可减轻伴有过缓心房率的室性期前收缩（室性早搏）。

5. 感染性休克 大剂量阿托品可用于暴发型流行性脑脊髓膜炎、中毒性菌痢、中毒性肺炎等所致的感染性休克患者的治疗。但对休克伴有高热或心率过快者，不宜用阿托品。

6. 解救有机磷酸酯类中毒及M受体激动药中毒 阿托品能迅速解除有机磷酸酯类中毒时M样症状，如腺体分泌、胃肠道症状、支气管痉挛等。大剂量阿托品还可阻断 N_N 受体，拮抗中毒所致的神经节兴奋。但对肌束颤动无效，故应与胆碱酯酶复活药合用。

【不良反应及注意事项】 阿托品的作用广泛，各器官对其敏感性不同。不良反应与剂量密切相关。开始有口干、心率加快、瞳孔轻度扩大等。随着剂量增加，可依次出现心悸、显著口干、瞳孔扩大、视近物模糊、皮肤干燥发热、小便困难、肠蠕动减少等。剂量再大，则可出现中枢症状。

阿托品中毒解救主要为对症治疗。如属口服中毒，应立即洗胃、导泻，以促进毒物排出，并用毒扁豆碱缓慢静脉注射，可迅速对抗阿托品中毒症状（包括谵妄与昏迷）。中枢作用明显时，可用地西泮对抗，但剂量不宜过大，以避免与阿托品的中枢抑制作用产生协同效应。不可使用吩噻嗪类药物，因这类药物具有M受体阻断作用而加重阿托品中毒症状。患者出现呼吸抑制应行人工呼吸。此外，还可用冰袋及酒精擦浴，以降低患者的体温，这对儿童中毒者更为重要。

【禁忌证】 青光眼及前列腺肥大者禁用阿托品，可能加重后者排尿困难。

东莨菪碱（scopolamine）

东莨菪碱在治疗剂量时即可抑制中枢神经系统，表现为困倦、遗忘、疲乏、少梦、快速动眼睡眠时相缩短等。此外，尚有欣快作用，因此易造成药物滥用。外周作用与阿托品相似，仅在作用强度上略有差异，其中抑制腺体分泌作用较阿托品强，扩瞳及调节麻痹作用较阿托品稍弱，而对心血管系统作用较弱。

东莨菪碱主要用于麻醉前给药，不但能抑制腺体分泌，而且能抑制中枢神经系统，因此疗效优于阿托品。东莨菪碱亦用于晕动病治疗，作用机制可能与其抑制前庭神经内耳功能或大脑皮质功能及胃肠道蠕动有关，与苯海拉明合用可增加疗效。本品以预防给药效果较好，如已出现晕动病的症状如恶心、呕吐等再用药则疗效差。也可用于妊娠呕吐及放射病呕吐。东莨菪碱还有中枢抗胆碱作用，对帕金森病也有一定疗效，可缓解帕金森病患者的流涎、震颤和肌肉强直等症状。我国中药麻醉的主药洋金花，其主要成分即为东莨菪碱，因此可用东莨菪碱来代替洋金花进行中药麻醉。

近几年，东莨菪碱的应用范围有所扩大。东莨菪碱的新用途主要包括治疗肺咯血、重度新生儿窒息、小儿重症肺炎、肺性脑病和流行性乙型脑炎等。另外，临床实践表明东莨菪碱对减轻纳洛酮所激发的戒断症状有显著疗效。

山莨菪碱（anisodamine）

山莨菪碱是我国学者从茄科植物唐古特莨菪中提出的生物碱，现已人工合成，简称654－

2。具有与阿托品类似的药理作用，其抑制唾液分泌和扩瞳作用仅为阿托品的1/20～1/10，因不易透过血-脑屏障进入中枢，故其中枢兴奋作用很小。山莨菪碱解除平滑肌痉挛和抑制心血管作用与阿托品相似而稍弱，特点是平滑肌的解痉作用的选择性相对较高，大剂量可解除血管痉挛，改善微循环。主要用于感染性休克，也可用于内脏平滑肌绞痛。不良反应和禁忌证与阿托品相似，但其毒性较低。

二、阿托品的合成代用品

阿托品用于眼科疾病时，作用时间过久，影响患者正常视力的恢复；用于内科疾病时，选择性低，不良反应较多。为克服阿托品的这些缺点，人们通过改变其化学结构，合成了不少代用品，其中包括扩瞳药、解痉药和选择性 M 受体阻断药（表 7－1）。

表 7－1　常用阿托品合成代用品的药理作用及主要临床应用

类别	药名	药理作用及主要临床用途
扩瞳药	后马托品（homatropine）	短时扩瞳；替代阿托品用于眼科疾病
	托吡卡胺（tropicamide）	显效快，维持时间较后马托品短；替代阿托品用于眼科疾病
	环喷托酯（cyclopentolate）	显效快，维持时间较后马托品短；替代阿托品用于眼科疾病
	尤卡托品（eucatropine）	作用时间短，几无调节麻痹作用；单纯用于眼底检查
解痉药	异丙托溴铵（ipratropium）	舒张支气管平滑肌、抑制呼吸道腺体分泌；用于慢性阻塞性肺病、支气管哮喘
	溴丙胺太林（propantheline）	舒张胃肠平滑肌、抑制胃液分泌；用于溃疡病、胃肠痉挛、泌尿道痉挛、遗尿症、妊娠呕吐
	奥芬溴铵（oxyphenonium）	抑制胃肠蠕动和减少胃液分泌作用，神经节阻滞作用显著，但中枢作用小；用于十二指肠溃疡及胃肠道痉挛
	异丙碘铵（isopropamide）	外周作用与阿托品相似，但作用持续时间较长；用于消化性溃疡及内脏绞痛
	戊沙溴铵（valethamate）	解痉、抑制腺体分泌作用，用于胃及十二指肠溃疡、胃炎、胃酸过多、胃肠痉挛等
	贝那替嗪（benactyzine）	舒张胃肠平滑肌、抑制胃液分泌、中枢安定；用于兼焦虑症的溃疡患者
选择性 M 受体阻断药	哌仑西平（pirenzepine）	选择性阻断 M_1 受体，抑制胃酸、胃蛋白酶分泌；用于消化性溃疡，支气管阻塞性疾病
	替仑西平（telenzepine）	与哌仑西平相似而较强；用于消化性溃疡
	噻托溴铵（tiotropium）	选择性阻断 M_1、M_3 受体，持久拮抗支气管收缩；用于慢性阻塞性肺病
	达非那新（darifenacin）	阻断 M_3 受体，对抗胆碱性平滑肌活性过高；用于尿频、尿急、尿失禁
	索非那新（solifenacin）	阻断 M_3 受体，对抗胆碱性平滑肌活性过高；用于尿频、尿急、尿失禁

第二节　N 胆碱受体阻断药

一、神经节阻滞药

神经节阻滞药（ganglionic blocking drugs）又称 N_N 受体阻断药，能选择性地与 N_N 胆碱受体结合，竞争性地拮抗 ACh 对神经节后细胞 N_N 受体的兴奋作用，从而阻断神经冲动在神经节中的传递。曾用于高血压的急症治疗，但不良反应较多，反复应用易产生耐受性，现在已被其他降压药取代。较常用的药物有美卡拉明（mecamylamine，美加明），用于麻醉时控制血压，以减少手术区出血（图 7－2）。

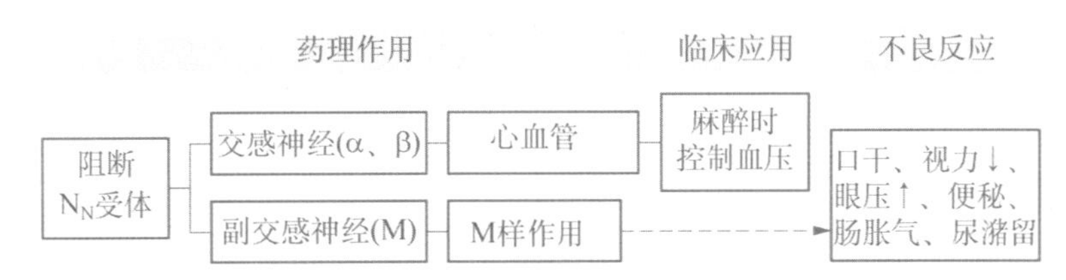

图 7－2　N_N 胆碱受体阻断药的药理作用、临床应用和不良反应

二、神经肌肉阻滞药

神经肌肉阻滞药（neuromuscular blocking drugs）又称 N_M 受体阻断药，能选择性拮抗神经肌肉接头处乙酰胆碱对 N_M 胆碱受体的激动作用，阻断神经冲动向骨骼肌的传递，使骨骼肌松弛，是肌松药（muscle relaxants）中的一种。按其作用机制不同，可将其分为两类，即除极型神经肌肉阻滞药（depolarizing neuromuscular blockers）和非除极型神经肌肉阻滞药（nondepolarizing neuromuscular blockers）。

（一）除极化型神经肌肉阻滞药

这类药物分子结构与乙酰胆碱相似，与神经肌肉接头后膜的 N_M 胆碱受体有较强亲和力，可产生与乙酰胆碱相似但较持久的除极化作用，持续结合引起 Na^+ 道关闭，除极变复极化，使神经肌肉接头的 N_M 受体不能对乙酰胆碱起反应，骨骼肌因而松弛。其特点为：①最初可出现短时肌束颤动，与药物对不同部位的骨骼肌除极化出现的时间先后不同有关；②连续用药可产生快速耐受性；③抗胆碱酯酶药不仅不能拮抗其肌松作用，反能加强之；④治疗剂量无神经节阻滞作用。

琥珀胆碱（suxamethonium，succinylcholine）

静脉注射琥珀胆碱后，即可见短暂的肌束颤动，尤以胸腹部肌肉明显。1 min 后即转为松弛，2 min 时作用达到高峰，5 min 内作用消失。肌松作用从颈部肌肉开始，逐渐波及肩胛、腹部和四肢。肌松部位以颈部和四肢肌肉最明显，面、舌、咽喉和咀嚼肌次之，而对呼吸肌麻痹作用不明显。适用于气管内插管、气管镜、食管镜检查等短时操作。静脉滴注可维持较长时间的肌松作用，便于在浅麻醉下进行外科手术，以减少麻醉药用量，保证手术安全。

有 25％～50％患者出现术后肩胛部、胸腹部肌肉疼痛，一般 3～5 天可自愈。由于肌肉持久除极化而释放出大量钾离子，使血钾升高，故血钾高的患者如烧伤、广泛软组织损伤、恶性肿瘤、肾功能损害及脑血管意外等伴有高血钾患者禁用，以免引起心律失常或心脏骤停。严重肝功能障碍患者禁用。过量可致呼吸肌麻痹，严重窒息可见于遗传性胆碱酯酶活性低下者，长时间使用时需备有人工呼吸机。当琥珀胆碱与氟烷合用时可诱发恶性发热，为麻醉的主要死因之一。一旦发生，需迅速降低体温，吸入 100％氧气，纠正酸中毒，并给予丹曲林（dantrolene）治疗。

（二）非除极化型神经肌肉阻滞药

非除极化型神经肌肉阻滞药又称竞争型神经肌肉阻滞药（competitive neuromuscular blockers）。这类药物能与乙酰胆碱竞争神经肌肉接头的 N_M 胆碱受体，竞争性阻断乙酰胆碱的除极化作用，使骨骼肌松弛。其特点为：①起效慢；②持续时间长；③抗胆碱酯酶药可拮抗其肌松作用。

筒箭毒碱（*d*-tubocurarine）

静脉注射筒箭毒碱后 3～4 min 产生肌松作用，5 min 即达高峰，维持 20～40 min。眼部肌肉首先松弛，然后可见四肢、颈部和躯干肌肉松弛，继之肋间肌松弛，出现腹式呼吸。如剂量加大，可致膈肌麻痹，呼吸停止。肌肉松弛恢复时，其次序与肌松时相反，即膈肌恢复最快。可作为麻醉辅助药，用于胸腹手术和气管插管等。

筒箭毒碱为经典药物，但由于其作用时间较长，用药后作用不易逆转，不良反应多，临床已少用，目前已基本被其他非除极化型神经肌肉阻滞药所取代。例如，苄基异喹啉类：阿曲库铵（atracurium）、多库铵（doxacurium）和美维库铵（mivacurium）等；类固醇铵类：泮库溴铵（pancuronium）、哌库溴铵（pipecuronium）、罗库溴铵（rocuronium）和维库溴铵（vecuronium）等；其他类：更他氯铵（gantacurium）等，详见表 7－2。

表 7－2 神经肌肉阻滞药分类及特点

分类	药物	起效时间（min）	持续时间（min）	维持剂量			消除方式
				初始剂量（mg/kg）	追加剂量（mg/kg）	持续输注［μg/(kg·min)］	
长效	筒箭毒碱（*d*-tubocurarine）	6	80	0.6	0.25～0.5	2～3	肝、肾消除
	甲筒箭毒（metocurine）	4	110	0.4	0.5～1	无	肾脏消除
	多库铵（doxacurium）	4～8	120	0.03～0.06	0.005～0.01	无	肾脏消除
	泮库溴铵（pancuronium）	3～4	85～100	0.08～0.1	0.01～0.015	1	肝、肾消除
	哌库溴铵（pipecuronium）	3～6	30～90	0.1	0.01	无	肝、肾消除
中效	阿曲库铵（atracurium）	3	45	0.5	0.08～0.1	5～10	血浆酯酶水解
	顺阿曲库铵（cisatracurium）	2～38	45～90	0.1～0.4	0.03	1～3	肾脏消除
	罗库溴铵（rocuronium）	0.9～1.7	36～73	0.6～1.2	0.1～0.2	10～12	肝脏消除
	维库溴铵（vecuronium）	2～3	40～45	0.1	0.01～0.015	0.8～1	肝、肾消除
短效	美维库铵（mivaeurium）	2～3	15～21	0.15～0.25	0.1	9～10	血浆胆碱酯酶水解
超短效	琥珀胆碱（succinylcholine）	0.8～1.4	6～11	0.5～1	0.04～0.07	无	血浆胆碱酯酶水解
	更他氯铵（gantacurium）	1～2	5～10	0.2～0.5	无	无	半胱氨酸内收及酯水解

（徐昕红）

参考文献

1. 鲁映青. 胆碱受体阻断药（第 12 章）.//杨藻宸. 医用药理学. 第 4 版. 北京：人民卫生出版社，2005.

144—152.

2. 王毅群,姚明辉. 胆碱受体阻断药 第 7 章. //袁秉祥,臧伟进. 图表药理学. 北京:人民卫生出版社,2010. 30—32.

3. Brown JH, Laiken N. Chapter 9. Muscarinic Receptor Agonists and Antagonists. //Brunton LL, Chabner BA, Knollmann BC. Goodman & Gilman's The Pharmacological Basis of Therapeutics, 12e. New York, NY: McGraw-Hill. 2011. 225 - 235.

4. Hibbs, RE, Zambon AC. Chapter 11. Agents Acting at the Neuromuscular Junction and Autonomic Ganglia. //Brunton LL, Chabner BA, Knollmann BC. Goodman & Gilman's The Pharmacological Basis of Therapeutics, 12e. New York, NY: McGraw-Hill. 2011. 258 - 268.

第八章　肾上腺素受体激动药

肾上腺素受体激动药(adrenoceptor agonists)是一类能够与肾上腺素受体结合并激动受体,产生与肾上腺素相似作用的药物,故又称为拟肾上腺素药(adrenomimetics)。此类药物化学上多属胺类,且其作用与交感神经兴奋的效应相似,故又称拟交感胺(sympathomimetic amines)。

第一节　构效关系及分类

一、构效关系

肾上腺素受体激动药的基本化学结构是β-苯乙胺(β-phenylethylamine),由苯环、碳链和氨基3部分组成(图8-1)。这3部分的氢可被不同化学基团取代,从而合成多种肾上腺素受体激动药(表8-1)。

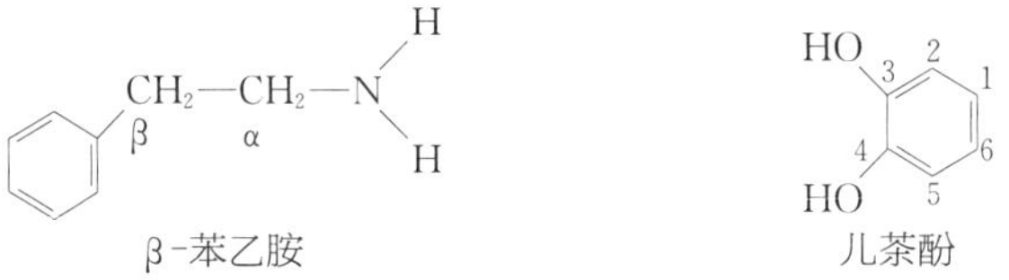

β-苯乙胺　　儿茶酚

图8-1　β-苯乙胺和儿茶酚的结构

肾上腺素、去甲肾上腺素、异丙肾上腺素和多巴胺在苯环3，4位碳原子上都有羟基,形成儿茶酚(catechol),故称儿茶酚胺(catecholamines)。儿茶酚胺在外周产生明显的作用,但中枢作用弱。易被儿茶酚氧位甲基转移酶(COMT)破坏,作用持续时间短。如果去掉一个羟基,则外周作用减弱,作用时间延长,如间羟胺。如去掉两个羟基,则外周作用减弱,中枢作用增强,如麻黄碱。

氨基氢原子被取代,将与药物对肾上腺素受体的选择性有关。去甲肾上腺素的一个氨基氢原子被甲基取代形成肾上腺素,β受体激动作用明显增强;如被异丙基取代形成异丙肾上腺素,则进一步增强β受体激动作用,对α受体激动作用大大减弱;如被更大的基团取代,形成沙丁胺醇和特布他林等,则几乎无α受体激动作用,且进一步提高了其对β_2受体的选择性。

二、分类

根据对不同肾上腺素受体亚型的选择性，肾上腺素受体激动药分为 3 类，详见表 8－1。

表 8－1 肾上腺素受体激动药分类及代表性药物

分类	代表性药物
α、β 肾上腺素受体激动药	肾上腺素　多巴胺　麻黄碱(ephedrine)
α 肾上腺素受体激动药	
α_1、α_2 肾上腺素受体激动药	去甲肾上腺素　间羟胺
α_1 肾上腺素受体激动药	去氧肾上腺素　甲氧明
α_2 肾上腺素受体激动药	羟甲唑啉
β 肾上腺素受体激动药	
β_1、β_2 肾上腺素受体激动药	异丙肾上腺素
β_1 肾上腺素受体激动药	多巴酚丁胺
β_2 肾上腺素受体激动药	沙丁胺醇

第二节　α、β 肾上腺素受体激动药

肾上腺素(adrenaline，epinephrine)

1893 年，英国医生 Geoge Olive 发现羊肾上腺提取物可使动脉收缩，之后他与伦敦大学生理学实验室 Edward Schafar 合作研究，发现肾上腺提取物对多种动物血管和心脏有显著作用。1897 年，美国霍普金斯大学 John Abel 分离提取获得肾上腺素粗制品。1900 年，日裔美籍化学家 Jokichi Takamine 提取分离出肾上腺素纯品结晶，1901 年后，肾上腺素作为药品上市，用作升压药，并用于治疗哮喘等。

肾上腺素是肾上腺髓质分泌的主要激素，其生物合成主要在髓质嗜铬细胞中进行。首先生成去甲肾上腺素，后经苯乙胺－N－甲基转移酶(phenylethanolamine N-methyl transferase，PNMT)作用，使去甲肾上腺素甲基化形成肾上腺素。药用肾上腺素可从家畜肾上腺提取或人工合成。肾上腺素化学性质不稳定，见光易失效；在中性，尤其是碱性溶液中，易氧化变色而失去活性。

【药代动力学】 肾上腺素口服给药易在碱性肠液、胃肠道和肝脏破坏，不能达到有效血药浓度。皮下注射因局部血管收缩而延缓吸收，6～15 min 起效，作用可维持 1 h。肌内注射吸收速度远较皮下注射快，维持时间 10～30 min。一般采用静脉滴注给药。

肾上腺素主要被存在于肝、肾、肠和血管壁等组织内 MAO 和 COMT 灭活。肾上腺素的主要代谢产物包括 3－甲氧－4－羟扁桃酸(3-methoxy 4-hydroxymandelic acid，vanillymandelic acid，VMA)及间甲肾上腺素。

肾上腺素的代谢产物及少量原型药物主要经肾脏排泄。

【药理作用与机制】 肾上腺素为 α、β 受体激动药，作用广泛而复杂。

1. 心脏 肾上腺素通过激动心肌、窦房结和传导系统的 β_1 受体及部分 β_2 受体，产生强大的心脏兴奋作用。表现为增强心肌收缩力，加快心率，增加心脏输出量，加快传导。舒张冠状血管，改善心肌血液供应，从而作为强效心脏兴奋药用于临床。但肾上腺素可提高心肌兴奋性和自律性，增加心肌代谢和心肌耗氧量，当患者处于心肌缺血、缺氧及心力衰竭时，肾上腺素可使病情加重或引起快速性心律失常，如心动过速、期前收缩甚至心室纤颤等。当应用剂量过大或静脉注射过快时，也可引起心律失常。

2. 血管 肾上腺素激动血管平滑肌上的 α 受体，使血管收缩；激动 β_2 受体，使血管舒张。体内不同部位的血管对肾上腺素的反应主要取决于血管平滑肌上 α 和 β_2 受体的分布密度及药物的剂量。小动脉和毛细血管前括约肌血管壁上肾上腺素受体密度高，血管收缩明显；而静脉和大动脉上肾上腺素受体密度低，故收缩作用较弱。

(1) 皮肤、黏膜、肾脏、胃肠道等器官的血管平滑肌 α 受体占优势，β_2 受体相对较少，故肾上腺素对其呈现显著的收缩反应。肾上腺素使皮肤、黏膜血管收缩最强烈；内脏血管，尤其是肾脏血管也显著收缩。肾上腺素在对血压无明显作用的剂量下即可收缩肾血管，增加肾血管阻力，减少肾血流量达 40%，使钠、钾、氯的排泄减少。对脑和肺血管收缩作用非常微弱。

(2) 骨骼肌和肝脏血管平滑肌以 β_2 受体为主，故小剂量的肾上腺素往往使这些血管舒张，显著增加骨骼肌和肝脏血流量。如预先给予 α 受体阻断药，则肾上腺素对肌肉血管的舒张作用更为显著持久。肾上腺素可舒张冠状动脉，可能与以下机制有关：①兴奋冠状动脉 β_2 受体，使血管舒张；②心脏的收缩期缩短，舒张期相对延长；③增强心肌收缩力，提高心肌代谢，使扩血管的心肌代谢产物腺苷(adenosine)生成增加。

3. 血压 肾上腺素对血管总外周阻力的影响与其剂量密切相关。

(1) 在皮下注射治疗量或低浓度静脉滴注时，肾上腺素使心脏兴奋、心输出量增加、收缩压升高；使皮肤黏膜血管收缩、骨骼肌血管舒张，结果使舒张压不变或下降、脉压增大，有利于血液对各组织器官的灌注，有利于紧急状态下机体能量供应的需要。肾上腺素的典型血压改变多为双相反应，即给药后迅速出现明显的升压作用，而后出现微弱的降压反应，后者持续时间较长(图 8-2)。如预先给予 α 受体阻断药，表现为肾上腺素对血管 β_2 受体的激动作用，从而使肾上腺素的升压作用被翻转，呈现明显的降压反应。

(2) 大剂量肾上腺素除强烈兴奋心脏外，还可明显收缩皮肤、黏膜、肾脏和肠系膜血管，使外周阻力显著增高，收缩压和舒张压均升高。

4. 平滑肌

(1) 支气管：肾上腺素激动支气管平滑肌 β_2 受体，舒张支气管平滑肌，可缓解哮喘急性发作；激动支气管黏膜血管 α 受体，使之收缩，消除哮喘时的黏膜水肿症状；还可作用于支气管黏膜层和黏膜下层肥大细胞的 β_2 受体，抑制抗原引起的肥大细胞释放组胺等过敏性物质。

(2) 胃肠道：肾上腺素使 β_1 受体占优势的胃肠道平滑肌松弛，自发性收缩频率减慢和幅度降低。肾上腺素对肠平滑肌的抑制作用还可能与激动肠神经丛胆碱能神经末梢的 α_2 受体、抑制 ACh 的释放有关。

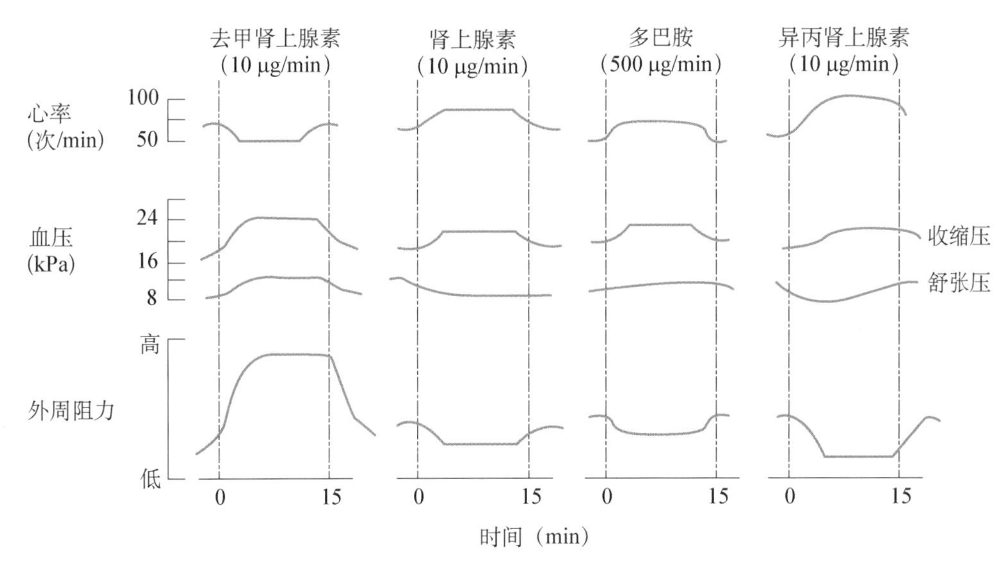

图 8-2 静脉滴注去甲肾上腺素、肾上腺素、多巴胺和异丙肾上腺素对心血管系统的影响

(3) 膀胱:肾上腺素激动 β 受体,使膀胱逼尿肌舒张;激动 α 受体使三角肌和括约肌收缩,从而引起排尿困难和尿潴留。

5. 代谢 肾上腺素能明显增强机体的新陈代谢,治疗剂量下,可使耗氧量增加 20%~30%。肾上腺素激动肝脏的 α 和 $β_2$ 受体,促进肝糖原分解,升高血糖;激动 $α_2$ 受体抑制胰岛素分泌,激动 β 受体促进胰高血糖素分泌,从而降低外周组织对葡萄糖的摄取和利用。肾上腺素激动脂肪细胞的 β 受体,激活三酰甘油(甘油三酯)酶,促进脂肪分解,使血中游离脂肪酸增加。

6. 中枢神经系统 肾上腺素不易透过血-脑屏障,治疗量时一般无明显中枢兴奋症状,大剂量时出现中枢兴奋症状,如激动、呕吐、肌强直、惊厥等。

【临床应用】

1. 心脏骤停 因溺水、药物中毒、麻醉和手术意外、急性传染病和心脏传导阻滞引起的心脏骤停,在进行心脏按压、人工呼吸和纠正酸中毒等措施的同时,可用肾上腺素做静脉或心室内注射,使心脏重新起搏。因电击或氟烷等全身麻醉药引起的心脏骤停常伴有或诱发心室纤颤,故应在使用肾上腺素的同时,配合使用除颤器或利多卡因等抗心律失常药物。

2. 过敏性疾病

(1) 过敏性休克:肾上腺素通过激动 α 受体,明显收缩小动脉和毛细血管前括约肌,降低毛细血管通透性;激动 β 受体,改善心功能,解除支气管平滑肌痉挛,减少过敏性物质的释放,舒张冠状动脉,从而迅速有效地缓解过敏性休克的临床症状,挽救患者生命,为治疗过敏性休克的首选药物。一般采用皮下或肌内注射给药,严重病例可用生理盐水稀释 10 倍后缓慢静脉注射,但必须避免因剂量过大或注射过速造成的血压剧升和心律失常等不良反应。

(2) 支气管哮喘急性发作:因不良反应严重,不能用于慢性哮喘。

(3) 其他变态反应:肾上腺素亦能迅速缓解血管神经性水肿和血清病等变态反应的

症状。

3. 局部应用

(1) 与局麻药配伍应用:按 1/25 万～1/20 万的比例将肾上腺素加入普鲁卡因或利多卡因等局麻药中,可使注射部位血管收缩,延缓局麻药的吸收,延长局麻药作用时间,并减少局麻药吸收中毒的发生。

(2) 局部止血:将浸有肾上腺素的纱布或棉球(0.1%)用于鼻黏膜或齿龈表面,可使微血管收缩,用于局部出血的治疗。

4. 青光眼 肾上腺素可抑制房水产生和促进房水回流,降低眼内压,用于治疗开角型青光眼。通常采用 1%～2%的滴眼剂。

【不良反应及禁忌证】 一般不良反应有心悸、出汗、焦虑、不安、头痛、面色苍白、震颤等,停药后症状消失。如剂量过大或注射速度过快,过度激动 α 受体,可使血压骤升,甚至发生脑出血;过度兴奋 β 受体,可使心肌耗氧量增加,引起心肌缺血和心律失常,甚至出现心室纤颤。禁用于器质性心脏病、高血压、脑动脉粥样硬化、糖尿病和甲状腺功能亢进等疾病。老年人慎用。

多巴胺(dopamine, DA)

多巴胺是去甲肾上腺素生物合成的前体,药用多巴胺是人工合成品。

【体内过程】 多巴胺口服后易在肝脏和肠道被破坏而失效,$t_{1/2}$ 约为 2 min,故一般采用静脉滴注给药。外源性多巴胺进入体内后,约 75%经 MAO 和 COMT 代谢,其余则作为前体合成去甲肾上腺素,再以后者的代谢产物或其原形经肾排出。多巴胺不易透过血-脑屏障,故外周给予多巴胺无明显中枢作用。

【药理作用与机制】 多巴胺通过激动 α、β 和外周多巴胺受体,并促进神经末梢释放 NA 而发挥作用。其作用与药物剂量或浓度有关,并取决于靶器官中受体的分布和选择性。

1. 血管和血压 低剂量多巴胺主要激动肾脏、肠系膜和肾脏血管多巴胺 D_1 受体,激活腺苷酸环化酶,促进细胞内 cAMP 形成,产生血管舒张作用。中剂量多巴胺激动心脏 β_1 受体,使心输出量增加,收缩压升高;激动血管 α 受体,使皮肤黏膜血管收缩,但对血管总外周阻力几无影响,舒张压常无变化(图 8-2)。大剂量多巴胺显著收缩血管和兴奋心脏,并有促进去甲肾上腺素释放的作用,使血管总外周阻力升高,血压明显上升,这一作用可被 α 受体阻断药拮抗。

2. 肾脏 低剂量多巴胺激动肾血管 D_1 受体,使肾血管扩张,肾血流量、肾小球滤过率均增加;尚能直接抑制肾小管重吸收 Na^+,产生排钠利尿作用,可能是多巴胺直接对肾小管 D_1 受体的作用。大剂量多巴胺可激动肾血管 α 受体,使肾血管收缩,肾血流量减少。

【临床应用】

1. 休克 多巴胺用于心源性休克、脓毒性休克和低血容量性休克等,对于伴有低心输出量及尿量减少者较为适宜。给药时必须正确评估血容量,通过输血、输液补充血容量,并纠正酸中毒。用药时应监测心功能改变。

2. 急性肾衰竭 多巴胺与利尿药合用治疗急性肾衰竭,但疗效有待进一步研究。

【不良反应】 剂量过大或滴注过快可出现心动过速、心律失常和肾功能减退等。一旦发生,应减慢滴注速度或停药,根据需要用酚妥拉明来拮抗。

麻黄碱(ephedrine)

麻黄碱是从中药麻黄中提取的生物碱,现已人工合成。

表 8-2　麻黄碱的药理作用、应用和不良反应

作用机制	药理作用	作用特点	临床应用	不良反应
(+)α和β R	(+)α→皮肤黏膜内脏血管收缩	性质稳定,可口服	鼻塞:消除鼻黏膜充血和肿胀	
去甲肾上腺素释放↑	(+)β_1→心缩力↑→心输出量↑	作用温和、持久		心悸
	升高血压,脉压增加	快速耐受	低血压	血压升高
	(+)β_2→支气管平滑肌舒张		预防支气管哮喘发作和轻症治疗	
	中枢兴奋↑			焦虑、失眠

第三节　α 肾上腺素受体激动药

去甲肾上腺素(noradrenaline, NA; norepinephrine, NE)

去甲肾上腺素是去甲肾上腺素能神经末梢释放的主要递质,少量由肾上腺髓质分泌。药用去甲肾上腺素是人工合成品,化学性质不稳定,见光、遇热易分解,在中性或碱性溶液中迅速氧化变色而失效,在酸性溶液中较稳定,常用其重酒石酸盐。

【体内过程】 口服易被碱性肠液破坏。皮下或肌内注射因剧烈的局部血管收缩作用,吸收很少,且易发生局部组织缺血坏死,故主要采用静脉滴注给药。去甲肾上腺素不易透过血-脑屏障,很少到达脑组织。主要经 MAO 和 COMT 催化形成间甲去甲肾上腺素和 VMA 等代谢产物,经肾脏排泄。

【药理作用与机制】 去甲肾上腺素可直接激动 α 受体,对 α_1 和 α_2 受体无选择性。对 β_1 受体激动作用较弱,对 β_2 受体几无作用。

1. 血管　激动血管 α_1 受体,产生强大的血管收缩作用,主要使小动脉和小静脉收缩。皮肤黏膜血管收缩最明显,其次是肾脏血管;对肝、脑、肠系膜,甚至骨骼肌血管也有收缩作用。扩张冠状动脉,增加冠脉血流,可能与心肌代谢产物(如腺苷)增加和血压升高所致血管被动舒张有关。

去甲肾上腺素激动血管壁去甲肾上腺素能神经末梢突触前膜 α_2 受体,抑制递质释放,发挥负反馈作用,以调节外源性去甲肾上腺素过于剧烈的血管收缩作用。

2. 心脏　激动心脏 β_1 受体,可产生心脏兴奋作用。在整体情况下,由于血压升高反射性兴奋迷走神经,可致心率减慢。由于强烈的血管收缩作用,使外周阻力增高,从而增加心脏射血阻力,故心输出量不变,甚至下降。剂量过大或静脉注射过快时,可引起心律失常,但

较肾上腺素少见。

3. 血压　小剂量去甲肾上腺素静脉滴注使心脏兴奋，收缩压升高；使外周血管收缩，但不剧烈，舒张压升高不明显，脉压加大(图 8-2)。较大剂量时血管强烈收缩，外周阻力明显升高，故收缩压升高的同时舒张压也明显升高，脉压变小，导致包括肾、肝等组织的血液灌流量减少。

4. 其他　对血管以外的平滑肌和机体代谢的作用均较弱，仅在大剂量时才出现血糖升高。可增加孕妇子宫收缩的频率。对中枢神经系统的作用也较弱。

【临床应用】　去甲肾上腺素在休克治疗中占重要地位，为脓毒性休克的重要升压药，也用于早期神经源性休克及嗜铬细胞瘤切除后或药物中毒时引起的低血压的治疗。本药稀释后口服，可使食管和胃黏膜血管收缩产生局部止血作用，用于治疗上消化道出血。

【不良反应】

1. 局部组织缺血坏死　静脉滴注时间过长、浓度过高或药液漏出血管外，可引起局部组织缺血坏死。如发现注射部位皮肤苍白，应停止注射或更换注射部位，局部热敷，并局部浸润注射酚妥拉明以扩张血管。

2. 急性肾衰竭　剂量过大或滴注时间过长，可使肾脏血管剧烈收缩，引起少尿、无尿和肾实质损伤，故用药期间尿量应维持每小时 25 ml 以上。

禁用于高血压、动脉粥样硬化症、器质性心脏病患者及孕妇。

间羟胺(metaraminol，阿拉明，aramine)

间羟胺直接激动 α_1、α_2 肾上腺素受体，对 β_1 受体几无作用。间羟胺可被去甲肾上腺素能神经末梢摄取进入囊泡，通过置换作用促进囊泡内去甲肾上腺素释放而发挥间接作用。短时间内反复应用，因囊泡内 NA 减少，使药效逐渐减弱，产生快速耐受性。此时适当加用小剂量去甲肾上腺素，可恢复或增强间羟胺的升压作用。

间羟胺使血管收缩，血压升高，作用较去甲肾上腺素弱，起效缓慢而持久。对休克患者可增加心输出量。对心率影响不明显，有时因血压升高反射性使心率减慢，较少引起心悸和心律失常。

间羟胺静脉滴注或肌内注射，代替去甲肾上腺素治疗早期休克和其他低血压状态，升压作用可靠，维持时间较长，不易引起肾衰竭和心律失常。该药可反射性减慢心率，用于阵发性房性心动过速，特别是伴有低血压的患者。

其他 α 受体激动药见表 8-3。

表 8-3　其他 α 受体激动药的药理作用及临床应用

药物	作用机制	药理作用	作用特点	临床应用	不良反应
去氧肾上腺素(phenylephrine，苯肾上腺素，neosynephrine，新福林)	(+)α_1	收缩血管，升高血压	作用温和、持久	鼻粘膜充血 麻醉及药物所致的低血压	
		心率反射性减慢		阵发性室上性心动过速	
		收缩瞳孔开大肌→扩瞳	作用弱，起效快，维持时间短	眼底检查	

续　表

药物	作用机制	药理作用	作用特点	临床应用	不良反应
甲氧明(methoxamine,甲氧胺,methoxamedrine)	(+)α_1	收缩血管,升高血压		低血压	
		心率反射性减慢		阵发性室上性心动过速	
羟甲唑啉(oxymetazoline,氧甲唑啉)	(+)外周 α_2	收缩局部血管	几分钟起效,持续数小时	滴鼻治疗鼻黏膜充血和鼻炎	小儿可致中枢神经系统症状,儿童禁用
阿可乐定(apraclonidine)	(+)外周 α_2	降低眼内压		青光眼的短期辅助治疗(激光疗法之后)	
可乐定(clonidine)	(+)中枢 α_2	降低血压		高血压	
甲基多巴(methyldopa)	(+)中枢 α_2	降低血压		高血压	

第四节　β 肾上腺素受体激动药

异丙肾上腺素(isoprenaline，isoproterenol)

异丙肾上腺素为人工合成品,是经典的 β 受体激动药。

【体内过程】 口服后在肠黏膜与硫酸基结合而失效。气雾剂吸入给药 2～5 min 起效,维持 0.5～2 h。舌下给药从舌下静脉丛吸收,一般 15～30 min 起效,持续 1～2 h。进入体内的异丙肾上腺素主要被肝、肺等组织的 COMT 代谢,较少被 MAO 代谢,较少被去甲肾上腺素能神经摄取,故作用持续时间较去甲肾上腺素和肾上腺素略长。

【药理作用与机制】 异丙肾上腺素主要激动 β 受体,对 β_1、β_2 受体的选择性很低。对 α 受体几无作用。

1. 心脏　对心脏 β_1 受体具有强大的激动作用,表现为正性肌力及正性频率作用,缩短收缩期和舒张期,加快心率、增加心输出量及加速传导。对窦房结有显著的兴奋作用,也能引起心律失常,但较少引起心室颤动。

2. 血管和血压　激动 β_2 受体而舒张血管,主要舒张骨骼肌血管,对肾血管和肠系膜血管的舒张作用较弱,对冠状动脉也有舒张作用。由于心脏兴奋和血管舒张,出现收缩压升高而舒张压略下降,脉压增大,冠状动脉血流量增加(图 8-2)。大剂量异丙肾上腺素静脉注射时,由于静脉明显扩张,回心血容量减少,使收缩压和舒张压均明显降低,冠状动脉灌注压降低,冠状动脉有效血流量不增加。

3. 支气管　激动 β_2 受体,迅速舒张支气管平滑肌,作用较肾上腺素强。也能抑制组胺等过敏性物质释放,但不能收缩支气管黏膜血管,消除黏膜水肿作用不如肾上腺素。

4. 其他　激动 β 受体,促进糖原和脂肪分解,升高血糖及血液中游离脂肪酸,组织耗氧量增加。

【临床应用】

1. 支气管哮喘急性发作 舌下或喷雾给药，用于控制支气管哮喘急性发作，作用快而强。

2. 房室传导阻滞 用于治疗Ⅱ、Ⅲ度房室传导阻滞，常采用静脉滴注给药。应根据心率调整剂量及滴注速度，使心率维持在60～70次/min。

3. 心脏骤停 适用于心室自身节律缓慢、高度房室传导阻滞或窦房结功能衰竭而并发的心脏骤停，常与去甲肾上腺素或间羟胺合用，以减弱外周血管扩张，提高冠状动脉灌注压。

4. 休克 在补足血容量的基础上，对中心静脉压高、心输出量低、外周阻力高的休克患者具有一定疗效，但异丙肾上腺素对内脏血管的舒张作用较弱，改善组织微循环障碍的作用不明显，同时能显著增加心肌耗氧量和加快心率，对休克不利，故目前临床已少用。

【不良反应】 常见心悸和头晕。用药过程应注意控制心率。在支气管哮喘患者，已具有缺氧状态，又由于气雾剂剂量不易掌握，如吸入过量，可增加心肌耗氧量，诱发心律失常，甚至引发危险的心动过速及心室纤颤而猝死。禁用于冠心病、心肌炎和甲状腺功能亢进症患者。

其他β受体激动药见表8－4。

表8－4 其他β受体激动药的药理作用及临床应用

药物	作用机制	药理作用	作用特点	临床应用	不良反应
多巴酚丁胺(dobutamine)	(＋)β_1	正性肌力作用显著，增加心输出量	口服无效，常静脉滴注	心力衰竭，休克	血压升高、心悸、头痛
普瑞特罗(prenalterol)				慢性充血性心力衰竭	
扎莫特罗(xamoterol)					
沙丁胺醇(salbutamol)	(＋)β_2				
特布他林(terbutaline)					
克仑特罗(clenbuterol)		解除支气管平滑肌痉挛	无明显的心脏兴奋作用	防治支气管哮喘	
丙卡特罗(procaterol)					
非诺特罗(fenoterol)					
奥西那林(orciprenaline)					
沙美特罗(salmeterol)					
CL316243	(＋)β_3	减轻体重；促进脂肪分解；		抗肥胖和抗糖尿病	
SR58611A		降低血糖；不影响摄食			
米拉贝隆(mirabegron)		膀胱逼尿肌松弛，增加膀胱容量		膀胱过度活动引起的尿急、尿频及尿失禁	血压升高、感冒症状、尿道感染、头晕

（杨素荣）

参考文献

1. 保泽庆. 第 9 章　肾上腺素受体激动药. //俞月萍，杨素荣. 药理学. 第 3 版. 上海：复旦大学出版社，2015. 67－74.
2. Sacco E，Bientinesi R，et al. Discovery history and clinical development of mirabegron for the treatment of overactive bladder and urinary incontinence. Expert Opin Drug Discov，2014，9(4)：433－448.

第九章　肾上腺素受体阻断药

肾上腺素受体阻断药(adrenoceptor blockers)是一类能够阻断肾上腺素受体，拮抗去甲肾上腺素能神经递质或肾上腺素受体激动药作用的药物，又称肾上腺素受体拮抗药(adrenoceptor antagonists)。根据药物对 α 和 β 受体选择性的不同，本类药物分为 α 受体阻断药和 β 受体阻断药。

第一节　α 肾上腺素受体阻断药

α 受体阻断药能选择性地与 α 受体结合，其本身不激动或较弱激动 α 受体，却能阻碍去甲肾上腺素能神经递质或肾上腺素受体激动药与 α 受体结合，从而产生抗肾上腺素作用。

由于阻断 α 受体，本类药物可抑制内源性儿茶酚胺的收缩血管作用，使动、静脉扩张，外周阻力下降，血压降低。其降血压作用的强度取决于患者用药时的交感神经活性。血压降低可反射性地引起心率加快、心输出量增加及水钠潴留等。

由于阻断 α 受体，本类药物也可拮抗外源性儿茶酚胺的收缩血管作用，可减弱去甲肾上腺素所致的升压反应，能将肾上腺素的升压反应翻转为降压作用(图 9－1)，此现象称为“肾上腺素作用的翻转”(adrenaline reversal)，这是因为 α 受体阻断药选择性地阻断了与收缩血管有关的 α 受体，与舒张血管有关的 β_2 受体未被阻断，结果使肾上腺素激动 β_2 受体引起血管舒张的效应充分表现出来。

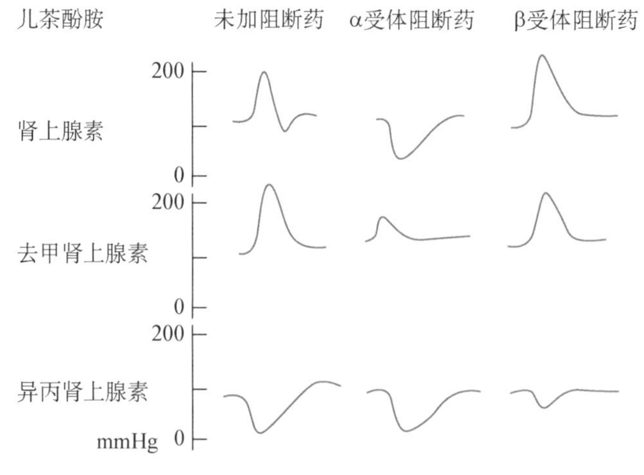

图 9－1　肾上腺素受体阻断药存在下儿茶酚胺对犬血压的影响

根据对 α 受体亚型选择性的不同，本类药物分为 3 类：

1. 非选择性 α 受体阻断药

（1）短效类：酚妥拉明、妥拉唑啉。

（2）长效类：酚苄明。

2. 选择性 α_1 受体阻断药　哌唑嗪。

3. 选择性 α_2 受体阻断药　育亨宾。

酚妥拉明(phentolamine，regitine，立其丁)

酚妥拉明与 α 受体以氢键、离子键结合，较疏松，易于解离，其作用可被大剂量儿茶酚胺或拟肾上腺素药拮抗，属竞争性 α 受体阻断药。对 α_1 及 α_2 受体具有相似的亲和力，为短效 α 受体阻断药。

【体内过程】　生物利用度低，口服效果仅为注射给药的 20%。口服后 30 min 血药浓度达峰值，作用维持 3～6 h；肌内注射作用维持 30～50 min。大多以无活性代谢物形式从肾脏排泄。

【药理作用与机制】

1. 血管和血压　酚妥拉明阻断血管平滑肌 α 受体，并具有直接扩血管作用。静脉注射可扩张静脉和动脉，使外周血管阻力降低，血压下降，肺动脉压下降尤为明显。

2. 心脏　酚妥拉明兴奋心脏，使心肌收缩力增强、心输出量增加及心率加快，有时可致心律失常。这是因为血管舒张、血压下降可反射性兴奋交感神经，部分是由于阻断去甲肾上腺素能神经末梢突触前膜 α_2 受体，促进去甲肾上腺素释放，激动心脏 β_1 受体引起。

3. 其他　酚妥拉明具有拟胆碱作用和组胺样作用，可兴奋胃肠道平滑肌，促进胃酸分泌。

【临床应用】

1. 外周血管痉挛性疾病　对于肢端动脉痉挛所致雷诺综合征、血栓闭塞性脉管炎及冻伤后遗症等疾病，除避免寒冷刺激、情绪激动等诱发因素外，可用酚妥拉明扩张外周小动脉，改善症状，避免局部组织坏死。

2. 去甲肾上腺素滴注外漏　静脉滴注去甲肾上腺素外漏或长期过量静脉滴注时，注射部位皮肤可因缺血出现苍白和疼痛等症状，严重时可导致局部组织坏死。此时，可用酚妥拉明 10 mg 溶于 10～20 ml 生理盐水中做皮下浸润注射。

3. 顽固性充血性心力衰竭　心力衰竭时，由于心输出量不足，导致交感张力增加、外周阻力增高、肺充血及肺动脉压力升高，易产生肺水肿。酚妥拉明可扩张血管，降低心脏前后负荷和左心室充盈压，增加心输出量，使心功能不全、肺水肿和全身性水肿得以改善。

4. 咯血　酚妥拉明可降低肺血管阻力，降低肺动、静脉压，减轻肺淤血而减轻咯血，尤其是对肺动脉高压、心功能不全者可试用。

5. 肾上腺嗜铬细胞瘤及药物所致高血压　酚妥拉明用于嗜铬细胞瘤的鉴别诊断、骤发高血压危象及手术前准备；也用于拟肾上腺素药物过量或应用单胺氧化酶抑制药患者食用富含酪胺食物后出现的高血压危象。

6. 休克 目前临床上较少用酚妥拉明治疗休克，尤其是脓毒性休克。在补足血容量的基础上应用酚妥拉明可扩张血管，降低外周阻力，增加心输出量，改善内脏组织血流灌注，解除微循环障碍，尤其是能明显降低肺血管阻力，防止肺水肿的发生。目前主张与去甲肾上腺素合用，以对抗去甲肾上腺素强大的 α 受体激动作用，使血管收缩作用不过分剧烈，并保留对心脏 β_1 受体的激动作用，使心肌收缩力增加，脉压增大，提高其抗休克疗效，减少不良反应。

7. 其他 口服或直接阴茎海绵体内注射可用于诊断或治疗阳痿。

【不良反应】 常见的不良反应有低血压、胃肠道平滑肌兴奋所致腹痛、腹泻和诱发或加剧消化道溃疡等。注射给药可致心动过速、心律失常、诱发或加剧心绞痛。因此，需缓慢注射或滴注。

其他 α 受体阻断药见表 9-1。

表 9-1 其他 α 受体阻断药的药理作用及临床应用

分类	药物	药理作用	作用特点	临床应用	主要不良反应
非选择性 α-R 阻断药	妥拉唑啉(tolazoline)	血管扩张 心脏兴奋	作用稍弱，短效	外周血管痉挛，肾上腺嗜铬细胞瘤	拟胆碱、拟组胺
	酚苄明(pheneoxybenzamine，苯苄胺)	血管扩张 血压下降 心率加快	起效慢、作用强、长效	外周血管痉挛；休克；嗜铬细胞瘤；良性前列腺肥大	直立性低血压、心悸
选择性 α_1-R 阻断药	哌唑嗪(prazosin) 特拉唑嗪(terazosin)	血管扩张 血压下降		高血压病和顽固性心功能不全；良性前列腺肥大	降低血压
	坦洛新(tamsulosin，harnal，哈乐)	阻断 α_{1A}-R 作用强，松弛前列腺平滑肌	对 α_{1B}、α_{1D}-R 阻断作用弱	良性前列腺肥大	对心率、血压无明显影响
选择性 α_2-R 阻断药	育亨宾(yohimbine)	血压升高，心率加快		实验研究的工具药	
	咪唑克生(indazoxan)			抑郁症	

第二节　β 肾上腺素受体阻断药

β 肾上腺素受体阻断药(β adrenoceptor blockers，β adrenoceptor antagonists)选择性与 β 受体结合，竞争性阻断去甲肾上腺素能神经递质或肾上腺素受体激动药与 β 受体结合，从而拮抗其 β 型拟肾上腺素作用。

第 1 个 β 受体阻断药是于 1958 年合成的二氯异丙肾上腺素(dichloroisoprenaline)，但有较强的内在拟交感活性而停用。苏格兰药理学家 James Whyte Black 和同事们后来合成了内在拟交感活性较低的丙萘洛尔(pronethalol)，后因不良反应严重而停用。1964 年，普萘洛尔(propranolol)的问世，使 β 受体阻断药开始广泛用于治疗高血压等心血管系统疾病。James Whyte Black 由于发明 β 受体阻断药及用于治疗消化性溃疡疾病的组胺 H_2 受体阻断药西咪替丁，于 1988 年获得诺贝尔生理学或医学奖，被誉为当代药理学的奠基人。

根据药物对 β 受体亚型选择性的不同及药物是否具有内在拟交感活性，β 肾上腺素受体阻断药分类见表 9－2。

表 9－2　β 肾上腺素受体阻断药分类及常用药物

分类	常用药物		
1 类　β_1、β_2 受体阻断药			
1A 无内在拟交感活性类	普萘洛尔	噻吗洛尔	索他洛尔
1B 有内在拟交感活性类	吲哚洛尔	卡替洛尔	阿普洛尔
2 类　β_1 受体阻断药			
2A 无内在拟交感活性类	阿替洛尔	美托洛尔	倍他洛尔
2B 有内在拟交感活性类	普拉洛尔	醋丁洛尔	
3 类　α、β 受体阻断药	拉贝洛尔	卡维地洛	

【体内过程】　由于受脂溶性及首关消除的影响，β 受体阻断药口服后生物利用度个体差异较大。美托洛尔等脂溶性高的药物口服易吸收，但首过效应明显，生物利用度低。阿替洛尔等水溶性高的药物口服吸收差，但首过效应较低，生物利用度较高。脂溶性高和血浆蛋白结合率低的 β 受体阻断药，分布容积较大。脂溶性高的 β 受体阻断药主要在肝内代谢，少量以原形经肾脏排出。在肝脏疾病、肝血流量减少或肝药酶被抑制时，药物 $t_{1/2}$ 延长。脂溶性低的 β 受体阻断药主要以原形经肾脏排泄，当患者肾功能不全时，则可产生蓄积作用。

【药理作用与机制】

1. β 受体阻断作用　β 受体阻断作用是本类药物的重要作用，能竞争性阻断多种脏器的 β 受体，拮抗或减弱去甲肾上腺素能神经递质或拟肾上腺素药对 β 受体的激动作用。

（1）抑制心脏：β 受体阻断药阻断心脏 β_1 受体产生对心脏的抑制作用，与机体交感神经张力有关，对正常人静息时心脏的作用较弱。当交感神经张力增高（如激动、运动及高血压、心绞痛等病理状态）时，对心脏的抑制作用明显，主要表现为减慢心率、降低心肌收缩力、减少心输出量和心肌耗氧量，血压稍有下降，减慢心房和房室结的传导。

（2）收缩血管：由于对心脏的抑制作用，β 受体阻断药反射性兴奋外周交感神经；另外，由于血管 β_2 受体的阻断，引起外周血管收缩，外周阻力增加，肝、肾、骨骼肌及冠状血管的血流量都有不同程度的下降。

（3）降低血压：β 受体阻断药对正常人血压影响不明显，但对高血压患者具有明显的降压作用，常用于高血压的治疗。降压机制复杂，可能涉及药物对多种系统 β 受体阻断的结果。

（4）减少肾素分泌：阻断肾小球旁细胞的 β_1 受体，减少交感神经兴奋所致肾素的释放，使肾素-血管紧张素-醛固酮系统对机体的水电解质平衡和血压的调节作用降低，这是其降血压作用的主要原因之一。在各种 β 受体阻断药中，普萘洛尔降低肾素释放的作用最强。

（5）收缩支气管平滑肌：β 受体阻断药阻断支气管平滑肌 β_2 受体，使支气管平滑肌收缩而增加呼吸道阻力。这种作用对正常人影响较小，但对支气管哮喘患者，可诱发或加重哮喘的急性发作，甚至危及生命。因此，支气管哮喘患者应禁用非选择性 β 受体阻断药。选择性 β_1 受体阻断药虽然此作用较弱，但仍须慎重应用。

（6）代谢

1）糖代谢：肝糖原的分解与激动 α 和 β_2 受体有关。β 受体阻断药抑制肝糖原分解，但不影响正常人的血糖水平，也不影响胰岛素的降血糖作用，但能延缓应用胰岛素后血糖水平的恢复，可能是抑制了低血糖引起儿茶酚胺释放所致的糖原分解。β 受体阻断作用可掩盖低血糖症状如心悸等，因此，应用胰岛素治疗的糖尿病患者在加用 β 受体阻断药时，须注意监测血糖水平，以免延误低血糖的及时诊断。

2）脂肪代谢：β 受体阻断药抑制脂肪组织释放游离脂肪酸，中度升高血浆三酰甘油，降低高密度脂蛋白（HDL）。

3）对甲亢的影响：β 受体阻断药可降低机体对儿茶酚胺的敏感性，抑制甲状腺素（T_4）转化为活性更强的三碘甲状腺原氨酸（T_3），能有效控制甲状腺功能亢进症患者的症状。

（7）降低眼内压：噻吗洛尔用于治疗青光眼，可能是通过阻断睫状体的 β 受体，减少 cAMP 生成，进而减少房水的产生。

2. 内在拟交感活性 有些 β 受体阻断药与 β 受体结合后，能产生一定程度的激动 β 受体的作用，称为内在拟交感活性（intrinsic sympathomimetic activity，ISA）。由于其对 β 受体的激动作用较弱，在整体动物常被阻断作用所掩盖。采用利血平以耗竭实验动物体内儿茶酚胺，使药物的 β 受体阻断作用不能发挥，这时药物激动 β 受体的作用可表现出来，引起心率加快和心输出量增加等。具有 ISA 的 β 受体阻断药对心脏的抑制作用和对支气管平滑肌的收缩作用较弱。

3. 膜稳定作用 有些 β 受体阻断药具有局部麻醉作用和奎尼丁样作用，这两种作用都是由于其降低细胞膜对离子的通透性所致，故称膜稳定作用。β 受体阻断药发挥膜稳定作用的浓度较临床有效血药浓度高几十倍以上。另外，无膜稳定作用的 β 受体阻断药治疗心律失常仍然有效。因此，认为 β 受体阻断药的膜稳定作用与其治疗作用无明显相关。

【临床应用】

1. 心律失常 β 受体阻断药对多种原因引起的室上性和室性心律失常均有效，尤其对运动或情绪紧张、激动所致心律失常；或因心肌缺血、强心苷中毒引起的心律失常疗效好。

2. 高血压病 β 受体阻断药是治疗高血压的基础药物，可单独使用，也可与利尿药、钙拮抗药、血管紧张素 Ⅰ 转化酶抑制药联合应用，以提高疗效，减轻不良反应。

3. 心绞痛和心肌梗死 β 受体阻断药对心绞痛有较好的疗效，可减少心绞痛发作，改善运动耐量。对心肌梗死患者，早期应用美托洛尔可降低心肌梗死的复发率和猝死率。

4. 充血性心力衰竭 长期应用美托洛尔、卡维地洛等 β 受体阻断药对充血性心力衰竭有明显的治疗作用，可阻止临床症状恶化，改善心功能，降低猝死及心律失常的发生率。可能与 4 方面因素有关：①缓解儿茶酚胺所致的心脏损害；②抑制肾素或前列腺素引起的缩血管作用；③改善心脏舒张功能；④上调 β 受体，恢复心肌对儿茶酚胺的敏感性。

5. 甲状腺功能亢进症 甲亢时儿茶酚胺过度作用，引起心脏和代谢等症状与β受体兴奋有关，因此应用β受体阻断药治疗效果明显。

6. 其他 噻吗洛尔局部应用用于治疗原发性开角型青光眼。新开发的治疗青光眼的β受体阻断药有左布诺洛尔（levobunolol）、美替洛尔（metipranolol）等。另外，β受体阻断药还用于偏头痛、减轻肌肉震颤及酒精中毒等。

【不良反应】 常见不良反应有恶心、呕吐、轻度腹泻等消化系统症状，偶见过敏性皮疹和血小板计数减少等。如果应用不当，可引起严重的不良反应。

1. 抑制心脏功能 β受体阻断药阻断心脏β_1受体，使心功能全面抑制，特别是心功能不全、窦性心动过缓和房室传导阻滞患者对药物敏感性提高，更易发生心脏抑制，甚至引起重度心功能不全、肺水肿、房室传导完全阻滞或停搏的严重后果。

2. 外周血管收缩和痉挛 由于阻断血管平滑肌β_2受体，可引起外周血管收缩甚至痉挛，导致四肢发冷、皮肤苍白或发绀、双足剧痛、甚至引起脚趾溃烂和坏死。

3. 诱发或加重支气管哮喘 非选择性β受体阻断药阻断支气管平滑肌上β_2受体，使支气管收缩，诱发或加重哮喘，故禁用于支气管哮喘患者。选择性β_1受体阻断药及具有ISA的β受体阻断药对支气管的收缩作用较弱，但仍应慎用。

4. 停药反跳 长期应用β受体阻断药，如果突然停药，可使基础疾病症状加重，如血压上升、心绞痛发作次数增加，甚至产生急性心肌梗死或猝死。其机制与长期用药后β受体向上调节有关。因此，β受体阻断药在控制病情后应逐渐减量直至停药。

5. 其他 β受体阻断药还可引起疲乏、失眠和精神抑郁等症状。糖尿病患者应用胰岛素同时，合并应用β受体阻断药可加强降糖作用，并掩盖低血糖时心率加快和出汗等症状，造成严重后果。某些β受体阻断药长期应用还可产生自身免疫反应，如眼-皮肤黏膜综合征等。

常用β肾上腺素受体阻断药见表9-3。

表9-3 常用β肾上腺素受体阻断药的药理作用、应用及不良反应

分类	药物	药理作用	作用特点	临床应用	主要不良反应及应用注意
非选择性β-R阻断药	普萘洛尔（propranolol，心得安）	心率减慢，心肌收缩力和心输出量降低，冠脉血流量下降，心肌耗氧量明显减少，降低高血压患者的血压	β受体阻断作用较强，无ISA，个体差异大，$t_{1/2}$为2～5 h	心律失常、心绞痛、高血压和甲状腺功能亢进症等	支气管阻力也有一定程度的增高 每日2～3次
	纳多洛尔（nadolol）		β受体阻断作用强，增加肾血流量，$t_{1/2}$为10～12 h		
	噻吗洛尔（timolol）	滴眼剂可减少房水的生成，降低眼内压	β受体阻断作用非常强	治疗青光眼	无缩瞳和调节痉挛，局部应用对心率和血压无明显影响

续 表

分类	药物	药理作用	作用特点	临床应用	主要不良反应及应用注意
	吲哚洛尔(pindolol)	激动血管平滑肌 β_2 受体有利于高血压的治疗。激动心肌所含的少量 β_2 受体,可减少其心肌抑制作用	作用强度为普萘洛尔的6~15倍,有较强的ISA,主要表现在激动 β_2 受体方面。		
	索他洛尔(sotalol)	阻断β受体,延长动作电位时程		治疗心律失常、高血压、心绞痛	
	卡替洛尔(carteolol)				
	阿普洛尔(alprenolol)				
	喷布洛尔(penbutolol)				
选择性 β_1-R阻断药	阿替洛尔(atenolol)	无ISA,对 β_2 受体作用弱,增加呼吸道阻力作用较轻,但哮喘患者仍需慎用	$t_{1/2}$和作用维持时间较普萘洛尔和美托洛尔长		每日1次
	美托洛尔(metoprolol)				目前常用缓释片
	艾司洛尔(esmolol)				
	比索洛尔(bisoprolol)			也用于充血性心力衰竭	口服吸收率高
	普拉洛尔(practolol)				
	醋丁洛尔(acebutolol)				
α、β受体阻断药	拉贝洛尔(labetalol,柳胺苄心定)	对β_2 受体的内在拟交感活性及药物的直接作用,使血管舒张,肾血流量增加	对β受体的阻断作用强于对α受体阻断作用	中度和重度高血压、心绞痛,静脉注射用于高血压危象	哮喘及心功能不全患者禁用
	卡维地洛(carvedilol)	兼有抗氧化作用		原发性高血压。第1个治疗充血性心力衰竭的β受体阻断药。可改善症状,提高生活质量,降低死亡率	从小剂量开始,根据病情需要每2周增量一次
	阿罗洛尔(arottnolol)		对α受体的阻断作用强于对β受体阻断作用		
	倍他洛尔(betaxolol)	通过多种机制兼具有扩血管作用:释放NO,阻滞钙通道,开放钾通道			
	塞利洛尔(celiprolol)				
	奈必洛尔(nebivolol)				

(杨素荣)

参考文献

1. Thomas C. Westfall and David P. Westfall. Chapter 10. Adrenergic Agonists and Antagonists. //Brunton LL，Lazo JS，Parker KL. Goodman & Gilman's The Pharmacological Basis of Therapeutics，11e. New York，NY：McGraw-Hill，2006.
2. Marazzi G，Volterrani M，Caminiti G，et al. Comparative long term effects of nebivolol and carvedilol in hypertensive heart failure patients. J Card Fail. 2011,17(9):703－9. Epub 2011 Jun 16.
3. Lepor H，Kazzazi A，Djavan B. α-Blockers for benign prostatic hyperplasia：the new era. Curr Opin Urol. 2012,22(1):7－15.

第十章　中枢神经系统药理学概论

中枢神经系统(central nervous system，CNS)包括脑和脊髓，其中含有大量神经元和胶质细胞，神经元之间发生突触联系，有机地构成神经网络或回路。CNS的主要功能是传递、储存和加工信息，产生各种心理活动、支配与控制机体的全部行为。作用于CNS的药物主要通过影响CNS突触传递的不同环节，如神经递质、受体、受体后的信号转导等，改变机体的生理或病理过程。本章简要介绍CNS的功能性结构、神经递质和受体及CNS药物的作用机制与特点。

第一节　中枢神经系统的细胞学基础

一、神经元

神经元即神经细胞，是CNS的基本结构和功能单位。神经元由胞体和突起两部分组成，主要作用是接受刺激和传递信息。胞体是神经元代谢和营养的中心，能进行蛋白质的合成。突起分为轴突和树突：轴突较长，一个神经元只有一条，神经纤维即神经元的轴突；树突较短，一个神经元常有多个树突。

二、神经胶质细胞

CNS的胶质细胞按形态可分为星状胶质细胞、少突胶质细胞和小胶质细胞，均起源于中胚层。CNS神经元间的空隙几乎全由胶质细胞所填充，胶质细胞的主要功能是在神经组织中起到支持、保护和营养作用。新近的研究表明，神经胶质细胞与CNS的生理功能调节、一些神经精神疾病的发生、发展密切相关，已成为研制神经保护药的重要生物靶标。

三、神经环路

神经环路(neural circuit)是指由一系列相联系的神经细胞构成的神经细胞之间的纤维联系。神经环路由典型的三突触结构构成，即由神经元的轴突、树突末端和神经胶质细胞共同组成神经纤维网络。通过传入、传出、中间神经元的连接以及较大的神经环路形成，完成大量复杂的信息传递和加工，实现各种复杂脑功能。

四、突触与信息传递

神经元之间或神经元与效应器细胞之间通过突触建立联系。突触由突触前膜、突触间隙和突触后膜构成。突触前膜内侧有大量线粒体和囊泡，不同类型突触所含囊泡的形态、大小及递质均不同，突触后膜上有递质作用的受体。根据突触传递的方式及结构特点，突触可分为电突触、化学性突触和混合性突触。在哺乳动物脑内，除小部分脑区存在一些电突触外，几乎所有的突触都是化学性突触，是 CNS 最重要的信息传递结构。

突触传递是突触前膜释放兴奋性或抑制性递质引起突触后膜产生兴奋性突触后电位或抑制性突触后电位的过程。主要包括神经递质的合成和储存、突触前膜去极化和胞外钙内流触发神经递质的释放、神经递质与突触后受体结合引起突触后生物学效应、释放后的递质消除及囊泡的再循环。因为只有突触前膜能释放递质，所以突触传递的特征是单向传递。突触前膜受体还能反馈性调控神经递质合成和释放。突触间隙递质的消除主要是通过突触前膜及神经胶质细胞的摄取及酶解作用而实现。

第二节　中枢神经递质及其受体

CNS 的神经活性物质包括神经递质、神经调质和神经激素。神经递质是指神经末梢释放的、作用于突触上的膜受体、导致离子通道开放或影响细胞内信号转导途径，启动并形成兴奋性突触后电位或抑制性突触后电位的化学物质，其特点是传递信息快、作用强、选择性高。神经递质与其特异性受体结合，发挥生理效应。

一、乙酰胆碱（acetylcholine，ACh）

脑内乙酰胆碱能神经元主要位于脑干和基底前脑。脑干内有两群胆碱能神经元，分别位于脑桥嘴侧和中脑尾侧的背外侧被盖核(laterodorsal tegmental nucleus, LDT)及脚桥被盖核(pedunculopontine tegmental nuclues, PPT)。两者发出的上行纤维与网状结构的投射纤维相伴行，最终向背侧延伸到丘脑及向腹侧延伸到下丘脑和基底前脑。向上投射到丘脑及大脑皮质等广泛区域，刺激大脑皮质兴奋。基底前脑主要是指半球前内侧面和基底面的一些靠近脑表面的灰质。基底前脑 ACh 能神经元广泛地投射到大脑皮质，对维持大脑皮质的兴奋具有重要作用。在隔核、背侧纹状体、伏隔核、嗅结节等神经核团均存在较多的胆碱能中间神经元，参与局部神经回路的组成。

脑内乙酰胆碱受体绝大多数是 M 受体，N 受体仅占不到 10%。中枢乙酰胆碱主要调控觉醒和快动眼睡眠、学习、记忆及运动功能。

二、γ-氨基丁酸（γ-butylamino acid，GABA）

GABA 是脑内最重要的抑制性神经递质，广泛分布在哺乳动物脑内，脑内约有 30%左右的突触以 GABA 为神经递质。GABA 能神经元主要分布在大脑皮质、海马、视前区、脑干和小脑等。GABA 受体分为 $GABA_A$、$GABA_B$、$GABA_C$ 三大亚型。中枢 GABA 的作用包括：抗焦虑、促眠、抗惊厥、镇痛和抑制动物摄食等。

三、兴奋性氨基酸

谷氨酸(glutamate, Glu)是 CNS 主要的兴奋性递质，脑内 50%以上的突触是以谷氨酸为递质的兴奋性突触。除谷氨酸外，天冬氨酸也可以发挥相似的作用。谷氨酸受体分为两类：一类为离子型受体，包括：N-甲基-D-天冬氨酸(NMDA)受体、海人藻酸(KA)受体和α-氨基-3羟基-5甲基-4异噁唑(AMPA)受体，它们与离子通道偶联，形成受体通道复合物，介导快信号传递；另一类属于代谢型受体(mGluRs)，它与膜内 G-蛋白偶联，这些受体被激活后通过 G-蛋白效应酶、脑内第二信使等组成的信号转导系统起作用，产生较缓慢的生理反应。

兴奋性氨基酸不但参与快速的兴奋性突触传导，而且在学习、记忆、神经元的可塑性、神经系统发育及一些 CNS 疾病如缺血性脑病、低血糖脑损害、中枢退行性疾病等发病机制中发挥重要作用。

四、去甲肾上腺素(noradrenaline, NA; norepinephrine, NE)

脑内去甲肾上腺素能神经元胞体密集分布在蓝斑核(locus coeruleus, LC)。蓝斑核神经元的轴突分为升、降支，在行程中反复分支，广泛分布于脑及脊髓的各部位。蓝斑核发出的上行神经纤维在中枢神经系统内投射广泛，是调控觉醒的重要核团。NE 还参与体温和摄食调节，与躁狂症、抑郁症的发病密切相关。临床上，一些抗抑郁药的主要作用机制就是抑制 NE 的再摄取，升高突触间隙中 NE 水平，增加突触传递。

五、多巴胺(dopamine, DA)

中脑多巴胺(dopamine, DA)能神经元，主要位于黑质致密部、腹侧被盖区和红核后区，其神经纤维投射到纹状体、基底前脑及皮质。DA 参与认知、运动、觉醒和奖赏等功能调节。DA 受体分为 D_1 样受体(D_1 和 D_5 亚型)和 D_2 样受体(D_2、D_3 和 D_4 亚型)。多巴胺系统功能障碍与帕金森病或精神分裂症的发病相关。

六、5-羟色胺(5-hydroxytryptamine, 5-HT)

中缝核(dorsal raphe nucleus, DRN)是脑内 5-HT 能神经元的主要部位，上行纤维主要投射皮质，下行纤维则投射到脊髓。5-HT 受体亚型种类繁多，作用于不同的受体所产生的作用有差异。5-HT 参与心血管活动、觉醒-睡眠周期、痛觉、精神情感活动和下丘脑-垂体的神经内分泌活动的调节。

七、组胺(histamine, HA)

中枢组胺能神经元的胞体集中在下丘脑后部的结节乳头核(tuberomammillary nucleus, TMN)，其纤维广泛投射到全脑。组胺受体分为 H_1、H_2、H_3 和 H_4 四种亚型。脑内组胺参与饮水、摄食、体温、觉醒和激素分泌的调节。第 1 代 H_1 受体阻断药，能通过血-脑屏障，产生明显的嗜睡作用。

八、神经肽

从下丘脑中分离的加压素和缩宫素（催产素），是20世纪最早确定的神经肽(neuropeptides)。在脑内发现了几十种神经肽，大多数神经肽参与突触信息传递，发挥神经递质或神经调质的作用。几乎所有的神经肽受体都属于G蛋白偶联受体家族。

食欲素(orexin，OX)是产生于下丘脑区域的神经肽，参与调控情绪、食欲、奖赏和成瘾、觉醒等功能。而与之结合的食欲素受体是两种G蛋白偶联受体，食欲素受体1(OX1R)与受体2(OX2R)，这两种受体在神经系统中分布部分重叠，包括调控睡眠与觉醒的脑区。食欲素双受体拮抗剂(dual orexin receptor antagonist)竞争性阻断食欲素与其OX1R与OX2R的结合，抑制了食欲素的促觉醒作用，从而诱导睡眠。2014年，美国食品与药品安全管理局(FDA)批准Suvorexant作为第一种被批准上市的食欲素双受体拮抗剂。Suvorexant具有口服有效，高度选择性，良好耐受性，较小后遗效应等优点。Suvorexant能诱导及维持睡眠，预计对缓解原发性失眠等睡眠障碍有良好效果。

第三节　中枢神经系统药物的作用机制与特点

作用于CNS的药物分为中枢兴奋药和中枢抑制药两大类。大脑皮质的抑制功能比兴奋功能敏感，易受药物影响。某些药物可对中枢产生选择性作用，如镇痛、抗精神病、解热等。

绝大多数中枢药物的作用方式是影响突触传递的某一环节，引起相应的功能改变。少数药物只影响神经细胞的能量代谢或膜稳定性，这类药物无竞争性拮抗药或特效解毒药。作用于CNS的药物可按其对递质和受体的作用进行分类，其主要作用靶点、机制、药理作用及应用见表10-1。

表10-1　中枢神经系统药物作用机制及应用

作用靶点	作用机制	代表性药物	药理作用及应用
ACh受体	激动M_1受休	毛果芸香碱	觉醒
	阻断M_1受体	东莨菪碱	中枢抑制、抗帕金森病
	激动M_2受体	6-b-乙酰氧基去甲托烷	中枢抑制
	阻断M_2受体	美索托明	中枢兴奋
	激动N受体	烟碱	惊厥
	抑制胆碱酯酶	毒扁豆碱、加兰他敏	催醒、治疗阿尔兹海默病
NA受体	促进NA释放	麻黄碱、苯丙胺	中枢兴奋
	抑制NA释放	锂盐	抗躁狂
	抑制NA摄取	可卡因、丙米嗪	欣快、抗抑郁
	抑制NA灭活	单胺氧化酶抑制剂	抗抑郁

续 表

作用靶点	作用机制	代表性药物	药理作用及应用
	耗竭 NA 贮存	利血平	安定、抑郁
	激动 α 受体	去甲肾上腺素	兴奋
	激动 α_2 受体	可乐定	降血压、镇静
	阻断 α_2 受体	育亨宾	升血压、兴奋
	阻断 β 受体	普萘洛尔	降血压
DA 受体	激动 DA 受体	去水吗啡	催吐
	阻断 DA 受体	氯丙嗪、氯氮平、舒必利	镇静、抗精神病、镇吐
	合成 DA	左旋多巴	抗帕金森病
5-HT 受体	激动 5-HT 受体	麦角酸二乙胺	精神紊乱、幻觉、欣快
	阻断 5-HT 受体	二甲麦角新碱	中枢抑制
Gly 受体	阻断 Gly 受体	士的宁	兴奋、惊厥
GABA 受体	阻断 GABA 受体	荷包牡丹碱	用于体外电生理实验
	增强 GABA 作用	苯二氮䓬类	抗焦虑、催眠、抗惊厥
HA 受体	阻断 H_1 受体	苯海拉明、扑尔敏、西替利嗪	镇静、抗晕动、抗过敏
	阻断 H_2 受体	西咪替丁	精神紊乱
	阻断 H_3 受体	Pitolisant	治疗发作性睡病
阿片受体	激动阿片受体	阿片类(吗啡、哌替啶)	镇痛、镇静、呼吸抑制
	阻断阿片受体	纳洛酮	吗啡中毒解救
阿立新(orexin)受体	阻断阿立新受体	Suvorexant	诱导和维持睡眠
细胞膜	稳定细胞膜	乙醚	全身麻醉

(曲卫敏　黄志力)

第十一章 镇静催眠药

人类对睡眠的认识是随着脑电技术的发展而逐渐深入的。1924 年,德国精神病学家 Hans Berger 首次记录到人类的脑电波。根据脑电波可将生理性睡眠分为非快动眼(non-rapid eye movement, NREM)睡眠和快动眼(rapid eye movement, REM)睡眠两个时相。NREM 睡眠又可分为 1、2、3、4 期,其中 3、4 期又合称为慢波睡眠(slow wave sleep, SWS)。睡眠和觉醒是通过脑内神经递质和内源性睡眠促进物质相互作用而实现,同时受昼夜节律和内环境稳态因素的调控。如果睡眠/觉醒调节机制异常,可导致睡眠障碍,最常见的是失眠。失眠表现为入睡困难、夜间觉醒次数过多和早醒。失眠患者对睡眠时间和(或)质量不满足,影响日间社会功能。

镇静催眠药可以缩短入睡诱导时间、延长睡眠时间,使失眠患者精神和体力得到恢复。1903 年发明巴比妥类药物,在 20 世纪 60 年代以前,这类药物是主要的镇静催眠药。巴比妥类药物不良反应较多,安全性低。自 1961 年,苯二氮䓬类被发现,巴比妥类药物已不用于治疗失眠。苯二氮䓬类有较好的抗焦虑和镇静催眠作用,安全范围大,临床应用广。目前,临床治疗失眠的药物主要包括苯二氮䓬类和非苯二氮䓬类、具有催眠效果的抗焦虑药、抗组胺药和褪黑素受体激动剂等,其中苯二氮䓬类主要作用于 $GABA_A$ 受体。

镇静催眠药是一类对中枢神经系统具有抑制作用的药物,其抑制作用随剂量加大而增强。小剂量表现为镇静作用,大剂量表现为催眠作用,但药物引起的睡眠与生理性睡眠不完全相同,尽可能使用最低有效剂量和最短的使用时间,以免产生药物的耐受和依赖。

第一节 苯二氮䓬类药

苯二氮䓬类(benzodiazepines , BZ)为临床常用的催眠药,其基本化学结构为 1,4 -苯并二氮䓬(图 11 - 1)。对该结构的不同侧链或基团进行改造,得到一系列苯并二氮䓬的衍生

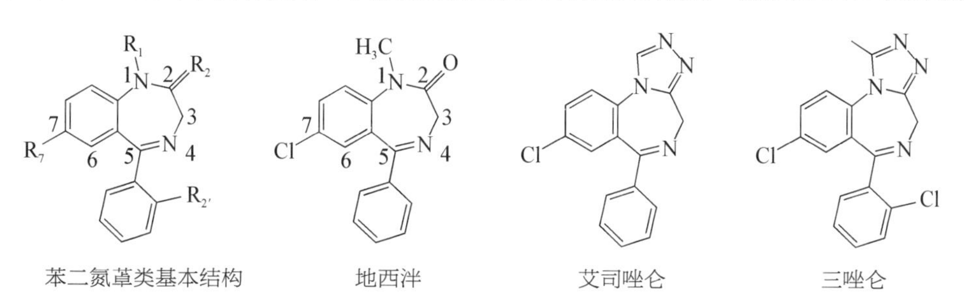

图 11 - 1 常用苯二氮䓬类基本化学结构

物。本类药物有相同的作用谱和作用机制，但作用强度和起效速度、作用持续时间有所差异。根据每个药物及其活性代谢物的消除半衰期的长短分为 3 类：长效类、中效类和短效类（表 11－1）。

表 11－1　常用苯二氮䓬类药物

作用时间	药物名称	达峰时间(h)	$t_{1/2}$(h)	代谢物活性
短效类	奥沙西泮(oxazepam)	2～4	5～15	无
(3～8 h)	三唑仑(triazolam)	1	2～3	有
	咪达唑仑(Midazolam)	0.5～1	2～3	有
中效类	艾司唑仑(estazolam)	1～2	10～24	无
(10～20 h)	阿普唑仑(alprazolam)	1～2	12～15	无
	劳拉西泮(lorazepam)	2	10～20	无
	替马西泮(temazepam)	2～3	10～40	无
	硝西泮(nitrazepam)	2	8～36	无
	氟硝西泮(flunitrazepam)	1～2	16～35	无
长效类	氟西泮(flurazepam)	1～2	40～100	有
(24～72 h)	氯氮䓬(chlordiazepoxide)	2～4	15～40	有
	地西泮(diazepam)	1～2	20～80	有

一、苯二氮䓬类药

地西泮

地西泮（diazepam，安定）为苯二氮䓬类的代表药物，临床用于抗焦虑、镇静催眠、抗惊厥和抗癫痫及中枢性肌肉松弛作用。

【体内过程】 地西泮口服后吸收迅速而完全，肌内注射吸收慢而不规则，临床上急需发挥疗效时应静脉注射给药。血药浓度达峰分别为口服 0.5～2 h，肌内注射 0.5～1.5 h，静脉注射 0.25 h。地西泮脂溶性高，易透过血-脑屏障和胎盘屏障，与血浆蛋白结合率高达 95%以上，半衰期为 20～50 h，属长效苯二氮䓬类药。地西泮在肝脏代谢，主要活性代谢物为去甲西泮、奥沙西泮和替马西泮，故连续应用可产生蓄积作用。主要由肾脏排泄，亦可从乳汁排出。

【药理作用与临床用途】

1. 抗焦虑作用 焦虑患者常有恐惧、紧张、忧虑、失眠等情绪反应，并伴有明显的自主神经系统功能紊乱，如心悸、出汗等症状。地西泮在小于镇静催眠剂量时，可能通过作用于边缘系统中 $GABA_A$ 受体的苯二氮䓬结合部位，实现抗焦虑作用。对各种原因引起的焦虑均有显著疗效。

2. 镇静催眠作用 随着剂量增大，地西泮可产生镇静及催眠作用。能明显缩短入睡时间，延长睡眠时间，减少觉醒次数。脑电波分析显示，主要延长非快动眼睡眠的第 2 期浅睡时间，缩短第 3 和 4 期深睡眠时间，改变了生理性睡眠结构。因为深睡眠时间减少，患者晨起时感到头晕、乏力。缩短第 4 期睡眠，可减少发生于此期的夜惊或夜游症。对快动眼睡眠的影响较小，停药后代偿性反跳较轻。

3. 抗惊厥、抗癫痫作用 所有苯二氮䓬类都有抗惊厥作用，临床上用于辅助治疗破伤风、子痫、小儿高热惊厥及药物中毒性惊厥。地西泮静脉注射是治疗癫痫持续状态的首选药物。

4. 中枢性肌肉松弛作用 脑血管意外、脊髓损伤等疾病出现肌强直。地西泮对去大脑僵直有明显的肌肉松弛作用。此外，还可加强全麻药物的肌松作用。

5. 其他 由于本类药物安全范围大，镇静作用发生快而有效，较大剂量可产生暂时性记忆缺失。用于麻醉前给药，可缓解患者对手术的恐惧情绪，减少麻醉药用量而增加其安全性，使患者在术后对术中的不良刺激不复记忆。也常用作心脏电击复律及各种内窥镜检查前用药，多用地西泮静脉注射。一般剂量对正常人呼吸功能无影响，较大剂量可轻度抑制肺泡换气功能，有时可致呼吸性酸中毒，对慢性阻塞性肺部疾病患者，上述作用可加剧。对心血管系统，小剂量作用轻微，较大剂量可降低血压、减慢心率。

【作用机制】 地西泮的中枢作用主要与加强抑制性神经递质 γ-氨基丁酸（GABA）的功能有关。研究发现 $GABA_A$ 受体上有苯二氮䓬结合位点，其分布密度依次是：大脑皮质、边缘系统、中脑、脑干和脊髓。$GABA_A$ 受体是氯离子通道的门控受体，由 5 个亚单位构成。按其氨基酸排列次序可分为 α、β、γ、δ 亚单位。GABA 结合位点在 α 和 β 亚单位之间，当 GABA 与之结合时，Cl^- 通道开放，Cl^- 内流使神经细胞超极化，产生突触后抑制效应。在 α 与 γ 亚单位之间有苯二氮䓬结合位点，苯二氮䓬与之结合时，引起受体蛋白发生构象变化，促进 GABA 与 $GABA_A$ 受体的结合而使 Cl^- 通道开放的频率增加，使更多的 Cl^- 内流，产生中枢抑制效应（图 11-2）。

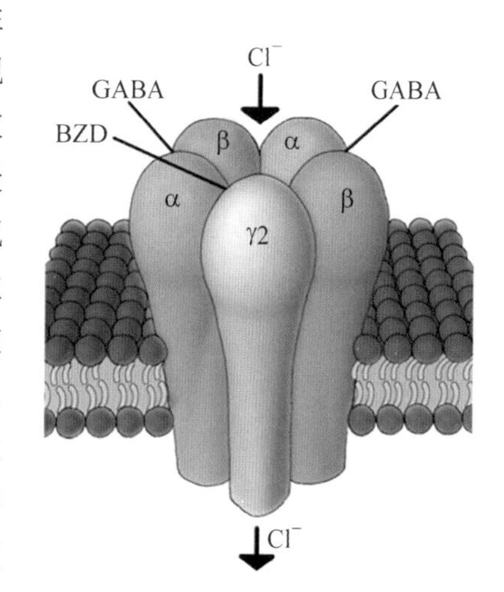

图 11-2 $GABA_A$ 受体氯离子通道复合体模式图

【不良反应】 地西泮最常见的不良反应是嗜睡、头昏、乏力和记忆力下降。大剂量时偶见共济失调。静脉注射速度过快可引起呼吸和循环功能抑制，严重者可致呼吸及心跳停止。与酒精或其他中枢抑制药合用时，中枢抑制作用增强，加重嗜睡、呼吸抑制、昏迷，严重者可致死。苯二氮䓬类药物过量中毒可用氟马西尼进行抢救。

长期应用可产生耐受性，需增加剂量。久服可发生依赖性，停用可出现反跳现象和戒断症状，表现为失眠、焦虑、兴奋、心动过速、呕吐、出汗及震颤，甚至惊厥。

艾司唑仑

艾司唑仑（estazolam，舒乐安定）为中效苯二氮䓬类药物，抗焦虑、镇静催眠、抗惊厥作用较强，中枢性骨骼肌松弛作用较弱。随着用量的加大，临床表现为镇静、催眠甚至昏迷。艾司唑仑可明显缩短或消除第 4 期非快动眼睡眠。抗惊厥作用通过抑制脑内癫痫病灶异常放电的扩散，但不能阻止其异常放电。镇静催眠作用比硝西泮强 2～4 倍。艾司唑仑为高效镇静催眠药，睡醒后精神爽快、无后遗效应。临床主要用于抗焦虑、失眠，也用于紧张、恐惧及抗癫痫和抗惊厥的治疗。

本品口服吸收较快，口服后1～2 h血药浓度达峰值。可迅速分布于全身各组织，以肝、脑的血药浓度最高。可透过胎盘屏障，也可分泌入乳汁。$t_{1/2}$为10～24 h，血浆蛋白结合率约为93%。经肝脏代谢，代谢物经肾排泄，排泄较慢。

个别患者有轻度乏力、嗜睡、口干等，减量可防止。罕见不良反应有皮疹、白细胞计数减少。长期应用后，有依赖性，但较轻，停药可能发生撤药症状，表现为激动或抑郁。苯二氮䓬受体拮抗剂氟马西尼可用于该类药物过量中毒的解救。

三唑仑

三唑仑(triazolam)为短效的苯二氮䓬类药，作用机制与地西泮相似，但镇静催眠及肌肉松弛作用更为显著。三唑仑诱导睡眠的特点是：快速诱导入睡；延迟快动眼睡眠的启动，但不减少快动眼睡眠量，没有快动眼睡眠的反弹现象；增加总的睡眠时间，但减少非快动眼第4期睡眠。用于各种类型失眠症。但反复用药易产生依赖性，戒断症状可能特别严重，临床已很少使用。

口服吸收快而完全，起效时间为15～30 min，达峰时间约1 h，蛋白结合率高，约为90%。经肝脏代谢，消除$t_{1/2}$为2～3 h，其主要代谢产物几乎没有促眠作用。大部分代谢产物形成葡萄糖醛酸结合物经尿排出，仅少量以原形排出。用药后极少蓄积。

常见不良反应是嗜睡、头晕和头痛，应用较大剂量时顺行性记忆缺失和异常行为发生率增高。对本品过敏、急性闭角型青光眼、重症肌无力患者禁用。呼吸功能不全，肝、肾功能不全，急性脑血管病，抑郁症患者及孕妇、哺乳期妇女、儿童等慎用。

二、镇静催眠药使用原则

药物治疗失眠，应遵循以下基本原则：①应用最小有效剂量；②间断用药(每周2～4次)；③短期用药(不超过3～4周)；④逐渐停药，防止停药后复发。另外，避免与含酒精性饮料、其他镇静催眠药、镇痛药、麻醉药、抗组胺药、单胺氧化酶抑制药和三环类抗抑郁药联合用药。彼此相互增效，可引起严重的中枢抑制作用。

三、苯二氮䓬受体拮抗剂

氟马西尼

氟马西尼(flumazenil)为咪唑并苯二氮䓬化合物，为苯二氮䓬类药物的选择性拮抗剂。动物实验显示，静脉、腹腔、口服或脑室内微注射均能有效竞争性拮抗苯二氮䓬类药物的中枢效应。临床实验亦证明静注或口服氟马西尼能拮抗地西泮、氟硝西泮等的多种药理作用。但氟马西尼对巴比妥类和三环类抗抑郁药物过量引起的中枢抑制无对抗作用。

【体内过程】 氟马西尼单剂量口服后20～90 min血药浓度达峰值，由于存在明显的首过效应效应，生物利用度平均为16%。静脉注射后5～8 min脑脊液中浓度达峰值，血浆蛋白结合率为40%～50%。在肝内代谢成无活性的游离羧酸并与葡萄糖醛酸结合后，约90%随尿排出。$t_{1/2}$平均为1 h，本品消除快，作用维持时间短。

【临床用途】

1. 逆转苯二氮䓬过量所致中枢抑制作用　约80%的患者症状有改善作用，恢复时间及改善程度与苯二氮䓬类药物的血药浓度及本品的剂量有关。为使患者获得更好的改善，需反复多次地注射或静滴给药。氟马西尼推荐首次0.3 mg静脉注射。若在60 s内未达到要求的清醒程度，可重复使用直至患者清醒或总量达2 mg。若再度出现昏睡，可给予0.1～0.4 mg/h静脉点滴，滴速应根据所要求的清醒程度进行个体调整。若出现意外的过度兴奋体征，可静注地西泮5 mg，并根据患者的反应小心调整用量。

2. 鉴别诊断不明原因昏迷　氟马西尼能有效地催醒苯二氮䓬类药物过量所致的昏迷，如累计剂量达5 mg而无反应者，提示患者的抑制状态并非由苯二氮䓬类药物引起。

【不良反应】　患者对氟马西尼耐受良好，常见的不良反应有恶心、呕吐、烦躁、焦虑不安等。严重不良反应是惊厥，有癫痫病史者禁用。

第二节　巴比妥类药

巴比妥类(barbiturates)是巴比妥酸的衍生物(图11-3)。巴比妥酸本身并无中枢抑制作用，用不同基团取代C_5上的两个氢原子后，可获得一系列的中枢抑制药，产生强弱不等的镇静催眠作用。

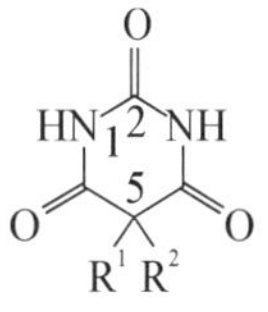

图11-3　巴比妥类基本结构

【药理作用和临床用途】　巴比妥类对中枢神经系统有广泛性的抑制作用。随着剂量增加，中枢抑制作用逐渐增强，表现为镇静、催眠、抗惊厥及抗癫痫、麻醉等作用。大剂量对心血管系统有抑制作用，10倍催眠量可引起呼吸中枢麻痹而致死。由于安全性差，易发生依赖性，现已很少用于镇静催眠。目前临床上主要用于抗惊厥、抗癫痫和麻醉。巴比妥类作用与用途见表11-2。

表11-2　巴比妥类作用与用途

分类	药物	显效时间(h)	作用维持时间(h)	主要用途
长效	苯巴比妥	0.5～1	6～8	抗惊厥、抗癫痫
	巴比妥	0.5～1	6～8	镇静催眠
中效	戊巴比妥	0.25～0.5	3～6	抗惊厥
	异戊巴比妥	0.25～0.5	3～6	镇静催眠
短效	司可巴比妥	0.25	2～3	抗惊厥、镇静催眠
超短效	硫喷妥钠	静脉注射，立即	0.25	静脉麻醉

1. 镇静催眠　小剂量巴比妥类药物可起到镇静作用，可缓解焦虑、烦躁不安状态。中等剂量可催眠，即缩短入睡时间，减少觉醒次数和延长睡眠时间。巴比妥类药物品种不同，起效时间和持续时间不同。巴比妥类药物可改变正常睡眠模式，缩短快动眼睡眠时间，引起非生理性睡眠。久用停药后，可“反跳性”地显著延长快动眼睡眠时间，伴有多梦。

巴比妥类药物镇静催眠作用与其激活$GABA_A$受体有关。与苯二氮䓬类药物增加Cl^-

通道的开放频率不同，巴比妥类主要延长 Cl^- 通道的开放时间。此外，还可减弱或阻断谷氨酸导致的兴奋性反应，引起中枢抑制作用。

2. **抗惊厥** 苯巴比妥有较强的抗惊厥及抗癫痫作用，主要用于癫痫大发作的治疗。也应用于小儿高热、破伤风、子痫、脑膜炎、脑炎及中枢兴奋药引起的惊厥。

3. **麻醉** 硫喷妥钠可用于静脉麻醉。

【不良反应】 催眠剂量的巴比妥类可致眩晕、困倦，精细运动不协调。偶可引起剥脱性皮炎等严重过敏反应。中等剂量可轻度抑制呼吸中枢，严重肺功能不全和颅脑损伤所致呼吸抑制者禁用。巴比妥类药物是肝药酶诱导剂，此作用可加速其他药物的代谢，降低药效。

长期连续服用巴比妥类药物，可使患者对该药产生精神依赖性和躯体依赖性，迫使患者继续用药，终至成瘾。成瘾后停药，出现戒断症状，表现为激动、失眠、焦虑，甚至惊厥。

第三节 其他镇静催眠药

一、非苯二氮䓬类药

20 世纪 80 年代新型的非苯二氮䓬类药物面世，目前已成为治疗失眠的首选药物。临床常用的非苯二氮䓬类药物有咪唑吡啶类药物（唑吡坦和扎来普隆）和环吡咯酮类药物（佐匹克隆和右佐匹克隆），均为选择性 $GABA_A$——苯二氮䓬类受体复合物激动剂，与Ⅰ型受体的 α_1 亚基有较强的结合特异性。此类药物具有明显的镇静作用，对正常睡眠脑电的生理结构影响小，甚至可以纠正失眠患者的睡眠结构紊乱。次晨无残留效应，不易产生耐药性和依赖性，无反跳性失眠。

唑吡坦

唑吡坦（zolpidem）商品名思诺思（stilnox）是一种咪唑吡啶类药物（图 11－4），由法国 Synthelabo 公司研制，1988 年上市，为新型非苯二氮䓬类镇静催眠药。

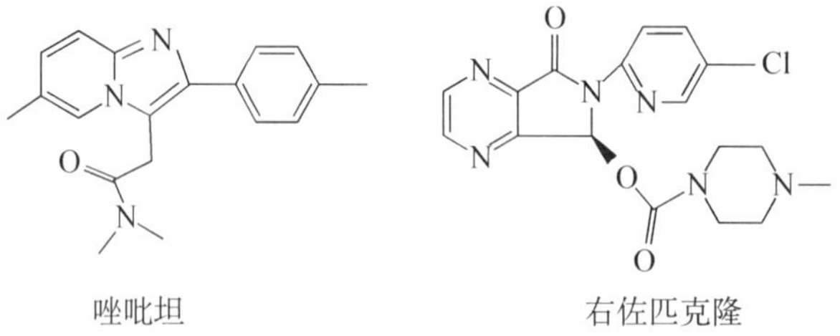

唑吡坦　　右佐匹克隆

图 11－4　非苯二氮䓬类结构式

【体内过程】 口服吸收快，生物利用度为 70%，达峰时间为 0.5～3 h，清除半衰期平均 2.4 h，作用可维持 6 h。血浆蛋白结合率为 92%。该药在肝脏代谢，代谢产物均无药理活性，对肝药酶无诱导作用。主要经肾排泄，部分由粪便排出。

【药理作用】 唑吡坦能增加 GABA 能神经传递，加强中枢抑制作用。镇静作用较强，但抗焦虑、惊厥及松弛肌肉作用较弱。本品是短效的催眠药，对入睡困难效果显著。多导睡眠图显示，唑吡坦能明显缩短失眠患者的入睡潜伏期，延长非快动眼睡眠 2 期时间。较大剂量时，慢波睡眠（第 3 和第 4 相睡眠）时间延长，快动眼睡眠时间缩短。次日清醒后能保持警觉，无明显头晕和精神运动障碍。未发现停药后的反跳性失眠和药物耐受性。唑吡坦缓释剂型，既缩短入睡潜伏期，也可有效延长睡眠时间。

【临床用途】 用于各种类型的失眠。对于短暂性失眠，可缩短入睡时间，提高睡眠质量；对易醒、多梦等症状有肯定疗效。对慢性阻塞性肺疾病失眠患者研究发现，唑吡坦可显著改善患者的失眠症状，并且对日间及夜间呼吸功能、警觉度、身体功能等无明显影响[2]。

【不良反应】 长期服用治疗剂量唑吡坦，临床未见耐受现象与撤药不适。少数出现瞌睡、乏力、头痛、眩晕等轻微的不良反应，偶见睡前幻觉。对呼吸系统无抑制作用，但呼吸功能不全者慎用。对肌无力者可能引起肌肉乏力。肝功能不良者与老年病人应减量。唑吡坦过量中毒时，可使用氟马西尼解救。

右佐匹克隆

右佐匹克隆（eszopiclone，艾司佐匹克隆）是佐匹克隆右旋单一异构体，属于环吡咯酮类化合物（图 11－4），是非苯二氮䓬类镇静催眠药。2004 年，美国 FDA 批准用于治疗失眠。本品作用机理与苯二氮䓬类相似，但环吡咯酮类药物选择性作用于大脑中 $GABA_A$ 受体的 α_1 亚基。该药能有效地缩短睡眠潜伏期，延长总睡眠时间，改善睡眠质量，无白天的后遗效应和精神运动性损害。长期使用无明显的耐药现象和停药反跳现象。

本品口服吸收迅速，约 1 h 后血药浓度达峰值，血浆蛋白结合率约 50％。唾液中的药物浓度超过血浆浓度，服药后会出现口苦。口服后在肝脏代谢，半衰期平均为 6 h，约 75％经尿液排出，主要为代谢产物，10％为母体药物。

由于患者服用右佐匹克隆后可出现口苦等味觉不适，可能影响患者的治疗依从性。其他不良反应为头痛和胃部不适等，一般持续时间短，症状轻微，可自行缓解。与佐匹克隆相比，右佐匹克隆起效快，半衰期长，给药剂量低，不良反应少。

常用非苯二氮䓬类药物见表 11－3。

表 11－3 常用非苯二氮䓬类药物

药物	用途	达峰时间(h)	半衰期(h)	代谢物活性
唑吡坦(zolpidem)	各种类型失眠症	0.5～3	1.4～3.8	无
右佐匹克隆(eszopiclone)	各种类型失眠症	1	6	有
佐匹克隆(zopiclone)	各种类型失眠症	1.5～2	3.5～6	有
扎来普隆(zaleplon)	入睡困难的失眠症	1	1～1.5	无

二、抗组胺药

多塞平

2010 年 3 月，美国 FDA 批准小剂量盐酸多塞平（doxepin）治疗成人以睡眠维持困难为特征的失眠症，成为第 1 个 FDA 批准用于治疗失眠的抗抑郁药。多塞平可结合组胺 H_1 受体、5 - HT_{2C}、去甲肾上腺素 α 受体、胆碱能 M 受体。多塞平与组胺 H_1 受体亲和力最强，阻断组胺促进觉醒作用，达到镇静催眠效果。小剂量多塞平可显著改善急、慢性失眠患者睡眠紊乱，耐受性良好。

本品口服后吸收迅速，约 4 h 可达血药峰值，$t_{1/2}$ 为 8～24 h。在肝内经首过代谢，主要活性代谢物为去甲多塞平，代谢物从尿中排出。本品可透过血-脑屏障和胎盘屏障，并可进入乳汁。

多塞平无明显抗胆碱能不良反应，无记忆损害、耐受现象，未观察到明显的次日残留效应。不良反应主要为头痛、口干、胃肠道反应等。但窄角型青光眼、重度尿潴留及重度睡眠呼吸暂停的患者禁用。

其他选择性组胺 H_1 受体拮抗剂也有明显的镇静作用，如苯海拉明、阿米替林等。在临床上也常用作镇静催眠药物，但其剂量应比临床常用剂量低。

三、 褪黑素 T1/T2 受体激动剂

雷美尔通

雷美尔通（ramelteon）是一种高选择性的褪黑素 MT1/MT2 受体激动剂，对 MT1 的选择性大于 MT2。MT1/MT2 受体主要位于丘脑下部的视交叉上核，参与昼夜节律的调节与维持。褪黑激素（melatonin）是松果体分泌的神经内分泌激素之一，可改善时差变化引起睡眠时相延迟综合征及昼夜节律失调性睡眠障碍。但外源性褪黑素体内半衰期短，药效不可靠。2005 年，FDA 批准武田制药的雷美尔通治疗失眠。雷美尔通能明显缩短患者睡眠潜伏期，延长总睡眠时间，且对睡眠结构没有明显的影响，尤为适用于入睡难患者。对生物节律紊乱性失眠和倒时差，作用特别明显。

本品口服快速吸收，显示较强的首过效应，峰浓度的时间在 0.75 h，半衰期平均 1～2.6 h。主要代谢物 M - Ⅱ也具有生物活性，M - Ⅱ的半衰期是 2～5 h，且与剂量大小无关。本品主要通过肝脏代谢，严重肝损伤患者禁用。雷美尔通常见不良反应是嗜睡、头晕、头痛和疲劳。

四、 抗焦虑药

丁螺环酮

丁螺环酮（buspirone）为氮杂螺环癸烷二酮化合物，是一种新型抗焦虑药。本药为 5 - HT_{1A}受体的部分激动剂，激动突触前膜 5 - HT_{1A}受体，反馈抑制 5 - HT 释放，发挥抗焦虑作用。其抗焦虑作用在服药后 1～2 周才能显效，4 周达到最大效应。临床用于急、慢性焦虑症，由焦虑引发的失眠。

口服吸收快而完全，首过效应明显，蛋白结合率高达 95%，在肝中代谢，代谢产物为 5 - 羟基丁螺环酮和 1 -（2 -嘧啶基）哌嗪，仍有一定生物学活性。半衰期 2～4 h。不良反应有头晕、头痛及胃肠功能紊乱等。

五、水合氯醛

水合氯醛(chloral hydrate)化学名称为2,2,2-三氯-1,1-乙二醇。口服吸收迅速,在肝中代谢为作用更强的三氯乙醇。口服15 min起效,催眠作用维持6～8 h。不缩短快动眼睡眠,无宿醉后遗效应。可用于顽固性失眠或对其他催眠药效果不佳的患者,短期应用有效,连续服用超过2周则无效。大剂量有抗惊厥作用,可用于小儿高热、子痫及破伤风等惊厥。安全范围较小,使用时应注意。

因其具有强烈的胃黏膜刺激性,口服易引起恶心、呕吐及上腹部不适等,不宜用于胃炎及溃疡患者。大剂量对心肌与呼吸中枢有抑制作用,对肝、肾有损害,故严重心、肝、肾疾病患者禁用。直肠给药,可以减少刺激性。久用可产生耐受和依赖,戒断症状较严重,应防止滥用。

(曲卫敏)

参考文献

1. 黄志力. 睡眠与睡眠障碍. //孙凤艳. 医学神经生物学. 上海:上海科学技术出版社,2008. 317—331.
2. Girault C, Muir JF, Mihaltan F. et al. Effects of repeated administration of zolpidem on sleep, diurnal and nocturnal respiratory function, vigilance, and physical performance in patients with COPD. Chest, 1996,110(5):1203-1211.
3. Huang ZL, Mochizuki T, Qu WM, et al. Altered sleep-wake characteristics and lack of arousal response to H3 receptor antagonist in histamine H1 receptor knockout mice. Proc Natl Acad Sci U S A. 2006. 103(12):4687-4692.
4. Wang YQ, Takata Y, Li R, et al. Doxepin and diphenhydramine increased non-rapid eye movement sleep through blockade of histamine H1 receptors. Pharmacol Biochem Behav, 2015. 129:56-64.

第十二章　中枢兴奋药

中枢兴奋药主要指三大类具有中枢作用的药物，即大脑皮质兴奋药、延脑呼吸中枢兴奋药及能促进大脑功能恢复药。

第一节　主要兴奋大脑皮质的药物

本类药物是一类在临床治疗剂量下选择性兴奋大脑皮质，并提高其功能活动的药物。临床用于颅脑外伤后昏迷、中暑、抑制剂中毒等所致的意识障碍。这类药还有改善注意力、减少攻击行为等作用，故也常用于儿童精神迟钝、儿童注意缺陷多动障碍(attention-deficit hyperactivity disorder，ADHD)的治疗。代表药物有哌甲酯、莫达非尼、匹莫林和咖啡因。

哌甲酯（methylphenidate）

苯丙胺类药物，作用机制与促进脑内单胺类神经递质如NA和DA的释放以及抑制它们的再摄取有关。口服易吸收，2小时达 C_{max}，脑内药物浓度高于血药浓度。80%酯解成利他酸，随尿液排出，$t_{1/2}$ 约2 h。一次服药作用持续4 h。哌甲酯对皮质和皮质下中枢具有兴奋作用，可振奋精神、缓解抑郁状态，减轻疲乏感；可产生轻度欣快感和轻度食欲缺乏；较大剂量兴奋呼吸中枢，中毒剂量可引起惊厥。

哌甲酯是国内治疗儿童ADHD的主要药物，对70%～80%患有ADHD的患者有效。其可使患者注意力集中，学习能力提高。临床也用于小儿遗尿症，因该药物兴奋大脑皮质，使患儿易被尿意唤醒；也可用于轻度抑郁症、发作性睡病和中枢抑制药过量中毒。

该药治疗量时不良反应较少，偶有失眠、心悸等；大剂量使用时可使血压升高而致头痛、眩晕；长期服用可抑制儿童生长发育，疗程越长，身高增长减慢越为明显。高血压、癫痫、青光眼、严重焦虑、过度兴奋者以及6岁以下儿童禁用。该药属于一类精神药品而受到特殊管制，原因是在其可产生耐受性和依赖性。

莫达非尼（modafinil）；阿屈非尼（adrafinil）

为非苯丙胺类精神兴奋药。主要激动中枢神经系统的突触后 α_1 受体，激活中枢觉醒系统，提高中枢神经系统对外界刺激的敏感性。由于能改善脑缺氧或衰老所致的脑电图变化，增强记忆力，又被列入益智药。临床用于老年觉醒障碍和抑郁症、发作性睡病和注意力缺陷等。不良反应可见烦躁不安、短暂发作性兴奋，连续用药可消失。严重肝、肾功能损害者减量。

匹莫林(pemoline)

本品中枢兴奋作用温和,约相当于咖啡因的5倍。此外,尚具较弱拟交感作用。口服后2~4 h达C_{max},$t_{1/2}$约12 h,主要经肾脏排出。用于治疗儿童ADHD,疗效弱于哌甲酯,与哌甲酯合用可增强疗效,延长作用时间。本药物也可用于治疗轻度抑郁症及发作性睡病。常见不良反应为失眠、食欲缺乏和体重减轻。少见头晕、恶心、胃痛、委靡、易激怒、抑郁、皮疹等,减量或停药可消失。因本品肝毒性风险大于该药的潜在益处,有些国家已经停止销售。本药物避免用于6岁以下儿童,肝、肾有明显损害者、孕妇及哺乳妇女慎用。

咖啡因(caffeine)

【药理作用与机制】 主要表现为兴奋大脑皮质、增强心肌收缩力、松弛平滑肌等作用。

1. 中枢作用 小剂量咖啡因对大脑皮质有选择性兴奋作用,振奋精神,使思维敏捷,减轻疲劳感,消除睡意,提高工作效率。较大剂量时,直接兴奋延髓呼吸中枢和心血管运动中枢,使呼吸加深加快,血压升高。中毒剂量则兴奋延髓,引起惊厥。

2. 心肌和平滑肌作用 咖啡因抑制磷酸二酯酶活性,使心肌、血管平滑肌、支气管平滑肌细胞内cAMP水平升高,故而具有作用:直接增强心肌收缩力,加快心率,增加心输出量;直接松弛外周血管平滑肌,扩张血管,降低外周阻力;增加冠状动脉血流量;可收缩脑血管,临床用于缓解偏头痛;舒张支气管平滑肌和胆管平滑肌,但作用较弱。

3. 其他 咖啡因具有部分利尿作用以及刺激胃酸和胃蛋白酶分泌的作用。

【临床应用】 主要用于解除中枢抑制状态,如严重传染病或镇静催眠药等中枢抑制药中毒引起的昏睡、呼吸和循环抑制。与麦角胺配伍制成麦角胺咖啡因片,治疗偏头痛。与解热镇痛消炎药配伍制成复方制剂,治疗一般性头痛、感冒。

【不良反应】 少见且较轻。口服1 g以上可见激动、躁动不安、失眠、呼吸加快、心动过速、肌肉抽搐和惊厥等。婴儿高热、消化道溃疡者慎用。

第二节 主要兴奋延髓呼吸中枢的药物

呼吸中枢兴奋药是在临床治疗剂量下主要兴奋呼吸中枢,用于解除或改善呼吸抑制状态的药物。这类药物中,有些药不仅能兴奋呼吸中枢,而且还能兴奋中枢神经系统的其他部位,提高其功能活动,也常称为苏醒药。该类药物作用时间短,需要反复用药才能维持疗效。对于中枢性呼吸衰竭,临床主要采用人工呼吸机、吸氧等综合治疗措施以长时间维持患者的呼吸,呼吸中枢兴奋药只作为综合措施之一被使用(表12-1)。

尼可刹米(nikethamide)

本药品系烟酰胺衍生物,可选择性直接兴奋延髓呼吸中枢,提高呼吸中枢对CO_2的敏感性;也可刺激颈动脉体和主动脉体化学感受器,反射性兴奋呼吸中枢;使呼吸加深加快。皮下注射、肌内注射后吸收好,起效快。一次静脉注射,作用仅维持5~10 min,作用温和,安全范围大。临床用于中枢性呼吸抑制及各种原因所致呼吸衰竭。近来,有报道本药品在用于

表 12-1 常用中枢兴奋药特点

药物	药理作用与机制	临床用途	不良反应
哌甲酯(methylphenidate)	促进 NA 和 DA 等脑内单胺类神经递质的释放及抑制这类递质的再摄取	儿童注意力缺陷多动症(ADHD) 小儿遗尿症	偶见失眠、心悸;长期服用可抑制儿童生长发育
莫达非尼(modafinil) 阿屈非尼(adrafinil)	激动中枢神经系统的突触后 α_1 受体,激活中枢觉醒系统	老年觉醒障碍和抑郁症、发作性睡病和注意力缺陷	烦躁不安、短暂发作性兴奋
匹莫林(pemoline)	较弱拟交感作用	治疗儿童 ADHD,治疗轻度抑郁症及发作性睡眠病	少见头晕、恶心、胃痛、委靡、易激怒、抑郁、皮疹等,减量或停药可消失;肝毒性强
咖啡因(caffeine)	兴奋大脑皮质、增强心肌收缩力、松弛平滑肌	解除中枢抑制状态,如严重传染病或镇静催眠药等中枢抑制药中毒引起的昏睡、呼吸和循环抑制	少见且较轻,口服 1 g 以上可见激动、躁动不安、失眠、呼吸加快、心动过速、肌肉抽搐和惊厥等。婴儿高热、消化性溃疡者慎用
尼可刹米(nikethamide)	可选择性直接兴奋延髓呼吸中枢,提高呼吸中枢对 CO_2 的敏感性;也可刺激颈动脉体和主动脉体化学感受器,反射性兴奋呼吸中枢;使呼吸加深加快	中枢性呼吸抑制及各种原因所致呼吸衰竭,麻疹和呃逆	作用温和,安全范围大;恶心呕吐、烦躁不安、抽搐等。过量可引起血压上升、心动过速、咳嗽、出汗、呕吐、肌肉震颤和僵直等
二甲弗林(dimefline)	直接兴奋呼吸中枢,作用机制可能与阻断中枢 GABA 受体有关	麻醉药、催眠药过量等各种原因引起的中枢性呼吸抑制,对肺性脑病有促醒作用	可见恶心、呕吐、皮肤烧灼感,过量易引起肌肉震颤和惊厥
洛贝林(lobeline)	刺激颈动脉体化学感受器反射性兴奋呼吸中枢;对迷走神经中枢和血管运动中枢也有反射性兴奋作用	新生儿窒息、小儿感染疾病引起的呼吸衰竭、CO 中毒、阿片中毒等原因引起的中枢性呼吸抑制	恶心、呕吐、呛咳、头痛、心悸等。大剂量兴奋迷走中枢引起心动过缓、传导阻滞;过大剂量则可兴奋交感神经导致心动过速
吡拉西坦(piracetam)	激活、保护和修复脑细胞,作用机制复杂	各种原因所致记忆减退、轻中度脑功能障碍、儿童智能发育迟缓等	口干、失眠、食欲低下、呕吐,偶见轻度肝功能损伤
甲氯芬酯(meclofenoxate)	兴奋大脑皮层,可增加脑组织内 ACh 的含量,清除自由基	外伤性昏迷、阿尔茨海默病(AD)、药物中毒或脑动脉硬化等	恶心、呕吐及胃病
胞二磷胆碱(citicoline)	促进卵磷脂的合成,修复受损的神经细胞膜,促进胆碱能神经合成 ACh	急性颅脑外伤和脑手术后的意识障碍等	静滴时偶有一过性血压下降、失眠、兴奋及给药后发热等,停药后即可消失

治疗麻疹和呃逆时也有显著的效果。常见的不良反应有恶心呕吐、烦躁不安、抽搐等。过量可引起血压上升、心动过速、咳嗽、出汗、呕吐、肌肉震颤和僵直等。

二甲弗林(dimefline)

本药品直接兴奋呼吸中枢,作用比尼可刹米强 100 倍。能显著改善呼吸功能,增加肺换气量,降低血 CO_2 分压,提高动脉血氧饱和度。作用机制可能与阻断中枢 GABA 受体有关。适用于麻醉药、催眠药过量等各种原因引起的中枢性呼吸抑制;对肺性脑病有较好的促醒作用。静脉给药迅速起效,维持 2～4 h。药物安全范围小,过量易引起肌肉震颤和惊厥。适用于各种原因引起的中枢性呼吸抑制,但吗啡中毒者慎用,因中毒量吗啡亦可兴奋脊髓诱发惊厥。不良反应可见恶心、呕吐、皮肤烧灼感等。肝肾功能不全、孕妇及哺乳期妇女禁用。

洛贝林（lobeline）

本药品对呼吸中枢无直接兴奋作用，但可通过刺激颈动脉体化学感受器反射性兴奋呼吸中枢而使呼吸加快；对迷走神经中枢和血管运动中枢也有反射性兴奋作用。作用持续时间短(数分钟)，安全范围大，很少引起惊厥。临床常用于新生儿窒息、小儿感染疾病引起的呼吸衰竭、CO中毒、阿片中毒等原因引起的中枢性呼吸抑制。不良反应可见恶心、呕吐、呛咳、头痛、心悸等。大剂量兴奋迷走中枢引起心动过缓、传导阻滞；过大剂量则可兴奋交感神经导致心动过速。

第三节 促进脑功能恢复的药物

促进脑功能恢复药大多作用靶点不明确，作用机制复杂，包括促进脑组织对氧、葡萄糖、氨基酸和磷脂的利用，增加蛋白质的合成，改善脑代谢，促进大脑皮质及海马ACh释放，保护神经细胞膜、增加脑血流等，临床用于治疗多种急慢性脑功能障碍，如脑卒中、椎基底动脉供血不足、脑外伤、老年痴呆症、药物及乙醇中毒、儿童智力发育迟缓等。

吡拉西坦（piracetam）

吡拉西坦是GABA的衍生物，直接作用于大脑皮质，促进脑组织对葡萄糖、氨基酸和磷脂的利用，促进蛋白质合成，提高大脑中ATP/ADP比值。具有激活、保护和修复脑细胞的作用。临床用于老年精神衰退综合征、阿尔茨海默病、脑动脉硬化症、脑血管意外等原因引起的思维与记忆功能减退，也可用于儿童智力低下者。对巴比妥、氰化物、一氧化碳、乙醇中毒后的意识恢复有一定疗效。偶见口干、失眠、食欲低下、呕吐等不良反应。

奥拉西坦(oxiracetam)是吡拉西坦的类似物，药理作用、作用机制及临床应用均与吡拉西坦相似，但其改善脑功能等作用较吡拉西坦强3～5倍。

同类药物还有茴拉西坦(aniracetam)(阿尼西坦)，具有较强的促进记忆的功能，可促进中枢海马部位ACh释放。与吡拉西坦相比，茴拉西坦具有作用强、起效快、毒性低的特点。

甲氯芬酯（meclofenoxate）

作用于大脑皮质，促进脑细胞氧化还原代谢，增加对糖的利用，提高神经细胞的兴奋性，对中枢抑制状态患者的中枢兴奋作用更明显。用于改善脑出血、脑手术、脑外伤等引起的意识障碍；也可用于慢性记忆障碍，以及小儿遗尿症等。

胞二磷胆碱（citicoline）

作为辅酶参与并促进脑组织代谢，兴奋网状结构上行激动系统，增加脑组织血流量，对大脑功能恢复和促进苏醒有一定作用。主要用于急性颅脑外伤和手术后的意识障碍。脑内出血的急性期不宜应用。

（茅以诚）

参考文献

1. 邹莉波. 第二十一章　其他具有中枢作用的药物. //朱依谆，殷明. 药理学. 北京：人民卫生出版社，2011. 305—310

2. Richard D Howland, Mary J Mycek. Chapter 10. Central Nervous System Stimulants. //Richard D Howland, Mary J Mycek. Pharmacology, 3rd ed. Lippincott's Williams & Wilkins, Baltimore, MD, 2006. 115 - 124.

第十三章　抗癫痫药和抗惊厥药

第一节　抗 癫 痫 药

癫痫是一类大脑神经元异常放电所引起的短暂中枢神经系统功能失常为特征的慢性脑部疾病，具有突发性、短暂性和反复性的特点。癫痫的发病率在4‰～9‰，约80%的癫痫患者在18岁以下发病。根据1989年第四次癫痫和癫痫综合征国际分类指南，分为部分性发作、全身性发作、不能分类的癫痫发作三大类(表13-1)。

表13-1　癫痫发作分型

发作类型	临床特征
一、部分性发作	
1. 单纯部分性发作	局部肢体运动或感觉异常，或有嗅、听幻觉，不影响意识，持续20～60 s
2. 复杂部分性发作	发作时伴无意识的运动，如唇抽动、摇头等。发作后意识混乱，持续30 s～2 min
3. 部分性发作继发全身强直-阵挛发作	部分性发作可发展成伴有意识丧失的强直-阵挛发作或全身肌肉处于强直收缩状态，随后进入收缩-松弛状态，持续1～2 min
二、全身性发作	
1. 强直-阵挛性发作(大发作)	意识突然丧失，全身强直-阵挛性抽搐，随之较长时间中枢神经系统功能全面抑制，持续数分钟。有些患者在一次发作之后意识尚未恢复又连续多次发作，称癫痫持续状态。
2. 失神性发作(小发作)	突然短暂的意识丧失，停止活动、双眼凝视，无肌肉抽搐和跌倒，持续少于30 s，多见于6～7岁儿童。
3. 肌阵挛性发作	双上肢或全身或某一侧一组肌群突然短暂快速肌肉收缩，无意识丧失
4. 阵挛发作	仅见于婴儿和幼童，成串的点头、屈腹、四肢屈曲、强直痉挛，一日数次，智力受损
5. 强直发作	表现为某些肌肉突然的强直收缩，固定于某种姿势，持续一段时间，意识短暂丧失
6. 无张力发作	突然出现短暂意识障碍，肌张力丧失，突然垂头或摔倒
三、未能分型的发作	
1. 癫痫性痉挛	新生儿发作、婴儿期肌阵挛；慢波睡眠相持续性棘-慢波；儿童获得性癫痫失语症

抗癫痫的药物治疗分为4个阶段：①1857年应用溴化物，不良反应明显。1912年发现巴比妥类药，逐渐取代了溴剂。但巴比妥类药有显著的镇静作用，安全性低。②1938年，苯妥英钠用于临床，是抗癫痫药物的里程碑。以后又陆续开发出扑米酮(1952)、乙琥胺(1960)、卡马西平(1963)等药物。③1974年，广谱丙戊酸应用于临床，弥补了以上药物不足之处，如非线性药物代谢动力学、个体差异大、治疗范围窄、严重不良反应及药物间相互作用等。④1987年以后，研制出新型抗癫痫药，如拉莫三嗪(1991)、加巴喷丁(1993)、托吡酯

(1995)和奥卡西平(1999)等,更有效地控制癫痫,减少认知功能损害等不良反应。

一、 常用抗癫痫药

苯妥英钠

苯妥英钠(phenytoin sodium),又名大仑丁(dilantin)为二苯乙内酰脲的钠盐(图 13-1,表 13-2)。

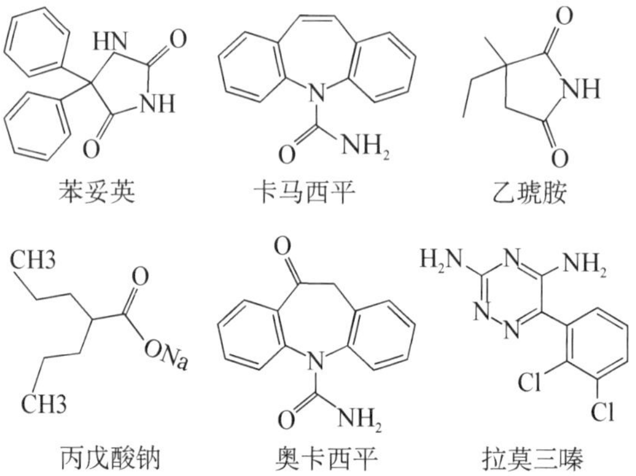

苯妥英　卡马西平　乙琥胺

丙戊酸钠　奥卡西平　拉莫三嗪

图 13-1　常用抗癫痫药结构式

表 13-2　传统抗癫痫药

药物	作用	用途	主要不良反应
苯妥英钠(phenytoin sodium)	阻滞 Na^+ 通道和 T 型 Ca^{2+} 通道,增强 GABA 能抑制效应	除失神小发作以外的所有各型癫痫,首选用于大发作和部分性发作。中枢性疼痛综合征。心律失常	胃肠道反应,牙龈增生,粒细胞缺乏,再障,致畸
卡马西平(carbamazepine)	与苯妥英钠相似	同上。对中枢性疼痛综合征的疗效优于苯妥英钠	头昏,共济失调,剥脱性皮炎,再障,多动
丙戊酸钠(sodium valproate)	阻滞 Na^+ 通道,抑制 GABA 代谢酶	各型癫痫	胃肠道反应,肝脏损害,共济失调,致畸
乙琥胺(ethosuximide)	机制未明	小发作首选药,对其他类型发作无效	眩晕,嗜睡,胃肠道反应,粒细胞缺乏,再障
苯巴比妥(phenobarbital)	与苯妥英钠相似	除失神小发作以外的所有各型癫痫	中枢抑制,眩晕,共济失调,造血障碍
扑米酮(primidone)	作用与苯妥英钠相似	用于大发作和部分性发作、复杂部分性发作。也用于良性特发性震颤	呕吐、嗜睡、共济失调等症状,偶见巨细胞性贫血。肝、肾功能不全者忌用
地西泮(diazepam)	增强 GABA 能抑制作用,使神经元超极化	癫痫持续状态首选药	静脉注射偶可致呼吸抑制
硝西泮(nitrazepam)	增强 GABA 能抑制作用,使神经元超极化	肌阵挛性癫痫,不典型小发作,婴儿痉挛	嗜睡,头昏,共济失调

【体内过程】 苯妥英钠口服吸收较慢,85%~90%由小肠吸收。由于本品呈强碱性(pH=10.4),刺激性大,故不宜肌内注射。癫痫持续状态时可作静脉注射。血浆蛋白结合率

约为 90%，口服后 4～12 h 血药浓度达峰值，生物利用度约 98%。有效血药浓度为 10～20 ng/L。每天口服 300 mg，7～10 天可达稳态浓度。苯妥英钠的半衰期平均为 22 h，长期服用者，半衰期为 15～95 h，甚至更长。主要在肝内代谢为无活性的对羟基苯基衍生物，经肾排泄。消除速率与血浆浓度有密切关系，低于 10 ng/L 时，按一级动力学消除，血浆 $t_{1/2}$ 6～24 h；高于此浓度时，则按零级动力学消除，血浆 $t_{1/2}$ 可延长至 20～60 h，且血药浓度与剂量不成比例地迅速升高，容易出现毒性反应。由于常用量时血浆浓度有较大个体差异，又受诸多因素影响，最好在临床药物浓度监控下给药。

【药理作用】 苯妥英钠抗癫痫作用可能与其抑制突触传递的强直后增强有关。强直后增强是指反复高频电刺激（强直刺激）突触前神经纤维，引起突触传递的易化，再以单个刺激作用于突触前神经元，使突触后纤维的反应较未经强直刺激前为强。在癫痫病灶异常放电的扩散过程中，强直后增强起易化作用，治疗浓度的苯妥英钠选择性地抑制强直后增强形成，使异常放电的扩散受到阻抑。

苯妥英钠具有膜稳定作用，可降低细胞膜对 Na^+ 和 Ca^{2+} 的通透性，抑制 Na^+ 和 Ca^{2+} 的内流，导致动作电位不易产生。较大浓度时，苯妥英钠能抑制 K^+ 外流，延长动作电位时程和不应期。这种作用除与抗癫痫有关外，也是治疗三叉神经痛等中枢疼痛综合征和抗心律失常的药理作用基础。

高浓度苯妥英钠能抑制神经末梢对 GABA 的摄取，诱导 GABA 受体上调，使 Cl^- 内流增加而出现超极化，抑制异常高频放电的发生和扩散。

【临床用途】

1. 抗癫痫 苯妥英钠是治疗大发作和部分性发作的首选药。也用于其他类型的癫痫，如预防控制脑外科手术中或手术后及头部外伤导致的癫痫发作，但对小发作（失神发作）无效，有时甚至使病情恶化。控制强直阵挛性癫痫持续状态时，通常先静脉注射地西泮控制症状，随后静脉注射苯妥英钠预防复发。

2. 治疗中枢疼痛综合征 中枢性疼痛综合征包括三叉神经痛和舌咽神经痛等，其神经元放电与癫痫有相似的发作机制。感觉通路神经元在轻微刺激下即产生强烈放电，引起剧烈疼痛。苯妥英钠能使疼痛减轻，发作次数减少。

3. 抗心律失常 由于苯妥英钠可对抗洋地黄中毒引起 Na^+－K^+ 交换抑制，可用于洋地黄中毒引起快速性心律失常，特别是室性心律失常。临床很少用于治疗其他类型心律失常。

【不良反应】 除对胃肠道有刺激外，苯妥英钠的其他不良反应都与血药浓度相关。一般血药浓度 10 ng/L 时可有效地控制大发作，而 20 ng/L 左右则可出现毒性反应。

1. 胃肠刺激症状 口服食欲缺乏、恶心、呕吐、上腹痛。偶见肝脏损害，应定期作肝功能检查。

2. 齿龈增生 齿龈增生是长期用药最常见的不良反应，多见于青少年。注意口腔卫生，按摩牙龈可防止或减轻，一般停药 3～6 个月后恢复。

3. 神经系统反应 神经系统反应表现为眩晕、共济失调、头痛、眼球震颤等。血药浓度＞40 ng/L 可致精神错乱，＞50 ng/L 可出现严重昏迷。

4. 造血系统的影响 久服可致叶酸吸收及代谢障碍，抑制二氢叶酸还原酶，有时可发生巨幼细胞性贫血，补充甲酰四氢叶酸治疗有效。还可见粒细胞缺乏、血小板减少、再生障碍性贫血，应定期检查血象。

5. 过敏反应 药热、皮疹、偶见剥脱性皮炎。

6. 其他 妊娠早期用药，偶致畸胎。长期服用引起软骨病。静脉注射过快时，可致心律失常、心脏抑制和血压下降，宜在心电图监护下进行。

【药物相互作用】 本药有肝药酶诱导作用，能加速多种药物，如皮质类固醇和避孕药等的代谢而降低药效。苯二氮䓬类、磺胺类及口服抗凝药可与本品竞争血浆蛋白结合部位，使本品游离型血药浓度增加。

卡马西平

卡马西平(carbamazepine)又称酰胺咪嗪(图 13-1)，最初用于治疗三叉神经痛。

【体内过程】 卡马西平(carbamazepine)口服吸收缓慢，2～8 h 达血药峰浓度。血浆蛋白结合率为 80%。在肝中代谢为有活性的环氧化物。本品为肝药酶诱导剂，加速自身的代谢，连续用药 3～4 周后，半衰期可缩短 50%。因此，本品在应用中可有不同的半衰期，在单剂量应用时 $t_{1/2}$约为 35 h，在连续用药数周后降为 19 h。

【药理作用和临床用途】

1. 抗癫痫作用 通过阻滞细胞膜的 Na^+ 通道，抑制异常高频放电的发生和扩散。对复杂部分性发作(如精神运动性发作)有良好疗效，是单纯部分性发作和大发作的首选药之一。

2. 抗外周神经痛作用 增强中枢抑制性递质 GABA 的效应，并调节 Ca^{2+} 通道。

3. 抗利尿作用 可刺激抗利尿激素释放和加强水分在远端肾小管的重吸收，治疗尿崩症。

4. 抗躁狂和抗抑郁作用 可用于锂盐无效的躁狂症，可能是抑制多巴胺和去甲肾上腺素的积聚。

【不良反应】 常见中枢神经系统反应，表现为头昏、眩晕、恶心、呕吐和共济失调等。亦有皮疹和心血管反应，但一般并不严重，无须中断治疗，1 周左右逐渐消退。老年人对本品较为敏感，可引起认知功能障碍。

罕见而严重的反应包括：再生障碍性贫血、粒细胞减少和血小板减少；肝损害；心律失常、房室传导阻滞等。应经常检查血尿常规、肾功能、肝功能，并做血药浓度监测。

丙戊酸钠

丙戊酸钠(sodium valproate)是广谱抗癫痫药(图 13-1)，对各种类型的癫痫发作都有一定疗效，对失神小发作的疗效优于乙琥胺。但因丙戊酸钠有肝毒性，临床仍首选乙琥胺。丙戊酸钠可预防性治疗偏头痛。作用机制与抑制电压敏感性 Na^+ 通道有关，也有认为它能抑制 GABA 代谢酶，使脑内 GABA 积聚，增加脑内抑制性神经传导。

丙戊酸钠口服迅速吸收，生物利用度高于 90%，主要分布在细胞外液，血浆蛋白结合率为 80%～94%。本药主要在肝中代谢，半衰期为 7～10 h。主要经肾排泄，少量随粪便排出。

不良反应较轻，但偶见肝损害，少数患者甚至出现肝衰竭而致死亡，用药期间应定期检查肝功能。对胎儿有致畸作用，常见脊椎裂。

乙琥胺

乙琥胺(ethosuximide)为琥珀酰胺类抗癫痫药(图 13-1)，是典型失神小发作的首选药物，也可作为次选药物治疗儿童和青春期的肌阵挛发作，对其他型癫痫无效。

口服易于吸收，血药浓度达峰时间为 1～4 h。成人 $t_{1/2}$ 约为 60 h，儿童约为 30 h。在肝内通过羟基化代谢成为无活性的代谢物。主要以游离或结合的代谢物以及约 20%的原药随尿排出。

本品的优点是安全、有效、无镇静作用，消除半衰期较长，每天单次用药即可控制发作。常见不良反应有嗜睡、眩晕、呃逆、食欲缺乏和恶心、呕吐等。偶见嗜酸性白细胞增多症和粒细胞缺乏症。严重者可发生再生障碍性贫血。

拉莫三嗪

拉莫三嗪(lamotrigine)属新型抗癫痫药物，与传统药物比较，肝酶诱导作用较小甚至没有，不引起严重的皮肤过敏反应或影响患者体内激素水平。一般不产生比较严重的药物间相互作用，适合联合治疗。

拉莫三嗪为苯基三嗪类化合物(表 13-3)，属电压门控钠通道阻滞剂。通过减少钠内流来增加神经元的稳定性，对反复放电有抑制作用。拉莫三嗪也能稳定突触前膜，抑制谷氨酸和天冬氨酸的释放，抑制脑内谷氨酸和天门冬氨酸诱发的暴发性放电。拉莫三嗪是广谱抗癫痫药，可用于顽固性癫痫。对各型癫痫发作均有较好疗效，包括部分性发作、全面强直阵挛发作、失神发作、肌阵挛发作。对认知功能影响小，不良反应较轻微，故可作为各型儿童癫痫首选用药。

表 13-3　常用新型抗癫痫药

药物	作用	用途	主要不良反应
拉莫三嗪(lamotrigine)	阻滞电压依赖性钠通道、抑制兴奋性神经递质的释放	广谱抗癫痫药，对各型癫痫发作均有较好疗效，对认知功能影响小，可作为各型儿童癫痫首选用药	头痛、嗜睡和皮疹
奥卡西平(oxcarbazepine)	为卡马西平的 10-酮基类衍生物，调节电压依赖性钠离子通道，对钙离子通道亦有阻滞作用	适应证同卡马西平。对复杂部分性发作疗效优于其他抗癫痫药物	常见头晕、头痛、复视。过量后可出现共济失调
托吡酯(toprimate)	阻断电压依赖性钠通道，阻断钙通道，增强 GABA 介导的抑制作用，抑制兴奋性氨基酸释放	广谱抗癫痫药物，用于癫痫部分性和全身性发作。成人和儿童难治性癫痫发作的辅助治疗	头晕、乏力、共济失调，皮疹
左乙拉西坦(levetiracetam)	作用机制尚不明确	癫痫部分性和全身性发作	贫血、白细胞计数减少等。嗜睡、头痛、焦虑、抑郁等。恶心、呕吐等。复视和弱视。皮肤淤斑和皮疹
加巴喷丁(gabapentin)	增强 GABA 介导的抑制作用、调节钠通道	部分性发作和继发全身性发作的附加治疗。治疗神经痛	嗜睡、眩晕、疲劳感、恶心、呕吐和鼻旁窦炎

本药口服能很快吸收，1.5～4 h 血药浓度达到高峰。血浆蛋白结合率为 55%，半衰期为 6.4～30.4 h，平均 12.6 h。若在服用丙戊酸钠基础上加服本药，半衰期可延长至 11.2～51.6 h。主要在肝脏内通过与葡萄糖醛酸结合而代谢，代谢产物没有生物活性。94%通过肾脏排泄，其中 10%为药物原形，2%通过粪便排泄。

不良反应有头痛、眩晕、嗜睡、共济失调、恶心、呕吐、视物模糊、复视和皮疹等，发生率与剂量相关。过量可出现嗜睡、头痛、甚至昏迷。妊娠早期不宜使用。不宜突然停药，以避免引起癫痫反弹发作。

二、抗癫痫药临床用药原则

1. 确定开始用药的时间 当患者存在复发的危险因素，而且这些危险因素对患者的不良影响远超过抗癫痫药物的不良反应时，考虑进行药物治疗；已确定第 2 次发作；半年内发作 2 次以上。

2. 合理选择药物

(1) 选药依据：癫痫的发作类型、药物的不良反应、来源、价格等。

(2) 单药治疗和联合用药：尽量单药治疗，单药治疗无效→换用另外一种药物，两者之间应该有 7～10 天的过渡期。如果多种药物都无效时，可考虑联合用药。最好能监测血药浓度，并使之达到稳定浓度。

(3) 选用新型抗癫痫药物治疗：①不能从传统的抗癫痫药物中获益。②由于下列情况不适合传统的抗癫痫药物治疗：有禁忌证；与患者正在服用的药物有相互作用（特别是口服避孕药等）；明显不能耐受传统的抗癫痫药物治疗；患者处于准备生育期。

3. 不良反应 注意观察，及时发现和处理药物的不良反应，尤其是刚开始服药半年内，定期查血尿常规、肝功能、肾功能等。

4. 终止药物治疗的时间 在癫痫获得完全控制后，可以考虑停药，但绝不能突然停药，一般从开始减量至完全停药的过程需要 1 年或更长时间。对于脑部有病灶的继发性、难治性癫痫即使是完全控制发作，脑电图亦无癫痫样放电，其停药亦需十分慎重，否则容易复发。

第二节 抗惊厥药

惊厥是各种原因引起的中枢神经过度兴奋的一种症状，表现为全身骨骼肌不自主的强烈收缩。常见于小儿高热、破伤风、癫痫大发作、子痫和中枢兴奋药中毒等。常用抗惊厥药有巴比妥类、水合氯醛和地西泮等，在镇静催眠药中讨论。本节只介绍硫酸镁。

硫酸镁

【体内过程】 硫酸镁（Magnesium Sulfate）静脉注射几乎立即起效，作用持续约 30 min；肌内注射后约 20 min 起作用，作用持续 3～4 h；口服约 1 h 起效，持续作用 1～4 h。肌内注射或静脉注射后均经肾排泄，排泄速度与血镁浓度和肾小球滤过率有关。在肠内形成一定的渗透压，使肠内保留大量的水分，刺激肠道蠕动而排泄。肠道内难吸收，少量 Mg^{2+} 吸收，从尿排出。

【药理作用及临床用途】 硫酸镁可因给药途径不同呈现不同的药理作用。

1. 抗惊厥和抗肌肉痉挛作用 注射本药后，Mg^{2+} 与 Ca^{2+} 由于化学性质相似，可以特异地竞争 Ca^{2+} 结合位点，拮抗 Ca^{2+} 的作用，抑制神经化学传递和骨骼肌收缩，从而使肌肉松弛。同时，也作用于中枢神经系统，引起感觉和意识消失。对于各种原因所致的惊厥，尤其是子痫，有良好的抗惊厥作用。

2. 导泻作用 口服硫酸镁吸收少，因渗透压作用，水分被引入肠腔，肠腔内液积聚导致腹胀，并刺激肠蠕动，从而起导泻作用。同时硫酸镁促使肠壁释放缩胆囊素，致泻增加。

3. 对心血管系统的作用 注射给药，过量镁离子可直接舒张外周血管平滑肌和引起交感神经节传递障碍，使血管扩张，血压下降。另外，静脉用硫酸镁能延长心脏传导系统的有效不应期，提高室颤阈值，并使心肌复极均匀，减少或消除折返激动，有利于快速性室性心律失常的控制。

4. 消炎去肿 本药 50％溶液外用热敷患处，有消炎去肿的作用。

【不良反应】 用药过量可导致高镁血症，引起心律失常、呼吸抑制、血压骤降以至死亡。静脉注射较为危险，必须注意患者呼吸、血压。中毒时，静脉缓慢注射氯化钙或葡萄糖酸钙，可立即消除 Mg^{2+} 的作用。

（曲卫敏）

参考文献

1. Berg AT, Berkovic SF, Brodie MJ, et al. Revised terminology and concepts for organization of seizures and epilepsies: report of the ILAE Commission on Classification and Terminology, 2005 - 2009. Epilepsia, 2010,51(4):676 - 685

第十四章 抗精神失常药

精神失常是由多种病理因素导致精神活动障碍的一类疾病，包括精神分裂症、躁狂症和焦虑症等。治疗这些疾病的药物统称为抗精神失常药。根据其临床用途分为抗精神病药(antipsychotic drugs)、抗躁狂症药(antimanic drugs)、抗抑郁症药(antidepressants)和抗焦虑药(anxiolytics)。抗焦虑症药苯二氮䓬类已在镇静催眠药章节中介绍。

第一节 抗精神病药

精神分裂症(schizophrenia)是一组以思维、情感、行为之间的不协调，精神活动与现实脱离为特征的最常见的一类精神疾病。根据临床症状，将精神分裂症分为Ⅰ型和Ⅱ型，前者以阳性症状(幻觉和妄想)为主，后者则以阴性症状(情感淡漠、主动性缺乏等)为主。本节述及的药物对Ⅰ型治疗效果好，对Ⅱ型则效果较差甚至无效。抗精神病药也称作神经安定药(neuroleptic drug)，主要用于治疗精神分裂症，对躁狂症也有效。这类药物大多是强效多巴胺(dopamine，DA)受体拮抗剂，在发挥治疗作用的同时，亦可引起情绪冷漠、精神运动迟缓和运动障碍等不良反应。根据化学结构，将抗精神分裂症药分为 4 类：吩噻嗪类(phenothiazines)，硫杂蒽类(thioxanthenes)、丁酰苯类(butyrophenones)及其他。此类药物大多具有相似的药理作用机制，故在此一并阐述。

【作用机制】

1. 阻断中脑-边缘系统和中脑-皮质系统 DA 受体 关于精神分裂症的病因有很多假说，但只有中脑-边缘通路和中脑-皮质通路 DA 系统功能亢进学说得到较广泛的认可。该假说认为精神分裂症是由于中枢 DA 系统功能亢进所致。许多研究资料支持该病因学说，如：促进 DA 释放的苯丙胺可致急慢性妄想型精神分裂症；减少 DA 的合成和储存可改善病情；未经治疗的Ⅰ型患者，死后病理检查发现其壳核和伏隔核 DA 受体(尤其是 D_2 样受体)数目显著增加；各种高效价抗精神病药物大多是强效 DA 受体拮抗剂，对Ⅰ型精神分裂症均有较好的临床疗效。

目前认为，吩噻嗪类抗精神病药主要通过阻断中脑-边缘通路和中脑-皮质通路的 D_2 样受体而发挥疗效。值得指出的是，目前临床使用的大多抗精神病药物并不是选择性 D_2 样受体拮抗剂。因此，在发挥疗效的同时，均引起不同程度的锥体外系不良反应。

2. 阻断 5-羟色胺(5-HT)受体 临床常用的非经典抗精神病药物如氯氮平(clozapine)和利培酮(risperidone)的抗精神病作用主要是通过阻断 5-HT 受体而实现的。

其中，氯氮平是 5 - HT_{2A}受体和多巴胺 D_4 亚型受体拮抗剂，对其他 DA 亚型受体几无亲和力，对 M 胆碱受体和 α 肾上腺素受体也有较高的亲和力；利培酮拮抗 5 - HT_2 亚型受体的作用显著强于其拮抗 D_2 亚型受体的作用。因此，即使长期应用氯氮平和利培酮也几无锥体外系反应发生。

一、吩噻嗪类

吩噻嗪是由硫、氮联结两个苯环构成的一种三环结构，其 2、10 位被不同基团取代则获得吩噻嗪类抗精神病药物。

氯丙嗪（chlorpromazine）是吩噻嗪类药物的典型代表，应用广泛。氯丙嗪于 1952 年在法国治疗兴奋性躁动患者获得成功，它不仅控制了患者的兴奋，且对其他精神症状也有效。其后，又相继发现了对精神分裂症具有治疗作用的多个衍生物，这类药物统称为吩噻嗪类抗精神病药物。根据 C_{10} 侧链不同，又被分为二甲胺类、哌嗪类和哌啶类。

氯丙嗪

氯丙嗪又名冬眠灵（wintermine），抗精神病作用的主要机制是拮抗脑内边缘系统 DA 受体。氯丙嗪也能拮抗肾上腺素 α 受体和 M 胆碱受体，因其广泛的药理作用，导致长期应用产生严重不良反应。DA 能神经元不只存在于边缘系统，如 D_2 样受体也分布在黑质纹状体系统（锥体外系）及其他区域（如下丘脑控制激素释放因子处）。因此，氯丙嗪虽可改善精神分裂症症状，但长期应用可致锥体外系运动障碍和内分泌改变。尽管氯丙嗪选择性较低，但作为第一个精神安定药及抗精神失常药，目前在临床治疗中仍发挥着重要作用。

【药理作用及机制】

1. 对中枢神经系统的作用

（1）抗精神病作用：氯丙嗪对中枢神经系统有较强的抑制作用，也称神经安定作用（neuroleptic effect）。氯丙嗪能显著控制活动和躁狂状态，但不损伤感觉能力；能显著减少动物自发活动，易诱导入睡，但可被唤醒；与巴比妥类催眠药不同，加大剂量也不引起麻醉。正常人口服治疗量氯丙嗪后，出现安静、活动减少、感情淡漠和注意力下降、对周围事物不感兴趣、答话缓滞，而理智正常，在安静环境下易入睡，唤醒后神态清楚，随后又易入睡。精神分裂症患者服用氯丙嗪后则显现良好的抗精神病作用，能迅速控制兴奋躁动状态，大剂量连续用药能消除患者的幻觉和妄想等症状，减轻思维障碍，使患者恢复理智，情绪安定，生活自理。但该药对抑郁症状无效，甚至可使之加剧。

氯丙嗪等吩噻嗪类药物主要是通过拮抗中脑-边缘系统和中脑-皮质系统的 D_2 样受体而发挥作用。但是，由于氯丙嗪对这两个通路和黑质-纹状体通路的 D_2 样受体的亲和力几无差异，因此，长期应用氯丙嗪的患者，锥体外系反应的发生率较高。

（2）镇吐作用：氯丙嗪具有较强的镇吐作用。小剂量时即可对抗 DA 受体激动剂阿扑吗啡（apomorphine）引起的呕吐反应，这是其拮抗了延髓第四脑室底部的催吐化学感受区的 D_2 受体的结果。大剂量氯丙嗪可直接抑制呕吐中枢，但不能对抗前庭刺激引起的呕吐。对顽固性呃逆有效，其机制是氯丙嗪抑制位于延髓与催吐化学感受区旁呃逆的中枢调节部位。

(3) 对体温调节的作用:氯丙嗪对下丘脑体温调节中枢有很强的抑制作用。与解热镇痛药不同,氯丙嗪不但降低发热机体的体温,也能降低正常体温。氯丙嗪的降温作用随外界环境温度而变化,外界温度越低其降温作用越强,与物理降温法同时应用,表现出协同降温作用;在炎热天气,氯丙嗪却可使体温升高,这是其干扰了机体正常散热机制的结果。

2. 对自主神经系统的作用 氯丙嗪拮抗肾上腺素 α 受体可致血管扩张、血压下降,但由于连续用药可产生耐受性,且有较多不良反应,故不适合于高血压的治疗;氯丙嗪拮抗 M 胆碱受体作用较弱,可引起口干、便秘、视力模糊。

3. 对内分泌系统的影响 结节-漏斗系统中的 D_2 亚型受体可促使下丘脑分泌多种激素,如催乳素释放抑制因子、卵泡刺激素释放因子、黄体生成素释放因子和促肾上腺皮质激素等。氯丙嗪拮抗 D_2 亚型受体,增加催乳素的分泌,抑制促性腺激素和糖皮质激素的分泌。氯丙嗪抑制垂体生长激素的分泌,可适用于巨人症治疗。

【体内过程】 氯丙嗪口服后吸收慢而不规则,血药浓度达峰时间为 2～4 h。肌内注射吸收迅速,到达血液后,90%以上与血浆蛋白结合。氯丙嗪分布于全身,脑、肺、肝、脾、肾中较多,其中脑内浓度是血浆浓度的 10 倍。主要在肝经 P450 系统代谢为多种产物,经肾排泄。因其脂溶性高,易蓄积于脂肪组织,停药后数周乃至半年后,尿中仍可检出其代谢物。不同个体口服相同剂量的氯丙嗪后血药浓度可差 10 倍以上,故提倡个体化用药。氯丙嗪在体内的消除和代谢随年龄而递减,故老年患者应减量。

【临床应用】

1. 精神分裂症 氯丙嗪能够显著缓解阳性症状,如进攻、亢进、妄想、幻觉等。但对冷漠等阴性症状效果不显著。氯丙嗪主要用于Ⅰ型精神分裂症(精神运动性兴奋和幻觉妄想为主)的治疗,尤其是对急性患者效果显著,但需长期用药,甚至终身治疗;对慢性精神分裂症患者疗效较差。对Ⅱ型精神分裂症患者无效甚至加重病情。氯丙嗪对其他精神病伴有的兴奋、躁动、紧张、幻觉和妄想等症状也有显著疗效。对各种器质性精神病(如脑动脉硬化性精神病、感染中毒性精神病等)和症状性精神病的兴奋、幻觉和妄想症状也有效,但剂量要小,症状控制后须立即停药。

氯丙嗪自 1952 年用于临床以来,治疗精神病安全有效,国内许多精神科医师仍将其列为治疗精神分裂症的首选药,主要用于治疗具有精神病性症状如幻觉、妄想、思维、行为障碍(如紧张症、刻板症等)的各种精神病,特别是急性发作和具有明显阳性症状的精神分裂症患者。由于氯丙嗪具有较强的神经安定作用,对兴奋、激动、焦虑、攻击、躁狂等症状均有良好疗效。临床急诊或急性期治疗,可首先采用 25～50 mg 氯丙嗪与等量异丙嗪混合深部肌内注射或静脉滴注,快速有效地控制兴奋和急性精神病性症状,然后视病情制定进一步的治疗方案。

2. 呕吐和顽固性呃逆 氯丙嗪对多种药物(如吗啡和洋地黄等)和疾病(如恶性肿瘤)引起的呕吐有显著的镇吐作用,对顽固性呃逆疗效显著,对晕动症无效。

3. 低温麻醉与人工冬眠 物理降温(冰袋、冰浴)配合氯丙嗪能降低患者体温,可用于低温麻醉。氯丙嗪与其他中枢抑制药(哌替啶、异丙嗪)合用,则可使患者深睡,体温、基础代谢及组织耗氧量均降低，增强患者对缺氧的耐受力，减轻机体对伤害性刺激的反应，并可使自主神经传导阻滞及中枢神经系统反应性降低，机体处于这种状态，称为“人工冬眠”，有利于机体度过危险的缺氧缺能阶段，为进行对因治疗争得时间。人工冬眠多用于严重创伤、感染性休克、高热惊厥、中枢性高热及甲状腺危象等病症的辅助治疗。

【不良反应】 氯丙嗪药理作用广泛，不良反应较多。

1. 常见不良反应 中枢抑制症状（嗜睡、淡漠、无力等）、M 受体拮抗症状（视力模糊、口干、无汗、便秘、眼压升高等）和 α 受体拮抗症状（鼻塞、血压下降、直立性低血压及反射性心悸等）。由于局部刺激性较强，可深部肌内注射。静脉注射可致血栓性静脉炎，应以生理盐水或葡萄糖注射液稀释后缓慢注射。注射给药后立即卧床休息 2 h 左右，然后缓慢起立，防止直立性低血压。

2. 锥体外系反应 长期大量服用氯丙嗪可出现 3 种反应：①帕金森综合征（parkinsonism）：表现为肌张力增高、面容呆板、动作迟缓、肌肉震颤、流涎等；②静坐不能（akathisia）：患者表现坐立不安、反复徘徊；③急性肌张力障碍（acute dystonia）：多出现在用药后第 1 天至第 5 天。由于舌、面、颈及背部肌肉痉挛，患者可出现强迫性张口、伸舌、斜颈、呼吸运动障碍及吞咽困难。以上 3 种反应是由于氯丙嗪拮抗了黑质-纹状体通路的 D_2 样受体，使纹状体中的 DA 功能减弱、乙酰胆碱功能增强而引起的。减少药量、停药等方法可将其减轻或消除，也可用抗胆碱药缓解。

此外，长期服用氯丙嗪后，部分患者出现迟发性运动障碍（tardive dyskinesia，TD），表现为口-面部不自主的刻板运动，广泛性舞蹈样手足徐动症，停药后仍长期存在。其机制可能是因 DA 受体长期被拮抗、受体敏感性增加或反馈性促进突触前膜 DA 释放增加所致。此反应难以治疗，用抗胆碱药反使症状加重，抗 DA 药使此反应减轻。TD 尤易侵袭那些器质性脑疾患者。因此，老年患者应尽量避免使用这类药物。约有 20%的患者服用氯丙嗪后出现 TD。病程长的可高达 40%。尽管 TD 症状通常较轻，但一旦发展为严重病例，将进一步影响患者的生活质量。

3. 药源性精神异常 氯丙嗪本身可以引起精神异常，如意识障碍、萎靡、淡漠、兴奋、躁动、消极、抑郁、幻觉、妄想等，应与原有疾病区别，一旦发生应立即减量或停药。

4. 惊厥与癫痫 少数患者用药过程中出现局部或全身抽搐，脑电有癫痫样放电，有惊厥或癫痫史者更易发生，应慎用，必要时加用抗癫痫药物。

5. 过敏反应 常见症状为皮疹、接触性皮炎。少数出现肝损害、黄疸、粒细胞减少、溶血性贫血和再生障碍性贫血等。

6. 心血管和内分泌系统反应 直立性低血压，持续性低血压休克，多见于年老伴动脉硬化、高血压患者；心电图异常，心律失常。长期用药可引起内分泌紊乱，如乳腺增大、泌乳、月经停止、抑制儿童生长等。主要是由于氯丙嗪拮抗了 DA 介导的下丘脑催乳素释放抑制途径，引起高催乳素血症，导致乳漏、闭经及妊娠试验假阳性；正常的男性激素向雌激素转变受到影响时会导致性欲增强。性功能障碍（阳痿、闭经）的出现，可能会使患者治疗不合作。

7. 急性中毒 一次吞服大剂量氯丙嗪，可致急性中毒，患者出现昏睡、血压下降至休克水平，并出现心肌损害，如心动过速、心电图异常（P－R 间期或 Q－T 间期延长，T 波低平或倒置），应立即对症治疗。

【药物相互作用及禁忌证】 肝药酶诱导剂如苯妥英钠、卡马西平等可加速氯丙嗪代谢，应注意适当调节剂量。氯丙嗪能增强其他一些药物的中枢抑制作用，如乙醇、镇静催眠药、抗组胺药、镇痛药等，联合用药时注意调整剂量。当与吗啡、哌替啶（度冷丁）等合用时，要防止呼吸抑制和低血压。此类药物可抑制 DA 受体激动剂、左旋多巴的作用。氯丙嗪的去甲基代谢物可以拮抗胍乙啶的降压作用，可阻止后者被摄入神经末梢。

氯丙嗪能诱发癫痫，有癫痫及惊厥史者禁用；氯丙嗪能升高眼压，青光眼患者禁用；乳腺增生症和乳腺癌患者禁用；对冠心病患者易致猝死，应慎用。

其他吩噻嗪类药物

吩噻嗪中侧链为哌嗪环者有奋乃静（perphenazine）、氟奋乃静（fluphenazine）及三氟拉嗪（trinuoperazine）。

奋乃静作用较氯丙嗪缓和，对心血管系统、肝脏及造血系统的不良反应较氯丙嗪轻。除镇静作用、控制精神运动兴奋作用次于氯丙嗪外，其他同氯丙嗪。奋乃静对慢性精神分裂症的疗效则优于氯丙嗪。

三氟拉嗪和氟奋乃静的中枢镇静作用较弱，且具有兴奋和激活作用。除有明显的抗幻觉妄想作用外，此两药对行为退缩、情感淡漠等症状有较好疗效，适用于精神分裂症偏执型和慢性精神分裂症。

硫利达嗪（甲硫达嗪，thioridazine）的侧链为哌啶环，此药有明显的镇静作用，抗幻觉妄想作用不如氯丙嗪，锥体外系不良反应小，老年人易耐受，作用缓和为其优点。

二、 硫杂蒽类

硫杂蒽类（thioxanthenes）的基本结构与吩噻嗪类相似，但在吩噻嗪环上第 10 位的氮原子被碳原子取代，所以此类药物的基本药理作用与吩噻嗪类也极为相似。

氯普噻吨

氯普噻吨（chlorprothixene），也称泰尔登（tardan），又名氯丙硫蒽，是该类药的代表，其结构与三环类抗抑郁药相似，故有较弱的抗抑郁作用。其调整情绪、控制焦虑抑郁的作用较氯丙嗪强，但抗幻觉妄想作用不及氯丙嗪。氯普噻吨适用于带有强迫状态或焦虑抑郁情绪的精神分裂症、焦虑性神经官能症及更年期抑郁症患者。由于其抗肾上腺素与抗胆碱作用较弱，故不良反应较轻，锥体外系症状也较少。

氟哌噻吨

氟哌噻吨（flupenthixol）也称三氟噻吨，抗精神病作用与氯丙嗪相似，但具有特殊的激动效应，故禁用于躁狂症患者。氟哌噻吨也用于治疗抑郁症或伴焦虑的抑郁症。血浆蛋白结合率超过 95%。血浆 $t_{1/2}$ 为 35 h，V_d 为 14 L/kg。

治疗精神病的剂量，口服其盐酸盐每次 3～9 mg，2 次/d，最大剂量 18 mg/d。长效制剂氟哌噻吨癸酸酯，可深部肌内注射，第一次 20 mg，隔 2～4 周根据患者的反应给予 20～

40 mg。

该药低剂量具有一定的抗抑郁焦虑的效果，口服 0.5～3 mg 可用于治疗焦虑和轻度抑郁，每天最后一次用药不得迟于午后 4:00，用药 1 周无效应停药。

氟哌噻吨镇静作用弱，但锥体外系反应常见。偶有猝死报道。

三、丁酰苯类

丁酰苯类（hutyrophenones）的化学结构与吩噻嗪类完全不同，但其药理作用和临床应用与吩噻嗪类相似。

氟哌啶醇

氟哌啶醇（haloperidol）是第一个合成的丁酰苯类药物，是这类药物的典型代表。其化学结构与氯丙嗪完全不同，却能选择性拮抗 D_2 样受体，有很强的抗精神病作用。口服后 2～6 h 血药浓度达高峰，作用可持续 3 天。氟哌啶醇可显著控制各种精神运动兴奋，对慢性症状也有较好疗效。

氟哌利多

氟哌利多（droperidol）也称氟哌啶。氟哌利多在体内代谢快，作用时间 6 h 左右，作用与氟哌啶醇相似。临床上，主要用于增强镇痛药的作用，如与芬太尼配合使用，使患者处于一种特殊的麻醉状态：痛觉消失、精神恍惚、对环境淡漠，被称为神经阻滞镇痛术（neuroleptanalgesia），作为一种外科麻醉，可以进行小的手术如烧伤清创、窥镜检查、造影等，其特点是集镇痛、安定、镇吐、抗休克作用于一体。也用于麻醉前给药、镇吐及控制精神病患者的攻击行为。

氟哌利多吸收快，肌内注射后起效时间几乎与静脉注射相同，在体内广泛代谢，75%从尿中排除，其余从粪便中排泄。血浆 $t_{1/2}$ 分两部分，开始为 10 min，最终为 2.2 h。因为其作用时间比芬太尼长，故第二次重复给药一般只给芬太尼，避免氟哌利多蓄积。

匹莫齐特

匹莫齐特（pimozide）为氟哌利多的双氟苯衍生物，临床上用于治疗精神分裂症、躁狂症和秽语综合征。此药有较好的抗幻觉、妄想作用，并使慢性退缩被动的患者活跃起来。匹莫齐特易引起室性心律失常和心电图异常（如 Q－T 间期延长、T 波改变），伴有心脏病的患者禁用。

四、其他抗精神病药物

五氟利多

五氟利多（penfluridol）属二苯基丁酰哌啶类（diphenylbutylpiperidines），是口服长效抗精神分裂症药，一次用药疗效可维持一周。其长效的原因可能与储存于脂肪组织，从而缓慢释放入血有关。五氟利多能阻断 D_2 样受体，有较强的抗精神病作用，亦可镇吐。对精神分裂症的疗效与氟哌啶醇相似，镇静作用较弱，适用于急慢性精神分裂症，尤其适用于慢性患者，对幻觉、妄想、退缩均有较好疗效。最常见的不良反应是锥体外系反应。

舒必利

舒必利(sulpiride)属苯甲酰胺类,选择性地拮抗中脑-边缘系统 D_2 受体。对紧张型精神分裂症疗效高,奏效也较快,有药物电休克之称。此药有改善患者与周围的接触、活跃情绪、减轻幻觉和妄想的作用,对情绪低落、忧郁等症状也有治疗作用,对长期用其他药物无效的难治性病也有一定疗效。锥体外系不良反应较少。

氯氮平

氯氮平(clozapine)属于苯二氮䓬类,为新型抗精神病药。目前在我国许多地区已将其作为治疗精神分裂症的首选药。

氯氮平为广谱神经安定药,对精神分裂症的疗效与氯丙嗪相当,但起效迅速,多在一周内见效;抗精神病作用强,也适用于慢性患者;氯氮平对其他抗精神病药无效的精神分裂症的阴性阳性症状都有治疗作用。氯氮平是选择性 D_4 亚型受体拮抗药,其优点是几无锥体外反应,与其特异性拮抗中脑边缘系统和中脑皮层系统的 D_4 亚型受体、对黑质-纹状体系统的 D_2 和 D_3 亚型受体几无亲和力有关。氯氮平主要用于其他抗精神病药无效或锥体外系反应过强的患者。新近也有报道氯氮平抗精神病的治疗机制涉及阻断 $5-HT_{2A}$和 DA 受体、协调 5-HT 与 DA 系统的相互作用和平衡。因此,氯氮平也被称为 5-HT-DA 受体阻断剂(serotonin-dopamine antagonists),并由此提出了精神分裂症的 DA 与 5-HT 平衡障碍的病因学说。

氯氮平也可用于长期给予氯丙嗪等抗精神病药物引起的迟发运动障碍,氯氮平对情感淡漠和逻辑思维障碍的改善较差。

氯氮平具有抗胆碱作用、抗组胺作用、抗 α 肾上腺素能作用,几乎无锥体外系反应和内分泌紊乱等不良反应,但可引起粒细胞减少,严重者可致粒细胞缺乏(女性多于男性)。因此,用药前及用药期间须做白细胞计数检查。亦有引起染色体畸变的报道。

利培酮

利培酮(risperidone)是第二代非典型抗精神病药。利培酮对 5-HT 受体和 D_2 亚型受体均有拮抗作用,但对前者的作用显著强于后者。利培酮对精神分裂症阳性症状如幻觉、妄想、思维障碍等及阴性症状均有疗效,适于治疗首发急性和慢性患者。不同于其他药物的是,该药对精神分裂症患者的认知功能障碍和继发性抑郁亦具治疗作用。利培酮有效剂量小,用药方便、见效快,锥体外系反应轻,且抗胆碱样作用及镇静作用弱,易被患者耐受,治疗依从性优于其他抗精神病药。自 20 世纪 90 年代推广应用于临床以来,已成为治疗精神分裂症的一线药物。

抗精神分裂症药物的代表药、药理作用、临床应用和不良反应小结见表 14-1。

表 14-1 主要抗精神分裂症药

	代表药	药理作用	临床应用	不良反应
吩噻嗪类	氯丙嗪 氟奋乃静 三氟拉嗪 奋乃静	与阻断中脑-边缘系统和中脑-皮质通路的 D_2 受体有关	① 精神分裂症 ② 呕吐和顽固性呃逆 ③ 低温麻醉与人工冬眠	① 阻断 D_2 受体:中枢抑制;锥体外系反应; ② 阻断 M 及 α 受体:阿托品样、心血管反应 ③ 内分泌系统反应

续　表

	代表药	药理作用	临床应用	不良反应
硫杂蒽类	氯普噻吨 氟哌噻吨	与氯丙嗪比较，抗精神病作用稍弱；调整情绪，控制焦虑抑郁较强	①有焦虑抑郁情绪的精神分裂症；②焦虑性神经官能症；③更年期抑郁症患者	不良反应较轻，锥体外系症状较轻
丁酰苯类	氟哌啶醇 氟哌利多 匹莫齐特	阻断 D_2 受体最为突出，抗精神病作用强	①以兴奋、激动、幻觉、妄想为主的精神分裂症；②顽固性呃逆。	①锥体外系反应强；②α 受体阻断作用轻；③无镇静作用
其他	氯氮平	①选择性阻断 D_4 受体：中脑-边缘系统；中脑-皮质通路；②阻断 5-HT_{2A} 受体；③协调 5-HT-DA 系统相互作用	①其他抗精神病药物无效者；②锥体外系反应过强者；③长期应用氯丙嗪等药物引起的迟发性运动障碍者	无内分泌不良反应；可引起粒细胞减少；有 α_1 受体阻断作用，对心血管系统有影响
	利培酮	阻断 5-HT_2 和 D_2 受体，对前者作用强	治疗首发急性和慢性精神病患者	神经系统和心血管系统不良反应常见
	五氟利多	阻断 D_2 类受体	①急、慢性精神分裂症，尤其慢性患者； ②对幻觉、妄想、退缩等均有很好疗效	以锥体外系反应最为突出
	舒必利	阻断中脑边缘系统 D_2 类受体	①紧张型精神分裂症；②其他药无效的难治病例	锥体外系不良反应少

第二节　抗躁狂症药

抗躁狂症药物(antimanic drugs)主要用于治疗躁狂症，上述抗精神病药物也常用于治疗躁狂症。此外，一些抗癫痫药如卡马西平和丙戊酸钠治疗躁狂症也有效。目前，临床最常用的是碳酸锂，也有枸橼酸盐。

碳酸锂

碳酸锂(lithium carbonate)于 1949 年用于治疗躁狂症。躁狂症的特征是情绪高涨、烦躁不安、活动过度和思维、言语不能自制。临床主要应用抗精神病药与碳酸锂控制和治疗这些症状。

碳酸锂主要是锂离子发挥药理作用，治疗剂量对正常人的精神行为没有明显的影响。尽管研究已经发现锂离子在细胞水平具有多方面的作用，但其情绪安定作用的确切机制目前仍不清楚。目前认为其治疗机制主要在于：①在治疗浓度抑制去极化和 Ca^{2+} 依赖的 NA 和 DA 从神经末梢释放，而不影响或促进 5-HT 的释放；②摄取突触间隙中的儿茶酚胺，并增加其灭活；③抑制腺苷酸环化酶和磷脂酶 C 所介导的反应；④影响 Na^+、Ca^{2+}、Mg^{2+} 的分布，影响葡萄糖的代谢。

锂盐对躁狂症患者有显著疗效，特别是对急性躁狂和轻度躁狂疗效显著，有效率为 80%。碳酸锂主要用于抗躁狂，但有时对抑郁症也有效，故有情绪稳定(mood-stabilizing)药之称。碳酸锂还可用于治疗躁狂抑郁症(manic-depressive psychosis)。该症的特点是躁狂和抑郁的双向循环发生。

碳酸锂口服吸收快，血药浓度高峰出现于服药后 2～4 h。锂离子先分布于细胞外液，然后逐渐蓄积于细胞内。不与血浆蛋白结合，$t_{1/2}$为 18～36 h。锂虽吸收快，但通过血-脑屏障进入脑组级和神经细胞需要一定时间。因此，锂盐显效较慢。碳酸锂主要自肾排泄，约 80％由肾小球滤过的锂在近曲小管与钠离子竞争重吸收，故增加钠摄入可促进其排泄，而缺钠或肾小球滤出减少时，可导致体内锂潴留，引起中毒。

锂盐不良反应较多，安全范围窄，最适浓度为 0.8～1.5 mmol/L，超过 2 mmol/L 即出现中毒症状。轻度的毒性症状包括恶心、呕吐、腹痛、腹泻和细微震颤；较严重的毒性反应涉及神经系统. 包括精神紊乱、反射亢进、明显震颤、发音困难、惊厥，直至昏迷与死亡。由于该药治疗指数很低，测定血药浓度至关重要。当血药浓度升至 1.6 mmol/L 时，应立即停药。

第三节 抗抑郁症药

抗抑郁症药(antidepressant)是主要用于治疗情绪低落、抑郁消极的一类药物。对焦虑性障碍、惊恐发作、强迫性障碍及恐惧症也有效。

临床目前使用的抗抑郁症药包括三环类抗抑郁症药抑制去甲肾上腺素(NA)和 5－HT 再摄取的药物、NA 再摄取抑制剂、选择性 5－HT 再摄取抑制药及其他抗抑郁药。这些药物大多以单胺学说作为抑郁症发病机制，并在此基础上建立动物模型研发获得的。就不良反应而言：抑制 5－HT 再摄取和阻断 α 受体可影响睡眠和血压；阻断 M 受体可引起口干、便秘、视力模糊；抑制 NA 再摄取和阻断 M 受体可致心律失常；中枢和外周自主神经功能的失衡会诱发惊厥、性功能障碍和摄食、体重的改变等。

一、 三环类抗抑郁症药

由于这些药物结构中都有 2 个苯环和 1 个杂环，故统称为三环类抗抑郁症药(tricyclic antidepressants, TCAs)，在结构上与酚噻嗪类有一定相关性。常用的有丙米嗪(imipramine)、地昔帕明(desipramine)、阿米替林(amitriptyline)、多塞平(多虑平，doxepin)等。

在作用机制上，三环类抗抑郁症药属于非选择性单胺摄取抑制剂，主要抑制 NA 和 5－HT 的再摄取，增加突触间隙中这两种递质的浓度。苯乙胺衍生物文拉法辛(venlafaxine)也具有阻断上述神经递质再摄取的作用，增加突触间隙的 5－HT 和 NA，发挥抗抑郁作用。此外，TCAs 可阻断 α_1 肾上腺素受体和 H_1(组胺)受体，引起过度镇静。

丙米嗪

丙米嗪(imipramine，米帕明)。

【药理作用及机制】

1. 对中枢神经系统的作用 抑郁症患者连续服药后，出现精神振奋现象，连续 2～3 周后疗效才显著，表现为情绪高涨，症状减轻。正常人服用后出现安静、嗜睡、血压稍降、头晕、目眩，并常出现口干、视力模糊等抗胆碱反应，连用数天后这些症状可能加重，甚至出现注意力不集中和思维能力下降。

目前认为，丙米嗪抗抑郁作用的主要机制是阻断 NA、5 - HT 在神经末梢的再摄取增高，突触间隙的递质浓度，促进突触传递功能。

2. 对自主神经系统的作用　治疗剂量丙米嗪能显著阻断 M 胆碱受体，表现为视力模糊、口干、便秘和尿潴留等。

3. 对心血管系统的作用　治疗剂量丙米嗪可降低血压，致心律失常，其中心动过速较常见。心电图可出现 T 波倒置或低平。这些不良反应可能与该药阻断单胺类再摄取从而引起心肌中 NA 浓度增高有关。另外，丙米嗪对心肌有奎尼丁样直接抑制效应，故心血管病患者慎用。

【体内过程】　丙米嗪口服吸收良好，2～8 h 血药浓度达高峰。血浆 $t_{1/2}$ 为 10～20 h。丙米嗪广泛分布于各组织，以脑、肝、肾及心脏分布较多。主要在肝内经药酶代谢，通过氧化变成 2 -羟基代谢物，并与葡萄糖醛酸结合，自尿排出。

【临床应用】

1. 治疗抑郁症　用于各种原因引起的抑郁症，对内源性抑郁症、更年期抑郁症效果较好，对反应性抑郁症次之，对精神病的抑郁成分效果差。也可用于强迫症的治疗。治疗剂量：开始时每次 25 mg，3 次/d，逐渐增加到每次 50 mg，3～4 次/d，严重病例最高可用到 300 mg/d。

2. 治疗遗尿症　对于儿童遗尿可试用丙米嗪治疗，剂量依年龄而定，睡前口服，疗程以 3 个月为限。

3. 焦虑和恐惧症　对伴有焦虑的抑郁症患者疗效显著，对恐惧症有效。

【不良反应】　常见的不良反应有口干、扩瞳、视力模糊、便秘、排尿困难和心动过速等抗胆碱作用，还出现多汗、无力、头晕、失眠、皮疹、直立性低血压、反射亢进、共济失调、肝功能异常、粒细胞缺乏症等。因抗抑郁药易致尿潴留和眼内压升高，故前列腺肥大、青光眼患者禁用。

【药物相互作用】　三环类与血浆蛋白的结合能被苯妥英钠、保泰松、阿司匹林、东莨菪碱和吩噻嗪竞争而减少。如和单胺氧化酶抑制剂(MAOI)合用，可引起血压明显升高、高热和惊厥。这是由于三环类抑制 NA 再摄取、MAOI 减少 NA 灭活、使 NA 浓度增高所致。三环类还能增强中枢抑制药的作用，如与抗精神病药、抗帕金森病药合用时，其抗胆碱作用可相互增强。

阿米替林

阿米替林(amitriptyline)又名依拉维，其药理学特性及临床应用与丙米嗪极为相似，与后者相比，阿米替林对 5 - HT 再摄取的抑制作用明显强于对 NA 再摄取的抑制；镇静作用和抗胆碱作用也较强。鉴于阿米替林有较强的镇静催眠作用，主张每天口服 1 次，从 25 mg 开始逐渐增加剂量，甚至用到 150 mg，睡前口服。口服后可稳定地从胃肠道吸收，但剂量过大可延缓吸收。在体内与蛋白质广泛结合，$t_{1/2}$ 为 9～36 h。在肝脏生成活性代谢物去甲替林，从尿中排除。

阿米替林的不良反应与丙米嗪相似，但比丙米嗪严重，偶有加重糖尿病症状的报道。禁忌证与丙米嗪相同。

氯米帕明

氯米帕明(clomipramine)又名氯丙米嗪，药理作用和应用类似于丙米嗪，但对 5 - HT 再摄取有较强的抑制作用，而其体内活性代谢物去甲氯丙米嗪则对 NA 再摄取有较强的抑制作用。临床上用于抑郁症、强迫症、恐惧症和发作性睡眠引起的肌肉松弛。不良反应及注意事项与丙米嗪相同。

多塞平

多塞平(doxepin)又名多虑平，抗抑郁作用弱，抗焦虑作用强，镇静作用和对血压影响比丙米嗪强，但对心脏影响较小。

对伴有焦虑症状的抑郁症疗效最佳，焦虑、紧张、情绪低落、行动迟缓等症状数日后即可缓解，达显效需 2～3 周。也可用于治疗消化性溃疡。

不良反应和注意事项与丙米嗪类似。慎用于儿童和孕妇，老年患者应适当减量。

二、 NA 摄取抑制剂

该类药物选择性抑制 NA 的再摄取，用于以脑内 NA 缺乏为主的抑郁症，尤其适于尿中 NA 的代谢物 MH - PG 显著减少的患者。这类药物的特点是奏效快，而镇静作用、抗胆碱作用和降压作用均比 TCAs 弱。

地昔帕明

地昔帕明(desipramine)又名去甲丙米嗪。

【药理作用及机制】 地昔帕明在 NA 能神经末梢是一强 NA 再摄取抑制剂，其效率为抑制 5 - HT 再摄取的 100 倍以上。对 DA 的摄取亦有一定的抑制作用。对 H_1 受体有强拮抗作用。对 α 受体和 M 受体拮抗作用较弱。

对轻、中度的抑郁症疗效好。有轻度镇静作用，缩短快动眼(rapid eye movement，REM)睡眠，但延长深睡眠。轻度增加血压和心率，有时也会出现直立性低血压，可能是由于抑制 NA 再摄取、阻断 α 受体作用所致。

【体内过程】 口服快速吸收，2～6 h 达药峰浓度，血浆蛋白结合率为 90%，在肝脏代谢生成具有活性的去甲丙米嗪，主要在尿中排泄，少量经胆汁排泄，其中原形占 5%。

【临床应用】 治疗抑郁症开始口服剂量每次 25 mg，3 次/d，逐渐增加到每次 50 mg，3～4 次/d，需要时最大可用到 300 mg/d。老年人应适当减量。

【不良反应】 与丙米嗪相比，不良反应较小，但对心脏影响与丙米嗪相似。过量导致血压降低、心律失常、震颤、惊厥、口干、便秘等。

【药物相互作用】 不能与拟交感类药物合用，因会明显增强后者的作用；同样，与 MAO 抑制剂合用也要慎重。

马普替林（maprotiline）

【药理作用及机制】 为选择性 NA 再摄取抑制剂，对 5 - HT 摄取几无影响。抗胆碱作用与丙米嗪类似，远比阿米替林弱。其镇静作用和对血压的影响与丙米嗪类似。与其他三环类抗抑郁药一样，用药 2～3 周后才充分发挥疗效。对睡眠的影响与丙米嗪不同，延长 REM 睡眠时间。对心脏的影响也与三环类抗抑郁药一样，延长 Q－T 间期，增加心率。

【体内过程】 马普替林口服后吸收缓慢但完全，9～16 h 达血浆药物峰浓度，广泛分布于全身组织，血浆蛋白结合率约 90%。

【临床应用】 治疗抑郁症与丙米嗪相似，开始口服剂量每天 25～75 mg/d，分 3 次服用；逐渐增加到 150 mg/d，对于严重病例最大可用到 225 mg/d。因半衰期较长，可晚间一次服用。

【不良反应】 治疗剂量可见口干、便秘、眩晕、头痛、心悸等。有出现皮炎和皮疹报道。能增强拟交感胺药物作用，减弱降压药物反应等。

去甲替林（nortriptyline）

【药理作用及机制】 药理作用与阿米替林相似，但本药抑制 NA 摄取远强于对 5－HT 的摄取。与母药阿米替林相比，其镇静、抗胆碱、降低血压作用及对心脏的影响和诱发惊厥作用均较弱。有助于抑郁症患者入睡，缩短 REM 睡眠时间。由于阻断 α_1 受体可致直立性低血压，由于抗胆碱作用可致心率加快。

去甲替林治疗内源性抑郁症效果优于反应性抑郁症，比其他三环类抗抑郁药治疗显效快。

【体内过程】 口服后完全从胃肠道吸收，血浆蛋白结合率为 90～95%，62%以代谢物形式从尿中排泄，肾衰患者也可安全使用本药。血浆 $t_{1/2}$ 为 18～60 h。

【不良反应】 镇静、抗胆碱、降血压、对心脏的影响等均比丙米嗪弱，但要注意过量引起的心律失常，尤其是心肌梗死的恢复期、传导阻滞或原有心律失常的患者，用药不慎会加重病情。双相抑郁症患者可引起躁狂症发作。癫痫患者慎用。

三、5－HT 摄取抑制药

虽然 TCAs 疗效确切，但仍有 20%～30%的患者无效，不良反应较多，患者对药物的耐受性差，过量易引起中毒甚至死亡。从 20 世纪 70 年代起开始研制的选择性 5－HT 再摄取抑制剂与 TCAs 的结构迥然不同，但对 5－HT 再摄取的抑制作用选择性更强，对其他递质和受体作用甚微，既保留了 TCAs 相似的疗效，也克服了 TCAs 的诸多不良反应。这类药物包括临床常用的氟西汀、帕罗西汀、舍曲林等。这类药物多用于脑内 5－HT 减少所致的抑郁症，也可用于病因不清但其他药物疗效不佳或不能耐受的抑郁症患者。

氟西汀

氟西汀（fluoxetine）又名百忧解。

【药理作用及机制】 氟西汀是一种强效选择性 5－HT 摄取抑制剂，比抑制 NA 再摄取作用强 200 倍。氟西汀对肾上腺素受体、组胺受体、$GABA_B$ 受体、M 受体、5－HT 受体几乎没有亲和力。对抑郁症的疗效与 TCAs 相当，耐受性与安全性优于 TCAs。此外，该药对强迫症、贪食症亦有效。

【体内过程】 口服吸收良好，达峰值时间 6～8 h，血浆蛋白结合率 80%～95%；给予单个剂量时，$t_{1/2}$为 48～72 h，在肝脏经 P450 - 2D6 代谢生成去甲基活性代谢物去甲氟西汀，其活性与母体相同，但半衰期较长。

【临床应用】

1. 治疗抑郁症 常用剂量 20～40 mg/d，一次服用，需要时可用到 80 mg/d。因药物在肝脏代谢，肝功能不好时可采取隔日疗法。

2. 治疗神经性贪食症 剂量 60 mg/d 可有效控制摄食量。

【不良反应】 偶有恶心呕吐、头痛头晕、乏力失眠、食欲缺乏、体重下降、震颤、惊厥、性欲降低等。肝病者服用后半衰期延长，须慎用。肾功能不全者，长期用药须减量，延长服药间隔时间。氟西汀与 MAO 抑制剂合用时须警惕"5 - HT 综合征"的发生，初期主要表现为不安、激越，恶心、呕吐或腹泻，随后高热、强直、肌阵挛或震颤、自主神经功能紊乱、心动过速、高血压、意识障碍，最后可引起痉挛和昏迷，严重者可致死。心血管疾病、糖尿病患者应慎用。

帕罗西汀

帕罗西汀(paroxetine)又名赛洛特，为强效 5 - HT 摄取抑制剂，增高突触间隙递质浓度而发挥治疗抑郁症的作用。口服吸收良好，$t_{1/2}$为 21 h。抗抑郁疗效与 TCAs 相当，而抗胆碱、体重增加、对心脏影响及镇静等不良反应均较 TCAs 弱。

禁与 MAO 抑制剂联用，避免显著升高脑内 5 - HT 水平而致"5 - HT 综合征"。

舍曲林

舍曲林(sertraline)又名郁乐复，可选择性抑制 5 - HT 再摄取，用于各类抑郁症的治疗，对强迫症有效。主要不良反应为口干、恶心、腹泻、男性射精延迟、震颤、出汗等。禁与 MAO 抑制剂合用。

四、 其他抗抑郁药

曲唑酮

曲唑酮(trazodone)不增强 *L* - DOPA 的行为效应，不具抑制 MAO 的活性和抗胆碱效应，也不增强 5 - HT 前体物质 5 - HTP 的行为效应。但在不影响非条件反应的剂量时就可减少小鼠的条件性回避反应，保护小鼠减轻苯丙胺基团毒性等。曲唑酮有镇静作用，但抑制 REM 睡眠。

曲唑酮抗抑郁作用机制目前还不清楚，可能与抑制 5 - HT 摄取有关。具有 α_2 受体阻断作用，可翻转可乐定的中枢性心血管效应。

曲唑酮用于治疗抑郁症，具有镇静作用，适于夜间给药。无 M 受体阻断作用，也不影响 NA 的再摄取，所以对心血管系统无显著影响，是较为安全的抗抑郁药。不良反应较少，偶有恶心、呕吐、体重下降、心悸、直立性低血压等，过量中毒会出现惊厥，呼吸停止等。

【体内过程】 口服后吸收快速、完全，2 h 血药浓度达高峰，血浆蛋白结合率为 89%～95%。在肝脏代谢，其中间代谢物氯苯哌嗪在动物实验仍显示抗抑郁活性，主要以代谢物的形式从尿中排泄。

米安舍林

米安舍林(mianserin)为一种四环类抗抑郁药。对突触前 α_2 肾上腺素受体有阻断作用。其治疗抑郁症的作用机制是抑制负反馈,使突触前 NA 释放增多。疗效与 TCAs 相当,抗胆碱能样副作用较少。常见头晕、嗜睡等。

米氮平

米氮平(mirtazapine)阻断突触前 α_2 肾上腺素受体,增加 NA 的释放,间接提高 5-HT 更新率,发挥抗抑郁作用。抗抑郁效果与阿米替林相当,其抗胆碱样不良反应及 5-HT 样不良反应(恶心、头痛、性功能障碍等)较轻。主要不良反应为食欲增加及嗜睡。

治疗抑郁症主要药物的药理作用、临床应用和不良反应小结见表 14-2。

表 14-2 治疗抑郁症药主要药物

类别	代表药	药理作用	临床应用	主要不良反应
三环类	丙咪嗪 阿米替林 氯丙咪嗪 多塞严(多虑平)	① 非选择性抑制 5-HT 和 NA 再摄取→突触间隙浓度↑ ② 自主神经作用	① 各原因抑郁症 ② 焦虑症和恐怖症; ③ 遗尿症	① 抗胆碱作用较明显; ② 直立性低血压; ③ 失眠、头晕、反射亢进,共济失调
NA 摄取抑制剂	地昔帕明 马普替林 去甲替林	选择性抑制 NA 再摄取	抑郁症	不良反应较少; 心血管反应似丙咪嗪
5-HT 再摄取抑制剂	氟西汀 帕罗西汀 舍曲林	选择性抑制 5-HT 再摄取	抑郁症、神经性贪食症	① 一般中枢反应; ② 食欲缺乏、体重下降; ③ 震颤、惊厥、性欲降低
其他	曲唑酮	抑制 5-HT 摄取 α_2 受体阻断→NA 释放↑	抑郁症	不良反应较少
	米安舍林(四环类)	阻断 α_2 受体→NA 释放↑	抑郁症	抗胆碱作用较少,常见头晕、嗜睡等、
	米氮平	阻断 α_2 受体→NA 释放↑	抑郁症	抗胆碱反应较轻 主要为食欲增加及嗜睡

(黄志力)

第十五章　抗帕金森病药和治疗阿尔茨海默病药

帕金森病(Parkinson disease，PD)和阿尔茨海默病(Alzheimer disease，AD)同属于中枢神经系统退行性疾病。流行病学调查显示，PD 和 AD 主要发生于中老年人。随着社会发展和人口老龄化，中枢神经系统退行性疾病发病率仅次于心血管疾病和癌症，在严重疾病中列第 3 位。帕金森病患者通过合理用药可延长寿命和改善生活质量，而阿尔茨海默病的治疗效果不理想。

第一节　抗帕金森病药

PD 为基底神经节损害所出现的运动障碍，表现为肌张力增高而运动减少，主要症状包括运动徐缓、肌强直、震颤及姿势平衡障碍等。中国帕金森患病率在 55 岁以上人群为 1%，65 岁以上人群为 1.7%，患病率随年龄增高而增加。

基底神经节与大脑皮质通过直接通路和间接通路参与运动控制(图 15 - 1)。直接通路：皮质→纹状体→GPi - SNr 功能复合体→丘脑→皮质；间接通路：皮质→纹状体→GPe→丘脑底核→GPi - SNr 功能复合体→丘脑→皮质。纹状体的尾壳核是基底神经节环路的主要传入部分。黑质网状部(SNr)和苍白球内侧区(GPi)一起组成了基底神经节的输出通路。正常情况下，尾壳核投射到 GPi 的神经元受黑质致密部(SNc)多巴胺激活(D_1 受体介导)，投射到

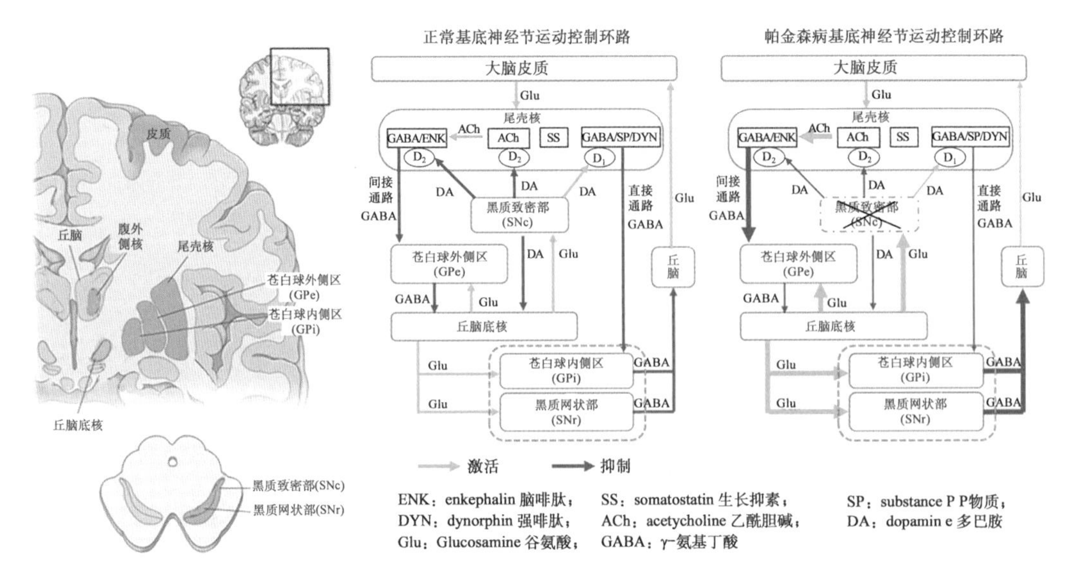

图 15 - 1　正常与帕金森病状态下基底神经节运动控制环路

GPe 的神经元受 SNc 多巴胺抑制（D_2 受体介导），直接通路和间接通路保持某种平衡，保障运动功能的正确、协调执行。在帕金森病情况下，SNc 发生病理损害，多巴胺缺少，经直接通路投射到 GPi 的抑制性活动降低。与此同时，经间接通路投射到 GPe 神经元的抑制性活动亢进，导致传递到下一站丘脑底核的冲动降低，使得丘脑底核从过度抑制中解脱出来，致使丘脑底核神经元兴奋性谷氨酸能输出增强。间接通路的这种兴奋性冲动增强与直接通路的抑制性冲动降低，在 GPi－SNr 功能复合体汇总，产生协同效应，引起 GPi－SNr 功能复合体传递至丘脑的 GABA 抑制性冲动增强，丘脑返回至皮质谷氨酸能兴奋性冲动减少，引发帕金森病少动强直的临床症状。

纹状体中多巴胺-乙酰胆碱也是一对作用互相拮抗的递质，多巴胺是抑制纹状体的递质，乙酰胆碱是兴奋纹状体的递质。在正常人，此两者经常处于平衡状态。帕金森病患者是因纹状体中多巴胺含量显著减少，以致乙酰胆碱的兴奋性作用相对加强而发病。经典的抗帕金森病药包括拟多巴胺类药和中枢胆碱能受体阻断药两类。前者通过直接补充 DA 前体物质或抑制 DA 降解而产生作用；后者通过拮抗相对过高的胆碱能神经功能而缓解症状。两药联合应用可增强疗效，其总体目标是恢复多巴胺能和胆碱能神经功能的平衡。

新近证据显示：早期诊断、早期治疗帕金森病，不仅可以改善症状提高生活质量，而且可以延缓病情进展。药物和手术都有发生并发症的可能。医生应酌情决定选择何种治疗和及时调整药物的剂量。鉴于长期用药存在出现运动波动、异动等运动并发症风险，从早期起即坚持“剂量滴定”，根据病情逐渐增量，尽可能以较小剂量达到比较满意的疗效，可降低远期出现上述运动并发症的风险。应鼓励患者尽可能多地进行体力活动，继续工作，培养业余爱好。体疗训练可使患者能更好地进行行走、进食等日常活动。

一、拟多巴胺类药

本类药物通过影响多巴胺合成、代谢，增加脑内多巴胺的含量，增强多巴胺能神经功能（图 15－2）。按其作用机制不同，可分为多巴胺前体药（如左旋多巴）、左旋多巴的增效药（如

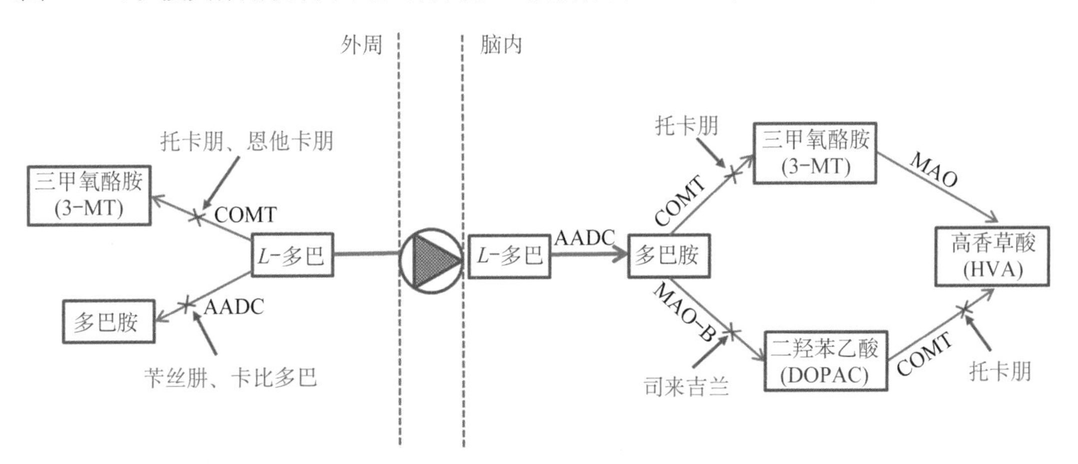

MAO：单胺氧化酶；COMT：儿茶酚-O-甲基转移酶；AADC：*L*-芳香氨基酸脱羧酶

图 15－2　拟多巴胺类药物的作用靶点

脱羧酶抑制药卡比多巴及单胺氧化酶 B 抑制剂司来吉兰)等。

(一) 多巴胺前体药

左旋多巴(levodopa)

【药代动力学】 口服左旋多巴后,经 0.5~2 h 血药浓度达峰,$t_{1/2}$ 为 1~3 h。由于 95% 以上左旋多巴在肝及胃肠黏膜等部位脱羧,转变成多巴胺,再加之首过效应,仅有 1%左右的左旋多巴进入中枢神经系统,在脑内转变为多巴胺而发挥治疗作用。在外周组织产生的多巴胺不能通过血-脑屏障,而在外周产生不良反应。若同时服用外周脱羧酶抑制剂,可使进入脑内的左旋多巴增多 3~4 倍,并减少外周的不良反应。

【药理作用及临床应用】

左旋多巴是目前治疗 PD 最有效的药物。左旋多巴治疗 PD 的作用机制是其在脑内转变为 DA,补充纹状体中 DA 的不足,抑制胆碱能神经元的功能。服药后,首先改善运动障碍和肌肉强直,然后改善震颤;对步态不协调、面部无表情和流涎者也有效;可使患者精神活动增加,情绪好转,提高对周围事物的兴趣;思维表达能力有所改善。

左旋多巴的作用特点是:①75%的患者可获得较好的疗效,治疗初期疗效更明显;②对轻症及较年轻患者疗效较好,对重症及老年患者疗效较差;③对吩噻嗪类抗精神病药(如氯丙嗪)引起的帕金森综合征无效,因吩噻嗪类药物阻断中枢 DA 受体,使 DA 无法发挥作用。

【不良反应】 左旋多巴的不良反应主要是由于其在外周转变为多巴胺所致。在服用单纯左旋多巴期间禁用维生素 B_6。因为维生素 B_6 是多巴脱羧酶的辅酶,用后可加强外周多巴脱羧酶的活性,使脑外多巴加快变成多巴胺,使血中左旋多巴浓度降低,从而减少左旋多巴进入脑组织中的量,降低其疗效,并加强它的外周不良反应。但目前单纯的左旋多巴临床已经很少应用。应用复方左旋多巴(美多巴、息宁)时则需要用维生素 B_6,由于复方左旋多巴含有外周多巴脱羧酶抑制剂抑制了维生素 B_6 外周促进多巴胺生成后的副作用,维生素 B_6 在脑内促进中枢多巴胺合成可增强左旋多巴疗效。

1. 胃肠道反应 治疗早期约 80%患者出现恶心、呕吐、食欲缺乏、上腹部不适等,与多巴胺直接刺激胃肠道和兴奋延髓呕吐中枢的 D_2 受体有关。D_2 受体阻断药多潘立酮可对抗,与外周脱羧酶抑制剂同服可明显减少胃肠道反应。

2. 心血管反应 部分患者用药初期可出现轻度直立性低血压,故应严格控制药物剂量。

3. 神经系统反应

(1) 异动症:出现手足、躯体和舌的不自主运动,机制复杂,发生率与剂量非常有关。金刚烷胺、氯氮平可减轻不自主运动。

(2) 开-关(on-off)现象:即动(开)和不动(关)交替出现的双相现象。患者可在几分钟内肢体、口、面部等处的多动(开)突然转变为全身性或肌强直性运动不能(关),后者可持续数分钟至 1 小时。"开-关现象"严重妨碍患者的日常活动。

4. 精神障碍 可引起幻觉、妄想、行为异常等精神症状。一旦出现需减量或停药,可用非经典抗精神病药氯氮平、或喹硫平治疗。

（二）左旋多巴的增效药

1. 脑外多巴脱羧酶抑制剂

苄丝肼（benserazide）、卡比多巴（carbidopa）

苄丝肼、卡比多巴本身不易通过血-脑屏障，故应用小剂量时，仅抑制脑外左旋多巴的脱羧作用，而不影响脑内的脱羧作用。因此与左旋多巴合用时可阻止血中多巴转变成多巴胺，使血中有更多的多巴进入脑内脱羧成多巴胺，从而减少左旋多巴的用量，加强其疗效并减少其外周不良反应（如胃肠道及心血管系统的症状），但不减少中枢的不良反应（如不随意运动、开-关现象及精神症状）。应用此类药物时应加用维生素 B_6，使脑内左旋多巴的脱羧加快、加强。

苄丝肼与左旋多巴按 1∶4 的比例制成的复方制剂多巴丝肼（美多芭，madopar），是临床常用的治疗帕金森病的复方左旋多巴制剂。美多芭（250′）标准片含左旋多巴 200 mg 和苄丝肼 50 mg。从小剂量起始，逐渐酌情加量。第 1 周每日美多芭（250′）半片，分 2 次服用；其后每隔 1 周增加一次剂量，直至滴定到可以显著改善症状、提高生活质量的最低有效剂量。餐前 1 h 服用可以减少左旋多巴在肠道中吸收与饮食中蛋白质吸收的冲突；如果是高蛋白饮食，最好可以餐前 2 h 服用。服用后如果有胃肠道不适（恶心、呕吐、食欲缺乏等），可以加服多潘立酮（吗丁啉）克服，或者放在餐后服用。美多芭每日最大量一般不超过 8～10 片，并应分成 3～4 次服用。美多芭的控释片（Madopar HBS）可延长有效血药浓度的时间。

卡比多巴与左旋多巴以 1∶4 或 1∶10 的比例配伍制成复方制剂心宁美（息宁，sinemet）。国内息宁的规格为 250′，系控释片，含 200 mg 左旋多巴和 50 mg 卡比多巴。用法基本参照美多芭的用法。控释片的优点是药性相对平稳、药效维持时间相对长，但缺点是每次的药性不如标准片显著。剂量切换计算时，控释片的有效剂量一般只相当于同等标准片的 80%。

2. 单胺氧化酶 B 抑制剂

司来吉兰（selegilien）、雷沙吉兰（Rasagiline）

现在已知单胺氧化酶（monoamine oxidase，MAO）至少分 A 与 B 两型。MAO－A 抑制剂可阻止去甲肾上腺素（noradrenaline，NA）继续降解，使血中 NA 蓄积，而使血压升高甚至发生高血压危象。人脑中以 B 型为主，选择性抑制 B 型单胺氧化酶（MAO－B），可阻断多巴胺（DA）的代谢，抑制 DA 降解，增加脑内 DA 含量；也可抑制突触处 DA 的再摄取而延长多巴胺的作用时间。与左旋多巴合用有协同作用，左旋多巴用量可减少约 1/4，能减轻或延缓左旋多巴引起的运动障碍（开-关反应），并有神经保护作用，常作为左旋多巴、美多巴的辅助用药。司来吉兰为第 1 代 MAO－B 抑制剂，每日早晨和中午各服用一次，5 mg/次。雷沙吉兰为第 2 代 MAO－B 抑制剂，每天早晨服用 1 次，1 mg/次。可以与多巴制剂合用，改善有运动症状波动的中晚期帕金森病患者的症状。也可以单独应用于早期帕金森病，临床试验提示雷沙吉兰单独治疗早期帕金森病可能有延缓病情进展的作用，但仍然需要进一步临床试验验证。

3. 儿茶酚-氧位-甲基转移酶（COMT）抑制剂

托卡朋（tolcapone）、恩他卡朋（Entacapone）

托卡朋能同时抑制外周和中枢 COMT，延长左旋多巴半衰期，稳定血浆浓度，使更多的左旋多巴进入脑组织，有效地延长症状波动患者“开”的时间。可明显改善病情稳定的 PD 患者日常生活能力和运动功能，尤其适用于伴有症状波动的患者。主要不良反应为肝损害，甚至出现爆发性肝功能衰竭，故仅用于其他抗 PD 药物无效时，应用时需严密监测肝功能。由于托卡朋应用有肝脏毒性的风险，故目前大部分国家市场上已经停止使用。

恩他卡朋主要阻滞外周多巴胺降解、使血浆左旋多巴保持稳定浓度、增加其进入脑内的剂量。作为多巴制剂的增效剂，它不能单独应用，只能与多巴制剂合用。用法是每服一次(复方)左旋多巴制剂，同时服用一次恩他卡朋(100 mg 或者 200 mg)，可以改善中晚期帕金森病患者的运动波动症状，但早期起始即开始加用恩他卡朋以延缓后期运动并发症出现的临床试验没有取得预期疗效。

（三）多巴胺受体激动药

多巴胺受体激动药直接激动黑质-纹状体通路的多巴胺受体，产生抗帕金森病的疗效。相比左旋多巴制剂，多巴胺受体激动药的半衰期长，可以避免对纹状体突触后膜多巴胺受体产生脉冲样刺激，早期即启用受体激动剂的优点是后期出现运动并发症(症状波动和异动)的风险相对小。中晚期多巴胺受体激动药与复方左旋多巴制剂及其他抗帕金森病药物合用，可以改善患者的剂末、开关现象。但多巴胺受体激动药改善帕金森病运动症状的效果较多巴制剂相对轻，且下肢水肿等不良反应风险相对高。多巴胺受体激动药均应从小剂量开始，逐渐加量，一直到出现满意疗效而无不良反应为止，长期维持，较易出现恶心、食欲缺乏、精神症状(幻觉、冲动控制障碍、性欲亢进等)、嗜睡、直立性低血压和下肢水肿等不良反应。

按化学结构，常用多巴胺受体激动药分为麦角类、非麦角类。传统的麦角类多巴胺受体激动药溴隐亭(bromocriptine)、培高利特(pergolide)由于有心脏瓣膜病变和肺胸膜纤维化等风险，已经基本退出了帕金森病的临床应用。目前临床应用的主要是非麦角类多巴胺激动药，包括普拉克索(pramipexole)、吡贝地尔(piribedil)、罗匹尼罗(ropinirole)、罗替戈汀(rotigotine)、阿扑吗啡(apomorphine)。

普拉克索起始剂量为 0.125 mg 3 次/d；1 周后日剂量加倍，第三周再翻倍；随后根据疗效和耐受性酌情增加。常见的维持量在 0.5～1.5 mg 3 次/d 之间。吡贝地尔对震颤效果相对较好，常用剂量为 150～200 mg/d。罗匹尼罗起始量为 0.25 mg 3 次/d，每周总量增加 0.75 mg/d，许多患者在 2～8 mg 3 次/d 时才会出现疗效。罗替高汀是经皮贴剂，尤其使用于无法通过胃肠道给药的患者。阿扑吗啡可持续滴注，最适用于解除严重的“关”期和“不动性危象”。目前，国内已有阿扑吗啡注射剂(H21022435)。

二、抗谷氨酸能药物

金刚烷胺（amantadine）

金刚烷胺原是抗病毒药，1972 年意外发现它能缓解帕金森病患者的症状。以往认为其抗帕金森病的机制是促进释放多巴胺，抑制多巴胺再摄取，直接激动多巴胺受体及弱的抗胆碱作用。但近来研究发现，金刚烷胺的作用机制与拮抗 NMDA 受体有关。

金刚烷胺主要用于缓解帕金森病的运动症状，及长期应用多巴制剂/激动剂后出现的异动症。该药可单独应用，或与其他抗帕金森病药物合用，用量为 200～300 mg/d，它能改善帕金森病的所有症状，但单独应用药效维持时间一般不长。

不良反应有下肢水肿和网状青斑、头晕、失眠、幻觉等。

三、 中枢胆碱受体阻断药

苯海索（trihexyphenidyl）

苯海索又名安坦(artane)，阻断纹状体胆碱受体，使中枢乙酰胆碱的作用减弱。抗震颤效果好，也能改善运动障碍和肌肉强直。其疗效不及左旋多巴，与左旋多巴合用可提高疗效。外周抗胆碱作用较弱，为阿托品的 1/10～1/3。

不良反应与阿托品相似，如口干、眼花、无汗、面红、恶心、便秘、排尿困难、失眠和不安，严重者可引起谵妄，停药或减量后可消失。老年患者有引起精神障碍、记忆力减退的风险。闭角型青光眼、前列腺肥大者禁用。

第二节 治疗阿尔茨海默病药

阿尔茨海默病(Alzheimer's disease, AD)，是一种与年龄高度相关的、以进行性认知障碍和记忆力损害为主的中枢神经系统退行性疾病。表现为记忆力、判断力、抽象思维等一般智力的减弱甚或丧失。AD 占老年期痴呆症患者总数的 70%左右，65 岁以上人群的患病率约为 5%，随增龄而增加，95 以上人群高达 90%以上。总病程 3～20 年，确诊后平均存活时间 10 年左右。

AD 发病机制迄今仍不清楚，也未研制出确定有效的逆转认知缺损或阻止病程发展的药物。AD 患者海马和新皮层胆碱乙酰转移酶及乙酰胆碱显著减少引起皮层胆碱能神经功能降低，被认为是记忆和认知障碍的主要原因。因此，目前采取的比较有特异性的策略是增强中枢胆碱能神经功能。药物包括：乙酰胆碱酯酶抑制剂(AChEI)、乙酰胆碱前体和选择性胆碱能受体激动药。乙酰胆碱前体可增加脑内胆碱和磷脂以增强乙酰胆碱合成，得到最早关注与试验，但临床试验没有取得阳性结果。胆碱酯酶抑制药效果相对肯定。M 受体激动药正在临床试验中。越来越多的证据显示，N-甲基-D-门冬氨酸盐(NMDA)受体功能损害时，会表现出痴呆的临床症状和疾病进展。NMDA 受体拮抗药可以阻断谷氨酸浓度病理性升高导致的神经元损伤。

此外，AD 患者最具特征的两大病理变化为 β-淀粉样蛋白(amyloid protein, Aβ)沉积形成的老年斑和细胞内异常磷酸化的 Tau 蛋白聚集形成的神经纤维缠结。目前认为，Aβ 在细胞内外沉积形成聚合物对神经细胞具有毒性，淀粉样蛋白沉积与淀粉样前体蛋白(amyloid precursor protein, APP)的变异及其转化过程发生改变有关。药物作用的靶点包括:干预APP的加工从而减少Aβ生成;抑制Aβ聚集;激活针对Aβ的特异性免疫反应和拮抗Aβ参与的炎性反应。β和γ分泌酶是APP裂解为Aβ的关键酶,胃酶抑素(pepstain)A能抑制β分泌酶和γ分泌酶活性而降低AD患者脑中Aβ的含量,是很有发展前景的拮抗AD的候选药物之一(表15-1)。

表15-1 阿尔茨海默病的治疗策略

干预的类型	改善症状	缓和进展	预防
AChE抑制剂(多奈哌齐、石杉碱甲、卡巴拉汀、加兰他敏)	+	—	—
NMDA受体拮抗药(美金刚)	+	—	—
抗氧化剂(维生素E、司来吉兰和银杏制剂)	—	+	—
促智药物(吡拉西坦)	+	—	—
抗炎药物[非类固醇消炎药物和塞来考昔(celecoxib)	—	—	+
雌激素替代	—	—	?
神经生长因子和新促智药物(艾地苯醌)	—	+	—
针对APP和Aβ的药物	—	+	—
针对tau蛋白过度磷酸化的药物	—	+	—
控制血压药物	—	—	+
他汀类(洛伐汀类和普伐汀类)	—	—	+
补充维生素B_{12}和叶酸	—	—	?

AD患者的认知损害也涉及脑灌注的减少和代谢降低。Aβ可累及软脑膜血管、脑实质内小动脉和微血管。因此,联合应用脑血流和脑代谢改善剂对AD有一定的治疗效果。其他如神经肽、神经生长因子、抗氧化剂、抗炎药、雌激素、中草药等也在研究开发中。

一、胆碱酯酶抑制药

胆碱酯酶抑制药(AChEI)疗效肯定,是目前临床应用比较多的一类治疗阿尔茨海默病的药物。他克林(tacrine)是第1个应用于临床的AChEI,因有严重的不良反应,特别是肝毒性(约50%的患者会出现转氨酶水平升高),该药目前已经被淘汰。同类药还有:多奈哌齐(donepezil)、利凡斯的明(rivastigmine)、加兰他敏(galantamine),(表15-2)。石杉碱甲(huperzine A)是我国学者从天然植物千层塔中提取的一种生物碱,是一种可逆的选择性AChEI。其作用强度仅次于多奈哌齐,而大于他可林、毒扁豆碱和加兰他敏,20世纪90年代初被卫生部批准为治疗老年性痴呆症的新药。美曲膦酯(metrifonate,敌百虫)原用作杀虫药,现用于AD治疗,是目前用于AD治疗的唯一以无活性前药形式存在的AChEI,服用数小时后转化为有活性的代谢产物而发挥持久的疗效。芬赛林(phenserine)和氯碘羟喹(idochlorhydroxyquin)为新一代AChEI,能减少Aβ形成,已完成Ⅱ期临床试验。

表 15-2　治疗阿尔茨海默病的胆碱酯酶抑制剂

	多奈哌齐	利凡斯的明	加兰他敏
酶抑制的选择性	AChE	AChE，BuChE	AChE
机制	非竞争性抑制	非竞争性抑制	竞争性抑制
标准维持剂量	10 mg，1 次/天	9.5 mg，1 次/d（经皮给药） 3～6 mg，2 次/d（口服）	8～12 mg，2 次/d（速释剂） 16～24 mg，1 次/d（缓释剂）
FDA 批准的用途	轻度到重度 AD	轻、中度 AD 轻、中度帕金森痴呆	轻、中度 AD
代谢	CYP2D6 CYP3A4	酯酶	CYP2D6 CYP3A4

多奈哌齐（donepezil）

【药代动力学】　口服吸收良好，进食和服药时间对药物吸收无影响，生物利用度为 100%，达峰时间 3～4 h，服药 15 天达稳态。消除半衰期约 70 h，故每天服药一次即可。由细胞色素 P450 系统代谢，代谢产物中 6-氧-去甲基多奈哌齐的体外抗 AChE 活性与母体药物相同。主要经肾脏排泄，少量以原药形式随尿排出。

【药理作用】　多奈哌齐为第 2 代可逆性 AChEI，抑制酶的活性持续时间长。与他克林相比，对中枢 AChE 有更高的选择性，对心肌或小肠平滑肌没有作用。通过抑制 AChE 提高中枢神经系统突触中 ACh 的浓度，改善 AD 患者的认知能力和临床综合功能。

【临床应用】　多奈哌齐用于轻、中度 AD 患者。改善 AD 患者的认知功能，延缓病情发展。具有剂量小、毒性低和价格相对较低等优点。

【不良反应】　多奈哌齐比较安全，不良反应少，最常见的是恶心、呕吐、腹泻、疲劳、失眠和肌肉痉挛，通常是轻微和短暂的，并在继续治疗中会消失。少数患者血肌酸激酶浓度的轻微增高。锥体外系症状罕见。

二、M 受体激动药

AD 患者病程中脑内突触前膜调节乙酰胆碱释放的胆碱能 M_2 受体减少，而突触后膜 M_1 受体完整，故 M_1 受体选择性激动药可以通过激活脑内胆碱能神经末梢的突触后膜 M_1 受体，直接增强胆碱能神经功能。此外，M_1 受体选择性激动药可逆转 Aβ 诱导的神经元损伤，促进神经元生长，减少 Tau 蛋白的磷酸化，所以具有一定的神经保护作用。

占诺美林（xanomeline）

占诺美林是 M_1 受体选择性激动剂，对 M_2、M_3、M_4、M_5 受体作用很弱，是目前发现的选择性最高的 M_1 受体激动药。易透过血-脑屏障，且皮质和纹状体的摄取率较高。临床试验表明，服用大剂量占诺美林后，AD 患者的认知功能和行为能力有明显改善。但由于大剂量易引起胃肠道和心血管方面的不良反应，使部分患者中断治疗。现拟改为经皮肤给药。本品有可能成为第 1 个能有效治疗 AD 的 M 受体激动药。

沙可美林（sabcomedine）

沙可美林对 M_1 受体的选择性比对 M_2 受体的选择性高 100 倍。动物实验表明，本药能逆转多巴胺诱导产生的认知缺陷，提高认知能力。临床试验也显示，AD 患者服用后，认知能力明显提高。本药具有安全、耐受性好等优点，常见不良反应有轻微流汗等。

三、NMDA 受体非竞争性拮抗药

美金刚（memantine）

美金刚是一种电压依赖性、中等程度亲和力的非竞争性 NMDA 受体拮抗药，是第 1 个 FDA 批准用于治疗重度 AD 的药物。与其他 NMDA 受体拮抗药不同，美金刚可以适度结合 NMDA 受体，既可阻断谷氨酸过度激活所引起的兴奋性毒性作用，又可保留正常学习和记忆过程所需要的 NMDA 受体活性。美金刚可以减少中到重度的阿尔茨海默病临床症状的恶化。常见不良反应有头晕、头痛，症状轻、可逆。美金刚经肾排泄，肾功能不良者需减量。

四、脑血流改善剂

脑血流减少是 AD 重要的病理改变，使用扩血管药增加脑血流有可能改善痴呆症状或延缓疾病进展。常用药物有钙离子拮抗药尼莫地平（nimodipine）、麦角碱类尼麦角林（nicergoline）、双氢麦角碱（dihydroergotoxine）、银杏制剂（Ginkgo biloba）等。

尼莫地平（nimodipine）

尼莫地平为双氢吡啶类钙通道阻滞药，能选择性舒张脑血管，增加脑血流量；同时还有助于保持神经细胞内钙浓度的稳态，防止因缺血引起的细胞内钙超载。可用于防治脑血管痉挛性偏头痛、蛛网膜下隙出血引起的脑血管痉挛所造成的脑组织缺血性损伤。对多发性脑梗死性痴呆，能改善梗死引起的脑电图异常，对智力、记忆力及部分精神症状也有不同程度的改善作用。也被用做血管性痴呆的治疗，但疗效不肯定。

五、脑细胞代谢激活剂

吡拉西坦（piracetam）、阿尼西坦（aniracetam）、奥拉西坦（oxiracetam）

促进大脑对磷脂和氨基酸的利用，增强大脑对蛋白质的合成，促进大脑半球经胼胝体的信息传递，改善脑组织因为缺氧造成的脑损伤。意大利 Senin 采用阿尼西坦多中心安慰剂双盲对照治疗轻、中度 AD，持续服用 6 个月，治疗组认知功能有显著改善，明显优于安慰剂对照组。日本 Tsolak 回顾性分析吡拉西坦、阿尼西坦和多奈哌齐治疗轻、中度 AD 在 12 个月内的认知功能变化，发现疗效没有显著差异，这项调查未经严格设计。普拉西坦（pramiracetam）和罗拉西坦（rolziracetam）也用于治疗 AD，目前已完成Ⅱ期或Ⅲ期临床试验。

艾地苯醌（idebenone）

艾地苯醌为辅酶 Q 类似物，能改善脑的能量代谢，激活脑线粒体呼吸活性，使 ATP 产生增加，抑制脑线粒体膜脂质过氧化作用所致的膜障碍。对 AD 的神经心理测验结果有轻度的改善作用，其神经心理测验总分与安慰剂比较有显著差异。

六、 神经细胞生长因子增强剂

AIT－082［新曲非思（Neotrofin］

AIT－082 能刺激轴突生长，促进神经营养物质的合成，提高受损或退化神经元中的神经营养因子水平，增强神经细胞功能。口服效果好，能透过血-脑屏障，安全范围较大。主要用于治疗轻、中度老年性痴呆症，改善记忆。

丙戊茶碱（propentofylline）

丙戊茶碱能抑制神经元腺苷重摄取以及抑制磷酸二酯酶，从而对神经起保护作用，进而改善 AD 症状和延缓疾病进程。临床试验证实，该药不仅对痴呆症状有短期改善作用，且有长期的神经保护作用。常见不良反应有头痛、恶心、腹泻，但持续时间短。

（徐昕红）

参考文献

1. 王坚. 运动障碍性疾病（第 6 章）. //吕传真　周良辅. 实用神经病学第 4 版. 上海：上海科学技术出版社，2014.
2. 朱兴族. 神经退行性疾病的发病机制及药物研究进展（第 25 章）. //杨藻宸主编. 医用药理学. 第 4 版. 北京：人民卫生出版社，2005. 319－323.
3. Stabdaert DG，Roberson ED. Chapter 22. Treatment of Central Nervous System Degenerative Disorders. //Brunton LL，Chabner BA，Knollmann BC. Goodman & Gilman's The Pharmacological Basis of Therapeutics，12e. New York，NY：McGraw－Hill. 2011，219－225.

第十六章　镇　痛　药

疼痛是指因组织损伤或潜在的组织损伤而引起的痛苦感觉，伴有不愉快的情绪以及心血管、呼吸和免疫系统的变化。它是机体的一种保护性反应，其发生的性质和部位也是诊断疾病的重要依据。但剧烈的、持续的疼痛不仅给患者带来痛苦，还可引起机体生理功能的紊乱。因此，控制疼痛常常是临床药物治疗的主要目的之一。

镇痛药(analgesics)根据其作用机制的不同，可分为麻醉性镇痛药和非麻醉性镇痛药两类。本章主要介绍麻醉性镇痛药。这类药物主要通过激动中枢神经系统特定部位的阿片受体而产生镇痛作用，有欣快和呼吸抑制作用，反复应用容易产生依赖性。根据药理作用机制，麻醉性镇痛药可分为 3 类：①阿片受体激动药；②阿片受体部分激动药；③其他镇痛药。

第一节　激动阿片受体的镇痛药

一、阿片生物碱类

阿片(opium)是指罂粟未成熟蒴果浆汁的干燥物，其中含有 20 多种生物碱。罂粟早在公元前 3400 年即在两河流域有种植，并被称为“快乐植物”。公元前 3 世纪，希腊人用阿片治疗癫痫、毒虫咬伤、发热及抑郁症等疾病。直到公元 1 世纪，阿片被记载具有止痛、安眠和止咳的作用。约公元 7 世纪，阿片作为止泻药由阿拉伯商人传入中国。千百年来，阿片类生物碱因其镇痛、催眠、止咳、止泻等药效，被誉为“上帝对人类的恩赐”。然而，也因它同时具有很强的成瘾性，造成药物滥用，给人类带来不幸与灾难。因此，在实际应用中，要注意药物的合理应用(表 16－1)。

吗啡（morphine）

【药代动力学】 口服易吸收，但首过效应明显，口服生物利用度低，一般注射给药。皮下、肌内注射吸收都较好。吗啡较难通过血-脑屏障。因此，脑内浓度较低。大部分经肝代谢，主要代谢物为吗啡－6－葡萄糖苷酸，生物活性比吗啡强，主要经肾排泄，对于肾功能损害的患者或老年人，易导致蓄积中毒。

【构效关系】 化学药物结构上的变化，往往可以对药物的药理作用产生极大的影响。阿片类药物的构效关系尤为显著。例如，用甲基取代吗啡结构 A 环上酚羟基的氢原子，即成为可待因，镇痛作用减弱欣快感和成瘾性也都减弱。用烯丙基取代叔胺氮上的甲基，则成为阿片受体拮抗剂纳洛酮。此外，结构的改变还可以影响药物的药代动力学特点，如乙酰化吗啡的两个羟基后，成为海洛因，其通过血-脑屏障的速度大大增加。

【药理作用与机制】 吗啡主要作用于中枢神经系统和胃肠道。对于心血管系统和免疫系统也有一定的药理作用。

1. 中枢神经系统作用

(1) 镇痛作用：1962 年，我国药理学家邹冈和张昌绍发现了吗啡的镇痛作用部位在中枢第三脑室周围灰质，被誉为吗啡机理作用机制研究的“里程碑”。1973 年证实了中枢神经系统存在阿片受体。其中 μ、δ、κ 3 个亚型的受体是被研究得最为广泛的。此外，还有最新发现的 ORL－1 受体等亚型。阿片受体主要密集于下丘脑、中脑导水管周围灰质、蓝斑核和脊髓背角区，与内源性阿片肽共同组成体内的抗痛系统。内源性阿片肽是体内存在的与阿片类药物作用相似的肽类物质，在体内分布广泛。在脑内，内源性阿片肽的分布与阿片受体相似。

吗啡主要激动丘脑、脑室、中央导水管周围灰质及脊髓胶质区的阿片受体，主要是 μ 受体，模拟内源性阿片肽对痛觉传导的调制作用，产生强大的镇痛作用。对持续性慢性钝痛的疗效优于间断性急性锐痛。皮下注射 5～10 mg 可明显减轻患者对疼痛的感受，改善患者对疼痛的反应，作用持续时间月 6 小时。吗啡在镇痛的同时，对意识和其他感觉均无明显影响。

(2) 镇静和致欣快作用：激动边缘系统和蓝斑核中的阿片受体，减轻疼痛引起的焦虑和恐惧，产生镇静作用和欣快感。在安静的环境中更易诱导入睡，与其他镇静催眠药合用，可有协同效应。吗啡产生的欣快感是造成成瘾性的重要原因。而这种欣快感与患者所处的状态有关，一些患者或正常人可能感到烦躁不安。

(3) 呼吸抑制：吗啡可明显降低呼吸中枢对 CO_2 的敏感性，也能抑制脑桥的呼吸调节中枢，使呼吸频率减慢，潮气量减小。随着剂量增加，吗啡的呼吸抑制作用可增强，是吗啡急性中毒致死的主要原因。

(4) 镇咳：吗啡可激动延髓孤束核的阿片受体，产生较强的镇咳作用，对各种原因引起的咳嗽有效，但由于吗啡的成瘾性强，临床常用可待因替代吗啡用于镇咳。

(5) 缩瞳：吗啡兴奋中脑盖前核阿片受体，兴奋动眼神经缩瞳核，引起瞳孔缩小。吗啡急性中毒引起针尖样瞳孔，是诊断吗啡中毒的重要依据之一。

(6) 催吐：吗啡兴奋延髓极后区阿片受体，兴奋催吐化学感受区，引起恶心或呕吐。

(7) 其他中枢作用：对神经内分泌系统，吗啡可抑制下丘脑释放促性腺激素释放激素和促皮质激素释放激素，使促黄体生成激素和卵泡刺激素的循环浓度降低。抑制促肾上腺皮质激素和促甲状腺激素的释放；增加催乳素和生长激素的释放。

2. 兴奋平滑肌

(1) 胃肠道平滑肌：治疗量吗啡可兴奋胃肠道平滑肌，使胃窦张力增加，胃的排空速度减慢。增加小肠平滑肌张力，使小肠的节律性和阶段性收缩幅度增加，推进性蠕动减少。增加结肠蠕动，延缓内容物通过。同时，由于吗啡的中枢抑制作用，使对排便反射不敏感，可导致便秘。

(2) 胆道平滑肌:兴奋胆道肝胰壶腹(Oddi)括约肌,增加胆道和胆囊内压,引起不适,甚至加重胆绞痛。

(3) 其他平滑肌:兴奋输尿管平滑肌,增加膀胱括约肌张力,导致排尿困难,尿潴留。可对抗宫缩素对子宫平滑肌的作用,使分娩期子宫张力、收缩频率和收缩幅度倾向于恢复正常,延长产程。兴奋支气管平滑肌,诱发哮喘。

3. 心血管系统 扩张血管,升高颅内压:一般剂量吗啡对心脏没有直接作用。可抑制血管运动中枢,并引起体内组胺的释放,使外周动脉和静脉扩张,降低外周阻力,产生直立性低血压。由于吗啡抑制呼吸可导致 CO_2 滞留,使脑血管扩张,升高颅内压。

4. 免疫系统 主要表现为免疫抑制。可抑制人类免疫缺陷病毒(HIV)蛋白诱导的免疫反应,这可能是吗啡吸食者易感 HIV 病毒的重要原因。

【临床应用】

1. 镇痛 对各种疼痛均有效。但因有强成瘾性,一般仅用于其他镇痛药无效的急性锐痛,包括严重创伤、烧伤、手术等引起的剧痛;用于缓解内脏绞痛,其中胆绞痛和肾绞痛时,应注意与解痉药(如阿托品)合用。晚期癌症引起的疼痛,应根据三级止痛原则,常规给予止痛药物,以提高生存质量。一些研究表明,保持血中一定的药物浓度,产生的镇痛作用往往优于疼痛发作时给药,可选用缓释剂型。吗啡可用于心肌梗死引起的剧痛,但使用时应注意血压变化,血压下降者不宜使用。

2. 心源性哮喘 心源性哮喘是指急性左心衰突发急性肺水肿引起的呼吸困难。静脉注射吗啡可迅速缓解患者气促和窒息感,其机制可能是:①降低呼吸中枢对 CO_2 的敏感性,减弱过度的反射性呼吸兴奋,缓解急促浅表的呼吸;②扩张外周血管,降低外周阻力,减轻心脏前、后负荷,有利于肺水肿消除;③镇静作用有利于消除患者的烦躁、焦虑、恐惧情绪。

3. 止泻 公元 7 世纪,阿片即作为止泻药由阿拉伯传入中国。现常用含少量吗啡的阿片酊或复方樟脑酊,用于缓解各种类型的腹泻。需注意的是,如腹泻由感染引起,则应联合使用有效的抗生素控制感染。

【不良反应与注意事项】

1. 一般不良反应 吗啡的一般不良反应主要来自药物本身的药理作用,如呼吸抑制、恶心、呕吐以及便秘等。

2. 急性中毒 昏迷、呼吸极度抑制和瞳孔极度缩小,即针尖样瞳孔,是吗啡急性中毒的 3 个特征临床表现。但应注意在缺氧时,瞳孔可显著扩大。应结合患者的药物摄入史,有无注射针眼痕迹等,做出诊断。在难以做出吗啡急性中毒诊断时,可静脉注射 0.4～0.8 mg 纳洛酮(naloxone),可协助诊断。如纳洛酮未能使症状缓解,则吗啡中毒的诊断可疑。对于明确诊断的吗啡急性中毒,使用纳洛酮进行治疗,常用 0.4～0.8 mg 静脉注射,必要时可重复一次,同时应及时给予各种对症治疗,尤其是针对呼吸抑制,需持续人工呼吸和给氧。呼吸抑制是吗啡急性中毒的主要致死原因。

3. 耐受性及成瘾性 阿片类药物最值得注意的不良反应是其耐受性及依赖性。吗啡连续多次给药易产生耐受性与依赖性,耐受性是指长期用药后中枢神经系统对药物的敏感性降低，需要增加剂量才能达到原有的药效，其机制可能与长期激动阿片受体，导致阿片受体的敏感性降低有关，出现所谓脱敏伴有依赖现象。耐受性的形成与用药剂量、给药间隔以及用药时程等因素都有密切的关系。一般而言，大剂量短间隔连续给药产生耐受性的速度较快；而小剂量长间隔给药产生耐受性的速度缓慢。

依赖性是指反复使用吗啡后，患者产生病态的嗜好而成瘾。成瘾后一旦停止给药，可出现戒断症状，表现为烦躁不安、兴奋、失眠、流泪、流涕、出汗、呕吐、腹泻、震颤，甚至虚脱、意识丧失等。戒断症状的多少和严重程度与药物依赖的程度相关，出现及持续的时间则与药物的种类及其生物半衰期有关。吗啡成瘾者为获得欣快感、减轻戒断症状带来的痛苦，常常不择手段获取药物，对社会危害极大。故本类药物的生产、销售及使用必须遵守国家的有关规定，严格管理。

【禁忌证】 临产及哺乳期妇女、新生儿、支气管哮喘及肺心病患者，以及严重肝、肾功能减退患者，颅内压增高患者禁用。

表 16－1 常用阿片类药物的药理作用及临床应用

类别	药名	药理作用及主要临床用途
阿片受体完全激动剂	可待因(codeine)	可待因的镇痛作用约为吗啡的 1/10～1/12，镇咳作用为吗啡的 1/4，持续时间与吗啡相似。镇静作用不明显，欣快感与成瘾性比吗啡弱。呼吸抑制的作用很弱。临床用于剧烈干咳及中等疼痛的镇痛，久用亦可产生成瘾性
	哌替啶(pethidine，度冷丁，dolantin)	是目前临床常用的人工合成镇痛药，其药理作用及作用机制均与吗啡基本相同。临床可替代吗啡用于各种剧痛的镇痛，以及心源性哮喘。与氯丙嗪、异丙嗪配伍组成冬眠合剂用于人工冬眠疗法。麻醉前给予哌替啶，能使患者安静，消除术前紧张和恐惧情绪，减少麻醉药用量及缩短诱导期。哌替啶有明显的抗 M 胆碱受体作用，心动过速的患者不宜使用。此外，大剂量使用哌替啶产生的代谢产物去甲哌替啶有中枢兴奋作用，可能导致惊厥或癫痫发作，应用时应予以注意
	美沙酮(methadone)	特点与吗啡非常相似，其镇痛强度和效果与吗啡几乎相同，但其作用时间较长。可以口服，且耐受性和依赖性的发生较吗啡更为缓慢。且对美沙酮成瘾的患者突然停药所产生的戒断症状明显轻于吗啡。因此，美沙酮可以作为吗啡或海洛因的替代品，用来进行戒毒治疗。对海洛因成瘾的患者进行戒毒治疗时，可给予小剂量的美沙酮，随即停用美沙酮，虽然患者仍然有一定程度的戒断症状，但远比海洛因的戒断症状为轻，一般能够耐受
	芬太尼及其同系物(fentanyl)	药理作用与吗啡相似，镇痛作用强度约为吗啡的 100 倍。主要用于麻醉辅助用药和静脉复合麻醉，与氟哌利多合用产生神经阻滞镇痛。不良反应有恶心、呕吐、眩晕及胆道括约肌痉挛等；大剂量可引起肌肉僵直，可用纳洛酮或肌松药对抗；静脉注射过快可致呼吸抑制；反复用药可产生依赖性。禁用于支气管哮喘、重症肌无力症、颅脑肿瘤或颅脑外伤引起昏迷的患者
阿片受体部分激动剂	喷他佐辛(pentazocine，镇痛新)	本品是 κ 受体和 σ 受体的激动剂，又是 μ 受体的部分激动剂。它的镇痛效力为吗啡的 1/3。呼吸抑制作用大约是吗啡的 1/2，而且加大剂量并不按比例增加其呼吸抑制作用。可减慢胃排空，延长肠内容物在肠道中的滞留时间。但对胆道括约肌的兴奋作用较弱。对心血管系统的作用与吗啡不同，大剂量可加快心率，升高血压。对冠心病患者，静脉注射能提高平均主动脉压、左室舒张末压以及平均肺动脉压，因而增加心脏作功。 喷他佐辛适用于各种慢性疼痛。主要不良反应有：困倦、眩晕、恶心、出汗。剂量增大能引起呼吸抑制、血压升高、心率加快，有时可引起焦虑、噩梦、幻觉等。由于本药对 μ 受体有一定的拮抗作用，因而成瘾性很小，已列入非麻醉药品，目前临床应用广泛。但据文献报道，长期服用本药亦有成瘾者，故不可滥用

续 表

类别	药名	药理作用及主要临床用途
	布托啡诺(butorphanol)	阿片受体部分激动药,即激动 κ 受体,对 μ 受体有较弱的竞争性拮抗作用。其镇痛效力和呼吸抑制作用为吗啡的 3.5～7 倍,但呼吸抑制程度不随剂量增加而加重。对胃肠平滑肌的兴奋作用较吗啡弱。可增加外周血管阻力和肺血管阻力,增加心脏做功。主要用于中、重度疼痛,对急性疼痛的止痛效果好于慢性疼痛。也可作麻醉前用药。常见的不良反应有镇静、乏力、出汗,也可出现嗜睡、头痛、眩晕、精神错乱等。久用可产生依赖性
	丁丙啡诺(buprenorphine)	丁丙诺啡是阿片受体部分激动剂,主要激动 μ、κ 受体,阻断 δ 受体。其镇痛作用强度为吗啡的 25 倍。主要用于手术后、癌症晚期及心肌梗死等所致的疼痛。也可用于吗啡或海洛因成瘾的脱毒治疗。常见不良反应有头痛、眩晕、嗜睡、恶心、呕吐、出汗等。成瘾性比吗啡小
	纳布啡(nalbuphine)	菲类化合物,是 μ 受体的拮抗剂、κ 受体的强激动剂。镇痛作用稍弱于吗啡。其成瘾性较低,精神症状较轻,产生呼吸抑制作用的可能性也较小。临床应用与布托啡诺相同
其他镇痛药	曲马多(tramadol)	本品为阿片受体部分激动药,即激动 κ 受体,对 μ 受体有较弱的竞争性拮抗作用。其镇痛效力和呼吸抑制作用为吗啡的 3.5～7 倍,但呼吸抑制程度不随剂量增加而加重。对胃肠平滑肌的兴奋作用较吗啡弱。可增加外周血管阻力和肺血管阻力,增加心脏做功。主要用于中、重度疼痛,如手术后、外伤、癌症疼痛及肾、胆绞痛等,对急性疼痛的止痛效果好于慢性疼痛。也可作麻醉前用药。常见镇静、乏力、出汗,也可出现嗜睡、头痛、眩晕、精神错乱等。久用可产生依赖性
	布桂嗪(bucinnazine,强痛定,fortanodyn)	镇痛效力约为吗啡的 1/3。呼吸抑制和胃肠道作用较轻。临床多用于偏头痛、三叉神经痛、炎症性及外伤性疼痛、关节痛、痛经及晚期癌痛。偶有恶心、头晕、困倦等神经系统反应,停药后即消失。有一定的成瘾性
	罗通定(rotundine)	为延胡索乙素,即消旋四氢巴马汀的左旋体。其镇痛作用比解热镇痛药强但比哌替啶弱,镇痛机制与激动阿片受体无关,而是阻断脑内多巴胺受体所致。对慢性钝痛和内脏痛效果较好,也可用于痛经和分娩止痛,对产程和胎儿均无不良影响。因有催眠作用,故也适用于伴失眠的头痛者。本品治疗量一般无不良反应,大剂量可抑制呼吸,偶见恶心、眩晕、乏力和锥体外系症状,无成瘾性

第二节　阿片受体阻断药

纳洛酮(naloxone)和纳曲酮(naltrexone)

纳洛酮和纳曲酮,均为阿片受体的完全拮抗剂。其化学结构与吗啡相似,只是其 6 位-OH 基被羰基取代,而且叔氮上的甲基分别被较大的烯丙基(纳洛酮)或环丙异丁烷基(纳曲酮)取代。纳洛酮对 4 种阿片受体亚型均有拮抗作用,其中对 μ 受体的亲和力最高,对其他受体的亲和力则较低。

单独使用一定剂量的纳洛酮或纳曲酮可在 1～2 min 内消除几乎所有的吗啡药理作用。对吗啡过量中毒的患者,可有效地消除呼吸抑制、意识模糊、瞳孔缩小、肠蠕动减弱等中毒症状。对成瘾的患者,可迅速诱导出戒断症状。可以此来确定特定的个体是否对阿片成瘾。

纳洛酮口服无效,注射给药后药效维持时间较短,1～4 h。主要通过肝脏代谢。纳曲酮口服吸收良好,但大部分在经肝脏首过效应而失效。其作用时间较长,$t_{1/2}$ 为 10 h 左右,口服

100 mg 纳曲酮可以在 48 h 内有效地对抗海洛因的作用。

纳洛酮主要用于治疗阿片类药物急性过量中毒。但使用时应注意，纳洛酮的作用时间很短，治疗时要及时补充维持剂量。

近年来的一些结果表明纳洛酮可能对休克的治疗有一定的意义。在失血性休克、脓毒性休克和脊髓损伤性休克的试验动物中，给予纳洛酮都能使血压升高，并提高生存率。其作用机制尚不清楚，但有人发现实验动物血液中的阿片肽含量有所升高。纳洛酮也试用于脑血管疾病，以改善区域性缺血。

（汪慧菁）

第十七章　解热镇痛消炎药

解热镇痛消炎药是一类除具有解热、镇痛作用之外，大多数还有消炎、抗风湿作用的药物。它们的化学结构与同样具有消炎作用的肾上腺皮质激素不同，不具有甾核结构，因此又被称为非甾体抗炎药（non-steroidal anti-inflammatory drugs, NSAIDs）。这类药物的化学结构不同，却都有相同的作用和类似的不良反应。其主要作用机制均是通过抑制环氧酶（简称COX，又名前列腺素合成酶），减少前列腺素（prostaglandin, PG）的生物合成的共同作用。

早在几个世纪前，欧洲国家就有使用柳树皮治疗发热性疾病的记录。1829年，Lerous从柳树皮中提取出一种有效的糖苷类物质，并证实其具有解热作用。这种糖苷水解生成葡萄糖和水杨醇，水杨醇可继续被转化为水杨酸。1875年，水杨酸钠首次被用于治疗风湿病，并很快发现了其对痛风的治疗作用。随后，Hoffman合成了乙酰水杨酸钠，并于1899年以阿司匹林的名称用于临床。后来又发现了一些与阿司匹林有类似作用的药物，但大多已被淘汰。20世纪60年代以来，各种NSAIDs广泛应用于临床。并且其新药的研发仍未停止。

第一节　解热镇痛抗炎药的基本作用及机制

一、根据化学结构可将解热镇痛抗炎药分为如下几类（表17-1）

1. **水杨酸类**　阿司匹林（aspirin，乙酰水杨酸，acetylsalicylic acid）、水杨酸钠（sodium salicylate）、二氟苯尼酸（diflunisal）、柳氮磺吡啶（sulfasalazine）。

2. **苯胺类**　对乙酰氨基酚（acetaminophen）。

3. **吡唑酮类**　氨基比林（aminophenazone）、保泰松（phenybbutazone）。

4. **吲哚类和茚乙酸类**　吲哚美辛（indomethacin）、舒林酸（sulindac）、依托度酸（etodolac）。

5. **杂环芳基乙酸类**　托美汀（tolmetin）、双氯芬酸（diclofenac）等。

6. **芳基丙酸类**　布洛芬（ibuprofen）、萘普生（naproxen）、氟吡洛芬（flurbiprofen）、酮洛芬（ketoprofen）、非诺洛芬（fenoprofen）等。

7. **灭酸类**　甲灭酸（mefenamicacid）、甲氯灭酸（meclofenamicacid）。

8. **烯醇酸和其他类(enolicacids)**　吡罗昔康（piroxicam）、美罗昔康、氧昔康（oxicams）、替诺昔康（tenoxicam）、萘丁美酮（nabumetone）。

表 17-1　解热镇痛消炎药的药理作用及临床应用

类别	药名	药理作用及主要临床用途
非选择性环氧酶抑制剂	对乙酰氨基酚(acetaminophen,扑热息痛)	苯胺类非选择性环氧酶抑制剂。解热镇痛作用与阿司匹林相似,但无抗炎抗风湿作用。临床用于解热镇痛。因无明显胃肠刺激,适用于阿司匹林不能耐受或过敏的患者
	吲哚美辛(indomethacin,消炎痛)	是最强的 PG 合成酶抑制药之一,对 COX-1 和 COX-2 均有强大的抑制作用,其抗炎抗风湿作用比阿司匹林强 10～40 倍,对炎性疼痛镇痛效果好。因不良反应多,故临床上仅用于其他药物不能耐受或疗效不显著的风湿性疾病和类风湿关节炎、关节强直性脊椎炎、骨关节炎等。不良反应发生率高达 35%～50%,约有 20%患者不能耐受而停药。主要不良反应可有:头痛、眩晕,食欲缺乏、恶心、腹痛、溃疡、出血;粒细胞减少、血小板计数减少、再生障碍性贫血等;与阿司匹林有交叉过敏反应
	布洛芬(ibuprofen)	布洛芬为苯丙酸的衍生物,具有较强的解热、镇痛及抗炎抗风湿作用,其疗效与阿司匹林相似。本药能抑制 PG 的合成,其中抑制 COX-2 的作用较强,故产生抗炎作用的同时其不良反应较阿司匹林少。主要用于风湿性及类风湿关节炎,也可用于解热镇痛。其特点是胃肠道反应很轻,患者长期使用对本药的耐受性明显优于阿司匹林和吲哚美辛,是目前临床应用较广的 NSAIDs。偶有头痛、眩晕和视物模糊
	双氯芬酸(diclofenac)	芳基乙酸类衍生物。具有解热、镇痛及抗炎抗风湿作用,效应强于吲哚美辛。主要用于类风湿关节炎、风湿性关节炎、骨关节炎、手术后疼痛的治疗。不良反应多而严重,除与阿司匹林相同不良反应外,偶见肝功能异常、白细胞计数减少
	保泰松(phenylbutazone)	吡唑酮类药物。抗炎抗风湿作用强而解热镇痛作用较弱,其作用与抑制前列腺素合成有关。临床主要用于风湿性及类风湿关节炎、强直性脊椎炎。由于不良反应多而严重,现已少用
	吡罗昔康(piroxicam)	烯醇酸类环氧酶抑制剂。效力与吲哚美辛相似,作用迅速而持久。主要用于治疗风湿性及类风湿关节炎,疗效与阿司匹林、吲哚美辛相当;对急性痛风、腰肌劳损、肩周炎也有一定疗效。不良反应较少,偶见头晕、浮肿、胃部不适、腹泻和粒细胞减少等,停药后一般可自行消失。长期服用可引起胃溃疡及胃出血
	萘丁美酮(nabumetone)	烷酮类环氧酶抑制剂。萘丁美酮是一种非酸性、非离子性前体药物,口服吸收后,经肝脏转化为主要活性产物 6-甲氧基-2-萘乙酸(6-MNA),该代谢产物为强效的环氧酶抑制药。6-MNA 的半衰期为 24 h,临床用于治疗类风湿关节炎可取得较好疗效,不良反应较轻
选择性环氧酶-2抑制剂	塞来昔布(celecoxib)	具有解热、镇痛、抗炎作用,其抑制 COX-2 的作用较 COX-1 强 375 倍,是选择性 COX-2 抑制药。治疗剂量时对 COX-1 无明显影响,也不影响 TXA2 的合成。主要用于风湿性、类风湿关节炎和骨关节炎的治疗,也可用于手术后镇痛、牙痛和痛经。胃肠道反应、出血和溃疡发生率均较其他非选择性 NSAIDs 低。偶见水肿、多尿、肾损害。
	罗非昔布(rofecoxib)	罗非昔布为果糖的衍生物。对 COX-2 有高度的选择性抑制作用,具有解热、镇痛、抗炎作用,但不抑制血小板聚集。主要用于治疗骨关节炎。胃肠道反应较轻,其他不良反应与非类固醇消炎药类似
	尼美舒利(nimesulide)	尼美舒利是一种新型非类固醇消炎药。具有抗炎、镇痛、解热作用,对 COX-2 的选择性抑制作用较强,因而其抗炎作用强而不良反应较小。口服吸收迅速、完全,生物利用度高,血浆蛋白结合率达 99%, $t1/2$ 为 2～3 h。常用于类风湿关节炎、骨关节炎、腰腿痛、牙痛、痛经的治疗。胃肠道反应轻微而短暂

二、药物的共同药理作用及其机制

COX 是前列腺素类化合物生物合成的关键酶,有两种同工酶,即环氧酶-2(COX-1)和环氧酶-2(COX-2)。COX-1 参与血管舒缩、血小板聚集、胃黏膜血流、胃黏液分泌及肾功能等生理功能的调节；而 COX－2 与炎症、疼痛等病理过程有关。临床常用的 NSAIDs 对 COX－1 和 COX－2 抑制作用的选择性不高，药物的解热、镇痛、抗炎作用多与抑制 COX－2 有关；而药物对 COX－1 的抑制则是其不良反应的原因。

（一） 解热作用

发热是机体的一种防御反应，也是疾病的一种症状。感染时，多种细胞因子的释放增加，使下丘脑视前区附近神经元的 PGE_2 合成与释放增加，激动细胞表面受体，细胞内 cAMP 升高，促使下丘脑体温调定点升高，机体产热增加，散热减少，体温升高。不同的热型有助于疾病的诊断。因此，对一般的发热患者不必急于使用解热药，而应着重病因治疗。但持续高热可引起头痛、失眠、谵妄、惊厥等，需及时降低体温，防止高热引起的并发症。治疗量 NSAIDs 能抑制 COX 酶活性，使前列腺素的合成减少，从而阻断内热原对体温调节中枢的作用，使体温调定点回到正常水平，通过增加散热而使发热者体温降低。

（二） 镇痛作用

NSAIDs 具有中等程度镇痛作用，对头痛、牙痛、神经痛、肌肉痛、关节痛、痛经等慢性钝痛有良好镇痛效果。本类药物的镇痛作用部位主要在外周。当组织损伤、局部炎症或变态反应时，局部可生成和释放一系列致痛、致炎物质如 5－HT、组胺、缓激肽、前列腺素等，这些介质作用于外周痛觉感受器引起疼痛，但致痛作用较弱。前列腺素除了本身有致痛作用外，还能使 5－HT、组胺、缓激肽的致痛作用明显增强。NSAIDs 则通过抑制 COX，减少前列腺素合成，缓解慢性钝痛。本类药物不易产生欣快感与成瘾性，对急性锐痛疗效差。

（三） 抗炎和抗风湿作用

前列腺素能引起炎症反应，同时还能增强其他炎症介质如组胺、5－HT、缓激肽的致炎作用。本类药物除苯胺类外，都具有较强的抗炎、抗风湿作用，能抑制炎症反应时局部前列腺素的合成和释放，从而使炎症的红、肿、热、痛症状减轻，使炎症反应缓解，可用于治疗风湿性疾病和类风湿关节炎。但无病因治疗作用，也不能阻止病程的发展和并发症的发生。

三、 NSAIDs 共同的不良反应

由于 NSAIDs 相似的作用机制，本类药物也有一些相似的不良反应。

1. 消化系统不良反应 胃肠道刺激和组织损害是最常见的不良反应，主要表现为消化不良、上腹不适、腹痛、腹泻、恶心、呕吐、溃疡和出血。最近的临床统计表明，长期服用 NSAIDs 的患者发生严重胃肠道毒副作用的危险比不用此药的患者高 3 倍。胃肠道不良反应的发生主要有两种机制：①口服后药物对胃黏膜的直接刺激。NSAIDs 本身是弱酸性物质，在胃酸条件下多呈非解离状态，易穿过细胞膜进入胃黏膜细胞，在细胞内积聚，使黏膜细胞受损。阿司匹林还可侵袭黏膜细胞间的紧密连接，使胃酸从这些缺损的连接处穿透黏膜而损伤毛细血管和细静脉。②抑制 COX－1，引起胃黏膜损伤。胃黏膜存在的 COX－1 可催化 PGE_3 形成，PGE_3 可减少胃酸分泌、促进胃黏液分泌、增加胃黏膜血管的血流量，起到保护黏膜的作用。NSAIDs 抑制前列腺素合成，因此对胃黏膜有损伤作用。

2. 神经系统不良反应 大多数 NSAIDs 可产生神经系统不良反应。其发生率因药而异，吲哚美辛可达 10%～25%，阿司匹林则不超过 5%。常见症状有头痛、头晕、耳鸣、耳聋、弱视、嗜睡、失眠、感觉异常、麻木等，偶见多动、兴奋、肌阵挛、震颤、共济失调、帕金森步态、幻觉等。中毒时可出现谵妄、惊厥、木僵、昏迷、反射消失等。

3. 泌尿系统不良反应 前列腺素对正常肾脏的血管扩张作用很小，长期使用单一 NSAIDs 产生严重肾脏损伤的病例不多见，但滥用复方药物却能产生严重的肾脏不良反应，包括肾乳头坏死、坏死性间质性肾炎等。这些不良反应往往在隐匿中加重，若未及时发现并停止使用 NSAIDs，则可能造成永久的肾脏损伤。充血性心力衰竭、肝硬化、慢性肾脏疾病及某些低血容量性疾病患者，对前列腺素的血管扩张作用和肾上腺素的血管收缩作用较正常人敏感。此时，NSAIDs 容易影响肾脏的血液灌流。

4. 血液系统不良反应 NSAIDs 可引起多种血液系统损害，包括各种血细胞减少和凝血系统障碍，其发生率因药而异。粒细胞减少和再生障碍性贫血是较常见的血液系统毒性，阿司匹林可引起血红蛋白减少；萘普生可引起溶血性贫血。也有报告血小板减少和过敏性血小板减少性紫癜。较大剂量的水杨酸类药物抑制血小板聚集、降低血小板黏附力、延长血小板存活时间和出血时间。阿司匹林或水杨酸钠用量过大可引起低凝血酶原血症。治疗剂量的阿司匹林或其他水杨酸制剂引起严重出血者罕见，但如并存血管损伤病灶时可引起致死性出血。脑出血、肝损伤、低凝血酶原血症、维生素 K 缺乏和围术期的患者应慎用阿司匹林等水杨酸类药物；与抗凝血药合用时后者应减量。

第二节 非选择性环氧酶抑制药

阿司匹林

阿司匹林(aspirin, acetyl salicylic acid，乙酰水杨酸)，是世界上最常用，也是历史最悠久的一种药物。早在公元前 2 000 多年，古埃及人就知道干的柳树叶子有止痛的功效，中国古人也在《神农本草经》中记载了柳树的药用价值。1828 年，柳树皮中的活性成分水杨苷被分离提纯出来。之后，1897 年发明了乙酰水杨酸，即阿司匹林。1899 年阿司匹林上市，至今已有 100 多年的历史，现在全球每年要消耗阿司匹林 2 000 亿片以上。

【体内过程】 阿司匹林口服后吸收迅速，单次口服 30 min 即可达到有效的血药浓度，2 h 达到血药浓度高峰，以后逐渐降低。血浆蛋白结合率为 80%～90%。吸收后阿司匹林迅速被酯酶水解为水杨酸，并以水杨酸盐的形式分布到机体的所有组织和几乎所有的细胞间液。能通过血-脑屏障，但能被一种低亲和力可饱和的主动转运体系从脑脊液中排出。也能通过胎盘屏障。

阿司匹林因吸收后被迅速水解，因此血浆半衰期短，约为 15 min。小剂量水杨酸盐在血浆中的 $t_{1/2}$ 为 2～3 h。大剂量服用阿司匹林后水杨酸血浆 $t_{1/2}$ 可达 15～30 h，肝脏对水杨酸的代谢能力有限。口服小剂量阿司匹林(1 g 以下)时水解生成的水杨酸盐较少，按一级动力学消除，半衰期短；大剂量口服阿司匹林(>1 g)后，产生大量水杨酸，则以零级动力学消除，半衰期显著延长。

药物的代谢主要在肝脏网状内皮细胞的线粒体中进行。其主要代谢产物有甘氨酸结合的水杨酰尿酸、酚基葡萄糖醛酸结合物和其他酰基葡萄糖醛酸结合物，从尿排出，也有一部分以水杨酸盐的形式排出。尿液碱化时，以水杨酸形式排出的比例增加；尿液酸化时，以水杨酸形式排出的药物减少。

【药理作用】

1. 镇痛 水杨酸类药物适用于轻、中度疼痛，对内脏病变导致的疼痛无效。此类药物是应用最广泛的镇痛药物，长期使用不产生耐受性和依赖性，其他不良反应也较阿片类药物少。阿司匹林的镇痛作用主要在外周，但不排除与某些中枢作用有关。

2. 解热 阿司匹林能迅速使发热者体温降至正常。中等剂量的阿司匹林在降温的同时，使机体的耗氧量和代谢水平升高，中毒剂量的阿司匹林会造成发热者大汗乃至脱水。

3. 对风湿病、炎症、免疫以及胶原代谢的影响 水杨酸类药物从发现至今，一直作为抗风湿病的主要药物。尽管能有效控制风湿病的症状，但其对风湿病造成的组织(包括心脏和其他组织)损伤并无影响。目前认为，除抑制前列腺素合成之外，水杨酸类可能还有其他作用机制。

近年来，特别重视免疫机制与风湿病的关系。发现水杨酸类对一些抗原-抗体反应有抑制作用。其中包括抗体的生成过程、抗原-抗体的结合、抗原诱导的组胺释放。同时发现它能非特异性地抑制免疫反应发生时的血管通透性增加。但这些作用所需的水杨酸浓度很高，因此不能确定其是否能反映水杨酸类的抗风湿病机制。

近年来的研究发现，水杨酸类药物能影响结缔组织的代谢。黏多糖可防止感染和炎症的扩散。水杨酸对黏多糖的合成、代谢以及其在结缔组织基质中的构成等都有影响，可能通过这些机制发挥抗炎作用。

【临床应用】 临床最常用的水杨酸类药物是水杨酸钠(sodium salicylate)和阿司匹林，其他药物根据疾病及症状选用。

1. 发热 解热是此类药物的常见用途，但应充分考虑解热的必要性之后方可使用。通常口服，婴幼儿可考虑直肠给药。水杨酸钠成人解热剂量为 325～650 mg，每 4 小时一次。儿童每日 50～75 mg/kg，分成 4～6 次给予，每日总剂量不超过 3.6 g。

2. 疼痛 镇痛剂量与解热剂量相同。一般轻、中度的头痛、关节痛、肌肉痛等均可使用。

3. 风湿及类风湿关节炎 水杨酸类药物可用于治疗类风湿关节炎，但由于不良反应，尤其是胃肠道反应，使其应用受到限制。剂量一般为每日 4～6 g。大多数类风湿关节炎患者能在使用水杨酸类或其他 NSAIDs 后获得较好的疗效。但有些病例需要使用“二线药物”进行治疗，包括金制剂、氯喹、青霉胺、肾上腺皮质激素或免疫抑制剂等。

4. 防止血栓形成 由于阿司匹林能抑制血小板聚集而起到抗凝作用，近年来使用小剂量阿司匹林预防心肌梗死和深静脉栓塞等疾病。此种用途的剂量尚不确定，一般在 40～

325 mg/d，剂量过大可能抑制血管内皮细胞 PGI_2 的生成。

5. 防止妊娠高血压　有妊娠高血压倾向的孕妇每日口服 60～100 mg 阿司匹林，可以减少血栓素 A_2（TXA_2）的生成，减少高血压的发生。

6. 局部应用　5-氨基水杨酸是治疗炎性肠道疾病的药物。但此药口服不能吸收，需经直肠给药。

【不良反应】

1. 胃肠道作用　胃肠道反应最常见。口服可直接刺激胃黏膜，引起上腹不适、恶心、呕吐，水杨酸钠尤易发生。大剂量长期服用（如抗风湿治疗）可引起胃溃疡或胃出血。水杨酸类引起的胃出血有时是无痛性的，不易察觉。研究表明，每日口服阿司匹林 4～5 g，可导致每日从粪便中失血 3～8 ml。

2. 过敏反应　少数患者可出现荨麻疹、血管神经性水肿、过敏性休克等过敏反应。某些哮喘患者服用乙酰水杨酸或其他解热镇痛药后可诱发哮喘，称为“阿司匹林哮喘”。其发病机制尚未明确，可能与白三烯类物质合成增加有关。故哮喘、鼻息肉等患者禁用阿司匹林。

3. 神经系统作用　大剂量水杨酸类药物对中枢神经系统有毒性作用。一般是先兴奋（甚至发生惊厥）后抑制。早期表现为头痛、眩晕、恶心、呕吐、耳鸣、听力减退等，总称为水杨酸反应。严重者可出现过度换气、酸碱平衡失调，甚至精神紊乱乃至昏迷。

4. 呼吸系统作用　水杨酸可直接刺激呼吸中枢，导致明显的过度通气，呼吸深度和频率都增加，患者每分钟通气量明显增加，可引起呼吸性碱中毒。

5. 心血管系统作用　使用大剂量水杨酸钠或阿司匹林治疗风湿热时，由于心输出量增加，循环血量可增加 20%，对于心肌炎患者可能造成充血性心力衰竭或肺水肿，长期使用水杨酸类药物的老年患者危险性更高。

6. 肝肾作用　大剂量应用水杨酸类药物治疗的风湿病患者中，大约有 5%会出现与转氨酶活性升高等肝损伤表现。另外使用水杨酸类药物治疗儿童水痘病毒感染或其他病毒（包括流感病毒）感染时，可能发生表现为严重肝损伤和脑病的 Reye 综合征（瑞夷综合征）。尽管水杨酸与 Reye 综合征的关系尚不清楚，但流行病学证据表明两者有相关性。因此，儿童和青春期水痘和流感病毒感染是水杨酸类药物的禁忌证。

第三节　选择性环氧酶-2 抑制药

传统的 NSAIDs 大多为非选择性 COX 抑制药，其解热、镇痛、抗炎作用机制主要与抑制 COX-2 有关。然而，同时非选择性地抑制 COX-1 可引起许多的不良反应，如常见的胃肠道反应、肝肾功能损害、凝血障碍等。因此，近年来选择性 COX-2 抑制药相继出现。

然而，随着研究的进展，越来越多的证据表明，选择性 COX-2 抑制药在减少胃肠道不良反应的同时，可能会带来更为严重的心血管系统的不良反应。多项临床研究结果表明，服用选择性 COX－2 抑制剂后出现心脏病发作、脑卒中，及其他严重后果的可能性成倍增加，极大地限制了选择性 COX－2 的临床应用和研究。而选择性 COX－2 抑制剂的效果与实际安全性仍有待进一步确定。

（汪慧菁）

第十八章　麻　醉　药

第一节　全身麻醉药

全身麻醉药(general anesthetics)，简称全麻药，是一类作用于中枢神经系统，能完全可逆性地引起不同程度的意识、感觉与反射暂时消失，骨骼肌松弛，有利于手术进行的药物。其作用包括遗忘、镇静、催眠、制动、抑制异常应激反应等。全身麻醉药分为吸入麻醉药和静脉麻醉药。

一、吸入麻醉药

吸入麻醉药(inhalational anesthetics)是指挥发性液体或气体，经呼吸道吸入给药。前者如乙醚(ether)、氟烷(halothane)、异氟烷(isoflurane)、恩氟烷(enflurane)、地氟烷(desflurane)和七氟烷(sevoflurane)等，后者如氧化亚氮(nitrous oxide)。给药后吸入麻醉药经肺泡吸收。可通过调节吸入麻醉药浓度(分压)控制麻醉深度，从而满足手术需要。

【作用机制】 全麻药作用机制有各种学说，目前尚未有定论。最先提出的是脂质学说，其依据是化学结构各异的全麻药均有较高脂溶性，且脂溶性越高，麻醉作用越强。据此认为脂溶性较高的全麻药容易融入神经细胞膜的脂质层，引起细胞膜物理和化学性质改变，使膜受体蛋白及钠、钾通道发生构象和功能改变，影响神经细胞除极化或递质释放，由此广泛抑制神经冲动的传递，引起全身麻醉效应。随着研究的深入，全麻药作用机制从最初的“脂质学说”，发展到现在的“蛋白质学说”，即全麻药可与中枢神经系统中许多蛋白质靶位相结合而发挥作用，进一步研究证实了这些靶位主要是配体门控离子通道。全麻药可以通过抑制兴奋性突触和增强抑制性突触的传递功能，或干扰配体门控离子通道的功能而发挥作用。中枢抑制性神经递质 GABA 的 $GABA_A$ 受体组成神经细胞膜上的 Cl^- 通道，绝大多数的全麻药都可以与 $GABA_A$ 受体上的一些特殊位点结合，提高 $GABA_A$ 受体对 GABA 的敏感性，增加 Cl^- 通道开放，使细胞膜超极化，导致中枢神经系统的抑制而产生全身麻醉效应。

【吸入麻醉分期】 吸入麻醉时，给药浓度与麻醉深度有明显的量效关系并有相应的特征性表现。为了保证麻醉的有效性和安全性，常以麻醉分期最明显的乙醚为代表药，将麻醉深度分为 4 期，现简介如下：第 1 期(镇痛期)是指从麻醉给药开始到患者意识完全消失，出现镇痛及健忘的麻醉状态，这与大脑皮质和网状结构上行激活系统受到抑制有关。第 2 期(兴奋期）是指从意识和感觉消失到第 3 期即外科麻醉期开始。患者表现兴奋躁动、呼吸不规则、血压不稳定，是皮质下中枢脱抑制的表现。第 1、2 期合称为麻醉诱导期，在诱导期内，容易出现喉头痉挛、心搏骤停等麻醉意外，不宜做任何手术或外科检查。现今常用能快速诱导麻醉达到外科麻醉期的药物。第 3 期（外科麻醉期）患者恢复安静，呼吸和血压平稳为本期开始的标志。随着麻醉程度的加深，皮质下中枢（间脑、中脑、脑桥）自上而下逐渐受到抑制，脊髓则由下而上被抑制。外科麻醉期可细分为 4 级，一般手术都在第 3 级进行，在临近麻醉的第 4 级时出现呼吸明显抑制，发绀，血压下降，表明麻醉深度涉及延髓生命中枢，应立即停药或减量。第 4 期（延髓麻醉期）时呼吸停止，血压剧降。如出现延髓麻醉状态，必须立即停药，进行人工呼吸，心脏按压，争分夺秒全力进行复苏。

现在临床常用多药复合诱导麻醉，目的是避开可产生麻醉意外的第 1、2 期，快速进入外科麻醉期。因而，麻醉分期尤其是麻醉第 3、4 期的表现仍有重要意义，可衡量临床各种麻醉的深度，防止麻醉过深而发生意外。临床上吸入性全身麻醉经常维持在 3 期的 1～2 级，手术完毕停药后，患者将沿着与麻醉相反的顺序逐渐恢复，但通常没有第 2 期的兴奋性表现。

【体内过程】 吸入麻醉药都是脂溶性高的挥发性液体或气体，容易透过肺泡吸收，分布至中枢神经系统（脑和脊髓）。吸入麻醉药浓度越高，吸收速率越快，全麻诱导越迅速，跨越外科麻醉期 4 期分级的速度越快。

在常压（1 个大气压，1 atm（大气压）＝101 kPa）下，能使 50％人或动物对伤害性刺激（如切皮）丧失逃避性运动反应时肺泡气体中全麻药的浓度称为最小肺泡浓度（minimum alveolar concentration，MAC）。各种吸入性全麻药都有恒定的 MAC 值，数值越低，麻醉作用越强。此外，肺通气量和肺部的血流量也影响吸入麻醉药的吸收量和速率。药物经过气-血与血-组织过程（如由肺泡气经血转运到脑和脊髓）而发挥作用。全麻药在血中的溶解度通常用血中药物浓度与吸入气体中药物浓度达到平衡时的比值即血/气分布系数表示。血/气分布系数大的药物，在血液中溶解度大，溶解量大。因此，肺泡、血中和脑内的药物分压上升比较缓慢，麻醉诱导时间长。反之，血/气分布系数小的药物，在血液中溶解度小，溶解量小，在肺泡气、血中和脑内的药物分压能快速提高，麻醉诱导时间短。

麻醉药物吸收后随即分布转运到各个器官，其分布药量和速率依赖于该器官的血流供应量。在休息状态时每 100 g 脑组织，每分钟平均血流量为 54 ml，而肌肉只有 3～4 ml，脂肪组织更少。因此，麻醉药进入脑组织比进入肌肉和脂肪的速率快。脂溶性高的全麻药容易进入脂质含量丰富的脑组织。血中药物浓度与脑组织中药物浓度达到平衡时的比值即脑/血分配系数。脑/血分配系数大，进入脑组织的药量大，麻醉效应强而持久。

当停止给药后，机体组织中未经代谢的原形药物随血流经过肺泡排出。脑/血和血/气分配系数较低的药物易被血液带走，苏醒快。反之则苏醒慢。

全身血液每半分钟可通过肺一次，因此吸入麻醉药由肺进入血液极快，肺的通气量正常时，麻醉药从肺排出也较快。常用吸入麻醉药的特性比较见表 18－1。

表 18-1 吸入麻醉药的特性比较

血/气分布系数	氧化亚氮	乙醚	氟烷	恩氟烷	异氟烷	七氟烷
脑/血分布系数	0.47	12.1	2.3	1.8	1.4	1.7
MAC(%)	105	1.14	0.75	1.45	4	1.85
诱导用吸入气浓度(%)	100	1.92	0.75	1.68	1.15	
维持用吸入气浓度(%)	80	10～30	1～4	2～2.5	1.5～3	
诱导期	50～70	4～5	1.5～2	1.50～2	1～1.5	
骨骼肌松弛	快	很慢	快	快	快	
	很差	很好	差	好	好	

【常用药物】

1. **乙醚** 乙醚是经典麻醉药，为无色透明易挥发液体，有特异臭味，易燃易爆，易氧化生成过氧化物及乙醛而产生毒性。麻醉浓度的乙醚对呼吸功能和血压几乎无影响，对心、肝、肾的毒性也小。乙醚尚有筒箭毒样作用，故肌肉松弛作用较强。但乙醚的诱导期和苏醒期较长，易发生麻醉意外。其特异臭味可刺激气管黏液分泌，易引起吸入性肺炎。加上易燃、易爆等缺点，现手术室已不用。但因使用简便，在野战、救灾等情况下仍有重要价值。

2. **氟烷（halothane）** 氟烷为无色透明液体，沸点 50.2℃，但化学性质不稳定，临床使用浓度不燃不爆。氟烷血/气分布系数小，MAC 为 0.75%，麻醉作用快而强，麻醉诱导期短而苏醒快。但氟烷的肌松和镇痛作用较弱，还能扩张脑血管，升高颅内压；增加心肌对儿茶酚胺的敏感性，诱发心律失常等。可致子宫肌瘤松弛而诱发产后出血，禁用于难产或剖宫产患者。反复应用偶致肝炎或肝坏死，现已经被更安全的药物替代。

3. **恩氟烷（enflurane）和异氟烷（isoflurane）** 是目前较为常用的吸入性麻醉药。两者是同分异构物，和氟烷相比，MAC 稍大，麻醉诱导平稳、迅速和舒适，麻醉停药后苏醒快。麻醉时肌肉松弛良好，不增加心肌对儿茶酚胺的敏感性。反复使用对肝无明显副作用，偶有恶心呕吐。

4. **七氟烷（sevoflurane）** 结构与异氟烷相似。其特点是对心肺功能影响较小，血/气分布系数低，麻醉诱导和苏醒均较快。目前广泛用于诱导和维持麻醉。气道刺激作用小、肌松作用强，体内代谢程度低、肾损害小。由于其麻醉诱导、恢复快速，气道刺激小的特点，适用于小儿手术及检查的麻醉。麻醉深度易于控制，对心脏影响小，对严重缺血性心脏病及施行高危心脏手术者尤为适用。

5. **氧化亚氮（nitrous oxide，又名笑气）** 氧化亚氮是最早的麻醉药，为无色、味甜、无刺激性液态气体，性质稳定，不燃不爆，在体内不代谢，绝大多数经肺以原形呼出。脂溶性低，血/气分配系数仅为 0.47，诱导期短而苏醒快，患者感觉舒适愉快。镇痛作用强，对呼吸和肝、肾功能无不良影响。但对心肌略有抑制作用。氧化亚氮的 MAC 值超过 100，麻醉效能很低，需与其他麻醉药配伍方可达满意的麻醉效果，主要用于诱导麻醉或与其他全身麻醉药配伍使用。

二、静脉麻醉药

常用静脉麻醉药(intravenous anesthetics)有硫喷妥钠、氯胺酮、丙泊酚和依托咪酯等。

硫喷妥钠(sodium thiopental)为超短效作用的巴比妥类药物。脂溶性高,静脉注射后几秒钟即可进入脑组织,麻醉作用迅速,无兴奋期。但由于此药在体内迅速重新分布,从脑组织转运到肌肉和脂肪等组织,因而作用维持时间短,脑中 $t_{1/2}$ 仅 5 min。硫喷妥钠的镇痛效应差,肌肉松弛不完全,临床主要用于诱导麻醉、基础麻醉和脓肿的切开引流、骨折、脱臼的闭合复位等短时手术。

硫喷妥钠对呼吸中枢有明显抑制作用,新生儿、婴幼儿禁用。易诱发喉头和支气管痉挛,支气管哮喘患者禁用。

氯胺酮(ketamine)为中枢兴奋性氨基酸递质 NMDA 受体的特异性阻断剂,能阻断痛觉冲动向丘脑和新皮质的传导,同时又能兴奋脑干和边缘系统。引起意识模糊,短暂性记忆缺失及镇痛效应,但意识并未完全消失,常有梦幻,肌张力增加,血压上升,此状态又称分离麻醉(dissociative anesthesia)。

氯胺酮麻醉时对体表镇痛作用明显,内脏镇痛作用差,但诱导迅速。对呼吸影响轻微,对心血管有明显兴奋作用,用于短时体表小手术,如烧伤清创、切痂、植皮等。

丙泊酚(propofol)对中枢神经有抑制作用,产生良好的镇静、催眠作用,起效快,作用时间短,苏醒迅速,无蓄积作用。能抑制咽喉反射,有利于气管插管,能降低颅内压和眼压,减少脑耗氧量及脑血流量。镇痛作用轻微,对循环系统有抑制作用,表现为血压下降,外周血管阻力降低,可用于门诊短时手术的辅助用药,也可作为全麻诱导、维持及镇静催眠辅助用药。

依托咪酯(etomidate)为强效、超短效、非巴比妥类催眠药,静脉注射后几秒内意识丧失,睡眠时间持续 5 min,无明显镇痛作用,故作诱导麻醉时常需加用镇痛药、肌松药或吸入麻醉药。对循环功能影响小,尤其适用于冠心病、瓣膜病和其他心脏功能差的患者。主要缺点是恢复期恶心、呕吐发生率高达 50%,并可抑制肾上腺皮质激素的合成。

三、复合麻醉

复合麻醉是指同时或先后应用两种或以上麻醉药物或其他辅助药物,以达到完善的术中和术后镇痛及满意的外科手术条件。目前各种全麻药单独应用都不够理想。为克服其不足,常采用联合用药或辅以其他药物,即复合麻醉,参见表 18-2。

表 18-2 复合麻醉药

用药目的	常用药物	用药目的	常用药物
镇静、解除精神紧张	巴比妥类、地西泮	骨骼肌松弛	琥珀胆碱、筒箭毒碱类
短暂性记忆缺失	苯二氮䓬、氯胺酮、东莨菪碱	抑制迷走神经反射	阿托品类
基础麻醉	巴比妥类、水合氯醛	降温	氯丙嗪
诱导麻醉	硫喷妥钠、氧化亚氮	控制性降压	硝普钠、钙拮抗剂
镇痛	阿片类		

1. 麻醉前给药（premedication） 麻醉前给药是指患者进入手术室前应用的药物。手术前夜常用镇静催眠药如地西泮，使患者消除紧张情绪。在手术前，服用地西泮使患者产生短暂记忆缺失，消除紧张或恐惧感觉。注射镇痛药可在较浅麻醉分期获得满意的镇痛效果，注射M受体阻断药可防止唾液及支气管分泌物所致的吸入性肺炎，并防止反射性心律失常。

2. 基础麻醉（basal anesthesia） 进入手术室前给予较大剂量催眠药，使患者进入深睡状态，在此基础上进行麻醉，可使药量减少，麻醉平稳。常用于小儿麻醉。

3. 诱导麻醉（induction of anesthesia） 应用诱导期短的硫喷妥钠或氧化亚氮，使迅速进入外科麻醉期，避免诱导期的不良反应，然后改用其他药物维持麻醉。

4. 合用肌松药 在麻醉时合用肌松药，以满足手术时肌肉松弛的要求。

5. 低温麻醉（hypothermal anesthesia） 合用氯丙嗪使体温在物理降温时下降至较低水平（28～30℃），降低心、脑等重要器官耗氧量，以便于减少血流，进行心脏直视手术。

6. 控制性降压（controlled hypotension） 加用短效血管扩张药硝普钠或钙拮抗剂，使血压适度适时下降，并抬高手术部位，以减少出血。用于止血难度大的脑科手术。

7. 神经安定镇痛术（neuroleptanalgesia） 常用安定药氟哌利多及镇痛药芬太尼按50∶1制成的合剂，静脉注射使患者达到意识模糊，自主动作停止，痛觉消失，适用于外科小手术，如加用氧化亚氮及肌松药则可达满意的外科麻醉，称为神经安定麻醉。

第二节 局部麻醉药

局部麻醉药（local anesthetics）简称局麻药，是一类以适当的浓度应用于局部神经末梢或神经干周围，在意识清醒的条件下，可使局部痛觉等感觉暂时消失的药物。本类药物能暂时、完全和可逆性地阻断神经冲动的产生和传导，局麻作用消失后，神经功能可完全恢复，同时对各类组织无损伤作用。

【构效关系】 常用局麻药在化学结构上由3部分组成，即芳香族环、中间链和胺基团，中间链可为酯链或酰胺链，它可直接影响本类药物的作用。根据中间链的结构，可将常用局麻药分为两类：第1类为酯类，如普鲁卡因、丁卡因、氯普鲁卡因等；第2类为酰胺类，如利多卡因、布比卡因、罗哌卡因等。

芳香族环具有疏水亲脂性；胺基团属弱碱性，也具有疏水亲脂性，但与氢离子结合后具有疏脂亲水性。因此，局麻药具有亲脂疏水性和亲水疏脂性的双重性。亲脂基团或亲脂性可增强局麻作用效果，有利于药物与相应位点的结合与分离，与药物作用直接相关。

【药物作用机制】

1. 局麻作用 局麻药可作用于神经，提高产生神经冲动所需的阈电位，抑制动作电位去极化上升的速度，延长动作电位的不应期，甚至使神经细胞丧失兴奋性及传导性。局麻药的作用与神经细胞或神经纤维的直径大小及神经组织的解剖特点有关。一般规律是神经纤维末梢、神经节及中枢神经系统的突触部位对局麻药最为敏感，细的神经纤维比粗的神经纤维更易被阻断。对无髓鞘的交感、副交感神经节后纤维在低浓度时可显效。对有髓鞘的感觉和运动神经纤维则需高浓度才能产生作用。对混合神经产生作用时，首先消失的是持续性钝痛（如压痛），其次是短暂性锐痛，继之依次为冷觉、温觉、触觉、压觉消失，最后发生运动神经麻痹。进行蛛网膜下隙麻醉时，首先阻断自主神经，再按上述顺序产生麻醉作用。神经冲动传导的恢复则按相反的顺序进行。

2. 作用机制 神经动作电位的产生是由于神经受刺激时引起膜通透性的改变，产生 Na^+ 内流和 K^+ 外流。有关局麻药作用机制的学说众多。目前公认的是局麻药阻断神经细胞膜上的电压门控性 Na^+ 通道（voltage-gated Na^+-channels），使传导阻滞，产生局麻作用。如图 18-1 所示，局麻药（弱碱性）的非解离形式（B）扩散到细胞内；然后解离成离子形式（BH^+），与钠通道的负电荷靶位结合，使钠通道失活，阻滞 Na^+ 进入细胞；降低动作电位 0 相去极化的速率和幅度，阻滞 4 相自动除极化，最终阻断神经冲动传导，从而产生局麻作用。因此，局麻药的生物亲脂性及非解离型是透入神经的必要条件，而透入神经后则须转变为解离型带电的阳离子才能发挥作用。不同局麻药的解离型、非解离型的比例各不相同。例如，盐酸普鲁卡因只有 2.5%为非解离型，而利多卡因则为 25%。所以局麻药的解离速率、解离常数（pKa）及体液 pH 与局麻作用密切相关。局麻药的作用又具有频率和电压依赖性。在静息状态及静息膜电位增加的情况下，局麻药的作用较弱，增加电刺激频率则使其局麻作用明显加强，这可能是由于在细胞内解离型的局麻药只有在 Na^+ 通道处于开放状态才能进入其结合位点而产生 Na^+ 通道阻断作用，开放的 Na^+ 通道数目越多，其受阻滞作用越大。因此，处于兴奋状态的神经较静息状态的神经对局麻药敏感。除阻断 Na^+ 通道外，局麻药还能与细胞膜蛋白结合阻断 K^+ 通道，产生这种作用常需高浓度，而对静息膜电位无明显和持续性影响。

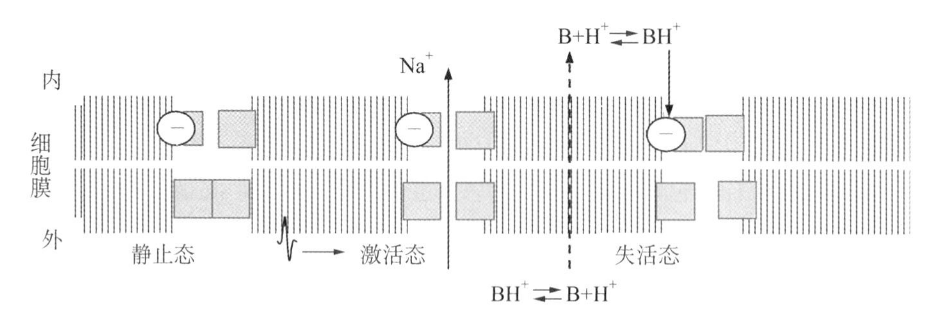

图 18-1 局麻药作用机制（阻滞钠通道）

【临床作用】

1. 表面麻醉（surface anesthesia） 表面麻醉是指将穿透性强的局麻药根据需要涂于黏膜表面，使黏膜下神经末梢麻醉。用于角膜、口腔、鼻腔、咽喉、气管及支气管、食管和泌尿生殖道黏膜的浅表手术。如手术前咽喉喷雾法麻醉，常选用丁卡因。其优点是既有麻醉作用又有缩血管作用，能减少手术创面出血。

2. 浸润麻醉(infiltration anesthesia) 浸润麻醉是指将局麻药溶液注入皮下或手术视野附近的组织,使局部神经末梢麻醉。如在溶液中加少量肾上腺素,可减缓局麻药的吸收,延长作用时间。

3. 传导麻醉(conduction anesthesia) 传导麻醉是指将局麻药注射到外周神经干附近,阻断神经冲动传导,使该神经所分布的区域麻醉。阻断神经干所需的局麻药浓度较麻醉神经末梢所需的浓度高,但用量较小,麻醉区域较大。

4. 蛛网膜下隙麻醉(subarachnoid anesthesia) 蛛网膜下隙麻醉又称脊髓麻醉或腰麻(spinal anesthesia),是将麻醉药注入腰椎蛛网膜下腔,麻醉该部位的脊神经根。首先被阻断的是交感神经纤维,其次是感觉纤维,最后是运动纤维。常用于下腹部、下肢和会阴部手术。药物在脊髓管内的扩散受患者体位、姿势、药量、注射力量和溶液比重的影响。普鲁卡因溶液比脑脊液的比重高,为了控制药物扩散,通常将其配成高比重或低比重溶液。

脊髓麻醉的主要危险是呼吸麻痹和血压下降,后者主要是由于静脉和小静脉失去神经支配后显著扩张所致,其扩张的程度由管腔的静脉压决定。静脉血容量增大时会引起心输出量和血压的显著下降。因此,维持足够的静脉血回流心脏至关重要。可控制麻醉平面或预先应用麻黄碱预防。

5. 硬膜外麻醉(epidural anesthesia) 硬膜外麻醉是指将药液注入硬膜外腔,麻醉药沿着神经鞘扩散,穿过椎间孔阻断神经根。但硬膜外腔终止于枕骨大孔,不与颅腔相通,药液不扩散至脑组织,无腰麻时头痛或脑脊膜刺激现象。但硬膜外麻醉用药量较腰麻大5～10倍,如误入蛛网膜下隙,可引起全脊髓麻醉。硬膜外麻醉也可引起外周血管扩张、血压下降及心脏抑制,可用麻黄碱防治。

以上5种局麻方法的特点比较见表18-3。

表18-3 各种局麻方法的特点比较

局麻方法	给药途径	目的	常用局麻药
表面麻醉	涂抹黏膜表面	阻滞黏膜下神经末梢	丁卡因
浸润麻醉	注射到皮下组织	阻滞局部神经末梢	利多卡因、普鲁卡因
传导麻醉	注射到神经干附近	阻滞神经传导,使神经所支配区域麻醉	利多卡因、普鲁卡因、布比卡因
蛛网膜下隙麻醉(腰麻)	注入蛛网膜下隙(药液可随脑脊液扩散)	阻滞脊神经根	丁卡因、布比卡因
硬膜外麻醉	注入硬脊膜外腔(剂量大,勿误入蛛网膜下隙)	阻滞椎管内神经根	利多卡因、布比卡因、罗哌卡因
区域镇痛(围术期镇痛)	注入外周神经干附近	阻滞局部神经传导,减少阿片类药物用量	罗哌卡因、布比卡因(与阿片类联合使用)

【不良反应及防治】

1. 毒性反应 毒性反应是指局麻药的剂量或浓度过高或误将药物注入血管时引起的全身作用,主要表现为中枢神经和心血管系统毒性。

(1) 中枢神经系统:局麻药对中枢神经系统的作用是先兴奋后抑制。初期表现为眩晕、惊恐不安、多言、震颤和焦虑,甚至发生神志错乱和阵挛性惊厥。普鲁卡因易影响中枢神经系统,因此常被利多卡因取代。可卡因可引起欣快和一定程度的情绪及行为变化。

(2)心血管系统:局麻药具有心肌细胞膜稳定作用,吸收后可降低心肌兴奋性,使心肌收缩力减弱,传导减慢,不应期延长。多数局麻药可使小动脉扩张,血压下降。因此,在血药浓度过高时可引起血压下降,甚至休克等心血管反应,特别是药物误入血管内更易发生。高浓度局麻药对心血管的作用常发生在对中枢神经系统的作用之后,偶有少数成人应用小剂量时突发心室纤颤导致死亡。布比卡因较易发生室性心动过速和心室纤颤,而利多卡因则具有抗室性心律失常作用。

2. 变态反应 变态反应较为少见,极少量用药后立即发生类似过量中毒的症状,出现荨麻疹、支气管痉挛及喉头水肿等症状。一般认为酯类局麻药比酰胺类更易发生变态反应,如普鲁卡因可引起过敏反应。防治:询问变态反应史和家庭史,麻醉前做皮试,用药时可先给予小剂量,若患者无特殊主诉和异常后给予适当剂量。一旦发生变态反应,应立即停药,并适当应用肾上腺皮质激素、肾上腺素和抗组胺药。

局麻药不良反应的发生机制、临床表现和预防见图 18-2。

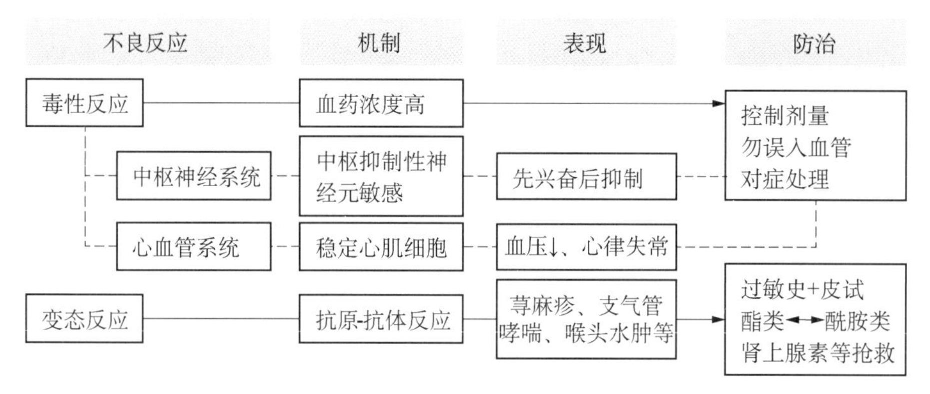

图 18-2 局麻药不良反应的发生机制、临床表现和防治

【常用局麻药】

1. 普鲁卡因(procaine) 普鲁卡因又名奴佛卡因(novocaine),毒性较小,是常用局麻药之一。本药属短效酯类局麻药,亲酯性低,对黏膜的穿透力弱。一般不用于表面麻醉,常局部注射用于浸润、传导麻醉、蛛网膜下隙麻醉和硬膜外麻醉、注射给药后 1～3 min 起效,可维持 30～45 min,加用肾上腺素后维持时间可延长 20%。普鲁卡因在血浆中能被酯酶水解,转变为对氨苯甲酸(PABA)和二乙氨基乙醇,前者能对抗磺胺类药物的抗菌作用,故应避免与磺胺类药物同用。有时可引起过敏反应,故应用时要做皮肤过敏试验,但皮试阴性者仍可发生过敏反应。

2. 利多卡因(lidocaine) 利多卡因又名赛罗卡因(xylocaine),是应用最多的局麻药。相同浓度下与普鲁卡因相比,利多卡因具有起效快、作用强而持久、穿透力强及安全范围较大的特点,同时对组织几乎没有刺激性。可用于多种形式的局部麻醉,有全能麻醉药之称，主要用于传导麻醉和硬膜外麻醉。利多卡因属酰胺类，在肝脏被肝微粒体酶水解失活，但代谢较慢，$t_{1/2}$为 90 min，作用持续时间为 1～2 h。此药反复应用后可产生快速耐受性。利多卡因的毒性大小与所用药液的浓度有关，增加浓度可相应增加毒性反应。本药也可用于心律失常的治疗，对普鲁卡因过敏者可选用此药。

3. 丁卡因(Tetracaine) 丁卡因又称地卡因(dicaine)。化学结构与普鲁卡因相似，属于酯类局麻药。其麻醉强度比普鲁卡因强 10 倍，毒性大 10～12 倍。本药对黏膜的穿透力强，常用于表面麻醉。作用迅速，1～3 min 显效，作用持续为 2～3 h。本药也可用于传导麻醉、腰麻和硬膜外麻醉，因毒性大，一般不用于浸润麻醉。丁卡因主要在肝脏代谢，但转化、降解速度缓慢，加之吸收迅速，易发生毒性反应。

4. 布比卡因(bupivacaine) 布比卡因又称麻卡因(marcaine)。属酰胺类局麻药，化学结构与利多卡因相似，局麻作用较利多卡因强，作用持续时间长，可达 5～10 h。本药主要用于浸润麻醉、传导麻醉和硬膜外麻醉。

左旋布比卡因(levobupivacaine)为新型长效局麻药，作为布比卡因的异构体，相对毒性较低，减少了局麻药毒性反应发生率。

5. 罗哌卡因(ropivacaine) 罗哌卡因化学结构类似布比卡因，阻断痛觉的作用较强，对运动的作用较弱，作用时间短，使患者能够尽早离床活动并缩短住院时间，对心肌的毒性比布比卡因小，有明显的收缩血管作用，使用时无须加入肾上腺素。适用于硬膜外、臂丛阻滞和局部浸润麻醉。它对子宫和胎盘血流几乎无影响，故适用于产科手术麻醉。

利多卡因与布比卡因广泛应用于临床，罗哌卡因和左旋布比卡因作为新型长效局麻药，临床与基础研究均证实其临床应用的安全性和有效性。从麻醉效能看，布比卡因＞左旋布卡因＞罗哌卡因，但后两者具有毒性低、时效长、良好耐受性等特性，使其成为目前麻醉用药的重要选择，也是布比卡因较为理想的替代药物。

常用局麻药的作用特点比较见表 18－4。

表 18－4 常用局麻药的作用特点比较

药物	作用	穿透力	毒性	临床用途
普鲁卡因	快弱短	差	小	镇静、镇痛、复合麻醉及表面麻醉以外的其他局麻；需做皮试
利多卡因	快强中	强	中	“全能”；治疗室性心律失常和神经痛
丁卡因	慢强长	强	大	表面麻醉、传导麻醉、椎管内麻醉、一般不用于浸润麻醉
布比卡因	强、长	弱	大	浸润麻醉、传导麻醉、椎管内麻醉；心脏毒性大
罗哌卡因	快弱长		中	麻醉和区域镇痛；心脏毒性较小

（黄志力）

第十九章　作用于心血管系统离子通道的药物

离子通道(ion channels)是一类细胞膜中的蛋白质分子,其结构是具有高度选择性的亲水性孔道,对特定离子具有选择性通透,是神经、肌肉、腺体等许多组织细胞膜上的基本兴奋单元,能产生和传导电信号,具有重要的生理功能。药物通过改变离子通道对离子的通透作用,对细胞电生理活动产生影响,进而产生相应的生理或药理效应。研究膜离子通道的通透机制及各种药物选择性作用于通道的机制,对阐明细胞生物电现象,发现疾病发生原因和提出疾病的防治有重要策略。本章将在一般介绍离子通道特性的基础上,着重讨论心血管系统(心肌和血管平滑肌)细胞膜离子通道的种类、特性及其生理功能和药理学意义。

第一节　心血管系统离子通道

一、离子通道的分类和特性

(一) 分类

目前,人类已知至少有100多种不同的通道存在各种生物体中。根据离子通道门控特性的不同,离子通道可分为非门控离子通道和门控离子通道。非门控离子通道是背景或漏通道,其特征是离子通道始终处于开放状态,离子可随时进出细胞,并不受外界信号的明显影响。如神经和肌细胞在静息状态下静息电位的产生,是由于细胞膜上的离子通道允许 K^+ 自由进出细胞而产生的 K^+ 电化学平衡电位,此种 K^+ 通道即属于非门控离子通道。门控离子通道又根据控制通道开放、关闭的调控机制不同分为电压门控离子通道、化学门控离子通道和机械门控离子通道等。①电压门控离子通道(voltage gated channels)又称电压依赖性离子通道(voltage-dependent ion channels),这一类通道的开启或关闭受膜电位变化的影响。这类通道在决定细胞的兴奋性、不应期、传导性及维持细胞正常体积等方面发挥重要作用。电压门控离子通道一般以最容易通过的离子命名,如钠离子通道、钙离子通道及钾离子通道等。②化学门控离子通道又称配体门控通道(ligand gated channels),由递质与通道蛋白分子上的结合位点相结合而开启,以递质或受体命名。③机械门控离子通道(mechanically gated ion channels)是由机械牵拉激活的离子通道,主要见于触觉和听觉感受器,如机械刺激作用于虾类牵张感受器引起通道开放,出现 Na^+ 内流和 K^+ 外流,产生感受器电位;声波传人内耳后,引起内耳毛细胞顶端纤毛发生弯曲或偏斜,从而使毛细胞顶端机械门控通道开放,阳离子内流产生听觉的感受电位。

（二）特性

离子通道具有两大基本特性，即离子选择性（ion selectivity）及门控（gating）。离子选择性包括通道对离子大小的选择性及电荷的选择性。在一定条件下，某一种离子只能通过与其相应的通道跨膜扩散。各离子通道在不同状态下，对相应离子的通透性不同。如静息时神经细胞膜离子通道对 K^+ 的通透性比 Na^+ 大 100 倍；而神经兴奋时，对 Na^+ 通透性又比 K^+ 大 10～20 倍。这表明通道对离子的选择性的差异。离子通道的另一特征是离子通道的门控特性。离子通道一般都具有相应的闸门，通道闸门的开启和关闭过程称为门控。正常情况下，通道大多处于关闭状态。只有在特定的条件下，离子通道的闸门才开启，引起离子的跨膜转运。一般认为，不同信号控制其开放和关闭，通道蛋白发生构象变化而使通道不断转换于静息状态（resting state）、开放状态（open state）和失活状态（inactive state）。

通道的激活（activation）是指在外界因素作用下，通道允许某种或某些离子顺浓度差和电位差通过膜，相当于通道开放。通道的失活（inactivation）是与通道关闭不完全相同的功能状态，此时不仅是通道处于关闭状态，而且即使有外来刺激也不能使之进入开放状态。失活状态的通道不能直接进入开放状态而处于一种不应期，只有在经过一个额外刺激使通道从失活关闭状态进入静息关闭状态后，通道才能再度接受外界刺激而激活开放，这一过程称为复活（recovery）。图 19－1 以钠通道为例，显示了离子通道的 3 种功能状态。离子通道的最基本功能是产生细胞生物电现象，与细胞的兴奋性直接相关。同时也参与神经递质的释放、腺体的分泌、肌肉的运动，甚至学习和记忆等重要的高级神经活动有关的功能。此外，还具有维持细胞正常形态和功能完整性的作用。膜离子通道的基因变异和功能障碍与许多疾病有关，某些先天与后天获得性疾病是离子通道基因缺陷与功能改变的结果，称为离子通道病（channelopathy）。目前发现很多防治心血管疾病的药物是通过纠正某种离子通道功能异常而发挥作用的。

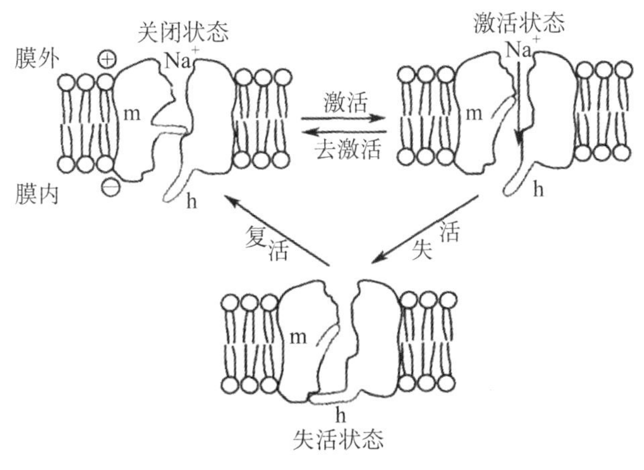

图 19－1 钠通道的 H－H 工作模型

m：激活闸门；h：失活闸门

二、电压门控离子通道

（一）电压门控钠通道

钠通道(sodium channels)是选择性允许 Na^+ 跨膜通过的离子通道，广泛分布于可兴奋细胞中。现已克隆出 9 种人类钠通道基因。其中 SCNIA、SCN3A、SCN5A、SCN7A 和 SCN8A 为分布在心肌细胞上的钠通道基因。心血管系统的钠通道主要存在于心房肌、心室肌和希蒲系统，所产生的内向钠电流使心肌细胞出现快速除极，引发动作电位的 0 相除极。其主要功能是维持细胞膜兴奋性及其传导性。

1. 钠通道特性

(1) 电压依赖性：它在去极化达到一定水平开始被激活，通道开放产生内向钠电流(I_{Na})。当 I_{Na} 达到最大效应后，通道逐渐失活直至完全失活而闸门关闭。

(2) 激活和失活速度快：前者 1 ms 内完成，后者 10 ms 内完成，通常激活钠通道所需的膜电位阈值较低，在弱极化时即可使其激活。因而当细胞受损，膜电位升高时，往往先引起细胞膜对 Na^+ 的通透性增加，使细胞内 Na^+ 浓度升高，并进一步通过 Na^+/Ca^{2+} 交换机制、继发的钙通道开放及刺激内钙释放，导致细胞内 Ca^{2+} 的增加，以致细胞钙超载，进一步加重细胞的损伤。

(3) 有特异性激动剂和阻断剂：激动剂为树蛙毒素(batrachotoxin, BTX)和木藜芦毒素(grayanotoxin, GTX)，阻断剂为河豚毒素(tetrodotoxin, TTX)和蛤蚌毒素(saxitoxin, STX)等。

2. 钠通道分类 心肌钠通道根据其电压依赖性和 TTX 敏感性不同，可分为持久性钠通道和快速型钠通道。持久性钠通道又称慢钠通道，激活所需要的电压较低、失活较慢、参与维持心肌细胞动作电位 2 期平台，对低浓度的 TTX 和奎尼丁敏感；快钠通道激活所需要的电压高、失活速度快、引起心肌细胞去极化，发挥传播动作电位的作用。当受到一定刺激时(如细胞膜去极化)，将引起钠通道开放，引发动作电位，表现为动作电位的 0 相除极。

（二）电压门控钾通道

钾通道(potassiun channel)是指选择性允许 K^+ 跨膜通过的离子通道，是目前发现的亚型最多、作用最复杂的一类离子通道。广泛分布于骨骼肌、神经、心脏、血管、气管、胃肠道、血液及腺体等器官组织。自 1987 年成功地克隆出第一个钾通道基因后，现已克隆出几十种亚型。不同亚型的钾通道具有其特定的通道特性，决定了 K^+ 离子通过细胞膜的动力学特征。在可兴奋细胞，它起复极和终止动作电位、维持静息膜电位的作用。在非兴奋性细胞，它起跨膜转运、维持细胞体积、信号转导及维持静息电位的作用。因此，钾通道是决定静息膜电位、细胞兴奋性、膜复极及心律失常产生的重要因素。目前根据钾通道电流的特性，钾通道电流主要分为以下 4 类。

1. 瞬时外向钾通道电流(transient outward K^+ channel current, I_{to}) 瞬时外向钾通道(transient outward potassium channel)又称 A 型钾通道(KA)，是快速被激活又迅速失活的一类电压依赖型钾通道，此通道介导的电流为 I_{to}。I_{to} 出现在动作电位早期激活时，参与动作电位复极 1 相，可以引起心肌细胞动作电位早期快速复极化，使动作电位达到平台期水平。I_{to}包括两种成分：I_{to1}表现为非钙依赖性的钾离子电流，生理条件下是复极1相的主要参与电流，对阻断剂4－AP敏感。I_{to2}为钙依赖性钾电流，对阻断剂4－AP不敏感。细胞钙超载时I_{to2}被激活，动作电位时程缩短，间接缩短钙内流的时程，导致钙内流减少。因此，细胞内钙激活I_{to2}可能是减少钙超载的一种负反馈机制。

瞬时外向钾电流I_{to}的变化与心律失常发生有着潜在的联系。I_{to}在房颤的发生过程中扮演着重要角色。研究表明：房颤时I_{to}的通道功能和表达均上调，推测I_{to}的上调在房颤时有效不应期和动作电位时程缩短的过程中起重要作用。而I_{to}在心肌缺血时下调。但到目前为止，关于I_{to}导致的复极化异常与心律失常、心脏猝死的关系的研究仍不多，有待进一步研究以明确其电生理机制。

2. 内向整流钾通道电流(inward rectifier K^+ channel current，I_{K1}) 内向整流钾通道所介导的电流在心脏中被称为I_{K1}，属于背景钾电流。当膜电位相对于钾平衡电位(potassium balance potential，EK)超极化时，I_{K1}呈非时间依赖性的内向整流特性；一旦膜电位相对于EK去极化时，I_{K1}即表现为较弱的外向整流特性。I_{K1}电流密度影响动作电位时程。电流密度越大，动作电位时程越短，同时也使细胞复极化的速率加快。因此，I_{K1}主要参与动作电位3相复极晚期及4相静息膜电位的维持。Ba^{2+}、Cs^+和四乙基铵(tetraethylammonium，TEA)均为此通道的阻断剂。心房肌、心室肌和蒲肯野细胞均有内向整流钾通道，但以心室肌细胞最为丰富。

内向整流钾通道异常可导致心律失常的发生。例如，编码内向整流钾通道Kir2.1钾通道的KCNJ2基因突变可使钾通道功能缺失，使内向整流钾电流被抑制，Q－T间期延长，诱发心律失常。过度表达Kir2.1，使I_{K1}增加并进而导致Q－T间期缩短。有研究表明，I_{K1}也参与室颤的发生，抑制I_{K1}可以终止折返和室颤。目前研究发现在心肌缺血和心衰时，舒张期胞内钙水平增高可抑制I_{K1}电流，引起心律失常。

3. 延迟整流钾通道电流(delayed rectifier K^+ channel current，I_K) 延迟整流钾通道电流是指心肌细胞去极化激活的外向钾电流，随除极延续而逐渐活化，具有电压和时间依赖性，基本上无自动失活。该通道仅在膜电位－50 mV时被激活，主要功能是启动复极过程，但并不参与整个复极过程。该通道在复极后缓慢失活的特征是形成窦房结、房室结的自律性及工作细胞异常兴奋性的重要因素。I_K主要包括3种电流成分：缓慢成分(I_{Ks})、快速成分(I_{Kr})和超快速成分(I_{kur})。I_{Ks}和I_{Kr}不同程度地存在于所有心脏组织。I_{kur}主要存在于心房肌细胞。

快速延迟整流钾电流(rapidly activating delayed rectifier K^+ current，I_{Kr})具有电压依赖性激活和失活特性。其失活电压低于激活电压，激活无明显延迟。在电压≥0 mV时完全激活，此后电流逐渐减小。

Ⅲ类抗心律失常药物，如E－4031、索他洛尔(sotalol)可特异性阻断I_{Kr}。

缓慢激活延迟整流钾电流(slowly activating delayed rectifier K^+ current，I_{Ks})只有时间依赖性的激活过程，而无任何失活趋势，为药物不敏感钾电流。由于I_{Ks}的电流大于I_{Kr}，所以在心肌复极化过程中更为重要。目前认为其特异性阻断剂为Chromol 293B，克隆基因MinK及KvLQTl共同表达产生的电流具有I_{Ks}的特性。I_{Ks}和I_{Kr}是动作电位2、3相的主要复极电流。I_{kur}是一超快速激活、无失活的延迟整流钾电流，对心房肌复极有重要作用，同时与房性心律失常的发生有密切关系。

4. 起搏电流(pacemaker current，I_f) I_f是非特异性阳离子电流，即由一种以上单价阳离子，如K^+和Na^+共同组成的离子电流。I_f在膜电位低于－50 mV时即被激活，是窦房结、房室结和希蒲系统的起搏电流之一。I_f受神经递质的调节：肾上腺素(Adr enaline)促进I_f的激活，使I_f电流增加，这是交感神经刺激加快心率的离子基础之一。乙酰胆碱(acetylcholine ACh)可抑制I_f，使心率减慢，故一般认为副交感神经或迷走神经减慢心率的机制之一是ACh抑制I_f。

（三）电压门控钙通道

钙通道(calcium channels)在正常情况下为细胞外Ca^{2+}内流的离子通道。它存在于机体各种组织细胞，是调节细胞内Ca^{2+}浓度($[Ca^{2+}]_i$)的主要途径。

1. 钙通道特性

(1) 电压依赖性：去极化时，不同亚型钙通道开放所需电压值不同。

(2) 激活速度缓慢(20～30 ms)：失活速度慢于激活速度(100～300 ms)，故在心肌细胞上当钙通道尚未激活时，钠通道便已经失活，因而心肌细胞动作电位(action potential，AP)的上升相取决于钠通道，而其后的平台期则取决于钙通道。

(3) 对离子的选择性较低：在正常状态下，能选择性通透Ca^{2+}，但在细胞外Ca^{2+}浓度($[Ca^{2+}]_o$)下降时，也允许Na^+通过。

2. 钙通道分类 目前已克隆出L、N、T、P、Q、R，6种亚型的电压依赖性钙通道(表19－1)。心血管系统电压门控钙通道主要有L－型和T－型：①L－型(long-lasting type)也称为长程型慢通道，是细胞兴奋时外钙内流的最主要途径，分布于各种可兴奋细胞。由于二氢吡啶类(dihydropyridines，DHPs)钙通道阻断药选择性地阻断此类钙通道，因而又称为DHPs敏感的钙通道，受G蛋白、钙调蛋白等调节。L－型钙电流是影响心脏兴奋收缩一偶联及血管舒缩的关键环节。②T－型(transient type)钙通道激活电位较低，电导较小，在细胞生长和增殖中发挥重要作用。其相对特异阻断剂为米倍地尔(mibefradil)。T－型钙通道多见于心脏传导组织，对调节心脏的自律性和血管张力有一定的作用。

表19－1 电压依赖钙通道的分类、特性及阻滞剂

亚型	存在部位	钙电流特性			阻滞剂
		持续时间	激活电压	电导	
L	心脏，肌肉，神经	长	高	较大	DHPs，维拉帕米
T	心脏，神经	短	低，迅速失活	小	氟桂利嗪，sFTX，Ni^{2+}
N	神经	短	高		ω－CTX－GVIA
P	小脑蒲氏细胞	长	高		ω－CTX－MVIIC ω－Aga－IVA
Q	小脑颗粒细胞				
R	神经				

注：DHPs：二氢吡啶类；sFTX：合成的蜘蛛毒素；ω－CTX：ω－芋螺毒素；Aga－IVA：一种蜘蛛毒素

L-型钙通道是心室肌细胞动作电位2期平台期形成的重要离子通道。如果L型钙通道开放异常，细胞内钙升高，则会导致动作电位时程延长，而后者与早后除极、迟后除极的产生有关。同时有报道认为，SR释放的Ca^{2+}导致短暂内向电流增大同样与早后除极、迟后除极、扭转型室性心动过速的产生有关，从而诱发心律失常。抑制L型钙通道，可通过阻断胞外钙内流及其介导的“以钙释钙”过程，降低细胞内钙的含量，降低心肌的收缩力，降低心脏的耗氧，发挥其对心肌缺血的保护作用。由于T型钙通道参与心肌细胞的自律活动，它的异常必然引起心脏节律的变化。此外，心肌肥厚时，T型钙通道密度显著增加。长期使用米倍地尔可阻止高血压性心肌肥厚的发生，提示T型钙通道在心肌肥厚的发生和发展过程中起重要作用。

三、配体门控离子通道

配体门控离子通道的门控行为主要受其相应配体的控制。配体是包括神经递质、激素等各种激动剂和阻断剂在内的多种化学因素。当配体与配体门控离子通道结合可引起通道蛋白构型变化，导致通道开放，产生离子电流。配体门控离子通道种类很多，在心血管系统主要有乙酰胆碱激活钾通道（K_{Ach}）、钙激活钾通道（K_{Ca}）、钠激活钾通道（K_{Na}）和ATP敏感钾通道（K_{ATP}）。这些通道都具有内向整流特性。

1. 乙酰胆碱激活的钾通道(acetylcholine-activated K^+ channel，K_{Ach}) K_{Ach}是一种电导大、门控过程快的钾通道。在窦房结、房室结和心房肌细胞分布密度很高。K_{Ach}具有电压依赖性，主要影响心肌APD和静息膜电位，增加舒张电位而导致负性频率作用，是心肌缺血、缺氧时的一种保护机制。Ach的浓度升高增加其开放概率，但不影响其开放时间。

2. 钙激活钾通道(Ca^{2+}-activated K^+ channels，K_{Ca}) 根据电导和药物敏感性，钙激活钾通道分为3类：大电导钙激活钾通道（large-conductance Ca^{2+}-activated K^+，BK_{Ca}），对卡律（布德）蝎毒素（charybdotoxin）（ChTX）和印度红蝎（iberiotoxin）敏感；中电导钙激活钾通道（intermediate-conductance Ca^{2+}-activated K^+. IK_{Ca}），可被ChTX和克霉唑抑制；小电导钙激活钾通道（small-conductance Ca^{2+}-activated K^+，SK_{Ca}），对蜂毒明肽（apamin）敏感。去极化和提高$[Ca^{2+}]_i$浓度均可使其激活而开放，K^+外流使膜复极化或超极化。其中最为重要的是BK_{Ca}，因其电导最大，广泛分布于血管平滑肌，直接参与血管张力的调节，具有较大的生理意义。

3. 钠激活的钾通道（sodium activated potassium channels，K_{Na}） K_{Na}能被细胞内Na^+增加所激活，是ATP不敏感的K^+通道并具有外向整流性质。酸中毒和牵拉可使其开放，这两种情况均可发生于缺血时。缺血可升高细胞膜附近的Na^+浓度，增加缺血性$[K^+]$。但缺血时$[Na^+]_i$能否达到足够的水平，激活K_{Na}，从而增加缺血性$[K^+]$仍存疑问。

4. ATP敏感钾通道(ATP-sensitive K^+ channel，K_{ATP}) K_{ATP}为代谢性调节K^+外流通道，受细胞内ATP/ADP比率、Mg^{2+}和G蛋白的调控。生理条件下该通道处于关闭状态。在心肌缺血、缺氧、能量耗竭或代谢抑制时，细胞内ATP/ADP比率降低，K_{ATP}通道开放。其在平台期可产生强大的外向电流，使动作电位时程缩短。K_{ATP}广泛分布于骨骼肌、心脏和血管平滑肌、胰腺B细胞、神经、内分泌细胞及肾上腺皮质细胞等，调节血管的舒缩、神经和骨骼肌兴奋以及离子传递等。心肌缺血时动作电位时程缩短，Ca^{2+}内流减少，降低心肌收缩力，减少缺血区能量消耗及细胞内Ca^{2+}超载，从而保护心肌。

第二节 作用于心血管系统离子通道的药物

目前，临床上使用的调节心血管系统离子通道的药物主要是钙通道阻滞药、钠通道阻滞药、钾通道调控剂。

一、作用于钠通道的药物

作用于钠通道的药物主要是钠通道阻断药，临床常用的有局部麻醉药、抗癫痫药和Ⅰ类抗心律失常药，临床上使用的Ⅰ类抗心律失常药为一类重要的作用于钠通道的抗心律失常药，如图19-2。

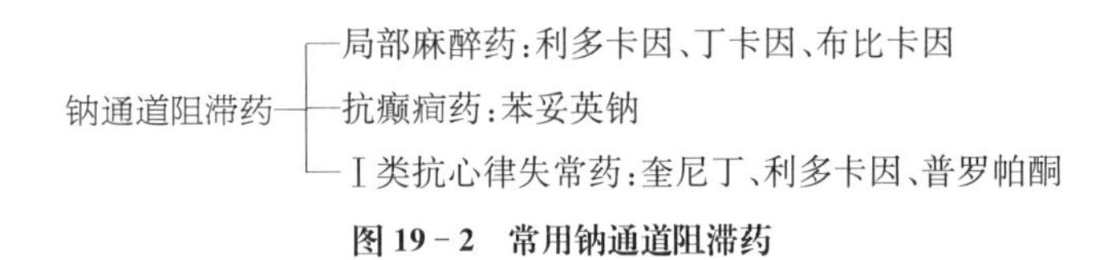

图19-2 常用钠通道阻滞药

二、作用于钾通道的药物

作用于钾通道的药物常被称为钾通道调控剂(potassium channel modulators)(图19-3)，包括钾通道阻断药和钾通道开放药，它们通过阻断或促进细胞内K^+外流而产生药理作用。通常情况下，细胞外的K^+浓度为4 mmol/L，明显低于细胞内150 mmol/L的水平。因

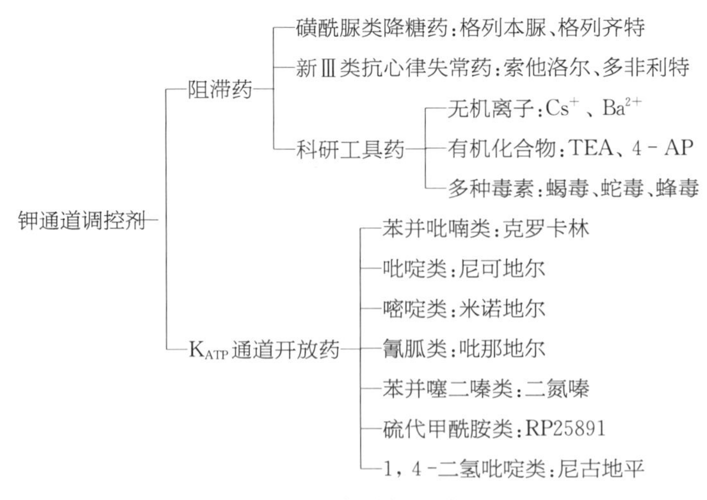

图19-3 钾通道调控剂

此，钾通道开放时，细胞内 K^+ 外流，膜超极化，动作电位时程缩短，继而降低钠通道和钙通道的开放概率，降低膜的兴奋性。钾通道阻断时，K^+ 外流停止或减少，动作电位时程和有效不应期延长。

（一）钾通道阻断药

钾通道阻断药(potassium channel blockers，PCBs)是一类可抑制 K^+ 通过细胞膜的化合物。PCBs 可分为：①非选择性 PCBs，主要是 TEA 和 4-氨基吡啶(4-aminopyridine，4-AP)；②选择性 PCBs，如蝎毒、蛇毒、蜂毒等毒素。目前，临床治疗用药物有选择性阻断 ATP 敏感钾通道的磺酰脲类降糖药和选择性阻断 I_{Kr} 的新Ⅲ类抗心律失常药物。

（二）钾通道开放药

钾通道开放药(potassium channel openers，PCOs)是指选择性作用于钾通道、增加细胞膜对钾离子的通透性、促进钾离子外流的一类药物。PCOs 是近年来发现的一类具有新药理作用的药物。许多研究者对 PCOs 药物予以极大关注。目前合成的钾通道开放药(PCOs)均作用于 ATP 敏感钾通道。

1. 钾通道开放药的分类 Edwards 和 Weston 按化学结构将 PCOs 分为 7 类：①苯并吡喃类，如克罗卡林(cromakalim)、吡马卡林(bimakalim)等；②吡啶类，如尼可地尔(nicorandil)等；③嘧啶类，如米诺地尔(minoxidil)；④氰胍类，如吡那地尔(pinacidil)；⑤苯并噻二嗪类，如二氮嗪(diazoxide)；⑥硫代甲酰胺类，如 RP25891；⑦1,4 二氢吡啶类，如尼古地平(niguldipine)。

2. 药理作用与临床应用

【药理作用】 钾通道开放可产生下列影响：①细胞膜超极化，电压依赖性钙通道不易开放，因而阻止胞外钙内流及外钙内流介导的内钙释放过程，降低细胞内钙的浓度；②K^+ 持续外流，可对抗神经递质及激素所致去极化；③促 Na^+-Ca^{2+} 交换，排出 Ca^{2+}，从而使细胞内 Ca^{2+} 下降。

【临床应用】

(1) 高血压：PCOs 可开放血管平滑肌细胞钾通道，使细胞膜超极化，因而可高选择性地舒张阻力血管而具有抗高血压作用。PCOs 对正常和高血压动物的降压作用较钙通道阻断药强，增加肾血流量作用也较强。吡那地尔和米诺地尔均为临床有效的抗高血压药，两者均能有效地扩张小动脉，与其他药物合用可减少不良反应，提高疗效。

(2) 心绞痛和心肌梗死：PCOs 具有扩张冠脉血管、防止心肌顿抑、缩小梗死面积、模拟缺血预处理等作用。PCOs 能直接激活缺血心肌 K_{ATP} 通道，使膜超极化，恢复紊乱的电解质(主要是 K^+)及电生理平衡，降低能耗，减轻 Ca^{2+} 超载和自由基损伤而具有心肌保护作用。在 PCOs 对心肌保护和抗心绞痛作用中，研究最多的药物为尼可地尔。尼可地尔为一强效抗心绞痛药，不抑制心肌。尼可地尔具有促进 K_{ATP}，通道开放和增加细胞内 cGMP 的双重作用，可同时降低前、后负荷，高选择性地扩张正常及有病变的冠脉，改善冠脉血供。

(3) 充血性心衰：口服或舌下含服尼可地尔 10～60 mg，可降低静息及运动时的左、右心室负荷，增加充血性心衰患者的心输出量。在治疗剂量范围(10～20 mg，2 次/d)内，其对外周动脉压的影响较小，心率轻度增加，并可同时改善缺血区室壁运动。

三、作用于钙通道的药物

作用于钙通道的药物即为钙通道阻断药（calcium channel blockers），又称钙拮抗药（calcium antagonists）（图 19－4）。它是一类选择性阻断钙通道，抑制细胞外 Ca^{2+} 内流，降低细胞内 Ca^{2+} 浓度的药物。在 20 世纪 60 年代初，Fleckenstein 和 Godfraind 在离体豚鼠乳头状肌实验中发现普尼拉明（prenylamine）和维拉帕米（verapamil）可降低心肌收缩力而不影响其动作电位，类似心肌细胞脱钙现象，使兴奋-收缩脱偶联。这种抑制作用可被 Ca^{2+} 逆转，从而首先提出钙拮抗药的概念。

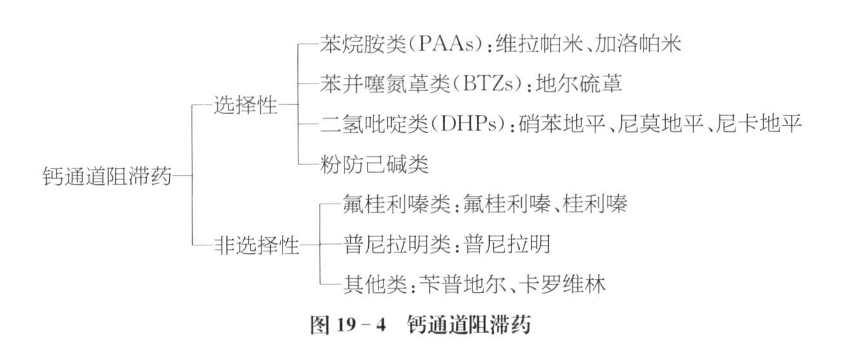

图 19－4　钙通道阻滞药

（一）钙通道阻断药分类

钙通道阻断药因其化学性质和结构不同以及对组织器官的选择性不同，曾具有多种分类方法。1992 年，国际药理学联合会（IUPHAR）按照电压依赖性钙通道的亚型（L、T、N、P、R、Q）将钙通道阻断药分为 3 类。

Ⅰ类选择性作用于 L－型钙通道的药物，根据其化学结构特点，又分为 4 个亚类：

Ⅰa 类二氢吡啶类（dihydropyridines，DHPs）：硝苯地平（nifedipine）、尼卡地平（nicardipine）、尼群地平（nitrendipine）、氨氯地平（amlodipine）、尼莫地平（nimodipine）等。

Ⅰb 类苯并噻氮草类（benzothiazepines，BTZs）：地尔硫草（diltiazem）、克仑硫草（clentiazem）、二氯呋利（diclofurime）等。

Ⅰc 类苯烷胺类（phenylalkylamines，PAAs）：维拉帕米（verapamil）、加洛帕米（gallopamil）、噻帕米（tiapamil）等。

Ⅰd 类粉防己碱（tetrandrine）。

Ⅱ类选择性地作用于其他电压依赖性钙通道的药物：

（1）作用于 T 型钙通道：米贝地尔（mibefradil）、苯妥英钠（phenytoin sodium）。

（2）作用于 N 型钙通道：芋螺毒素（conotoxin）。

（3）作用于 P 型钙通道：某些蜘蛛毒素。

Ⅲ类非选择性钙通道调节药：主要有普尼拉明（prenylamine）、苄普地尔（bepridil）、卡罗维林（caroverine）和氟桂利嗪（flunarizine）等。

（二）钙通道阻断药的药理作用及临床应用

【药理作用】

1. 对心脏的作用

（1）负性肌力作用：钙通道阻断药使心肌细胞内 Ca^{2+} 减少，因而呈现负性肌力作用。在不影响兴奋除极的情况下，明显降低心肌收缩性，使心肌兴奋-收缩脱偶联，降低心肌耗氧量。钙通道阻断药还可通过舒张血管平滑肌降低血压，从而使整体动物交感神经活性反射性增高，抵消部分负性肌力作用。硝苯地平的这一作用明显，可能超过其负性肌力作用而表现为轻微的正性肌力作用。

（2）负性频率和负性传导作用：窦房结和房室结等慢反应细胞的 0 相除极和 4 相缓慢除极均是由 Ca^{2+} 内流所引起，它们的传导速度和自律性由 Ca^{2+} 内流所决定。因而钙通道阻断药能减慢房室结的传导速度，降低窦房结自律性而减慢心率。此作用是钙通道阻断药治疗室上性心动过速的理论基础。对心脏的负性频率和负性传导作用以维拉帕米和地尔硫䓬的作用最强；而硝苯地平可因其扩张血管作用强、对窦房结和房室结的作用弱，还能反射性加快心率。

2. 对平滑肌的作用

（1）血管平滑肌：因血管平滑肌的肌浆网发育较差，血管收缩时所需要的 Ca^{2+} 主要来自细胞外，故血管平滑肌对钙通道阻断药的作用很敏感。该类药物能明显舒张血管，主要舒张动脉，对静脉影响较小。动脉中又以冠状血管较为敏感，能舒张输送血管和阻力血管，增加冠脉流量及侧支循环量，有效治疗心绞痛。尼莫地平舒张脑血管作用较强，能增加脑血流量。钙通道阻断药也舒张外周血管，解除其痉挛，用于治疗外周血管痉挛性疾病。

（2）其他平滑肌：钙通道阻断药对支气管平滑肌的松弛作用较为明显，较大剂量也能松弛胃肠道、输尿管及子宫平滑肌。

3. 抗动脉粥样硬化作用　钙参与动脉粥样硬化的病理过程，如平滑肌增生、脂质沉积和纤维化。钙通道阻断药可干扰这些过程的发生和发展，包括以下几点。

（1）减少钙内流，减轻了 Ca^{2+} 超载所造成的动脉壁损害；

（2）抑制平滑肌增殖和动脉基质蛋白质合成，增加血管壁顺应性；

（3）抑制脂质过氧化，保护内皮细胞；

（4）硝苯地平可因增加细胞内 cAMP 含量，提高溶酶体酶胆固醇酯的水解活性，有助于动脉壁脂蛋白的代谢，从而降低细胞内胆固醇水平。在大鼠原代主动脉平滑肌细胞体外培养中，加用硝苯地平后，细胞 DNA 合成受抑制。

4. 对红细胞和血小板结构与功能的影响

（1）对红细胞影响：与其他组织细胞一样，红细胞具有完整的钙转运系统。现已证实，红细胞膜有受体调控的钙通道和电压调控的钙通道，两者被激活后，通道开放，Ca^{2+} 进入细胞内。红细胞膜的稳定性与 Ca^{2+} 有密切关系，Ca^{2+} 增加，膜的脆性增加，在外界因素作用下容易发生溶血。由于红细胞膜含磷脂成分，Ca^{2+} 能激活磷脂酶使磷脂降解，破坏膜的结构。钙通道阻断药抑制 Ca^{2+} 内流，并保护钠、钙泵的活性，减轻 Ca^{2+} 超负荷对红细胞的损伤。

(2) 对血小板活化的抑制作用：血小板膜表面含有受体调控的钙通道和电压调控的钙通道，调节 Ca^{2+} 的内流，并受 Ca^{2+}－Mg^{2+} ATP 酶与 Na^{+}－Ca^{2+} 交换泵的调节。血小板被激活后，钙通道开放使细胞内 Ca^{2+} 浓度升高，并介导肌动蛋白收缩使膜受体暴露，血小板发生聚集。钙通道阻断药阻断钙通道，减少 Ca^{2+} 内流，抑制血小板聚集与活性产物的合成释放并促进膜磷脂的合成，稳定血小板膜。实验证明，地尔硫䓬能抑制血栓素 A_2（TXA_2）的产生和 ADP、Adr 及 5－HT 等所引起的血小板聚集。

5. 对肾脏功能的影响 钙通道阻断药的舒张血管和降低血压的作用，与已知的舒张血管药物不同，较少伴有水钠潴留作用。在高血压患者，二氢吡啶类药物，如尼卡地平和非洛地平在降低血压的同时，能明显增加肾血流，但对肾小球滤过作用影响小。现研究证实，钙通道阻断药有排钠利尿作用，这种作用与影响肾小管对电解质的转运有关。钙通道阻断药对肾脏的这种保护作用，在伴有肾功能障碍的高血压病和心功能不全的治疗中都有重要意义。

【临床应用】 钙通道阻断药的临床应用主要是防治心血管系统疾病，近年也试用于其他系统疾病。

1. 高血压 应用钙通道阻断药治疗高血压已逐渐得到肯定。其中二氢吡啶类药物如硝苯地平、尼卡地平、尼莫地平等扩张外周血管作用较强，用于治疗严重高血压患者。长期用药后，外周阻力下降 30%～40%，肺循环阻力也下降。后一作用特别适合于并发心源性哮喘的高血压危象患者。维拉帕米和地尔硫䓬可用于轻度及中度高血压。临床应用时应根据具体病情选用适当的药物，如对兼有冠心病的患者，以选用硝苯地平为宜；伴有脑血管病者宜用尼莫地平；伴有快速型心律失常者最好选用维拉帕米。这些药物可以单用，也可以与其他药物合用，如与β受体阻断药普萘洛尔合用，可消除硝苯地平因扩血管作用所产生的反射性心动过速；也可与利尿药合用以消除扩血管药可能引起的水钠滞留，并加强其降压效果。

2. 心绞痛钙通道阻断药对各型心绞痛都有不同程度的疗效

(1) 变异型心绞痛：常在静息时如夜间或早晨发作，由冠状动脉痉挛所引起。硝苯地平疗效最佳。

(2) 稳定型(劳累性)心绞痛：常见于冠状动脉粥样硬化患者，静息时并无症状。此时心脏血液供求关系是平衡的。劳累时心脏做功增加，血液供不应求，导致心绞痛发作。钙通道阻断药通过舒张冠脉、减慢心率、降低血压及心肌收缩力而发挥治疗效果。三类钙通道阻断药均可使用。

(3) 不稳定型心绞痛：较为严重，由动脉粥样硬化斑块形成或破裂及冠脉张力增高所引起，昼夜均可发作。维拉帕米和地尔硫䓬疗效较好。硝苯地平宜与β受体阻断药合用。

3. 心律失常 钙通道阻断药治疗对室上性心动过速及后除极触发活动所致的心律失常有良好效果。三代钙通道阻断药减慢心率的作用程度有差异。维拉帕米和地尔硫䓬减慢心率作用较明显；硝苯地平较差，甚至反射性加速心率，故不用于治疗心律失常。

4. 脑血管疾病 尼莫地平、氟桂利嗪等钙通道阻断药能显著舒张脑血管，增加脑血流量，治疗短暂性脑缺血发作、脑血栓形成及脑栓塞等。

5. 其他钙通道阻断药　还可用于外周血管痉挛性疾病，预防动脉粥样硬化的发生。此外，钙通道阻断药还可用于支气管哮喘、偏头痛等。

【不良反应】　钙通道阻断药相对比较安全，但由于这类药物作用广泛，选择性相对较低。不良反应与其钙通道阻断导致血管扩张、心肌抑制等作用有关。其不良反应一般有：颜面潮红、头痛、眩晕、恶心、便秘等。严重不良反应有：低血压、心动过缓和房室传导阻断以及心功能抑制等。

参考文献

1. Camerino DC, Desaphy JF, Tricarico D, Pierno S, Liantonio A. Therapeuticapproaches to ion channel diseases. Adv Genet, 2008,64:81－145.
2. Camerino DC,TricaricoD, Desaphy JF. Ion channel pharmacology. Neurotherapeutics, 2007,4 (2):184－198.
3. Billman GE. The cardiac sarcolemmal ATP-sensitive potassium channel as a novel target for anti-arrhythmic therapy. PharmacolTher, 2008,120(1):54－70.

（郭　薇　张雪梅）

第二十章　抗心律失常药

心律失常（arrhythmia）是指心动的频率、节律、起源部位、传导速度或激动次序发生异常。按其发生原因可分为：冲动形成异常和冲动传导异常；按照心率快慢分为：快速性及缓慢性心律失常。心律失常发生时，心脏输出量明显减少，影响全身器官的供血，严重时可危及生命，必须及时纠正。心律失常的治疗方式包括药物治疗及非药物治疗（起搏器、心脏复律、导管消融及外科手术）。药物治疗在抗心律失常方面发挥了重要作用，而掌握心肌电生理特征及心律失常发生机制有助于正确合理地应用抗心律失常药。

第一节　心律失常的电生理学基础

一、正常心肌电生理特性

正常状态下，心脏冲动起自窦房结，经过心房、房室结、房室束及蒲肯野纤维的传导，最后到达心室肌，引起心脏的节律性收缩。心脏活动依赖于心肌正常电活动，而心肌细胞动作电位的整体协调和平衡是心脏电活动正常的基础。心脏不同部位的心肌细胞其动作电位不完全一样（图 20－1）。心肌细胞按动作电位特征可分为快反应细胞及慢反应细胞，快反应细

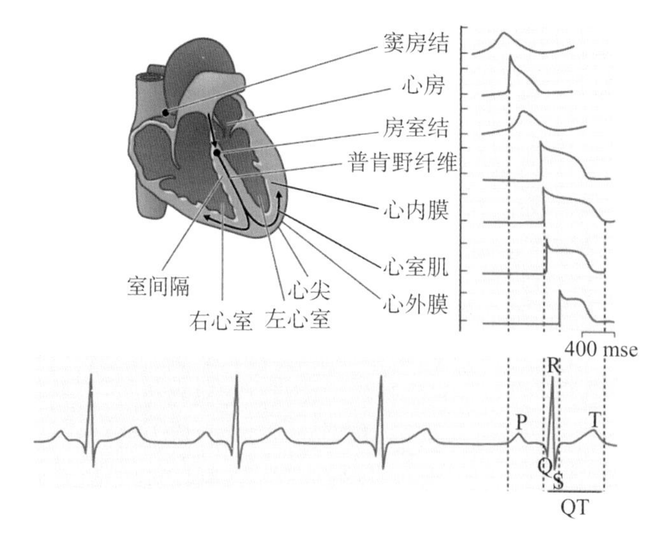

图 20－1　心脏不同部位细胞的动作电位特征与心电图关系（自 Brunton, et al, 2011[1]）

胞包括心房、心室肌和蒲肯野细胞，其动作电位的特点是去极化速度快、振幅大，复极过程缓慢且分成几个时相，动作电位时程长，有多种内向电流和外向电流的参与（图 20-2）。慢反应细胞包括窦房结和房室结细胞，其动作电位特点是去极速度慢、振幅小，复极过程缓慢无明确时相区分，是内向电流和外向电流共同作用的结果。

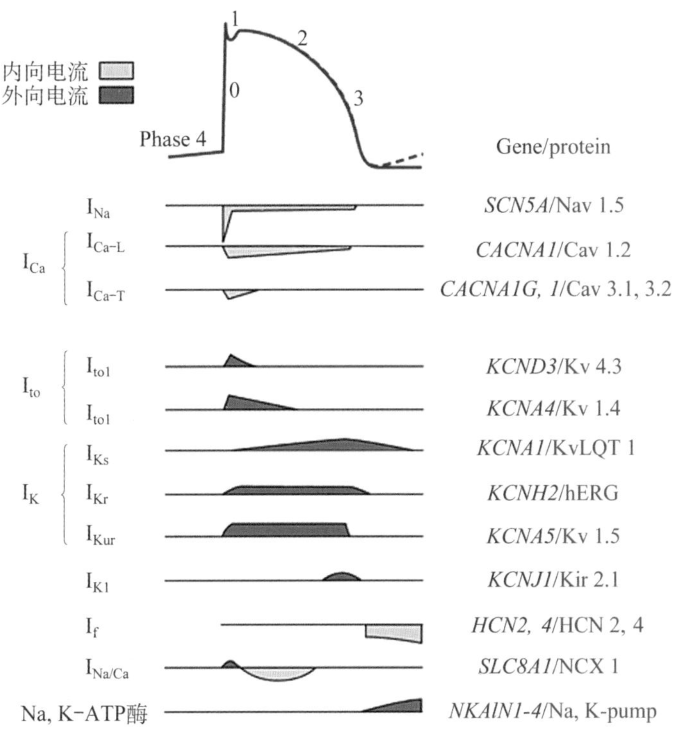

图 20-2　主要参与心室肌细胞膜电位形成的电流（自 Katzung, et al, 2009[2]，稍加修改）。黄色和蓝色分别代表内向及外向的跨膜电流，图的右列为编码离子通道或转运体的基因及蛋白。

心肌细胞膜电位的形成离不开多种内向及外向电流的参与：

1. 静息电位　心肌工作细胞静息电位膜内负于膜外，约为－90 mV，主要由内向整流钾电流（I_{K1}）引起的 K^+ 平衡电位所产生。

2. 动作电位　心室肌细胞动作电位由去极化和复极化两个过程或 5 个时相组成，0 相为快速除极期，由 Na^+ 内向电流（I_{Na}）引起；1 相为快速复极初期，主要由瞬时外向电流（I_{to}，主要成分是 K^+）所致；2 相平台期为缓慢复极，由内向电流与外向电流处于平衡状态所致，内向电流包括 L 型钙电流（I_{Ca-L}）及 I_{Na}，外向电流包括 I_{K1}、延迟整流钾电流（I_K，包括快速激活的延迟整流钾电流 I_{Kr} 及缓慢激活的延迟整流钾电流 I_{Ks}）。3 相为快速复极末期，主要由外向电流 I_{Kr}、I_{Ks}、I_{K1} 所致。从 0 相去极开始至复极 3 相结束这段时间称为动作电位时程（action potential, APD）。4 相为静息期，非自律细胞的膜电位维持在静息水平，而自律细胞在复极达到最大复极电位后则开始自动去极化。

心肌细胞的电生理特性包括：

1. 自律性　心肌的自律细胞主要有窦房结、房室结及蒲肯野细胞等，快反应自律细胞 4 相自动去极化主要由内向的起搏电流（I_f，由 Na^+ 负载）决定，慢反应自律细胞 4 相自动去极化是由 I_K 逐渐减小，而 I_f、I_{Ca-T} 及 I_{Ca-L} 逐渐增强所致。影响自律性的因素包括动作电位 4 相去极的速率、最大复极电位水平、阈电位水平、动作电位时程。

2. 传导性　动作电位 0 相去极化速率决定了传导性的快慢，快反应细胞动作电位 0 相去极由 I_{Na} 介导，慢反应细胞动作电位 0 相去极由 I_{Ca-L} 所介导。因此 I_{Na}、I_{Ca-L} 分别对快反应细胞及慢反应细胞的传导性起决定作用。

3. 兴奋性　心肌细胞发生一次兴奋后，从 0 相去极开始到复极膜电位至 −60 mV 这段时间，任何刺激都不能产生可扩布动作电位，这一时段称为有效不应期（effective refractory period，ERP），反应钠通道（或 L-型钙通道）的复活时间。ERP 与 APD 往往呈平行关系，但 ERP 反映膜的去极化能力，APD 主要反映膜的复极化速度。若能使 ERP 相对延长（ERP/APD 比值增大）则可产生抗心律失常作用。

二、 心律失常发生的机制

冲动形成的异常和（或）冲动传导的异常均可导致心律失常的发生。心肌细胞自律性增加、后除极的发生及折返形成是心律失常发生的主要机制。

1. 自律性升高　窦房结、房室结及希蒲细胞均具有自律性。自主神经系统兴奋性改变、低血钾、心肌细胞受到机械牵张时，动作电位 4 相斜率增加，自律性增高。原来无自律性的心肌细胞如心房、心室肌细胞在病理状态下（如心肌缺血、药物、电解质紊乱等）也可导致自律性增高，形成各种快速性心律失常。

2. 后除极　心肌细胞在一个动作电位后产生一个提前的去极化，称为后除极（afterdepolarization），后除极的扩布可诱发心律失常。后除极有两种类型：

（1）早后除极（early afterdepolarization，EAD）：是一种发生在完全复极之前的后除极，常发生在复极 2、3 中，动作电位时程过度延长时易于发生（图 20-3）。延长动作电位时程的因素如心率减慢、胞外低钾等均可诱发早后除极。早后除极易诱发长 Q-T 间期的多形性室性心动过速，也称为尖端扭转型心动过速（torsades de points）。

（2）迟后除极（delayed afterdepolarization，DAD）：是细胞内钙超载时发生在动作电位完全或接近完全复极时的一种短暂的振荡性除极（图 20-3）。细胞内钙超载时，激活 Na^+-Ca^{2+} 交换电流，泵出 1 个 Ca^{2+}，泵入 3 个 Na^+，表现为内向电流，引起膜去极化，达到钠通道激活电位时，引起新的动作电位。诱发迟后除极的因素有强心苷中毒、心肌缺血及细胞外高钙等。

3. 折返（reentry）　折返是指一次冲动下传后，又沿另一环形通路折回，再次兴奋原已兴奋过的心肌，是引发快速型心律失常的重要机制之一。病理条件下心肌细胞传导功能障碍是诱发折返的重要原因。折返通路中通常存在单向传导阻滞区，冲动不能正常通过该区域下传。但可以通过另一通路下传，当下传的冲动到达单向传导阻滞区时可以反向导通继续传导，从而形成折返环路，其形成过程见图 20-4。当心房中存在多个折返环路时可诱

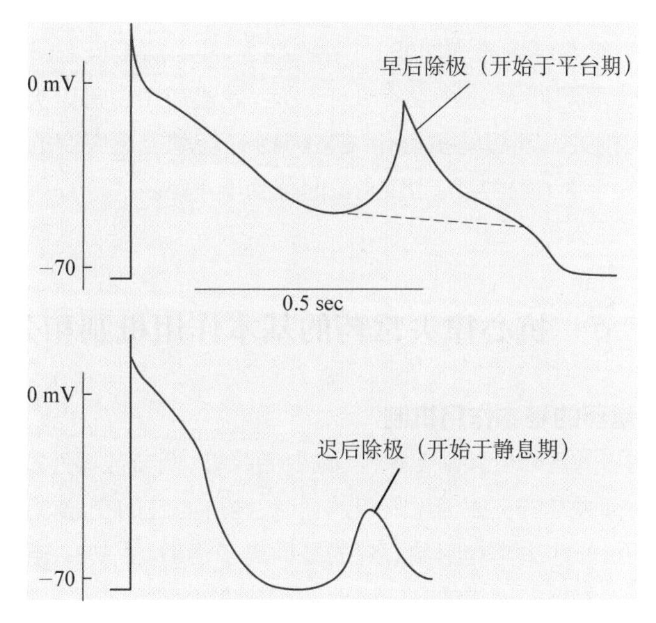

图 20－3　心肌细胞的早后除极和迟后除极(自 Katzung, et al, 2009[2],稍加修改)

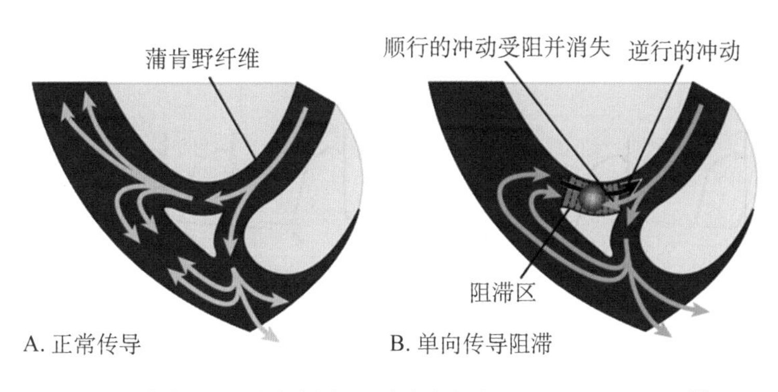

图 20－4　蒲肯野纤维分支中折返环路的形成(自 Katzung, et al, 2009[2])

发房扑或房颤,当心室中存在多个折返环路时可诱发室扑或室颤,若心脏存在房室旁路,在心房、房室结和心室之间形成折返,则引起预激综合征(Walff-Parkinson-White syndrome, WPW syndrome)。

4. 长 Q－T 间期综合征(long Q-T syndrome, LQTS)　长 Q－T 间期综合征是一种心肌复极异常的疾病,表现为心电图 Q－T 间期延长,出现尖端扭转型室性心动过速并发生晕厥及猝死。LQTS 分为遗传性 LQTS 及获得性 LQTS 两类。遗传性 LQTS 是由基因缺陷引起的心肌复极异常疾病。获得性 LQTS 主要由某些药物的不良反应或体内电解质失衡引起。

5. 心律失常发生的离子靶点假说　心肌细胞膜上存在多种离子通道,产生如 I_{Na}、I_{Ca}、I_{Kr}、I_{Ks}、I_{Kur}、I_{K1}等电流,这些通道表达和功能的彼此平衡是心脏正常功能的基础,当其中某个通道功能或表达异常时，通道间平衡被打破，将出现心律失常。如 I_{Na}、I_{Kr}、I_{Ks} 电流的通道蛋白基因发生突变，引起 Na^+ 内流增加或 K^+ 外流减少，使心肌复极减慢，产生长 LQTS。对 I_{Na} 抑制过强，易出现传导阻滞。I_{Kur} 主要存在于心房，其通道蛋白基因突变与房性心律失常(如房颤等)发生密切相关。理想的抗心律失常药物应该对上述突变的通道蛋白有调控作用，使失衡的通道恢复平衡，使异常的动作电位时程趋于正常。

第二节　抗心律失常药的基本作用机制和分类

一、抗心律失常药的基本作用机制

心律失常治疗的目的是降低异常自律性、减少后除极、调节传导性及有效不应期等。能够达到上述目的抗心律失常药主要通过阻断钠通道、拮抗心脏的交感效应、阻断钾通道及阻断钙通道等。传统的抗心律失常药影响心脏的多种离子通道，故具有潜在致心律失常作用，新型抗心律失常药由于对离子通道的高选择性，能明显降低这种心律失常的发生。

抗心律失常药物作用机制如下：

1. **降低自律性**　抗心律失常药物降低异常自律性的方式包括：降低 4 相自动除极的斜率、提高阈电位水平、增加最大舒张电位水平、延长动作电位时程等(图 20－5)。不同抗心律失常药物降低异常自律性的作用机制见表 20－1。

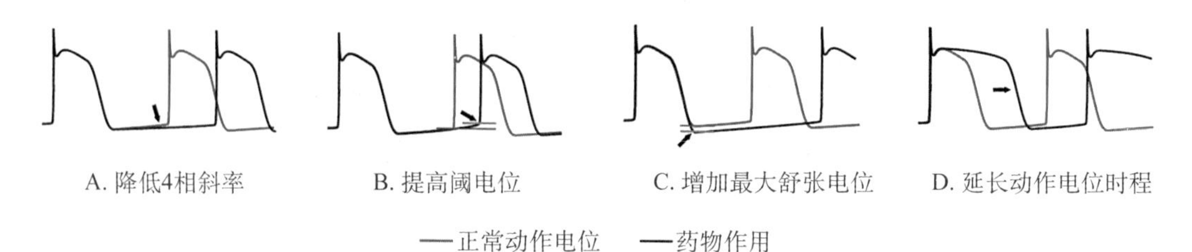

图 20－5　抗心律失常药降低自律性的 4 种方式(引自 Brunton et al, 2011[1])

表 20－1　不同抗心律失常药物降低异常自律性的作用机制

降低异常自律性的方式	药物	作用机制
降低 4 相自动除极的斜率	β 肾上腺素受体阻断药	阻断 β 断受体，↓cAMP，↓I_f
提高阈电位水平	钠、钙通道阻滞药	分别阻滞钠、钙通道
增加最大舒张电位水平	腺苷和乙酰胆碱	激活 $I_{k,Ach}$，促进钾外流
延长动作电位时程	钾通道阻滞药	阻滞钾外流

2. **减少后除极**　早后除极是由于动作电位时程过度延长所致，缩短动作电位时程的药物可减少早后除极；迟后除极是由细胞内钙超载所致，钙通道阻滞药通过抑制细胞内钙超载而减少迟后除极，钠通道阻滞药可抑制迟后除极的 0 相去极化。

3. **延长有效不应期**　抗心律失常药抑制传导或延长有效不应期可消除折返。钙通道阻滞药和 β 肾上腺素受体阻断药可减慢房室结传导，消除房室结折返所致的室上性心动过速；

钠通道阻滞药和钾通道阻滞药可延长快反应细胞的有效不应期，钙通道阻滞药和钾通道阻滞药可延长慢反应细胞的有效不应期。

二、抗心律失常药物的分类

自1992年起，根据药物作用的离子通道及电生理特点，Vaughan Williams分类法将众多化学结构不同的抗心律失常药物归纳为四大类。

（一）Ⅰ类　钠通道阻断药

根据对钠通道阻滞强度和阻滞后通道的复活时间常数（$\tau_{recovery}$）将其分为3个亚类，即Ⅰa、Ⅰb、Ⅰc。

1. Ⅰa类　$\tau_{recovery}$ 1～10 s，适度阻滞钠通道，增加阈电位水平并降低异常的自律性，同时降低0相除极速度，减慢传导。抑制心肌细胞膜钾通道，延长复极过程及有效不应期。代表药物是奎尼丁，普鲁卡因胺等。

2. Ⅰb类　$\tau_{recovery}$<1 s，轻度阻滞钠通道，轻度增加阈电位水平并降低异常的自律性，降低0相除极速度，缩短或不影响动作电位时程。代表药物是利多卡因，苯妥英钠等。

3. Ⅰc类　$\tau_{recovery}$>10 s，明显阻滞钠通道，降低异常自律性，明显减慢传导速度，抑制心肌细胞膜钾通道，延长不应期。代表药物是普罗帕酮，氟卡尼等。

（二）Ⅱ类　β肾上腺素受体阻断药

通过阻断心肌细胞膜上β受体，抑制交感神经兴奋所致的起搏电流 I_f、钠电流及L-型钙电流，降低4相自动除极斜率，降低自律性；减慢0相除极速率，减慢传导速度。代表药是普萘洛尔、阿替洛尔等。

（三）Ⅲ类　延长动作电位时程药

阻滞多种钾通道，延长动作电位时程及有效不应期。阻滞钠通道及钙通道，增加阈电位水平降低自律性；减慢0相除极速率，减慢传导速度。代表药物是胺碘酮，索他洛尔等。

（四）Ⅳ类　钙通道阻滞药

阻滞L型钙通道，降低窦房结自律性，减慢房室结传导，延长窦房结及房室结的有效不应期。代表药物是维拉帕米，地尔硫䓬等。

第三节　常用抗心律失常药

一、Ⅰ类药——钠通道阻滞药

（一）Ⅰa类

本类药包括奎尼丁、普鲁卡因胺等。

奎尼丁（quinidine）

奎尼丁是从金鸡纳树皮提取的一种天然生物碱，是抗疟药奎宁的右旋体。金鸡纳树皮最早被用来治疗疟疾，具有很好的疗效。1820年，法国化学家Pelletier和Caventou首先从金鸡纳树皮中提取出抗疟疾的活性成分奎宁。1912 年，Wenckebach 医生用奎宁治疗一位疟疾患者时，偶然发现奎宁也缓解了患者的房颤症状。1918 年，德国 Frey 教授证实奎尼丁是从金鸡纳树皮提取的几种生物碱中治疗房颤疗效最好的化合物。从此，奎尼丁被广泛用于房颤等心律失常的治疗。然而 20 世纪 90 年代初的临床观察结果显示，奎尼丁不但不能提高心律失常患者的存活率，反而增加其病死率，并且在治疗心律失常的同时还会导致心律失常的发生。此后，奎尼丁在临床的应用受到了限制。

【药代动力学】 口服吸收良好，1～2 h 达血药浓度峰值，生物利用度约为 70%～80%，血浆蛋白结合率约 80%，心肌中药物浓度约为血药浓度的 10 倍。$t_{1/2}$为 5～7 h。主要经过 CYP450 氧化代谢，其羟化代谢物仍有药理活性，10%～20%以原形从尿中排出。

【药理作用】 低浓度(1 μmol/L)阻滞 I_{Na}、I_{Kr}，较高浓度阻滞 I_{Ks}、I_{K1}、I_{to}、I_{Ca}。此外，本药还具有抗胆碱及阻断 α 受体的作用。

1. **降低自律性** 治疗剂量的奎尼丁抑制 4 相 Na^+ 内流，降低心房肌、心室肌、蒲肯野纤维的自律性。对正常窦房结自律性的影响小，但患有病态窦房结综合征时，窦房结的自律性可降低。

2. **减慢传导速度** 奎尼丁抑制 0 相 Na^+ 内流，使心房肌、心室肌、蒲肯野纤维 0 相除极速度减慢，传导速度减慢。

3. **延长 ERP** 奎尼丁抑制心房肌、心室肌、蒲肯野纤维 3 相 K^+ 外流，延长 APD 和 ERP，奎尼丁阻滞激活态钠通道，可能也是其延长 ERP 的原因。

4. **其他作用** 抗胆碱作用减弱迷走神经对心脏的抑制作用，特别是对窦房结和房室结抑制作用的减弱，有利于窦性心律的恢复。阻断 α 受体作用可降低血压。此外，奎尼丁还减少钙内流，具有负性肌力作用。

【临床应用】 奎尼丁为广谱抗心律失常药，适用于心房纤颤和心房扑动、室上性和室性心动过速的转复和预防。对心房纤颤和心房扑动目前虽多采用电转律法，但奎尼丁仍有应用价值，用于转律后防止复发。

【不良反应】

1. **胃肠道反应** 常见有恶心、呕吐、腹痛、腹泻、食欲缺乏等。

2. **金鸡钠反应** 出现头疼、头晕、耳鸣、听力下降、视觉障碍、晕厥等。

3. **心脏毒性反应** 可出现低血压、心力衰竭、室内传导阻滞等。2%～8%患者可出现明显 Q-T 间期的延长及尖端扭转型室性心动过速，严重者可转变为室颤而危及生命。

【药物的相互作用】 与地高辛合用，使后者肾清除率降低而增加其血药浓度，肝药酶诱导剂苯巴比妥及苯妥因钠可加速奎尼丁在肝脏中代谢，使血药浓度降低。与双香豆素及华法林合用，可竞争与血浆蛋白的结合，使这两种药物抗凝作用增强。

普鲁卡因胺（procainamide）

普鲁卡因胺是局部麻醉药普鲁卡因的酰胺型衍生物，亦具有局麻作用，为广谱抗心律失常药。

【药代动力学】 口服吸收迅速，1～1.5 h 血药浓度达峰值，亦可静脉或肌内给药。生物利用度 80%，$t_{1/2}$为 3～4 h。该药在肝脏代谢物 N-乙酰普鲁卡因胺仍有抗心律失常作用，肝脏乙酰化与遗传有关，分快慢两型。慢乙酰化型者其半衰期长，易引起红斑狼疮综合征。

【药理作用】 电生理作用与奎尼丁相似，阻滞钠通道，降低自律性，减慢传导速度，延长 APD 及 ERP。无抗胆碱及 α 受体阻断作用。

【临床应用】 临床用途与奎尼丁基本相同，对房性及室性心律失常均有效，但对房颤、房扑的转律作用不如奎尼丁，静脉给药可用于室上性和室性心律失常急性发作的治疗，但对急性心梗所致的持续性室性心律失常不作为首选。

【不良反应】 口服引起胃肠道反应，高浓度静脉注射时可引起低血压、心脏传导阻滞、窦性停搏、室性心动过速、心室颤动、心力衰竭等。用量过大可引起白细胞计数减少，久用后可发生系统性红斑狼疮综合征，停药后可恢复，必要时可用糖皮质激素。

（二） Ⅰb 类

利多卡因（lidocaine）

利多卡因于 1943 年被合成用于局部麻醉，1950 年发现其有很好的抗室性心律失常作用，20 世纪 60 年代开始广泛用于心肌梗死室性心律失常。

【药代动力学】 口服首过消除明显，须注射给药。与血浆蛋白结合率约为 70%，体内分布广泛，本药几乎全部在肝中代谢，$t_{1/2}$为 2 h。

【药理作用】 阻滞激活态和失活态的钠通道，由于心房动作电位时程短，钠通道失活时间短，因此利多卡因对心房作用弱，对房性心律失常疗效差。而对较长动作电位时程的蒲肯野纤维及心室作用明显，对室性心律失常疗效好。

1. **降低自律性** 抑制蒲肯野纤维及心室细胞 4 相 Na^+ 内流，降低自律性。

2. **传导速度** 治疗剂量对传导速度无明显影响。对除极化组织的钠通道(处于失活态)阻滞作用强，如心肌缺血时抑制 0 相钠内流而减慢传导。对低血钾或心肌组织牵张而除极的蒲肯野纤维，可促进 3 相钾外流而引起超进化，加速传导。

3. **延长 ERP** 促进 3 相钾外流及抑制 2 相少量钠内流，缩短浦氏纤维和心室肌的 APD，阻滞激活态的钠通道，延长 ERP。

【临床应用】 主要用于治疗各种室性心律失常，如心脏手术、心导管术、急性心肌梗死、强心苷中毒等所致的室性心动过速或室颤。

【不良反应】 毒性较小，大剂量静脉注射过快会出现中枢神经系统症状如嗜睡、眩晕、语言障碍、惊厥、昏迷、肌肉颤动、抽搐、呼吸抑制等；剂量过大导致心率减慢、房室传导阻滞、血压下降等。眼球震颤是利多卡因中毒的早期信号。

苯妥英钠（phenytoin sodium）

本药为抗癫痫药，后发现有抗心律失常作用，于 20 世纪 50 年代开始用于心律失常的治疗。

【药理作用】 作用与利多卡因相似，抑制失活态钠通道，降低蒲肯野纤维 4 相自动除极速率，降低其自律性，缩短 APD，延长 ERP。能与强心苷竞争 Na^+-K^+-ATP 酶，减少强心苷中毒所致的后除极。

【临床应用】 主要用于室性心律失常，特别是对强心苷中毒所致的室性心律失常。

【不良反应】 静脉注射过快可引起窦性心动过缓、窦性停搏、心室颤动及血压下降、呼吸抑制等。中枢的不良反应有头昏、眩晕、震颤、共济失调，严重者出现呼吸困难。

美西律（mexiletine，慢心律）

口服吸收迅速，完全，生物利用度为 90％，$t_{1/2}$为 12 h。电生理作用及抗心律失常作用与利多卡因相似，主要用于治疗室性心律失常，特别是对心梗后急性心律失常有效。不良反应主要有胃肠道不适、中枢神经系统症状如震颤、共济失调、复视及精神失常等。

（三） Ⅰc 类

普罗帕酮（propafenone，心律平）

【药代动力学】 口服吸收完全，30 min 起效，2～3 h 作用达峰值，首过消除明显，生物利用度低于 20％，血浆蛋白结合率大于 90％。主要在肝脏代谢，代谢物 5-羟基普罗帕酮的钠通道阻滞作用与普罗帕酮相似，但 β 受体阻断作用减弱。血浆中药物浓度高，故在治疗剂量过大时的不良反应发生率高。$t_{1/2}$为 2～12 h。

【药理作用】 化学结构与普萘洛尔相似，具有弱的 β 受体阻断作用。阻滞激活态及失活态的钠通道，阻滞钾通道。

1. **降低自律性** 阻滞钠通道，抑制蒲肯野纤维及心室细胞 4 相 Na^+ 内流，降低自律性。

2. **减慢传导速度** 阻滞钠通道，使心房、心室及蒲肯野纤维 0 相除极速度减慢，传导速度减慢。

3. **延长 APD 及 ERP** 阻滞钾通道，抑制钾外流，延长心肌细胞 APD 及 ERP。

【临床应用】 广谱抗心律失常药，长期口服用于维持室上性心动过速（包括房颤）的窦性心率，也用于治疗室性心律失常。

【不良反应】 胃肠道不良反应有恶心、呕吐、味觉改变等。心血管系统常见不良反应有增加折返性室性心动过速发作的频率和严重程度，加重慢性充血性心衰。β 受体阻断作用可导致窦性心动过缓和支气管痉挛。

二、 Ⅱ类药——β 肾上腺素受体阻断药

本类药物主要通过阻断 β 受体而发挥抗心律失常作用。此外，还能抑制 I_{Ca-L}及 I_f。用于抗心律失常的 β 受体阻断药主要有普萘洛尔（propranolol）、美托洛尔（metoprolol）、阿替洛尔（atenolol）、纳多洛尔（nadolol）、醋丁洛尔（acebutolol）、艾司洛尔（esmolol）、比索洛尔（bisoprolol）等。

普萘洛尔（propranolol）

【药代动力学】 口服吸收完全，首过消除明显，生物利用度为 30％，血浆蛋白结合率达 93％。主要在肝脏代谢，$t_{1/2}$为为 3～4 h。

【药理作用】

1. **降低自律性** 抑制 I_{Ca-L}及 I_f，降低窦房结、心房肌、浦氏纤维、心室肌的自律性。

2. 传导速度　在其阻断β受体浓度时，不影响传导速度。血药浓度超过100 ng/ml时，由于膜稳定作用，可降低0相除极速度，明显减慢房室结及蒲肯野纤维的传导速度。

3. 延长房室结的ERP

【临床应用】　主要用于室上性心律失常，对交感神经过度兴奋、甲状腺功能亢进症及嗜铬细胞瘤所致窦性心动过速疗效好。与强心苷或地尔硫䓬合用，可控制心房扑动、心房颤动及阵发性室上性心动过速时的心室率过快。可减少心肌梗死患者心律失常发生，缩小心梗范围并降低病死率。也可用于运动或情绪变动所致室性心律失常等。

【不良反应】　较大剂量时可出现窦性心动过缓、房室传导阻滞、低血压、心衰、哮喘等。长期应用会导致脂质代谢及糖代谢异常，故血脂异常或糖尿病患者应慎用。长期用药突然停药会出现反跳现象。

美托洛尔（metoprolol）

选择性β_1肾上腺素受体阻断药，无内在拟交感活性。作用类似普萘洛尔但较弱，对窦房结、房室结的自律性和传导性有明显抑制作用。用于儿茶酚胺诱发的室性、室上性心律失常；对心绞痛、心肌梗死，可缩小梗死面积，减少严重心律失常的发生，降低病死率。

阿替洛尔（atenolol）

长效β_1肾上腺素受体阻断药，心脏选择性高，降低窦房结及房室结自律性，减慢房室结传导，也抑制希蒲系统。用于室上性心律失常，减慢房颤及房扑时的心室率。也可用于室性心律失常。口服有效，$t_{1/2}$为7 h。不良反应与普萘洛尔相似，由于选择性作用于心脏的β_1肾上腺素受体，可用于糖尿病及哮喘的患者。

艾司洛尔（esmolol）

短效β_1肾上腺素受体阻断药，具有心脏选择性，降低窦房结及房室结自律性，减慢房室结传导。用于室上性心律失常，减慢房颤及房扑时的心室率。静脉注射后数秒钟起效，$t_{1/2}$为9 min。不良反应有低血压及心肌收缩力减弱等。

三、Ⅲ类药——延长动作电位时程药

胺碘酮（amiodarone）

胺碘酮具有多种药理作用。与甲状腺素结构相似，其抗心律失常作用及毒性反应与其作用于细胞核甲状腺素受体有关。

【药代动力学】　口服及静脉给药均可。口服吸收缓慢而不完全，生物利用度为30%～40%，服药1周左右出现作用，静脉注射10 min起效。药物脂溶性高，在组织中分布广泛。药物几乎全部在肝脏内代谢，主要代谢物去乙胺碘酮仍有抗心律失常作用。消除半衰期较复杂，快速相消除$t_{1/2}$为3～10 h，缓慢相消除$t_{1/2}$约为数周。停药后，抗心律失常作用可维持1～3个月。

【药理作用】　药物可阻滞I_{Na}、I_{Kr}、I_{Ks}、I_{Ca-L}。

1. 降低自律性　阻滞I_{Na}、I_{Ca-L}，抑制窦房结、蒲肯野纤维4相自动除极速率，降低窦房结和蒲肯野纤维的自律性。

2. 减慢传导 阻滞 I_{Na}、I_{Ca}，降低房室结、蒲肯野纤维0相除极速度，减慢房室结和蒲肯野纤维的传导速度。

3. 明显延长APD及ERP 阻滞 I_{Na}、I_{K} 显著延长心房肌、心室肌、房室结、蒲肯野纤维APD及ERP。

4. 非竞争性拮抗α、β肾上腺素受体作用 扩张冠脉，增加冠脉流量，降低心肌耗氧量。

【临床应用】 广谱抗心律失常药。用于复发性室性心动过速或室颤，也可用于维持房颤、房扑的窦性节律等。

【不良反应】

1. 心血管不良反应 低血压、窦性心动过缓、传导阻滞、Q－T间期延长等，偶见尖端扭转型室性心律失常。

2. 心血管外的不良反应 长期口服用药可导致肝功能异常，甚至肝坏死；眼角膜微粒沉积，一般不影响视力，停药后微粒可逐渐消失；药物可抑制外周 T_4 向 T_3 转化，少数患者可出现甲状腺功能亢进或减退；个别患者出现间质性肺炎或肺纤维化。

索他洛尔（sotalol）

为非选择性肾上腺素β受体阻断剂，同时能阻滞 I_{K}，明显延长APD及ERP，故分类为Ⅲ类抗心律失常药。口服吸收迅速而完全，生物利用度90%～100%，与血浆蛋白结合少，在体内不被代谢，几乎全部以原形从肾脏排出，$t_{1/2}$ 为12～15 h。索他洛尔通过阻断β受体，降低窦房结和蒲肯野纤维的自律性，减慢房室结传导；阻滞 I_{K}，显著延长APD及ERP。可用于各种心律失常，包括心房颤动、心房扑动、室上性心动过速、预激综合征伴发的室上性心动过速、室性早搏、室性心动过速及室颤等。不良反应发生率较低，静脉注射后短时间内可出现症状性窦房结功能异常及心功能不全，过量可出现Q－T间期延长及尖端扭转型室性心动过速。

决奈达隆（dronedarone）

决奈达隆是胺碘酮的非碘化苯并呋喃衍生物，于2009年被FDA批准用于房颤及房扑患者维持窦性节律。与胺碘酮相似，决奈达隆能阻滞多种离子通道，包括 I_{Kr}、I_{Ks}、I_{K1}、$I_{K\text{-}Ach}$、I_{Ca}、I_{Na} 等，且抗肾上腺素能受体作用强于胺碘酮。与胺碘酮相比，因不含碘，对甲状腺及其他器官的毒性较胺碘酮明显降低。决奈达隆显著降低高危房颤的发病率及病死率，但对严重心衰和左心收缩功能不全的患者可能增加患者死亡的风险。常见的不良反应有恶心、呕吐、腹痛、腹泻、乏力等。此外，还可引起剂量依赖的Q－T间期延长，但尖端扭转型心律失常少见。

多非利特（dofetilide）

多非利特可剂量依赖性阻滞 I_{Kr}，延长动作电位时程。主要用于维持或恢复房颤患者的窦性心率。口服吸收良好，生物利用度可达100%，主要以原形从肾脏排泄，肾功能不良者宜减量。药物Q－T间期延长作用可能导致尖端扭转型心律失常的发生。

四、Ⅳ类药——钙通道阻断药

维拉帕米（verapamil）

【药代动力学】 口服吸收迅速而完全，2～3 h 血药浓度达峰值。首过消除明显，生物利用度为 10%～30%。血浆蛋白结合率约 90%，维拉帕米在肝脏代谢，其代谢物去甲维拉帕米仍有药理活性，因此肝功能异常者应慎用。$t_{1/2}$为 3～7 h。

【药理作用】 药物可阻滞 I_{Ca-L}、I_{Kr}。

1. **降低自律性** 选择性阻滞 I_{Ca-L}，使慢反应细胞如窦房结和房室结细胞 4 相自动除极速度减慢，窦房结和房室结自律性降低，同时可减少或取消后除极所导致的触发活动。

2. **减慢传导** 阻滞 I_{Ca-L}，可使房室结细胞 0 相除极速度减慢，房室传导减慢。

3. **延长 APD 及 ERP** 阻滞 I_{Ca-L}、I_{Kr}，使窦房结和房室结 APD 及 ERP 延长。

【临床应用】 主要用于室上性及房室结折返引起的心律失常，是阵发性室上性心动过速的首选药。

【不良反应】 口服较安全，可出现便秘、腹胀、腹泻、头痛及外周水肿等。静脉注射过快或剂量过大可引起心动过缓、房室传导阻滞、低血压以及诱发心力衰竭。

五、其他类药

腺苷（adenosine）

【药代动力学】 腺苷在体内代谢迅速，作用快而短暂。由于在许多细胞中存在载体介导的再摄取（包括内皮细胞），并进一步被腺苷脱氨酶代谢，使其 $t_{1/2}$ 极短，只有数秒钟。故该药的静脉注射速度要迅速，否则在药物到达心脏前可能已被消除。

【药理作用】 腺苷的作用通过 G 蛋白偶联的腺苷受体所介导，激活 I_{K-Ach}，同时抑制 I_{Ca-L}。

1. **降低自律性** 激活 I_{K-Ach}，使钾外流增多，细胞膜超极化，自律性降低。

2. **减慢传导** 抑制 I_{Ca-L}，使房室结 0 相除极速度减慢，房室传导减慢。

3. **缩短 APD，延长 ERP** 激活 I_{K-Ach}，促钾外流，使 APD 缩短；抑制 I_{Ca-L}，延长房室结 ERP。

【临床应用】 静脉注射主要用于迅速终止折返性室上性心律失常。

【不良反应】 不良反应极其短暂，可出现胸闷、呼吸困难、眩晕等。静脉注射速度过快可致短暂心脏停搏。

（刘元元）

参考文献

1. 姚伟星，杨宝峰. 抗心律失常药（第 30 章）. //杨藻宸. 医用药理学. 第 4 版. 北京：人民卫生出版社，2005. 392－411.
2. Sampson KJ，Kass RS. Chapter 29. Anti-Arrhythmic Drugs. //Brunton LL，Chabner BA，Knollmann

BC. Goodman & Gilman's The Pharmacological Basis of Therapeutics, 12e. New York, NY: McGraw-Hill, 2011.

3. Hume JR, Grant AO. Chapter 14. Agents used in cardiac arrhythmias. //Katzung BG, Masters SB, Trevor AJ. Basic and clinical pharmacology, 11th. McGraw-Hill, 2009.

第二十一章　肾素-血管紧张素-醛固酮系统抑制药

第一节　肾素-血管紧张素-醛固酮系统

肾素-血管紧张素-醛固酮系统(renin-angiotensin-aldosterone system，RAAS)是由肾素(renin)、血管紧张素原(angiotensinogen)、血管紧张素转化酶(angiotensin converting enzyme，ACE)、血管紧张素(angiotensin)及其相应的受体、醛固酮(aldosterone)组成的体液调节系统，在循环系统及心脏、血管、脑、肾等组织中存在。对组织生理功能和结构起重要的调节作用(图 21-1)。在多因素作用下，肾素释放增加会作用于血管紧张素原，促使其生成十肽化合物——血管紧张素Ⅰ(angiotensin Ⅰ，Ang Ⅰ)，Ang Ⅰ在 ACE 作用下转化为 Ang Ⅱ，Ang Ⅱ可与细胞膜上血管紧张素受体发挥生物学效应。目前，血管紧张素受体

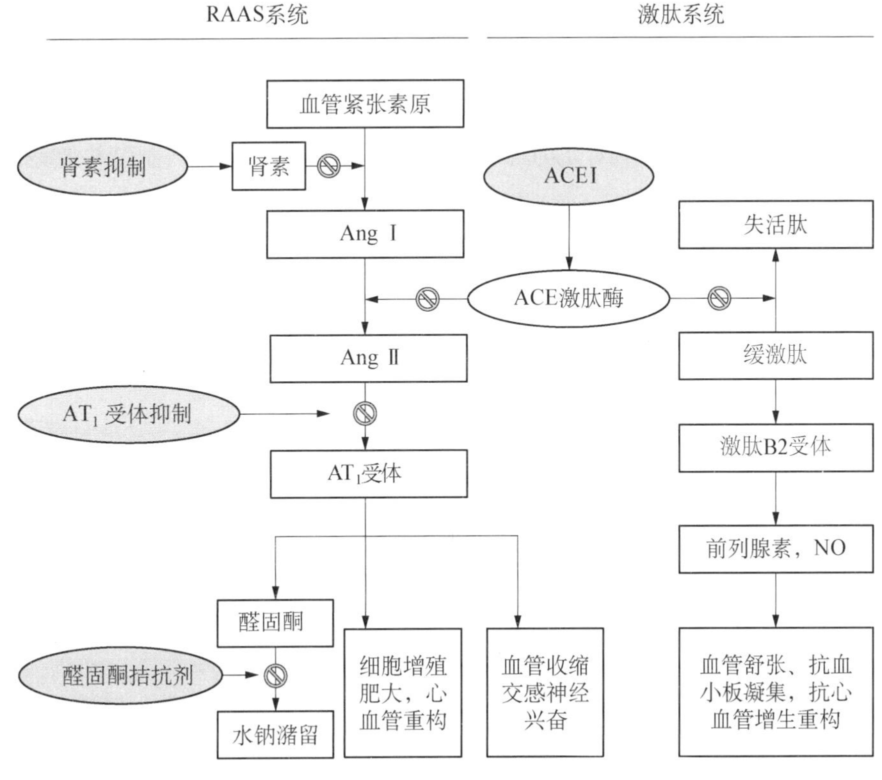

图 21-1　血管紧张素系统和激肽系统

(angiotensin receptor, AT)有 AT_1 和 AT_2 两种,AngⅡ与 AT_1 受体结合产生收缩血管、增加血容量、升高血压的作用,而与 AT_2 结合,激活缓激肽受体与一氧化氮合酶,产生 NO,引起血管舒张,血压下降。AngⅡ还可促进醛固酮释放,醛固酮水平的升高能增加水钠潴留,使血容量升高,促进心肌重构的发生发展(图 21-1)。

1. 肾素 肾素为一种酸性蛋白水解酶,来自肾脏。能够水解血管紧张素原,生成 AngⅠ。肾素的合成和释放主要受交感神经张力、肾内压力感受器、致密斑机制及化学与药物因素等影响。

2. 血管紧张素转换酶 血管紧张素转换酶又称激肽酶Ⅱ(kinase Ⅱ),ACE 有细胞型与血浆型两类,细胞型存在于细胞膜表面,血浆型存在于体液中,为可溶性。ACE 对底物的选择性不高,不但降解 AngⅠ为 AngⅡ,也能降解缓激肽(bradykinin, BK)、P 物质与内啡肽,使之失活。

3. 血管紧张素受体 AT_1 受体分布于心,血管、肾、脑、肝、肺、肾上腺等多种器官和组织。AT_1 受体被激活时。产生正性肌力作用,血管收缩,血压升高;但 AT_2 受体激活可以舒张血管、降低血压。

肾素-血管紧张素-醛固酮系统抑制药按其作用靶点的不同可分为血管紧张素转化酶抑制药(angiotensin converting enzyme inhibitors, ACEI)、血管紧张素Ⅱ受体(AT_1)阻断药(angiotensin receptor blocker, ARB)及醛固酮拮抗药。该类药物在心血管疾病,如高血压、心力衰竭、心肌梗死等中广泛应用。ACEI 通过抑制 ACE 活性,减少 AngⅡ的生成从而抑制 AngⅡ介导的生物效应。同时因 ACEI 对 ACE 的抑制,使 BK 的降解受到抑制,而 BK 能促进舒血管物质(如 NO、前列腺素)生成,发挥降血压作用。AT_1 阻断药通过抑制 AngⅡ与其受体的结合,发挥抑制 AngⅡ生物学效应。醛固酮拮抗药通过阻断醛固酮受体减轻或消除醛固酮介导的不良生物学作用(如心血肌重构、高血压),发挥对心脑血管等靶器官的保护作用。

第二节 血管紧张素Ⅰ转化酶抑制剂

目前已批准上市的 ACEI 有近 20 种,它们有共同的药理作用,现已成为治疗心血管疾病的重要药物。常用药物有:卡托普利(captopril)、依那普利(enalapril)、雷米普利(ramipril)以及赖诺普利(lisinopril)等。此类药物作用取决于其结构基团与血管紧张素转化酶(ACE)中 Zn^{2+} 的结合能力。一般与 Zn^{2+} 结合的必须是—SH、—POO、—COOH,如卡托普利、赖诺普利。而依那普利、福辛普利等可作为前体药物经体内转化后发挥药效。

一、药理作用与应用

1. 基本药理作用

(1) 抑制 AngⅡ生成:抑制 AngⅡ生成,从而缓解 AngⅡ引起的血管收缩、血压升高与心血管肥大增生，减少醛固酮释放降低血容量、有利于高血压、心血管重构与心力衰竭的防治。

（2）保存 BK 活性：抑制 BK 降解，从而保存 BK 的作用，发挥舒张血管、降低血压、抗血小板聚集于心血管细胞肥大增生重构作用。

（3）保护血管内皮细胞：可能与抗氧化作用有关。

（4）抗心肌缺血与心肌保护：减轻心肌缺血再灌注损伤，保护心肌对抗自由基的损伤。

（5）增加胰岛素敏感性：能增加糖尿病与高血压患者对胰岛素的敏感性，可能是有缓激肽介导。

2. 临床应用

（1）治疗高血压：对伴有心衰或糖尿病、肾病的高血压患者，ACEI 为首选药。

（2）治疗充血性心力衰竭与心肌梗死：改善充血性心力衰竭预后，延长寿命，能降低心肌梗死并发心衰的病死率，改善血流动力学和器官灌流，并降低心衰死亡率。

（3）治疗糖尿病肾病和其他肾病：对 1 型和 2 型糖尿病，无论有无高血压都能改善或阻止肾功能的恶化。由高血压、肾小球肾病、间质性肾炎等引起的肾功能障碍也有一定疗效，能减轻蛋白尿。其肾脏保护作用是由于其舒张肾出球小动脉的结果，而与降压作用无关。

3. 不良反应　不良反应轻微，一般耐受良好。

（1）首剂低血压：口服吸收快生物利用度高的 ACEI，首剂低血压多见。

（2）咳嗽：此类药物较常见的不良反应是无痰干咳，也是被迫停药的主要原因。偶尔会有支气管痉挛性呼吸困难。发生的主要原因可能是 BK 和（或）前列腺素、P 物质蓄积的结果，吸入色甘酸二钠可缓解。

（3）高血钾：醛固酮减少，使血钾升高，服用保钾利尿药和肾功能障碍的患者更多见。

（4）低血糖：增强对胰岛素的敏感性，常伴有降低血糖。

（5）肾功能损伤：ACEI 可以引起滤过率与肾功能降低，因此加重肾功能损伤，升高血浆肌酐浓度，甚至产生氮质血症，停药后可恢复。

（6）对妊娠和哺乳的影响：可引起胎儿畸形、胎儿发育不良甚至死胎，妊娠、哺乳妇女忌服。

（7）血管神经性水肿：可发生于嘴唇、舌头、鼻部、口腔与面部其他部位，发生于喉头部位可威胁生命。

（8）含—SH 化学结构的 ACEI 的不良反应：可产生味觉障碍、皮疹和白细胞缺乏。

二、常用 ACEI 的特点

卡托普利（captopril）

第 1 个用于临床口服有效的含—SH 的 ACEI 制剂。口服吸收快，吸收率为 75%，因食物影响其吸收，宜在进餐前 1 h 服用。血浆蛋白结合率约为 30%，药物浓度达峰时间为 1 h。体内分布广，但在中枢神经系统和哺乳期妇女乳汁中浓度低。$t_{1/2}$ 为 2 h，体内消除快。40%～50%的药物以原形自肾排出，其余部分自肾排泄。卡托普利有直接抑制 ACE 和清除自由基作用。临床主要用于高血压、充血性心力衰竭和心肌梗死，糖尿病肾病。

不良反应较少，主要为长期用药所致干咳。首次应用可引起血压降低，应予注意。因含—SH基团所产生的特有不良反应（如皮疹、瘙痒、嗜酸性粒细胞增多等）。用于肾功能不全患者时应适当调整剂量，并监测患者血象和尿液。另有少数患者可出现血管神经性水肿。卡托普利另可引起高血钾和低血糖症状。

禁用于肾动脉阻塞、肾动脉硬化、双侧肾血管病变患者。对胎儿（妊娠中期和末期）有损害，孕妇禁用（图21-1）。

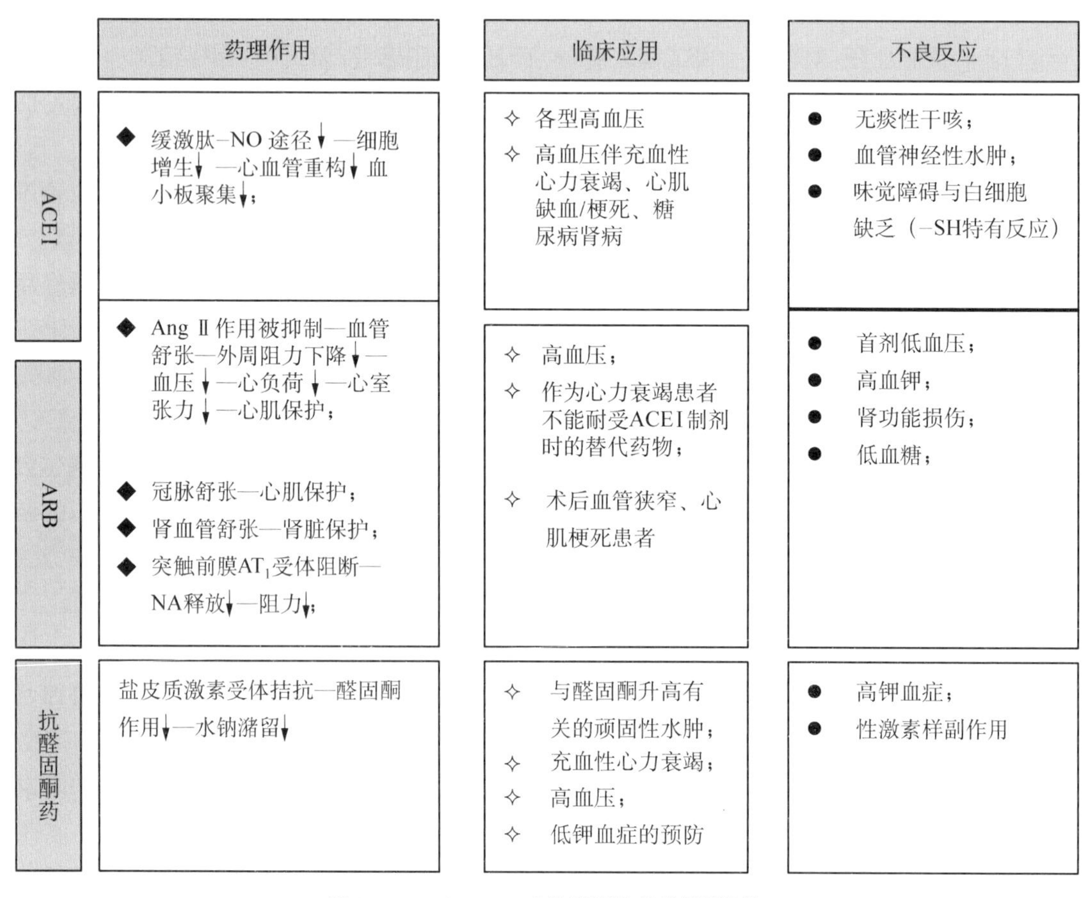

图21-1 ACEI、AT_1受体抵制剂，抗醛固药比较

注：加粗部分为ACEⅠ与AT_1受体抑制剂相同的部分。

依那普利（enalapril）

依那普利为前药，口服后经肝药酶代谢生成活性代谢产物依那普利酸，后者对ACE的抑制作用比卡托普利强约10倍。依那普利药效发挥较慢，口服后4～6 h药物效应达峰值，但作用时间可长达24 h，体内分布广，$t_{1/2}$约为11 h，主要经肾排泄。降压时心率和心输出量无明显改变，外周血管阻力降低，肾血管阻力也降低，肾血流量增加，对肾小球滤过率无明显影响；长期应用时，能逆转左室肥厚、改善大动脉顺应性。可用于治疗高血压和慢性心功能不全。不良反应包括干咳、低血压、血管神经性水肿、高血钾、严重时出现急性肾衰竭。不良反应发生率低，且一般为轻度、短暂，不影响继续治疗。因其化学结构不含巯基，因此白细胞减少、蛋白尿、味觉障碍等少见。禁忌症同卡托普利。

赖诺普利（lisinopril）

赖诺普利与 ACE 结合牢固，故作用持久，抑制 ACE 作用与持续时间比依那普利稍强，日服 1 次即可。口服吸收 30%，不受食物影响，生物利用度为 25%，与血浆蛋白结合低，$t_{1/2}$ 为 11.6 h。药物与以原形经肾脏排泄。肾功能减退患者、老年人与心力衰竭患者应减量。其不良反应与其他 ACEI 相似。

福辛普利（fosinopril）

福辛普利口服吸收 36%，属于前药，需转化起效。亲脂性高，与血浆蛋白结合达 95%以上。对心脑作用强而持久，对肾脏作用弱而短暂，经由肝肾双通道排泄，故肝肾功能减退者，不需减量，较少引起蓄积中毒。应用及不良反应同依那普利。

第三节　血管紧张素Ⅱ受体阻断药

本类药物直接拮抗 AngⅡ与 AT_1 受体的结合，阻断 AngⅡ对心血管系统的生物学作用，产生类似 ACEI 的作用。其与 ACEI 比较具有以下特点：①可阻断单糜酶旁路生成的 AngⅡ，故抗 AngⅡ作用比 ACEI 更完全；②不影响 ACE，不产生 BK 有关的咳嗽及血管神经性水肿；③缺乏 ACEI 的缓激肽—NO 途径对心血管的保护作用；④与 ACEI 合用时对减轻心肌重构、降血压、降低血浆醛固酮可增加疗效，且不增加不良反应。常用药物有氯沙坦(losartan)、缬沙坦(valsartan)、厄贝沙坦(irbesartan)及坎地沙坦(candesartan)等。

氯沙坦（losartan）

氯沙坦选择性阻断 AT_1 受体，对 AT_1 受体亲和力比对 AT_2 受体的亲和力高 20 000～30 000 倍。

【药代动力学】

口服易吸收，吸收率为 33%，口服后有 14% 氯沙坦在肝脏中代谢为活性代谢物 EXP3174，其拮抗 AT_1 作用比氯沙坦强 10～40 倍。EXP3174 的 $t_{1/2}$ 为 6～9 h，在给药后 3～4 h 在血中浓度达到峰值。氯沙坦及其代谢物 EXP3174 均不易透过血-脑屏障。大部分药物在体内被肝代谢，少量以原形随肾排泄。

【药理作用与机制】　长期用药能抑制左室心肌肥厚和血管壁增厚。氯沙坦对肾脏血流动力学的影响与 ACEI 相似，能拮抗 AngⅡ对肾脏入球小动脉和出球小动脉的收缩作用。其对高血压、糖尿病合并肾功能不全患者也有保护作用。还可促进尿酸排泄，缓解痛风。

【临床应用】　氯沙坦可应用于高血压的治疗，亦可作为心力衰竭患者不能耐受 ACEI 制剂时的替代药物。也可应用于术后血管狭窄、心肌梗死患者，起到缓解作用。

【不良反应与禁忌证】　不良反应较少。少数患者用药后出现眩晕，干咳发生率少。对血脂和葡萄糖含量无影响，也不引起直立性低血压。严重肾功能不全者及低血压、肝病患者慎用,孕妇、哺乳期妇女和肾动脉狭窄者禁用。避免与补钾或留钾利尿药合用。

缬沙坦(valsartan)

缬沙坦对 AT_1 受体亲和力比对 AT_2 受体亲和力强 24 000 倍。原发性高血压患者口服后 4～6 h 可获最大降压效果,作用持续 24 h。可单用也可与其他降压药联用治疗高血压。长期应用逆转左室肥厚和血管壁增厚。不良反应发生率低,主要有头痛、头晕、疲乏等,咳嗽发生率低,无首剂低血压反应。低钠或血容量不足、严重肾功能不全、肾动脉狭窄、胆汁性肝硬化或胆道梗阻患者服用该药可能产生低血压。避免与补钾药或留钾利尿药合用。哺乳期妇女和孕妇禁用。

坎地沙坦(candesartan)

坎地沙坦是坎地沙坦酯(candesartan cilexetil)的活性代谢物,对 AT_1 受体的作用具有强效、长效、选择性高等特点。口服生物利用度为 42%,食物不影响其吸收,血浆蛋白结合率为 99.5%,经肾及胆汁排出体外。用于治疗高血压,长期应用能逆转左室肥厚,对肾脏有保护作用。禁忌症同其他 AT_1 受体拮抗药。不良反应较少。

第四节　醛固酮拮抗药

醛固酮(aldosterone)过多时除引起水钠潴留、血容量增加、后负荷增加而加重心力衰竭等症状外,尚有明显的促生长作用,加速心肌及血管重构,易致室性心律失常及猝死。醛固酮拮抗药通过阻断醛固酮受体减轻或消除醛固酮在疾病发生过程中的不良影响,从而发挥其对心脏、血管、脑、肾等靶器官的保护作用。常用药物有螺内酯(spirolactone)、依普利酮(eplerenone)。

螺内酯(spirolactone)

螺内酯(spirolactone)又称安体舒通(antistetone)是人工合成的类固醇化合物,其结构与醛固酮相似,是醛固酮的竞争性拮抗剂。属于低效能利尿药,用于治疗水肿性疾病和原发性醛固酮增多症,作为治疗高血压的辅助药物及低钾血症的预防。

【药代动力学】 口服吸收好,生物利用度大于 90%,服药后 1 天起效,2～4 天达最大效应。主要由肝脏灭活。其利尿等作用的发挥与体内醛固酮浓度有关,仅在体内有醛固酮存在时才发挥作用。

【药理作用与机制】 螺内酯为醛固酮竞争性拮抗剂。醛固酮为盐皮质激素,能调节细胞外液容量及钾代谢,其从肾上腺皮质释放后,进入远曲小管细胞,并与胞质内盐皮质激素的胞质受体结合成醛固酮-受体复合物,然后转位进入胞核诱导特异 DNA 转录翻译,产生醛固酮诱导蛋白,进而调控 Na^+、K^+ 转运。螺内酯可结合于盐皮质激素受体,阻止醛固酮受体复合物的核转位,产生拮抗醛固酮的作用。同时,该药能干扰细胞内醛固酮活性代谢物的形成,影响醛固酮作用的发挥,表现出排钠保钾的作用。

【临床应用】

1. 与醛固酮升高有关的顽固性水肿　对肾病综合征和肝硬化水肿患者较为有效。

2. 充血性心力衰竭　排钠、利尿消除水肿，并通过多方面作用改善患者状况，治疗心力衰竭。

3. 高血压　高血压治疗的辅助药物。

4. 低钾血症的预防　与噻嗪类利尿药合用，可增强利尿效应和预防低钾血症。

【不良反应及注意事项】　不良反应较轻，高钾血症最为常见。长期大量服用可引起头痛、厌倦与精神紊乱等。此外，有性激素样不良反应，可引起男子乳房女性化和性功能障碍、妇女多毛症、月经失调等。

【禁忌证】

(1) 与其他保钾利尿药、含钾药物、血管紧张素转化酶抑制剂及环孢素合用时，可以增加发生高钾血症的机会。

(2) 雌激素、肾上腺皮质激素可减轻螺内酯的利尿作用。

(3) 高钾血症者禁用。

(4) 无尿、肾功能不全、肝功能不全、低钠血症、孕妇和酸中毒者慎用。

依普利酮（eplerenone）

依普利酮(eplerenone)是第 1 个选择性醛固酮受体拮抗剂，口服后约 1.5 h 达到血浆峰浓度，食物不影响其吸收。对盐皮质激素的亲和力是螺内酯的 15～20 倍，几乎不与雄激素和黄体酮受体相互作用，不良反应少。依普利酮主要通过 CYP3A4 代谢途径清除，$t_{1/2}$ 为 4～6 h，2 天可达稳态。该药可降压、改善心功能、逆转心肌肥厚、抗动脉粥样硬化及减少蛋白尿等，且耐受性良好。不良反应主要有咳嗽、腹泻、腹痛、心绞痛、蛋白尿、头痛、眩晕、疲劳、流感样症状等。补钾或使用保钾利尿药(如阿米洛利、氨苯蝶啶)的患者应避免使用依普利酮。肾功能不全、糖尿病和微量蛋白尿的患者服用依普利酮时加强对血钾的监测，预防高钾血症发生。

（潘礼龙）

参考文献

1. 杨宝峰. 药理学. 北京：人民卫生出版社，2013.
2. 金有豫，汤光. 新编药物学. 北京：人民卫生出版社，2011.
3. 袁秉祥，藏伟进. 图表药理学. 北京：人民卫生出版社，2010.

第二十二章　抗高血压药

凡能降低血压而用于高血压治疗的药物称为抗高血压药(antihypertensive drugs)，又称降压药(hypotensive drugs)。正常人血压应低于 140/90 mmHg，若高于该标准，即为高血压。高血压是当今世界流行最广的疾病。我国高血压患病率约 30％，全国约有 3.0 亿名高血压患者，即全国每 5 名成人就有 1 名患高血压。高血压的直接并发症有脑血管意外、心肌梗死、心力衰竭、肾衰竭。大量的证据表明，高血压患者容易并发冠心病、糖尿病。而且这些并发症大多可致死或致残。总体上讲，高血压患者如不经合理治疗，平均寿命较正常人缩短 15～20 年。高血压已成为我国年龄＞40 岁者总病死率的第一危险因素。为遏制这一血管事件，积极有效控制血压是预防心脑血管疾病的切入点。

高血压是一种常见的临床表现，可分为原发性高血压和继发性高血压。绝大多数高血压均为原发性高血压，其病因未明确，占 90％；继发性高血压其血压升高是某种疾病的表现之一，如肾动脉狭窄、肾实质病变、嗜铬细胞瘤、妊娠、原发性醛固酮增多症、颅脑病变等，占 10％。

动脉血压受心输出量、外周血管阻力和血容量影响。心脏功能、回心血量和血容量可影响心输出量；小动脉紧张度可影响外周血管阻力；血容量受尿量影响。肾素-血管紧张素-醛固酮系统(renin-angiotension-aldosterone system，RAAS)对上述因素具有调节作用，在血压升高中起重要作用。交感神经活性增强亦是高血压发病机制中的重要环节，长期的精神紧张、焦虑、压力或不良刺激可使大脑调节失衡，肾素增多，促使血压升高。此外，血管舒缓肽-激肽-前列腺素系统、血管内皮松弛因子-收缩因子系统等也参与了血压调节。血管内皮功能紊乱可导致舒血管物质、缩血管物质合成及释放异常，促进高血压及并发症的发生和发展。抗高血压药可通过作用于上述不同环节而达到降低血压的目的。

第一节　抗高血压药物分类

根据各种药物的作用和作用部位可将抗高血压药物分为以下 5 类：

1. 利尿药　氢氯噻嗪、吲达帕胺、呋塞米等。

2. 钙通道阻滞药　硝苯地平、尼群地平、氨氯地平等。

3. 肾素-血管紧张素系统抑制药

(1) 血管紧张素转化酶(ACE)抑制药：卡托普利、依那普利等。

(2) 血管紧张素Ⅱ受体阻断药：氯沙坦、缬沙坦、坎地沙坦等。

(3) 肾素抑制药:阿利吉伦等。

4. 交感神经抑制药

(1) 中枢性降压药:可乐定等。

(2) 神经节阻断药:樟磺咪芬等。

(3) 去甲肾上腺素能神经末梢阻滞药:利舍平等。

(4) 肾上腺素受体阻断药:β受体阻断药,美托洛尔;α、β受体阻断药,拉贝洛尔、卡维地洛;α_1受体阻断药,哌唑嗪等。

5. 血管扩张药

(1) 直接扩张血管药:肼屈嗪、硝普钠等。

(2) 钾通道开放药:米诺地尔、吡那地尔等。

目前,国内外应用广泛或称为一线抗高血压药物的是利尿药、钙通道阻滞药、血管紧张素转化酶抑制药或血管紧张素Ⅱ受体阻断药。β受体阻断药亦较常用。其他抗高血压药物如中枢性降压药和血管扩张药等较少单独应用。

第二节 常用抗高血压药物

一、利尿药

血液容量能显著影响心输出量与总外周阻力,在血压的长期调节中起重要作用。限制Na^+摄入被证明可降低正常及高血压患者血压。因此,利尿药通过改变体内Na^+平衡,是早期治疗高血压的措施之一。各类利尿药单用即有降压作用,并可增强其他降压药的作用。利尿降压药包括噻嗪类、袢利尿药和留钾利尿药,临床治疗高血压以噻嗪类为主,其中氢氯噻嗪最为常用。

利尿药降压的确切机制至今尚未十分明确。用药初期,利尿药可减少细胞外液容量及心输出量。长期给药后心输出量逐渐恢复至用药前水平而降压作用仍能维持,此时细胞外液容量仍有一定程度的减少。且伴有血浆肾素水平持续升高,说明体内Na^+持续减少。利尿药长期使用可降低血管阻力,但该作用并非直接作用,因为利尿药在体外对血管平滑肌无作用,在肾切除的患者及动物使用利尿药也不能发挥降压作用。利尿药降低血管阻力最可能的机制是持续地降低体内Na^+浓度及降低细胞外液容量。平滑肌细胞内Na^+浓度降低,并通过Na^+-Ca^{2+}交换机制,使Ca^{2+}进入细胞内减少,细胞内Ca^{2+}少了,使血管平滑肌细胞对缩血管物质反应性降低,增强对舒血管物质的敏感性,使血管平滑肌松弛。

大规模的临床试验表明,噻嗪类利尿药可降低高血压并发症如脑卒中和心力衰竭的发生率和病死率。老年性高血压患者,应用小剂量噻嗪类药物能较好地控制血压,也能降低心脑血管疾病的发生率。研究发现许多患者使用小剂量12.5 mg的氢氯噻嗪即有降压作用,超过25 mg降压作用不一定增强,而不良反应发生率增加。因此,建议单用利尿药降压剂量不宜超过25 mg。单用噻嗪类降压药的治疗,尤其是长期使用应合并使用留钾利尿药或合用血管紧张素转化酶抑制药亦可减少 K^+ 的排出。长期大量使用噻嗪类除引起电解质改变外，尚对脂质代谢、糖代谢、血尿酸产生不良影响，需定期监测血钾、血糖、血脂及血尿酸。袢利尿药仅用于合并有氮质血症或尿毒症的患者。吲达帕胺(indapamide)不良反应少，不引起血脂改变，故伴有高脂血症患者可用吲达帕胺替代。

二、 钙通道阻滞药

钙通道阻滞药(calcium channel blockes, CCBs)能选择性阻滞电压门控性钙通道，阻滞细胞外 Ca^{2+} 内流，减少血管平滑肌细胞内 Ca^{2+} 而松弛平滑肌，进而降低血压。CCBs 按化学结构不同分为二氢吡啶类和非二氢吡啶类。前者选择性作用于血管平滑肌，后者同时作用于心肌和血管平滑肌。抗高血压药常用的有硝苯地平(nifedipine)、尼莫地平(nimodipine)、尼群地平(nitrendipine)、拉西地平(lacidipine)和氨氯地平(amlodipine)。

硝苯地平(nifedipine)

【药代动力学】 硝苯地平口服吸收迅速完全，生物利用度为 65%。口服 30 min 后血药浓度达高峰，$t_{1/2}$ 为 4 h，而控、缓释片的消除 $t_{1/2}$ 可延长至 7 h。血浆蛋白结合率为 90%，在肝脏内转化为无活性的代谢产物，约 70%～80%经肾排泄。

【药理作用与机制】 硝苯地平作用于血管平滑肌细胞膜 L-型钙通道，通过抑制细胞外 Ca^{2+} 内流，而使细胞内 Ca^{2+} 浓度降低，导致小动脉扩张，总外周阻力下降而降低血压。由于周围血管扩张，可反射性引起交感神经活性增强而使心率加快。

【临床应用】 硝苯地平对轻、中、重度高血压均有降压作用。老年高血压合并心绞痛时尤适用。目前多推荐使用控、缓释片剂，以减轻迅速降压造成的反射性交感活性增加。

【不良反应与注意事项】 主要为血管过度扩张引起的症状，如头痛、颜面潮红、眩晕、心悸、踝部水肿(系毛细血管扩张而非水钠潴留所致)。

【禁忌证】 严重主动脉瓣狭窄、低血压、肝肾功能不全者禁用。妊娠 3 个月内慎用或禁用。

其他钙通道阻滞药见表 22-1。

表 22-1 尼群地平、拉西地平、氨氯地平的药理作用、临床应用及不良反应

	药理作用	临床应用	不良反应
尼群地平(nitrendipine)	舒张血管、降压作用较硝苯地平强而持久	各型高血压	肝功能不良者应慎用或减量，可增加地高辛血药浓度
拉西地平(lacidipine)	降压作用起效慢，持续时间长，1 次/d	轻、中度高血压	生物利用度 2%～9%
氨氯地平(amlodipine)	对血管选择性更高，降压作用平缓，持续时间久。防止或逆转心脏、血管重构。1 次/d	各型高血压	头痛、水肿

三、 血管紧张素Ⅰ转化酶抑制药

肾素-血管紧张素系统(renin-angiotensin system, RAS)是参与心血管功能调节的重要

系统。循环及局部组织的RAS在高血压发病学中占有重要地位。过去十几年中大量的循证医学证明：血管紧张素Ⅰ转化酶抑制药（ACEIs）被推荐用于高血压、冠心病、心肌梗死及心力衰竭的治疗，国内外指南均作推荐。本类药是心血管药物研制发展史上的一个重要里程碑。卡托普利是第1个口服有效的ACEI，现多数药物具有高效、长效、低不良反应。根据化学结构分为3类：含巯基（—SH）的有卡托普利（captopril）等，含羧基（—COOH）的有依那普利（enalapril）、赖诺普利（lisinopril）等，含次磷酸基（—POOR）的有福辛普利（fosinopril）等。

卡托普利(captopril)

【药代动力学】 卡托普利口服易吸收，生物利用度为75%，食物影响卡托普利的吸收，宜餐前1 h服用。在体内分布较广，但分布到中枢神经系统及哺乳妇女乳汁中浓度较低。$t_{1/2}$为2 h，在体内消除快，其—SH在体内易被氧化成二硫化合物。药物以原型或代谢物的形式均从肾脏排泄。

【药理作用与机制】 直接抑制ACE，使血管紧张素Ⅱ（angiotensin Ⅱ，Ang Ⅱ）减少。降压作用起效快且作用强。对高血压患者、动物均有明显的降压作用。其降压机制如下：

1. 抑制循环及局部组织中的ACE 抑制循环中ACE，血浆中Ang Ⅱ和醛固酮（aldosterone，ALD）浓度降低，从而使血管扩张、减轻水钠潴留与降低血容量，继而血压下降。抑制局部组织（血管壁、心肌等）中的ACE，使Ang Ⅱ减少，从而预防、逆转心肌及血管壁重构和肥厚，进而改善动脉的顺应性、改善心脏的收缩与舒张功能。ACEIs与局部组织中的ACE结合较持久，且作用时间较长，这与此类的长期降压作用有关。

2. 减慢缓激肽降解 ACEIs在阻止Ang Ⅱ生成的同时也抑制了缓激肽的降解，使局部血管缓激肽浓度增高，从而激动血管内皮细胞的β_2受体，使NO和PGI_2生成增加，继而血管扩张，血压下降。

3. 抑制交感神经递质的释放 ACEIs减少去甲肾上腺素（NA）释放，主要通过减弱Ang Ⅱ对交感神经末梢突触前膜血管紧张素受体（angiotensin receptor，AT）的作用。

【临床应用】

1. 高血压 已是临床上重要的一类降压药物。不仅可降低血压，而且能显著降低心血管事件的风险。单用于轻、中度高血压，特别适用于肾性、原发性高血压。重度或顽固性高血压，需合用利尿药或β受体阻断药。也用于合并有心力衰竭、糖尿病肾病的高血压患者。

2. 充血性心力衰竭 目前已成为治疗和预防慢性心功能不全的基石药物。多项大规模临床研究已表明，该类药物对CHF的疗效明显，也是CHF治疗史上第1类能降低病死率、改善患者预后的药物。治疗应先从小剂量开始，根据患者具体情况适当增加剂量。（见本书第23章）

3. 心肌梗死 该类药物是公认的急性心肌梗死急性期治疗和Ⅱ级预防的重要措施之一。大型临床研究证实：在心肌梗死后早期应用，能改善心功能和降低病死率。

4. 糖尿病肾病和其他肾病 能扩张肾出球动脉，降低滤过压，减少尿蛋白。故对伴有糖尿病、肾病的高血压患者该类药物为首选药。

【不良反应与注意事项】 不良反应轻微，患者一般耐受良好。除偶有恶心、腹泻等胃肠道反应或头痛、疲倦等中枢神经系统反应外，主要的不良反应如下。

1. 与抑制 ACE 有关的不良反应

（1）咳嗽：无痰干咳，发生率为5%～20%，一般与剂量无关，女性患者多见。原因可能与缓激肽、P物质、前列腺素等在肺内蓄积有关。常发生在给药后1周至6月内。依那普利、赖诺普利咳嗽的发生率高于卡托普利，而福辛普利则较低。

（2）血管神经性水肿：少见，发生率0.1%～0.2%。可发生于嘴、口腔、鼻、面部，偶见喉头，威胁生命。其发生机制与缓激肽或其代谢产物有关。常发生于用药的第1个月，但停药后症状会迅速减轻或消失，必要时可用肾上腺素、抗组胺药、皮质激素作对抗治疗。

2. 与抑制 ACE 无关的不良反应

（1）首剂低血压：卡托普利多见，因为其口服吸收快、生物利用度高；而口服吸收慢、生物利用度低的赖诺普利此反应较少见。宜小剂量开始试用。

（2）高血钾：一般较少见。仅在肾功能不良的患者及同时使用留钾利尿药的患者比较多见。由于ACEIs减少Ang Ⅱ的生成，使依赖于Ang Ⅱ的醛固酮（aldosterone）减少，导致血钾升高。肾功能损害者血肌酐升高和少尿者发生高血钾时，需注意调整剂量。

（3）肾功能损伤：在肾动脉阻塞或肾动脉硬化造成的双侧肾血管狭窄患者中，本类药物能加重肾功能损伤，升高血浆肌酐浓度，甚至产生氮质血症。这是因为Ang Ⅱ可通过收缩肾出球小动脉维持肾灌注压，ACEIs舒张肾出球小动脉，降低肾灌注压导致肾滤过率与肾功能降低，停药后尚可恢复。偶有不可逆性肾功能减退发展为持续性肾衰竭者，应予注意。

（4）味觉缺失、皮疹、瘙痒等：与化学结构中含—SH有关，如卡托普利。

【禁忌证】 禁用于双侧肾动脉狭窄患者；妊娠高血压或有慢性高血压的孕妇。

其他常用的ACEIs见表22-2。

表22-2 其他常用的ACEIs的药理作用与临床应用

药名	药理作用	临床应用
依那普利（enalapril）	其活性代谢物对ACE抑制作用比卡托普利强10倍；作用出现慢，维持时间久，1次/d	高血压、充血性心力衰竭等
贝那普利（benazepril）	活性代谢物贝那普利酸，作用强且持久；疗效与依那普利相似或稍强，1次/d	高血压、充血性心力衰竭、多种慢性肾衰竭等
赖诺普利（lisinopril）	与ACE结合牢固，作用持久，以原型经肾排泄，1次/d	单用或与其他药物合用治疗高血压、充血性心力衰竭
雷米普利（ramipril）	其活性代谢物降压作用起效比依那普利快且作用较长，与心脏组织亲和力高，1次/d	高血压、充血性心力衰竭、糖尿病肾病患者
培哚普利（perindopril）	活性代谢产物对ACE的抑制作用强于依那普利拉	轻中度原发性高血压、充血性心力衰竭
喹那普利（quinapril）	活性代谢物降压作用同依那普利，但起效快	高血压，充血性心力衰竭
福辛普利（fosinopril）	活性代谢物对ACE抑制作用比卡托普利强，与其他ACEI相比，其作用较弱，但对心、脑ACE抑制作用强而持久	高血压，充血性心力衰竭

四、 血管紧张素Ⅱ受体阻断药

血管紧张素Ⅱ受体(AT_1)阻断药是降压药家族中最年轻的成员。其在受体水平阻断RAS。氯沙坦是第1个非肽类的AT_1阻断药,口服有效。对AT_1受体具有选择性高,亲和力强,作用持久。大量的循证医学证据表明,AT_1受体阻断药可显著减少心血管事件、卒中事件和心力衰竭事件。除氯沙坦外,现在FDA批准应用的有缬沙坦(valsartan)、厄贝沙坦(irbesartan)、坎地沙坦(candesartan)、依普沙坦(eprpsartan)与替米沙坦(telmisartan)等。

氯沙坦(losartan)

【药代动力学】 口服易吸收,首关消除明显,生物利用度约为33%,患者口服后14%的氯沙坦在肝内代谢为5-羧酸代谢物EXP3174,其$t_{1/2}$为6~9 h。氯沙坦与EXP3174均不易透过血-脑屏障,大部分药物在肝脏被细胞色素P450(cytochrome P450, CYP450)代谢,仅少量氯沙坦与EXP3174以原型随尿排出。

【药理作用与机制】 选择性阻断AT_1受体,对AT_1受体的亲和力比AT_2受体高20 000~30 000倍。其活性代谢物EXP3174阻断AT_1受体的作用比氯沙坦强10~40倍。氯沙坦与EXP3174能将ACE途径及非ACE途径产生的AngⅡ均阻断,从而抑制AngⅡ的缩血管作用、刺激肾上腺释放醛固酮作用;同时抑制交感神经突触前膜的AT_1受体,使NA释放减少;引起血压下降。氯沙坦能阻断AngⅡ的心血管作用,抑制左室心肌肥厚和心血管重构及心肌间质纤维化。其能拮抗AngⅡ对肾脏入球,小动脉与出球小动脉的收缩作用。对高血压、糖尿病合并肾功能不全患者也有保护作用。

【临床应用】 目前该药作为降压的首选药物。用于各型高血压尤其是肾病的高血压患者或用于服用ACEIs出现剧烈干咳而不能耐受的高血压患者。

【不良反应与应用注意】 各种不良反应少于或轻于ACEIs。较少引起咳嗽、血管神经性水肿,主要为头痛、眩晕、疲倦。可能引起低血压、肾功能障碍、高血钾并影响胎儿。避免在血容量不足、肾动脉狭窄和留钾利尿药的情况下使用。

一般不主张ACEIs与ARBs合用治疗高血压,会增加不良反应。

【禁忌证】 禁用于孕妇、哺乳期妇女及肾动脉狭窄者。低血压及严重肾功能不全、肝病患者慎用。

其他AT_1受体阻断药见表22-3。

表22-3 其他AT_1受体阻断药的药理作用与临床应用

药名	药理作用	临床应用
缬沙坦(valsartan)	强效、特异性AT_1受体阻断药,阻断血管收缩、醛固酮释放、逆转左室肥厚和血管壁增厚	高血压、充血性心力衰竭、急性心肌梗死
厄贝沙坦(irbesartan)	强效、长效的AT_1受体阻断药,其对AT_1受体的亲和力比氯沙坦高约10倍	高血压、高血压合并糖尿病性肾病患者
坎地沙坦(candesartan)	其活性代谢物对AT_1具有强效、长效、选择性较高;其对AT_1受体亲和力比氯沙坦高50~80倍;能逆转左室肥厚、保护肾脏	高血压 心力衰竭

续 表

药名	药理作用	临床应用
依普沙坦(eprosartan)	作用同氯沙坦,有明显的肾脏保护效应,且能减少交感神经递质释放	高血压伴肾功能障碍者、心力衰竭
替米沙坦(telmisartan)	高效、长效、低毒的 AT_1 受体阻断药,能逆转心血管重构和保护肾脏,主要经胆汁和肾排泄	高血压 心力衰竭

五、β 受体阻断药(β-recepter blockers)

β受体阻断药在临床上除了治疗心绞痛、心律失常、充血性心力衰竭外,研究证实它们兼有良好的降压作用,在临床上广泛用于治疗不同程度的高血压。长期应用一般不引起水钠潴留,也无明显的耐受性。用于治疗高血压的 β 受体阻断药有美托洛尔(metoprolol)、普萘洛尔(propranolol)、阿替洛尔(atenolol)、拉贝洛尔(labetolol)、卡维地洛(carvedilol)等。

【药理作用与机制】 降压作用缓慢、温和,连续用药 1～2 周才见明显降压;持续用药数周后心输出量减少,外周阻力降低,故收缩压、舒张压均下降。其降压作用机制多数与阻断 β 受体有关:

(1) 降低心输出量,是其阻断心脏的 β_1 受体,抑制心肌收缩力,减慢心率,使心输出量减少。

(2) 抑制肾素释放,阻断肾小球旁器的 β_1 受体,肾素分泌减少,从而抑制 RAS,使血压下降。

(3) 阻断中枢的 β 受体,使外周交感神经活性降低。

(4) 阻断外周 NA 能神经末梢突触前膜的 β_2 受体,抑制正反馈调节作用,使 NA 的释放减少。

(5) 促进前列环素(PGI_2)的合成,其为内源性血管舒张剂,使血压下降。

【临床应用】 β 受体阻断药是安全、有效、价廉的降压药。可单独应用于各种原发性高血压。也可与其他降压药合用。多用于治疗高血压伴有心绞痛、心肌梗死患者,心力衰竭、伴有窦性心动过速或有早搏等快速性室上性心律失常患者。也适用于交感神经兴奋性高的中、青年患者。对高心输出量、高肾素活性者疗效较好。

【不良反应与应用注意】 普萘洛尔等无内在拟交感活性的 β 受体阻断药可升高血浆甘油三酯浓度,降低高密度脂蛋白胆固醇,机制不明。高血压合并糖尿病患者若使用普萘洛尔易发生低血糖反应,应避免使用。长期应用本类药物突然停药,可使血压反跳性升高,心绞痛加剧,甚至诱发急性心肌梗死,故建议停药前 2 周宜逐步减量。

【禁忌证】 支气管哮喘、窦性心动过缓、房室传导阻滞、严重心功能不全者禁用。

常用 β 受体阻断药的药理作用及临床应用见表 22 - 4。

表 22-4　常用β受体阻断药抗高血压的药理作用及临床应用

药名	药理作用	临床应用
美托洛尔(metoprolol)	选择性 β_1 受体阻断药，降压作用强，收缩支气管和外周血管作用较弱。口服，2 次/d；缓释剂 1 次/d	高血压，高血压伴心绞痛、心肌梗死，心力衰竭，伴有窦性心动过速等快速型室上性心律失常
阿替洛尔(atenolol)	对心脏的 β_1 受体有较大的选择性，但较大剂量对血管及支气管平滑肌的 β_2 受体也有作用。降压作用持续时间较长。口服，1 次/d	用于治疗各种程度的高血压
普萘洛尔(propranolol)	为非选择性β受体阻断药。降压作用缓慢，持续时间较长。口服，3～4 次/d	用于各种程度的原发性高血压。高血压伴有心绞痛、偏头痛、焦虑症等

拉贝洛尔 (labetolol)

拉贝洛尔能同时阻断α受体和β受体，其阻断β受体的作用强于阻断 α_1 受体的作用，对 α_2 受体无作用。其通过阻断 α_1、β_1 受体，降低外周血管阻力及心输出量而产生降压作用。用于各型高血压，妊娠高血压、嗜铬细胞瘤、麻醉或手术时高血压。合用利尿药可增强其降压效果。静脉注射或静脉滴注用于高血压急症，如妊娠高血压综合征。大剂量可引起直立性低血压。

卡维地洛 (carvedilol)

卡维地洛能阻断 α_1 受体和β受体。其阻断 α_1 受体，使外周阻力降低而引起血压下降；阻断心脏的 β_1 受体，使心率减慢，从而增加心肌血流灌注、降低耗氧量；阻断外周突触前膜的 β_2 受体，使 NA 释放减少而降低血压；阻断肾小球旁器的 β_1 受体，抑制肾素分泌而抑制 RAS，改善心肌、血管的肥厚及重构。用于治疗轻、中度高血压或伴有肾功能不全、糖尿病的高血压患者；也用于心绞痛、充血性心力衰竭等。不良反应与普萘洛尔相似，但不影响血脂代谢。

六、 α_1 受体阻断药(α_1-recepter blockers)

临床用于抗高血压治疗的 α_1 受体阻断药，具有选择性阻断突触后膜的 α_1 受体，而对 α_2 受体无作用。其能扩张小动脉、小静脉，继而降低心脏前后负荷，缓解心功能；并使立位和卧位血压均下降。降压时伴血浆肾素活性增加，而不增加心率。长期使用后扩血管作用仍存在，但肾素活性可恢复正常。许多患者用药后出现水钠潴留。α_1 受体阻断药最大的优点是降低血压的同时对代谢没有明显的不良影响，长期应用可降低血脂。用于各型高血压治疗，其对轻、中度高血压有明确疗效，与利尿药、β受体阻断药合用可增强其降压作用。主要不良反应为首剂现象(低血压)，一般服用时首次剂量减半，睡前服用，可避免发生。该类药物有：哌唑嗪(prazosin)、特拉唑嗪(terazosin)、多沙唑嗪(doxazosin)。

第三节　其他抗高血压药物

一、 中枢性降压药

中枢性降压药包括可乐定(clonidine)、甲基多巴(alpha-methyldopa)、莫索尼定

(moxonidine)和利美尼定(rilmenidine)等。可乐定降压作用主要通过兴奋延髓孤束核(nucleus, NTS)突触后膜的 α_2 受体和延髓嘴端腹外侧区(rostral ventrolateral medulla, RVLM)的咪唑啉受体(I_1 受体)。而莫索尼定等主要作用于 I_1 受体,甲基多巴则作用于 NTS 的 α_2 受体。本类药物相对不良反应较多且重,临床应用受限,故较少应用。见图 22-1 中枢性降压药的药理作用、临床应用和不良反应。

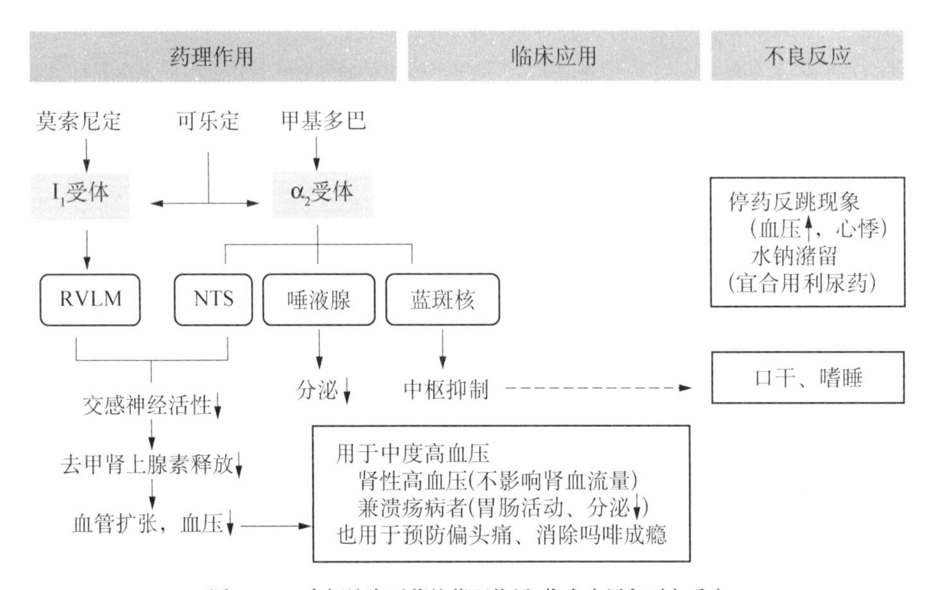

图 22-1 中枢性降压药的药理作用、临床应用和不良反应

注:I_1 受体,咪唑啉受体;NTS,延髓背侧孤束核;RVLM,延髓嘴端腹外侧区

二、血管平滑肌扩张药

血管平滑肌扩张药是 20 世纪 50 年代初用于临床的降压药。由于其降压时常引起心率增加等不良反应,曾一度被临床废用。如肼屈嗪,主要扩张小动脉,对容量血管无明显作用,由于小动脉扩张,引起外周阻力降低而使血压下降。同时通过压力感受器反射,兴奋交感神经,出现心输出量增加、心率加快,而部分对抗了其降压效力;心率增加,从而增加心肌耗氧量,有严重冠状动脉功能不全者易诱发心绞痛。血浆肾素活性增加,导致水钠潴留,又减弱降压效果。故直接扩张血管平滑肌的药物一般不单独用于治疗高血压,仅在利尿药、β 受体阻断药或其他降压药无效时才加用该类药物。

硝普钠(sodium nitroprusside)

【药代动力学】 硝普钠口服不吸收,需静脉滴注给药。给药后 30 s 即出现血压下降,2 min 可获最大效应,停药后 5 min 内血压回升。故可通过调整滴注速度维持血压于所需水平。本品在体内产生的氰化物(CN^-)可被肝脏转化成硫氰化物(SCN^-),经肾排泄。

【药理作用与机制】 硝普钠降压作用强,起效快,维持时间短。直接扩张小动脉、小静脉,导致外周阻力、回心血量减少,继而引起血压下降;同时降低心脏前、后负荷,改善心功能。属硝基扩张血管药，其在平滑肌内代谢产生一氧化氮（NO），NO 可激活鸟苷酸环化酶，促进 cGMP 的形成，从而产生血管扩张作用。

【临床应用】 硝普钠适用于高血压急症、手术麻醉时的控制性降压；也用于高血压合并心衰或嗜铬细胞瘤发作引起的血压升高。

【不良反应与应用注意】 静滴时出现头痛、面部潮红、出汗、心悸、不安等。是由于过度血管扩张和降压所致，调整滴速或停药后可消失。连续大剂量应用会出现 SCN^- 蓄积中毒。可引起甲状腺功能减退。若静滴时间超过 72 h，需检测血中 SCN^- 浓度；若超过 0.12 mg/ml，应减量或停药。

【禁忌证】 肝、肾功能不全者禁用。

三、钾通道开放药（钾外流促进药）

钾通道开放药是近年来发现的一类新型舒张血管平滑肌的药物。主要开放 ATP 敏感性 K^+ 通道，促进钾外流，使细胞膜超极化，Ca^{2+} 内流减少，血管平滑肌舒张，外周阻力降低，血压下降。钾通道开放药包括：吡那地尔（pinacidil）、尼可地尔（nicorandil）、米诺地尔（minoxidil）、二氮嗪（diazoxide）等。这类药物在降压时常伴有反射性心动过速、心输出量增加。能选择性扩张冠状动脉、胃肠道血管和脑血管，而对肾、皮肤血管无扩张作用。若与利尿药和（或）β 受体阻断药合用则可纠正其 H_2O、Na^+、潴留和（或）反射性心动过速的副作用。

米诺地尔（minoxidil）

米诺地尔促进血管平滑肌细胞 ATP 敏感性 K^+ 通道开放，K^+ 外流增加，使小动脉舒张，血压下降。降压作用强、持久，降压时伴心率增加、心输出量增加，合用利尿药、β 受体阻断药可以克服。临床上用于治疗顽固性高血压、肾性高血压。此外，其有促进毛发的生长而治疗秃发。不良反应有水钠潴留、心悸、多毛。

四、去甲肾上腺素能神经末梢阻断药

去甲肾上腺素能神经末梢阻断药主要通过影响儿茶酚胺的储存及释放产生降压作用。如利舍平（reserpine）和胍乙啶（guanethidine）。利舍平作用较弱，不良反应多，目前已不单独应用。

利舍平（reserpine）

利舍平是第 1 个被发现对人类交感神经末梢有直接作用的药物。在 20 世纪 50 年代中期，利舍平的出现使高血压的药物治疗步入了一个新阶段。但因降压作用较弱，且长期应用时易引起抑郁症等不良反应，在国内外已趋淘汰，仅为复方制剂的成分，如复降片。

由于利舍平与囊泡膜呈不可逆性结合，抑制 NA 再摄取，使 NA 被 COMT、MAO 代谢，同时囊泡膜破坏，使囊泡内递质弥散出来被 MAO 代谢，最终导致囊泡内递质耗竭。当神经冲动到达神经末梢时，囊泡内无递质释放，导致交感功能降低，血压下降。利舍平现仅作为药理实验研究的工具药，先用利舍平耗竭神经末梢内儿茶酚胺，再看药物的直接作用。

第四节 抗高血压药物的临床应用原则

一、有效治疗与终身治疗

确实有效的降压治疗，能减少或防止高血压患者心、脑、肾并发症的发生率，降低病死率，延长患者的寿命并提高生活质量。一般认为，经不同日的数次测压，血压仍≥150/95 mmHg即需治疗。如有以下危险因素中的1～2条，血压≥140/90 mmHg则需要治疗。这些危险因素是：年老、肥胖、吸烟、血脂异常、缺乏体力活动、糖尿病等。所谓有效治疗，就是将血压降至140/90 mmHg即达标，高危患者需降至130/80 mmHg，老年人则为150/90 mmHg。由于高血压病因不明，无法根治，专家们认为需终身治疗。

二、个体化选药

由于患者的年龄、性别、疾病程度和是否伴有并发症等存在诸多差异，使高血压发病具有不同类型和个体特征。并由于药物作用靶点受遗传因素影响存在多态性，使患者对降压药物的反应千差万别。基因技术开始应用于指导高血压个体化选择降压药物。通过对疾病基因组和药物基因组分析，基因检测有益于排除疗效不佳及不良反应多的药物，来制订不同类型高血压患者的个体化治疗方案。此外，还应依据不同患者高血压昼夜波动周期，选择服药时间和剂量。

三、平稳降压

大量的流行病学证据显示，血压波动容易导致靶器官损伤和血管事件的发生。血压在24 h内存在自发性波动，这种自发性波动被称为血压波动性（blood pressure variability，BPV）。在血压水平相同的高血压患者中，BPV高者，靶器官损伤严重。短效降压药物常使血压波动增大。每天给药3次，结果血压像过山车一样起伏波动，会损伤靶器官，使药物白吃了，短效药仅用于急救。而真正24 h有效的长效制剂比较好。为此，提倡使用长效制剂。

四、联合用药

降压药物的联合应用常常是有益的。对于接受一种药物治疗而血压未能控制者有3种可能的对策：①增加药物的剂量。可能降压作用不一定增强而不良反应却增加，除非患者起始用药剂量较小。②换用另一类药。假如第2个药再无效的话，很容易导致患者的顺应性降低或失去信心。③联合用药。有研究表明，血压控制良好的患者中有2/3是联合用药。联合用药的原则是将作用机制不同的药物联合应用，其目的是协同增强降压效果，抵消彼此的不良反应。目前常用的4类药物（利尿药、二氢吡啶类CCBs、ACEIs/ARBs和β受体阻断药）中，任何两类药物的联用都是可行的。其中又以二氢吡啶类CCBs＋β受体阻断药和ACEIs/ARBs＋CCBs的联用效好。如果两药联用仍无效，则三联用药，即在二联用药基础上加用直接扩血管药或钾通道开放药。

目前为便利患者服用，临床已有多种新型的复方制剂如：缬沙坦氢氯噻嗪、缬沙坦氨氯地平、培哚普利氢氯噻嗪等，这些制剂都是以最适合搭配的种类按固定剂量组合成一片药。因此，降压效果较好，对于需要联合用药的患者应提倡使用。

（韩桂珍）

参考文献

1. 苏定冯. 第 18 章　治疗高血压药. //杨宝峰. 基础与临床药理学. 第 2 版. 北京：人民卫生出版社，2014. 184 - 203.
2. 罗丹，胡长平. 第 23 章　抗高血压药. //袁秉祥，臧伟进. 图表药理学. 北京：人民卫生出版社，2014.
3. Hilal-Dandan，Randa. Chapter 26. Renin and Angiotensin. //Brunton，Laurence L，Chabner，et al. Goodman & Gilman's The Pharmacological Basis of Therapeutics，12e. New York，NY：McGraw-Hill，2011.
4. Michel，Thomas and Hoffman，Brian B. Chapter 27 Treatment of Myocardial Ischemia and Hypertension. //Brunton，Laurence L，Chabner，Bruce A，et al. Goodman & Gilman's The Pharmacological Basis of Therapeutics，12e. New York，NY：McGraw-Hill；2011.

第二十三章 抗慢性充血性心力衰竭药

心力衰竭(heart failure, HF)是指各种病理因素导致心功能不全的一种临床综合征,常伴有体循环和(或)肺循环淤血,故也称为充血性心力衰竭(congestive heart failure, CHF),又称慢性心功能不全。目前,临床上"心功能不全"常表示尚未出现临床症状,但心脏收缩和舒张功能已不正常。

心力衰竭可分为两类。大部分情况下,心肌收缩力下降致心输出量不足,器官、组织血液灌流不足,同时出现体循环和(或)肺循环淤血,称为收缩性心衰;少数情况下,心肌收缩力尚可,但左心室充盈压异常增加,导致肺静脉回流受阻出现肺循环淤血,称为舒张性心衰。

第一节 CHF 的病理生理学及治疗 CHF 药物的分类

一、CHF 时心肌功能和结构变化

发生心力衰竭后,心脏的功能和结构会发生病理性变化。结构变化包括心肌细胞肥大、凋亡、细胞外基质(extra cellular matrix, ECM)异常增加及心肌组织纤维化等变化,导致心肌肥厚与重构(remodeling),心腔扩大。心肌受损会引起心脏收缩或舒张障碍,收缩障碍会出现心肌收缩力减弱,心输出量减少,射血分数明显下降,动脉输血及组织灌流不足;舒张障碍使得心室舒张不协调、顺应性降低,出现体循环和(或)肺循环淤血。两者最大的区别在于后者射血分数下降不明显,甚至可维持正常。

二、CHF 时神经内分泌变化

CHF 会引起一系列全身性和局部性的神经-体液调节变化,主要有以下(图 23-1)。

1. **交感神经激活** CHF 初期,交感神经系统活性增高,起到一定的代偿作用,但长期激活会产生高浓度儿茶酚胺,直接导致心肌细胞凋亡、坏死,病情恶化。此外,还会增加心肌后负荷,促进心肌肥厚,诱发心律失常甚至猝死。

2. **肾素-血管紧张素-醛固酮系统(renin-angiotensin-aldosterone system, RAAS)激活** 肾血流量减少导致 RAAS 激活,同交感神经系统一样,早期也有一定的代偿作用,但 RAAS 长期激活会致血管紧张素Ⅱ生成增多,使全身小动脉强烈收缩;促使肾上腺皮质释放醛固酮而致水钠潴留、低钾;促进多种生长因子基因的表达。这些共同导致外周阻力增加、心脏后负荷增加等,加速心肌及血管重构,使病情恶化。

3. **其他** 内分泌激素与生理活性物质。除了上述两种主要变化外,还有精氨酸升压素

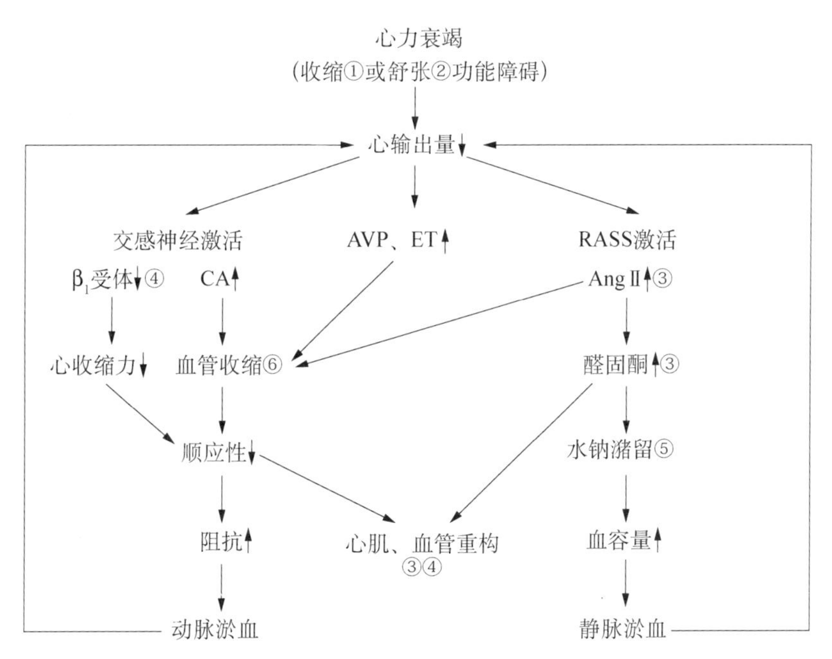

图 23-1　心力衰竭神经内分泌变化

(arginine vasopressin, AVP)的释放、内皮缩血管肽(endothelin, ET)、肿瘤坏死因子(tumor necrosis factor, TNF)、心房利钠肽(atrial natriuretic peptide, ANP)和脑利钠肽(brain natriuretic peptide, BNP)、内皮细胞舒张因子(endothelium derived relaxing factor)、肾上腺髓质素(adrenomedullin, ADM)等在 CHF 时均有不同程度的增加。

三、CHF 时心肌 β 肾上腺素受体信号转导的变化

CHF 时出现最早的是交感神经系统的激活，交感神经系统的长期激活会导致心肌 β 受体信号发生变化，主要有 β_1 受体数目下调，以减轻去甲肾上腺素对心肌的损害，使 β_1 受体与兴奋性 Gs 蛋白脱偶联或减敏、G 蛋白偶联受体激酶(GRKs)活性增加，导致心肌收缩功能障碍。

四、CHF 药物治疗的演变

自 20 世纪现代药理学开创以来，对于心衰发生、发展机制的认识和用药的演变主要经历了以下几个阶段。

1. 心-肾机制阶段　20 世纪 40～60 年代人们认为 CHF 的根本病变在心脏，水肿的消除代表心衰症状得到缓解。这些基本观点目前仍然具有重要的理论意义和临床意义。此阶段主要治疗药物有洋地黄类正性肌力药和利尿剂。

2. 心脏-外周循环机制阶段　这一阶段提出心衰不仅是因为心脏本身的心肌损伤，还有周围小动静脉的异常收缩，导致的血流动力学紊乱。这一时期除洋地黄类正性肌力药和利尿剂继续应用外，血管扩张剂和非洋地黄类正性肌力药也得到了应用，形成心衰治疗三部曲

"强心、利尿、扩血管"。

3. 神经-体液机制阶段 20世纪80年代后期研究发现，在HF的发生、发展过程中不仅有血流动力学紊乱，神经内分泌和细胞因子的激活起重要作用，尤其是交感神经系统(sympathetic nervous system, SNS)和肾素-血管紧张素-醛固酮系统(RAAS)。明确了心肌重构是HF发生、发展的根本机制，而神经内分泌和细胞因子系统的激活对心肌重构起着重要的促进作用，心肌重构的加重又进一步激活神经内分泌和细胞因子系统，如此形成恶性循环。

由于对HF发生、发展机制的进一步认识，以及近年来循证医学的发展，使HF的治疗理念有了根本性转变，即从短期血液动力学和药理学措施转变为长期的修复性策略，目的是改变衰竭心脏的生物学性质，以改善心衰患者的症状和提高生活质量，同时延缓疾病进程，降低病死率。故阻滞神经激素、阻断心肌重构的恶性循环成为治疗心衰的关键环节，所用药物主要有血管紧张素转换酶抑制剂(ACEI)、β受体阻断药、利尿剂、洋地黄类(地高辛)及非洋地黄类正性肌力药、血管紧张素受体拮抗剂(ARB)和醛固酮拮抗剂等。

五、治疗CHF药物的分类

根据药物的作用及作用机制，将治疗CHF的药物分为以下几类：

1. 强心苷类 地高辛、洋地黄毒苷、毒毛花苷K等。

2. RAAS抑制药

(1) ACEI：卡托普利、依那普利等。

(2) ARB：氯沙坦、缬沙坦等。

(3) 醛固酮受体阻断药：螺内酯、依普利酮等。

3. 利尿药 呋噻米、氢氯噻嗪、托拉塞米等。

4. β受体阻断药 卡维地洛、美托洛尔、比索洛尔等。

5. 扩血管药 硝普钠、硝酸异山梨酯、肼屈嗪、哌唑嗪等

6. 其他 非苷类正性肌力药：磷酸二酯酶抑制药(米力农等)；钙增敏药(匹莫苯等)及β受体激动药(多巴酚丁胺、异波帕胺等)。

第二节 常用治疗CHF的药物

ACEI和ARB是目前治疗心衰的重要进展，作为心衰治疗一线药物在临床广泛应用。此外，利尿药、β受体阻断药及强心苷类药物也应用较多，扩血管药物、非苷类正性肌力药、钙通道阻滞药也有部分应用(表23-1)。

一、RAAS抑制药

基础研究和大规模、多中心的临床试验都证明RAAS抑制药能够防止和逆转心室重构，提高心脏及血管顺应性，降低病残率和病死率。

表 23-1　常用治疗 CHF 药物

药物	临床应用	不良反应/注意事项
正性肌力药	强心苷：收缩性心功能障碍为主、某些心律失常 儿茶酚胺类：强心苷反应不佳或禁忌、伴有心率减慢或传导阻滞患者 磷酸二酯酶抑制药：主要用于短时间支持疗法，对强心苷、利尿药及血管扩张药反应不佳者	强心苷：心脏反应，主要有心律失常、传导阻滞、心动过缓。胃肠道反应。中枢神经系统反应。 儿茶酚胺类：易引起心率加快和心律失常。 磷酸二酯酶抑制药：各个药物不尽相同
血管紧张素转化酶抑制剂（ACEI）及 ARB	CHF 伴有缺血心脏病、糖尿病、肾病 CHF 基础用药，合用利尿药、地高辛 防止和逆转心肌肥厚、延缓早期心功能不全进展、延缓 CHF 的发生	
β 受体阻断剂	主要用于扩张型心肌病及缺血性 CHF	对于心肌病 CHF 疗效最好，需长期应用（平均奏效时间 3 个月），应从小剂量开始，临床常合用利尿药、ACEI 和地高辛作为基础治疗措施。 对于严重心动过缓、左心室功能减退、明显房室传导阻滞、低血压和支气管哮喘者慎用或禁用
利尿药	CHF 伴水肿、充血和淤血	电解质紊乱（噻嗪类→K^+↓） 糖脂代谢紊乱 耳毒性
扩血管药物	硝酸酯类：CHF 并发冠心病、肺淤血症、肺动脉楔压增高 肼屈嗪：肾功能不全或对 ACEI 不能耐受患者 硝普钠：急性肺水肿或高血压危象 CHF 患者	头痛 面红 心悸

1. ACEI　临床常用的 ACEI 主要有：卡托普利（captopril）、依那普利（enalapril）、西拉普利（cilazapril）、贝那普利（benazapril）等，作用基本相似。

【药理作用与机制】　ACEI 通过抑制循环和组织中的 ACE 活性，降低 Ang Ⅱ 含量，减少醛固酮释放；同时减慢缓激肽的降解，使缓激肽含量增高而发挥抗 HF 作用。

降低外周血管阻力降低心脏后负荷，降低 Ang Ⅱ 含量和增加缓激肽含量，发挥扩血管和降低心脏后负荷作用。

(1) 减少醛固酮生成：减轻水钠潴留，降低心脏前负荷。

(2) 抑制心肌及血管重构：有效防止或逆转心肌及血管重构，提高心血管顺应性，降低病死率。

(3) 改善血流动力学紊乱：降低全身血管阻力，心输出量增加，改善心脏的舒张功能，降低室壁张力，降低肾血管阻力，增加肾血流量。

(4) 降低交感神经活性：通过其抗交感作用进一步改善心功能。

【临床应用】

(1) 治疗心衰：对各阶段心力衰竭患者均有作用，包括无症状左室收缩功能异常及重度 HF 患者。延缓心力衰竭的发生，改进生活质量，防止和逆转心肌肥厚，降低病死率。

(2) 治疗高血压：适用于各型高血压治疗。常用药物有卡托普利、依那普利、贝那普利等。

【不良反应】

详见第21章。

2. **血管紧张素Ⅱ受体拮抗药** 该类药物可阻断Ang Ⅱ与AT_1受体的结合，拮抗Ang Ⅱ对心血管系统的生物学作用，缓解HF患者症状，预防或逆转心血管重构。与ACEI比较，不良反应较轻，很少引起干咳及血管神经性水肿。临床主要用于高血压治疗；亦可作为HF患者不能耐受ACEI的替代药物。

常用药物有氯沙坦（losartan）、缬沙坦（valsartan）、厄贝沙坦（irbesartan，及坎地沙坦（candesartan）等。

3. **抗醛固酮药** 常用药物有螺内酯（spironolactone，安体舒通）。

该类药物通过阻断醛固酮受体，抗醛固酮在HF过程中的不良影响，从而发挥其对心脏、血管、脑、肾等靶器官的保护作用。须注意的是，单用螺内酯仅能发挥较弱的作用，但在常规药物治疗的基础上加用螺内酯，能显著改善症状，降低病死率及室性心律失常的发生率。

二、利尿药

利尿药促进Na^+、水排泄，减少血容量，降低心脏前负荷，消除或缓解外周及肺水肿，有利于改善心功能。利尿药作用机制不同，作用特点及适应证也不尽相同，应根据HF病情进行合理选药。

轻度CHF可单用中效噻嗪类利尿药，如氢氯噻嗪（hydrochlorothiazide）；中度CHF可口服高效利尿药如呋塞米（furosemide）或与其他利尿药合用，如氢氯噻嗪或螺内酯；重度CHF、慢性CHF急性发作及急性肺水肿时，需静滴呋塞米，并加用螺内酯，在拮抗醛固酮水平的同时增强利尿效果及防止失钾，还防止心血管重构；而严重CHF伴腹水者，利尿药常与ACEI及地高辛合用。

大剂量利尿药因减少有效循环血量，降低心输出量，故可加重HF。利尿药引起的电解质紊乱，如低钾血症，是CHF诱发心律失常的常见原因之一，与强心苷合用时更易发生。应注意合用保钾利尿药与补充钾盐。

三、β肾上腺素受体阻断药

在CHF药物治疗中，β受体阻断药曾被认为有加重心功能障碍风险。1975年，Wagstein首先报道β受体阻断药对HF治疗作用，报道在早期应用β受体阻断药可缓解CHF症状，改善心脏功能，降低病死率，从而提高生活质量。经数个主要的临床试验证实其疗效后，目前已被推荐为治疗LVEF下降心力衰竭的常规药物。临床常用药物有：卡维地洛（carvedilol）、美洛托尔（metoprolo）、比索洛尔（bisoprolol）等。

【治疗HF的作用机制】

1. **抑制交感神经活性** 抑制过度兴奋的交感神经及过量CA对心血管的毒性作用；上调β_1受体，恢复其对CA的敏感性。

2. **抑制RAAS活性** 抑制RAAS的激活，减少Ang Ⅱ和醛固酮的释放，降低心脏前、后负荷,改善心功能。

3. 抗心肌及血管重构 拮抗 CHF 时过度升高的 CA 对心肌和血管的毒性及降低 RAAS 的兴奋性,阻止心肌细胞凋亡、心肌及血管重构等病理过程。

4. 抗心律失常及抗心肌缺血作用 具有明显抗心律失常及抗心肌缺血作用,后者是其降低 CHF 病死率和猝死的重要机制。

【临床应用】

可用于左心室射血分数(Left ventricular ejection fraction, LVEF)下降的轻、中度 HF 患者,重度心衰稳定后也可应用。尤其适应 CHF 心室率快者。

【注意事项】

(1) 从小剂量开始,逐步递增剂量至最大耐受又不加重病情的剂量;在剂量递增期间,密切监测血压、心率及体重,及时调整剂量。

(2) 长期应用,一般在服药后 3 个月改善心功能,长期坚持服用可提高生存率。

(3) 治疗时必须与常规治疗药物合用,合并应用利尿药、ACEI 和地高辛,作为基础治疗措施。

(4) 以扩张型心肌病 CHF 的疗效最好,急性心力衰竭(HF)、支气管哮喘、严重心动过缓(<60 次/min)或重度房室传导阻滞禁用。

四、强心苷类

强心苷(cardiac glycosides)是一类具有强心的苷类化合物,临床应用的药物有地高辛(digoxin)、洋地黄毒苷(digitoxin)、毛花苷 C(cedilanide)、毒毛花苷 K(strophanthin K)等,其中以地高辛最为常用。

【药代动力学】 强心苷类化学结构相似,作用性质相似,但由于侧链的不同直接影响其作用强弱、快慢、久暂,且生物利用度个体差异较大。洋地黄毒苷脂溶性高,口服吸收完全,起效慢,维持时间久;地高辛口服生物利用度个体差异显著,临床应用时应注意调整剂量。毛花苷丙和毒毛花苷 K 口服不吸收,显效快,维持时间短,需静脉用药。

【药理作用与机制】

1. 正性肌力作用(positive inotropic action) 治疗量的强心苷对心脏有高度选择性,结合并抑制心肌细胞膜上的强心苷受体 Na^+, K^+-ATP 酶,减少 Na^+-K^+ 交换而增强 Na^+-Ca^{2+} 交换,导致心肌细胞内 Ca^{2+} 增加而增强心肌收缩力。

具有以下特点:

(1) 加快心肌纤维缩短速度,使心肌收缩敏捷,舒张期相对延长;

(2) 加强衰竭心肌收缩力,在增加心输出量的同时,并不增加心肌耗氧量,甚至使耗氧量有所降低。

2. 负性频率作用(negative chronotropic action) 治疗量的强心苷对正常心率影响小,而对心率加快及伴有心房颤动的 CHF 患者具有减慢心率作用。其作用与增强心肌收缩力,增加心输出量,从而反射性降低交感神经活动,增强迷走神经张力,抑制窦房结引起心率减慢有关。另外，强心苷可增加心肌对迷走神经的敏感性而减慢心率，故强心苷过量所致的心动过缓和传导阻滞可用阿托品对抗。

3. 影响传导组织和心肌电生理特性 强心苷对传导组织和心肌电生理特性的影响较为复杂，因药物剂量不同及心肌部位和状态而表现各异。治疗剂量强心苷可兴奋迷走神经、心房传导加快、促进 K^+ 外流、房室结传导减慢、降低窦房结自律性及缩短心房和心室动作电位时程和有效不应期，后者是强心苷治疗心房扑动时转为心房颤动的原因；大剂量下，强心苷过度抑制 Na^+，K^+-ATP 酶，使细胞内缺钾，最大舒张电位减小而接近阈电位，使自律性提高，K^+ 外流减少而使动作电位时程和有效不应期缩短。中毒剂量下，可增强中枢交感活动，出现室性心动过速、室性早搏，甚至心室颤动。

4. 其他作用

(1) 对神经和内分泌作用：治疗量可兴奋迷走神经中枢及敏化窦弓压力感受器，减慢心率及房室传导作用；中毒剂量会兴奋催吐化学感受器而引起呕吐；还可降低 CHF 患者血浆肾素活性，进而减少 Ang Ⅱ及醛固酮含量，抑制 RAAS 的过度激活。

(2) 利尿作用：可增加肾血流量和肾小球滤过率，产生间接利尿作用。另外还通过抑制肾小管上皮细胞 Na^+，K^+-ATP 酶，减少肾小管对 Na^+ 的重吸收，促进水和 Na^+ 排出，而产生直接利尿作用。

(3) 对血管作用：强心苷能直接收缩血管平滑肌，使外周阻力升高，因交感神经活性降低作用超过直接收缩血管的效应。因此，外周阻力有所下降，心输出量和组织灌流增加。

【临床应用】

1. 治疗心力衰竭 强心苷对不同病因所致的 CHF 因病情不同而疗效各异。

(1) 对心房纤颤并伴心室率快的心力衰竭疗效最佳；对高血压、瓣膜病、先天性心脏病等导致的心功能不全疗效较好；

(2) 对甲状腺功能亢进、严重贫血所继发的高输出量型 HF 疗效较差，对肺源性心脏病、活动性心肌炎或严重心肌损伤疗效也较差，且易发生中毒；

(3) 对心肌外机械因素如心包填塞、缩窄性心包炎或严重二尖瓣狭窄等引起的 HF 无效；

(4) 对扩张性心肌病、心肌肥厚、舒张性心力衰竭不应选用强心苷，而应首选 ACEI 和 β 受体阻断药。

2. 治疗某些心律失常

(1) 心房纤颤：为首选药物，通过兴奋迷走神经或房室结的直接作用减慢房室传导，阻止过多的心房冲动传向心室，减慢心室频率，从而改善循环障碍。

(2) 心房扑动：为常用药物，通过缩短心房的有效不应期，使心房扑动变为心房颤动，继之发挥其治疗心房颤动的作用。

(3) 阵发性室上性心动过速：在采用压迫颈动脉窦等方法不能起效时，可采用速效类制剂如毒毛花苷 K 等，通过增强迷走神经功能，减慢房室传导，终止阵发性室上性心动过速的发作。

【不良反应及注意事项】 强心苷类药物治疗安全范围小，临床有效量已达中毒量的

60%，加之个体间生物利用度差异较大，极易出现毒性反应，主要表现以下3方面。

1. 胃肠道反应 胃肠道反应是强心苷早期中毒症状。非特异性表现常见有食欲缺乏、恶心、呕吐及腹泻等，但此症状非特异性，应与强心苷用量不足及CHF未被控制所引起的恶心、呕吐相鉴别。

2. 心脏毒性反应 心脏毒性反应是强心苷最严重、最危险的中毒特异性表现。可出现各种类型的心律失常。

(1) 快速型心律失常：室性期前收缩是最常见和最早出现的，也可发生二联律、三联律及室性心动过速，甚至心室颤动。

(2) 房室传导阻滞：与提高迷走神经兴奋性有关，还与高度抑制 Na^+，K^+-ATP酶有关。

(3) 窦性心动过缓：可出现Ⅱ、Ⅲ度房室传导阻滞及窦性心动过缓，重者可致窦性停搏。心率降至60次/min以下作为停药的指征之一。

3. 中枢神经系统反应 中枢神经反应常见头痛、眩晕、疲倦、失眠等，严重者可有谵妄、精神抑郁或错乱等；还可出现黄视、绿视及视物模糊等视觉异常，为强心苷中毒的特异性不良反应，可作为停药指征。

【中毒防治】

1. 预防 可采取以下预防措施：

(1) 根据患者的具体情况制订个体化治疗方案；

(2) 及早发现并消除中毒易发因素：如低血钾、高血钙、低血镁、心肌缺氧、心肌病理状态、电解质紊乱、发热、高龄及合并用药等；

(3) 用药过程中注意观察并监测中毒先兆(停药指征)：如频发室性期前收缩、窦性心动过缓及视觉异常。

2. 治疗

(1) 出现中毒首先停用强心苷和排钾利尿药；

(2) 快速型心律失常应及时补钾，钾离子与强心苷竞争心肌细胞膜上的 Na^+，K^+-ATP酶，减少强心苷与酶的结合，轻者口服氯化钾，重者静脉滴注钾盐，并可选用苯妥英钠、利多卡因等抗心律失常药；

(3) 心动过缓和房室传导阻滞等缓慢型心律失常不宜补钾，因高血钾可加重房室传导阻滞，可选用M受体阻断药阿托品治疗。

(4) 对严重中毒者，可静脉注射对地高辛有强大亲和力的地高辛抗体Fab片段，因其能迅速与地高辛结合，能使其自 Na^+，K^+-ATP酶的结合中解离出来，对解毒有明显效果。

第三节 其他治疗CHF的药物

除上述在临床应用较多的药物之外，还有其他治疗CHF的药物，主要有扩血管药物、非苷类正性肌力药、Ca^{2+} 通道拮抗药。

一、血管扩张药

此类药物能够降低心脏前、后负荷，改善心功能。目前临床仅作辅助疗法以改善临床症状，常与利尿药及强心苷类药物合用，治疗重度和难治性 CHF。主要分为以下几类：

1. 主要扩张小静脉药物 硝酸甘油（nitroglicerin，NTG）和硝酸异山梨酯（isosorbide dinitrate，ISDN），能降低心脏前负荷，缓解肺淤血，主要用于肺静脉高压、肺淤血症状明显的急性 HF。

2. 主要扩张小动脉药物 肼屈嗪（hydrlazine）降低外周阻力，减轻心脏后负荷，增加动脉血流量，缓解组织缺血症状，用于肾功能不全及对 ACEI 不能耐受的 HF，以及伴有高血压、心绞痛及心肌缺血的 HF。

3. 同时扩张小动脉和小静脉药物 哌唑嗪（prazosin）、硝普钠（nitroprusside sodium），降低心脏前、后负荷，用于急性心肌梗死、高血压危象等危重病例。

二、非苷类正性肌力药

非苷类正性肌力药主要有 β 受体激动药、磷酸二酯酶抑制药（phosphodiesterase inhibitor，PDEI）及钙增敏药。此类药物增加病死率，不作为常规用药，主要应用于急性 CHF 支持治疗。

1. β 受体激动药 主要有多巴胺（dopamine，DA）、多巴酚丁胺（dobutamide）及异波帕胺（ibopamine，异布帕明）等。CHF 时交感神经处于激活状态，导致 β_1 受体下调，对此类药的敏感性下降，容易导致心率加快和心律失常，主要用于强心苷类药物反应不佳或禁忌者，更适用于伴有心率减慢或传导阻滞患者。

2. PDEI PDEI 类常用药物有米力农（milrinone）和维司力农（vesnarinone）等药。这类药物通过抑制磷酸二酯酶Ⅲ（PDEⅢ）活性，升高心肌细胞内 cAMP 水平，正性肌力作用和扩张血管双重作用。仅用作对强心苷、利尿药、血管扩张药物反应不佳患者。

3. 钙增敏药 钙增敏药（calcium sensitizers）是新一代非苷类正性肌力药。常用药物有匹莫苯（pimobendan）、硫马唑（sulmazole）等，具有钙增敏及 PDEⅢ抑制作用而正性肌力作用和扩张血管作用。临床试验证明此类药物能改善心功能、减少发作次数、对中度、重度心衰患者有效，且不良反应较低。

第四节 药物治疗 HF 的预期目标

HF 的自然病史是从无症状的左心室功能不全进展至充血性心脏衰竭，这种进展一般需要一段时间（数月、数年或数十年）。引起 HF 进展的机制因人而异。随着心力衰竭的恶化，患者病死率快速增加，但在 HF 的任何阶段都可能会发生猝死，各种并发症也可以导致心力衰竭患者的死亡。

一、HF治疗效果评估

目前对于HF治疗效果的评估体系还并没有定论，不够完全，目前对治疗效果的评估主要有以下几种方法。

1. 美国纽约心脏病学会（NYHA）心功能分级　可用来评价HF治疗后症状的变化。

NYHA心功能分级：Ⅰ级：患者患有心脏病但活动量不受限制，平时一般活动不引起疲乏、心悸、呼吸困难或心绞痛。Ⅱ级：心脏病患者的体力活动受到轻度的限制，静息时无自觉症状，但平时一般活动下可出现疲乏、心悸、呼吸困难或心绞痛。Ⅲ级：心脏病患者体力活动明显限制，小于平时一般活动即引起上述的症状。Ⅳ级：心脏病患者不能从事任何体力活动。静息状态下也出现心衰的症状，体力活动后加重。

2. 6分钟步行试验　可作为评估运动耐力和劳力性症状的客观指标，或评价药物治疗效果。

划分为4个等级：1级少于300 m，2级为300～374.9 m，3级为375～449.5 m，4级超过450 m。级别越低心肺功能越差，达到3级与4级者，评定为心肺功能接近或已达到正常。

3. 超声心动图　射血分数和各心腔大小改变可为评价治疗效果提供客观指标。

4. 利钠肽测定　此种测定能否指导心衰治疗，尚有争论，一般作为评价治疗效果的一种辅助方法。虽然利钠肽水平在治疗过程中下降，可指示病死率和住院率风险均下降，但需注意，某些晚期心衰患者利钠肽水平可能正常，或因肥胖及舒张性CHF存在假性正常的利钠肽水平，可能会做出错误判断。联合多项生物学指标检测的策略可能对指导心衰治疗有益。

5. 生活质量评估　心衰患者的治疗目标之一为改善生活质量（QOL）。QOL评分对住院或非住院心衰患者的生存率有预测价值。QOL量表分为普适性量表和疾病特异性量表。最常用的普适性量表为36条简明健康问卷（SF-36）。疾病特异性量表中较常用的有明尼苏达心衰生活质量量表（MLHFQ）和堪萨斯城心肌病患者生活质量量表。哪种类型量表更适用于慢性心衰患者尚无定论，目前有研究显示SF-36联合MLHFQ可预测心衰患者的短期及长期病死率。

二、心力衰竭的治疗目标

心力衰竭的治疗不应仅限于控制症状，治疗目标应包括：

（1）有效地纠正血流动力学异常、缓解症状；

（2）提高运动耐量、改善生活质量；

（3）防止心肌损害进一步加重、预防心力衰竭进展；

（4）延长寿命、降低病死率。

当然，在心力衰竭的不同临床阶段中，这些目标的相对重要性应有所不同，其治疗方案也要相应有所侧重。应根据患者情况调整药物治疗方案。

此外，需要注意的是心衰的治疗目标不仅是改善症状，提高生活质量，更重要的是针对心肌重构的机制，防止和延缓心肌重构的发展，从而降低心衰的病死率和住院率。

（刘新华）

参考文献

1. 杨宝峰. 药理学. 北京：人民卫生出版社，2013.
2. 金有豫，汤光. 新编药物学. 北京：人民卫生出版社，2011.
3. 袁秉祥，藏伟进. 图表药理学. 北京：人民卫生出版社，2010.

第二十四章　抗动脉粥样硬化药

动脉粥样硬化(atherosclerosis, AS)是一种慢性炎症过程,主要发生在冠状动脉、脑动脉和主动脉,是缺血性心脑血管疾病的主要病理学基础。其特点是动脉管壁增厚变硬、失去弹性和管腔缩小,由于在动脉内膜上积聚的脂质外观呈黄色粥样,因此称为动脉粥样硬化。防治动脉粥样硬化是防治心血管疾病的重要措施。用于防治动脉粥样硬化的药物称为调血脂药(lipid regulating drugs)和抗动脉粥样硬化药(antiatherosclerotic drugs)。

第一节　调 血 脂 药

血浆中所含的脂类称为血脂,包括胆固醇(cholesterol, CH)、甘油三酯(triglyceride, TG)、磷脂(phospholipid, PL)和游离脂肪酸(free fatty acid, FFA)等。总胆固醇(TC)是指胆固醇酯(cholesteryl ester, CE)和游离胆固醇(free cholesterol, FC)两者相加。

血脂与载脂蛋白(apoprotein, Apo)结合形成脂蛋白(lipoprotein, LP),是脂类在血液中存在、转运及代谢的形式。脂蛋白分为高密度脂蛋白(high density lipoprotein, HDL)、低密度脂蛋白(low density lipoprotein, LDL)、极低密度脂蛋白(very low density lipoprotein, VLDL)和乳糜微粒(chylomicron, CM),还有 VLDL 在血浆中的代谢物,中间密度脂蛋白(intermediate density lipoprotein, IDL)。

各种脂蛋白在血浆中都有基本恒定的浓度以维持相互间的平衡,如果比例失调就会导致脂代谢失常,是引起动脉粥样硬化的重要因素。能降低 LDL、VLDL、TC、TG 或升高 HDL 的药物称为调血脂药。调血脂药有调节异常的血脂代谢,抗动脉粥样硬化的作用。

对血脂异常者,首先要调节饮食,戒烟酒并加强锻炼。如血脂仍不正常,再用药物治疗。

一、主要降低 TC 和 LDL 的药物

本类药物包括他汀类、胆汁酸结合树脂等。

他汀类(statins)

他汀类又称羟甲基戊二酸单酰辅酶 A(3 - hydroxy - 3 - methylglurary1 CoA, HMG - CoA)还原酶抑制剂。最早是从真菌培养液中提取而得,现有人工合成品,是目前治疗高胆固醇血症的主要药物。常用的他汀类药物包括:洛伐他汀(lovastatin)、辛伐他汀(simvastatin)、普伐他汀(pravastatin)、氟伐他汀(fluvastatin)、阿托伐他汀(atorvastatin)等(图 24 - 1)。

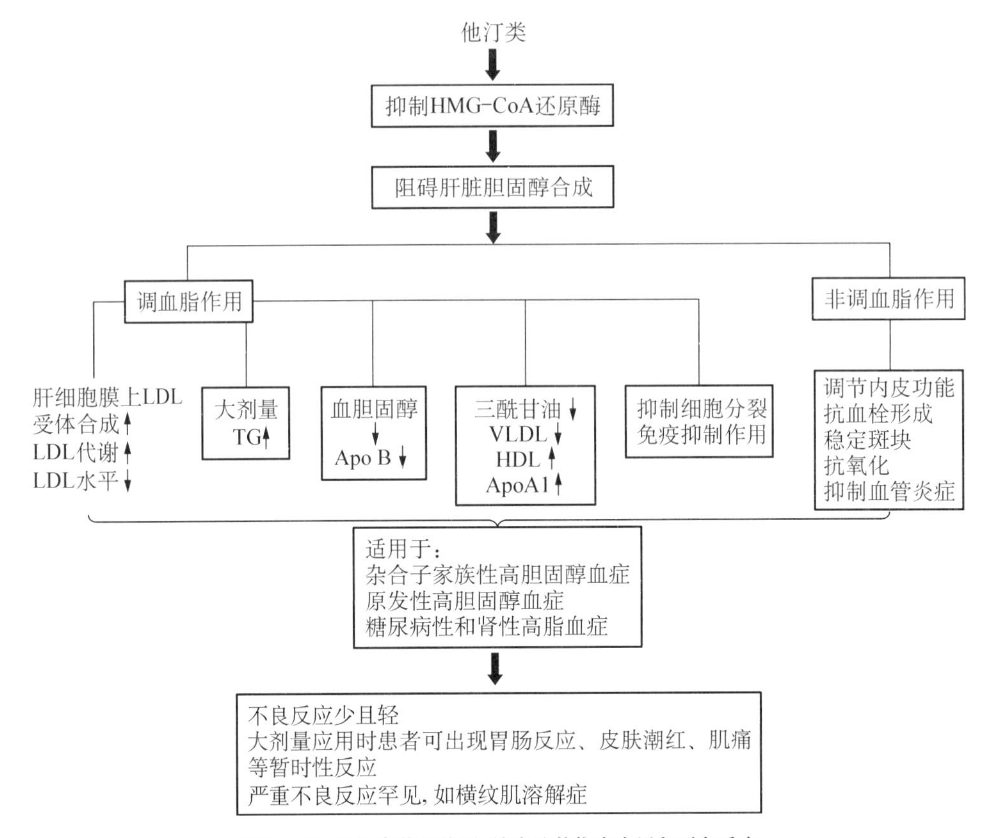

图 24－1　他汀类药物作用、效应及其临床应用和不良反应

【药代动力学】 他汀类药物口服吸收迅速，除氟伐他丁生物利用度稍高外，多数药物首关消除作用明显。洛伐他汀和辛伐他汀均为前体药物，需在肝脏内将内酯打开才转化成活性物质。除普伐他汀外，大多数他汀类与血浆蛋白结合率较高。药物大多经肝脏肝药酶代谢转化，主要经胆汁从粪便排泄，少量经肾脏排泄。

【药理作用与机制】

1. 调节血脂 他汀类能明显降低血浆 TC 和 LDL－C。如与胆汁酸结合树脂合用，作用更强，也使 VLDL 明显下降，对 TG 作用较弱，可使 HDL－C 上升。主要抑制肝脏合成胆固醇的限速酶 HMG－CoA 还原酶活性，从而阻断 HMG－CoA 向羟甲基戊二酸转化，使肝内胆固醇合成减少。

2. 非调血脂作用 他汀类还具有调节血管内皮功能、抗血栓形成、抑制血管平滑肌的增殖和迁移、稳定斑块、抗氧化、减轻动脉粥样硬化过程的炎症反应等作用。

【临床应用】 他汀类药物主要用于高胆固醇血症为主的高脂血症，是伴有胆固醇升高的Ⅱ、Ⅲ型高脂蛋白血症的首选药。多数对纯合子家族性高脂血症无效，而阿托伐他汀对该类型高胆固醇血症有效。此外，本类药物还可用于肾病综合征、血管成形术再狭窄、预防心脑血管急性事件、治疗骨质疏松症及缓解器官移植后的排异反应。

【不良反应与注意事项】 他汀类药物不良反应少且轻。大剂量应用时患者可出现胃肠反应、皮肤潮红、肌痛等暂时性反应。少数患者可有无症状性转氨酶、磷酸肌酸激酶升高，停药可恢复。偶有横纹肌溶解症。与苯氧酸类、烟酸、红霉素、环孢素合用可增加横纹肌溶解症的发生率或使其加重。老年人应减量，肝病史者慎用，孕妇、哺乳期妇女、肝、肾功能异常者禁用。

他汀类药物作用、药理作用及其临床应用和不良反应详见表 24－1。

表 24－1　他汀类药物、药理作用、临床应用和不良反应

药物类别	代表药物	药理作用	临床应用	不良反应
他汀类	洛伐他汀	抑制 HMG－CoA 还原酶	高胆固醇血症	肝功能减退、肌病
胆酸结合树脂类	考来烯胺	阳离子交换树脂→吸附肠内胆酸→阻断胆酸肝肠循环	家族性杂合子高脂蛋白血症	胃肠道反应；长期应用引起脂肪痢或高氯性酸血症
贝特类	非诺贝特	降低血浆 TG、VLDL－C、TC、LDL－C，升高 HDL－C	Ⅱb、Ⅲ、Ⅳ型高脂血症；2 型糖尿病的高脂血症	肝功能减退、肌病
烟酸类	烟酸	降低 TG、LDL－C 和 LP(a)水平，同时升高 HDL－C 水平	Ⅰ型以外的各型高脂血症	胃肠道刺激；皮肤干燥或棘皮症
抗氧化剂类	普罗布考	阻断脂质过氧化，减少脂质过氧化物；抑制 HMG－CoA 还原酶，血浆 LDL－C 水平降低；提高 HDL 数量和活性	各型高胆固醇血症	胃肠道反应
多不饱和脂肪酸	ω－3 型多烯脂肪酸	调血脂作用：TG 降低，TC、LDL 升高；改善血液流变学	高甘油三酯血症	
黏多糖和多糖类		保护动脉内皮	缺血性心脑血管疾病	

胆汁酸结合树脂

胆汁酸结合树脂包括考来烯胺(cholestyramine，消胆胺)、考来替泊(colestipol)。此类药物均为碱性阴离子交换树脂，不溶于水，在肠道内不被吸收，不易被消化酶破坏。

【药理作用及作用机制】

本类药物可降低血浆 TC 和 LDL－C 浓度，但 HDL 几乎无改变，对 TG 和 VLDL 的影响较小。

本类药在肠道内与胆汁酸络合，使胆固醇向胆汁酸转化的限速酶处于激活状态，肝中胆固醇转化为胆汁酸增多；肝内胆固醇降低可使肝细胞表面 LDL 受体数量增多，促使血浆中 LDL 向肝内转移，导致血浆 TC 和 LDL－C 浓度降低；本类药物可增加 HMC－CoA 还原酶活性，肝脏胆固醇合成增多。因此与 HMC－CoA 还原酶抑制合用，有协同降脂作用。

【临床应用】

临床适用于Ⅱa 型高脂血症，4～7 天起效，2 周内达最大效应，使血浆 LDL、TG 浓度明显降低。对纯合家族性高脂血症因患者肝表面缺乏 LDL 受体功能，本类药物无效。

【不良反应】　本类药物有特别的气味，故会有胃肠道刺激症状如嗳气、腹胀、食欲缺乏、便秘等。长期应用可引起脂肪痢或高氯性酸血症等。

二、主要降低 TG 和 VLDL 的药物

本类药物包括贝特类和烟酸。

贝特类（fibrates）

贝特类(fibrates,苯氧芳酸衍生物)药物氯贝丁酯(安妥明,clofibrate)是最早的贝特类药物,因有严重的不良反应现在已少用。目前应用的新型贝特类药物有吉非贝齐(gemfibrozil)、苯扎贝特(bezafibrate)、非诺贝特(fenofibrate)、环丙贝特(ciprofibrate)等。

【药代动力学】 口服吸收快且完全,在血液中与血浆蛋白结合率高,半衰期短。大部分药物经肝脏代谢后,以葡萄糖醛酸结合物形式经肾排出。

【药理作用】 本类药物既有降低血浆 TG、VLDL－C、TC、LDL－C,升高 HDL－C 的作用,也有抗凝血、抗血栓和抗炎作用等,共同发挥抗动脉粥样硬化作用。

【临床应用】 主要用于原发性 TG 血症,对Ⅲ型高脂蛋白血症和混合型高脂蛋白血症有较好的疗效,亦可用于 2 型糖尿病的高脂蛋白血症。

【不良反应及注意事项】 贝特类药物不良反应较轻,耐受性良好。不良反应主要为消化道反应,少数患者有肝功能损伤,其次为乏力、头痛、阳痿、皮疹等。肝胆疾病患者、孕妇、儿童及肾功能不全者禁用。

烟酸(nicotinic acid)

【药理作用】 大剂量烟酸可降低 TG 和 VLDL 水平,同时升高 HDL 水平。

【临床应用】 广谱调血脂药,对Ⅱb 和Ⅳ型疗效最好。与他汀类或贝特类联用,可提高疗效。

【不良反应】 常见不良反应有胃肠道刺激症状如皮肤潮红、恶心、呕吐、腹泻、腹胀等。长期应用可致皮肤干燥、色素沉着或棘皮症。大剂量可引起血糖升高、肝功能异常等。

阿西莫司(acipimaox)

阿西莫司为烟酸衍生物,药理作用类似烟酸,可抑制脂肪酸分解,减少游离脂肪酸的释放,抑制甘油三酯在肝中合成;抑制 LDL、VLDL 的合成,加速 LDL 的分解;并可升高 HDL。具有广谱调血脂作用,对Ⅱ、Ⅲ、Ⅳ、Ⅴ型高脂血症均有效。不良反应少而轻,肾功能不全者减量使用,溃疡患者禁用。

三、降低 Lp(a)的药物

血浆 Lp(a)升高是动脉粥样硬化的独立危险因素,研究表明降低其水平可防治动脉粥样硬化。烟酸(nicotinic acid)及其异构体阿昔莫司(acipimox)可降低血浆 Lp(a)水平,但疗效不确切。

第二节 抗 氧 化 剂

氧自由基(oxygen free radical)在动脉粥样硬化的发生和发展中发挥重要作用。氧化型

LDL(ox-LDL)影响动脉动脉粥样硬化发生和发展的多个过程。防止氧自由基对脂蛋白的氧化修饰已成为阻止动脉粥样硬化发生和发展的重要措施。此类药物有普罗布考(probucol)和维生素 E(vitamine E)。

普罗布考(probucol)

【药代动力学】 口服吸收低于 10%,且不规则,进餐时服用可增加吸收。进入体内后主要分布于脂肪组织和肾上腺。血清中普罗布考 95%分布于脂蛋白的疏水核。主要经粪便排出 90%,2%经尿排泄。

【药理作用与作用机制】 普罗布考进入体内被氧化为普罗布考自由基,阻断脂质过氧化,减少脂质过氧化物(lipid peroxidates, LOP)的产生;同时能抑制 HMG-CoA 还原酶,使胆固醇合成减少,血浆 LDL-C 水平降低;提高 HDL 数量和活性,使胆固醇逆转运清除加快。该药的抗氧化和调血脂作用共同发挥抗动脉粥样硬化作用。

1. **抗氧化作用** 抑制 ox-LDL 的生成及其引起的一系列病变过程。

2. **调血脂作用** 对血浆 TG 和 VLDL 一般无影响,使血浆 TC 和 LDL-C 下降,而 HDL-C 及 Apo A_1 同时明显下降,与他汀类或胆汁酸结合树脂联用,可增加调血脂作用。

3. **对动脉粥样硬化病变的影响** 较长期应用可使冠心病发病率降低,已形成的动脉粥样硬化病变停止或消退。

【临床应用】 用于各型高胆固醇血症。

【不良反应】 一般少而轻,主要为胃肠道反应,如恶心、腹泻、腹痛等,偶有肝功能异常、高血糖、血小板计数减少等。服药期间应注意心电图变化,不应于延长 Q-T 间期的药物同时使用。孕妇、儿童、近期心肌损伤者禁用。

第三节　多烯脂肪酸(polyenoic fatty acids)

多烯脂肪酸(polyenoic fatty acids)又称多不饱和脂肪酸(polyunsaturated fatty acids, PUFAs),根据第 1 个不饱和键在脂肪酸链中开始出现的位置,分为 n-3(或 ω-3)型,在海洋生物藻、鱼、贝壳类中含量较高,适用于高 TG 性高脂血症,对心肌梗死患者的预后有明显改善;及 n-6(或 ω-6)型在植物油中含量较高,降脂作用弱。

n-3 包括二十碳五烯酸(epicosapentaenoic asid, EPA)和二十二碳六烯酸(docosahexaenoic acid, DHA)。有明显的调血脂作用,降低 TG 及 VLDL-TG 的作用较强,升高 HDL-C,明显升高 HDL。同时还具有抗血小板聚集、抗血栓形成;抑制血管平滑肌的增殖和迁移;改善微循环等非调血脂作用。n-6 主要来源植物油,有亚油酸(linoleic acid, LA)和 γ-亚麻酸(γ-linolenic, γ-LNA),用于防治冠心病及心肌梗死等,但作用较弱。

第四节 黏多糖和多糖类

黏多糖是由氨基己糖或其衍生物与糖醛酸构成的二糖单位多次重复组成的长链，典型代表为肝素。肝素具有降低 TC、LDL、TG、VLDL、升高 HDL，保护动脉内皮，阻滞血管平滑肌的增殖迁移，抗血栓形成等作用。

（刘新华）

参考文献

1. 杨宝峰. 药理学. 北京：人民卫生出版社，2013.
2. 金有豫，汤光. 新编药物学. 北京：人民卫生出版社，2011.
3. 袁秉祥，藏伟进. 图表药理学. 北京：人民卫生出版社，2010.

第二十五章　抗心绞痛药

心绞痛(angina pectoris)是指因冠状动脉粥样硬化或痉挛导致心脏局部供血不足，引起心肌急剧的暂时缺血、缺氧综合征。心绞痛主要表现为阵发性的胸骨后压榨性疼痛并向左上肢放射。临床处理不及时或病情严重者可能发展为心肌梗死。心绞痛的主要病理生理机制是由于心肌需氧与供氧失去平衡，这种不平衡可能是心肌氧需求增加或心肌氧供应减少所致。心肌需氧量大于供氧量可引起心肌暂时性缺血缺氧，代谢产物(乳酸、丙酮酸、组胺、类似激肽样多肽等)聚积于心肌组织，刺激心肌自主神经传入纤维末梢引起疼痛。心肌供氧主要取决于冠状动脉血流量和心肌血流分布，而心肌耗氧取决于心肌收缩力、心率、心室壁肌张力等。

临床上一般将心绞痛分为 3 种类型：

1. 稳定型心绞痛(stable angina pectoris)　稳定型心绞痛也称劳力性心绞痛，由劳累、情绪波动或其他增加心肌耗氧量的因素所诱发，病变为冠状动脉粥样硬化斑块所致动脉狭窄。

2. 不稳定型心绞痛(unstable angina pectoris)　不稳定型心绞痛不定时发作，由于动脉斑块破裂，导致血小板的黏附聚集，冠脉流量减少，叠加的血栓可能导致血流的完全中断。根据临床表现分为以下 3 种：①静息型心绞痛、②初发型心绞痛、③恶化型心绞痛。

3. 变异型心绞痛(variant angina pectoris)　变异型心绞痛为不稳定型心绞痛特殊类型，主要是指由于局部或弥漫性冠脉痉挛，从而导致冠脉流量减少。

目前，临床常用的抗心绞痛药(antianginal drugs)按作用机制分为 3 类：硝酸酯类、β肾上腺素受体阻断药、钙通道阻滞药。这些药物可以通过降低心肌耗氧量或扩张冠状动脉改善心肌的缺血和缺氧。此外，血小板的聚集、血栓的形成、冠状动脉粥样硬化斑块的改变等也是诱发不稳定心绞痛的重要因素。因此，临床应用抗血小板药、抗血栓药、调血脂药及血管紧张素Ⅰ转化酶抑制药也有助于心绞痛缓解。影响心肌耗氧和供氧的主要因素及常用抗心绞痛药物的作用靶点见图 25-1。

第一节　硝酸酯类

常用的硝酸酯类药有：硝酸甘油(nitrogl ycerin)、硝酸异山梨酯(isosorbide dinitrate，消心痛)、单硝酸异山梨酯(isosorbide-5-monoitrate)等。硝酸酯类药物于 1867 年开始用于临床，已有百余年历史。具有起效快、疗效确切、经济和方便等特点，至今仍是防治心绞痛的

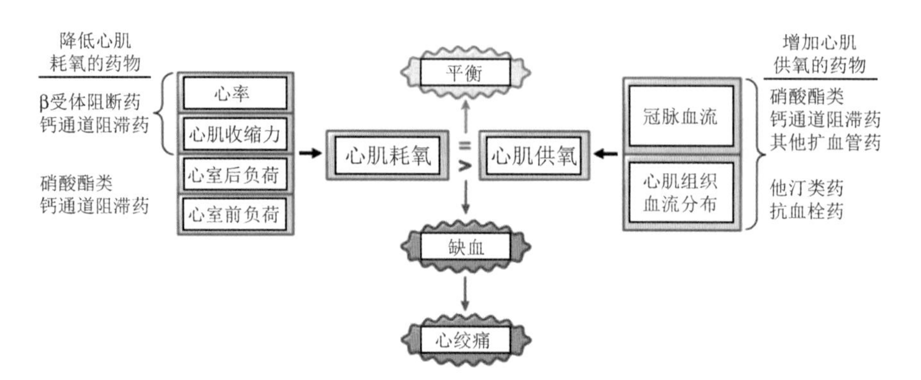

图 25－1　影响心肌耗氧和供氧的主要因素及常用抗心绞痛药物的作用靶点

（自 Brunton，et al，2011[1]）

最常用药物。

【药代动力学】　硝酸甘油口服首关消除明显，生物利用度低，约为 8%，故不宜口服。舌下含服易经口腔黏膜吸收，可避免首关消除效应，生物利用度可达 80%，含服后 1～2 min 起效，作用持续 20～30 min，$t_{1/2}$为 2～4 min，药物亦可经皮肤吸收。硝酸甘油主要在肝脏代谢，代谢物从肾脏排出。

硝酸异山梨酯口服生物利用度为 22%，舌下给药生物利用度为 30%～58.8%，口服时 15～40 min 起效，作用可维持 4～6 h，口服及舌下含服的 $t_{1/2}$分别为 4 h 和 1 h，其代谢途径同硝酸甘油。

单硝酸异山梨酯口服吸收迅速而完全，无肝脏的首关消除效应。口服后血药浓度高，$t_{1/2}$为 4～5 h，作用可维持 8 h。药物脱硝后形成异山梨醇和右旋山梨醇由尿排出。

【舒张血管的作用机制】　硝酸酯类在血管平滑肌内经谷胱甘肽转移酶的催化释放出一氧化氮（NO），NO 与其受体（可溶性鸟苷酸环化酶活性中心的 Fe^{2+}）结合后激活鸟苷酸环化酶（guanylyl cyclase，GC），增加细胞内第二信使 cGMP 的含量，进而激活 cGMP 依赖的蛋白激酶，减少细胞内钙的释放及外钙内流，导致细胞内钙减少，使肌球蛋白轻链去磷酸化而松弛血管平滑肌（图 25－2）。硝酸酯类作用机制与血管内皮细胞释放的扩血管物质——血管内皮舒张因子（endothelium derived relaxing factor，EDRF）相同，但硝酸酯类药物本身即是 NO 的供体，无须依赖于血管内皮细胞而产生扩血管作用，故对病变血管仍可产生扩张作用。

【药理作用及抗心绞痛作用机制】　硝酸酯类药物的基本药理作用是松弛平滑肌，尤其是松弛血管平滑肌最显著，药物可通过舒张体循环血管及冠状动脉而改善心肌的缺血和缺氧。

1. 降低心肌耗氧量　本类药物通过对血管平滑肌的直接作用而扩张血管，效应与药物剂量有关。硝酸甘油小剂量即可舒张静脉，减少回心血量，减轻心脏前负荷，心室舒张末期容积及压力均减少，从而降低心肌耗氧量。较大剂量可舒张动脉，降低外周血管阻力，进而降低心脏的射血阻抗，减少心脏的后负荷和左心室作功，降低心肌耗氧量。

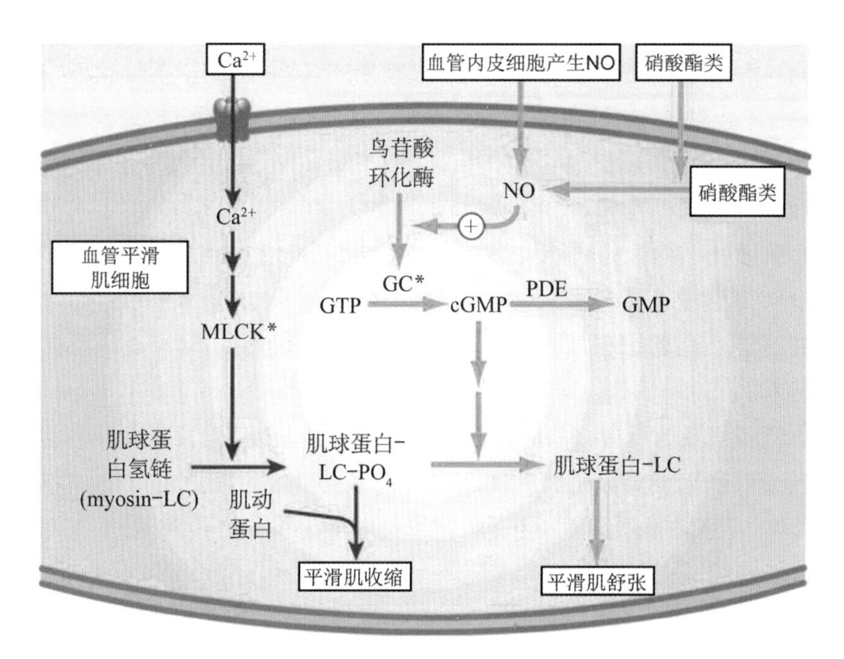

图 25-2 硝酸酯类药舒张血管平滑肌作用机制(自 Katzung, et al, 2009[2],修改)

PDE 为磷酸二酯酶;MLCK 为肌球蛋白轻链激酶(myosin light chain kinase);* 代表激活型

2. 增加缺血区血液供应

(1) 舒张冠脉,增加缺血区血流量:硝酸甘油选择性舒张较大的心外膜血管及侧支血管,对小的阻力血管舒张作用较弱,心肌缺血区的阻力血管因缺氧、代谢产物堆积而处于高度扩张状态,硝酸甘油降低较大的血管阻力,有利于血液向缺血区流动,增加血液灌注和供氧;同时舒张非缺血区较大的输送血管,有利于血液经侧支血管更多地流向缺血区,改善缺血区的缺血状态。

(2) 增加心内膜下区域的血液供应:心内膜的血管是由心外膜的冠状动脉垂直贯穿心室壁并呈网状分布于心内膜。因此,心内膜下区域的血液供应易受心室壁张力及室内压的影响,当心绞痛发作时,左室舒张末期压力增高,使心内膜下区域缺血严重。硝酸酯类药可舒张静脉和动脉,使左室舒张末期压力降低,有利于心外膜的血流向缺血的心内膜,增加心内膜下区域的血液供应。

(3) 开放侧支循环,增加缺血区血流量:可刺激侧支生成并使已有的侧支循环开放,由于冠脉自身调节机制,增加了非缺血区的血管阻力,而缺血区的血管因缺氧处于被动扩张状态,血管阻力较低,血液易从非缺血区流向缺血区,增加缺血区血液供应。

3. 保护心肌细胞,减轻缺血性损伤 硝酸酯类药释放 NO,促进内源性的 PGI_2、降钙素基因相关肽等物质生成和释放,对心肌细胞具有直接保护作用,防止心肌遭受严重损害。

4. 抑制血小板聚集 硝酸酯类药释放 NO,活化血小板中 GC,使 cGMP 生成增多,降低血小板聚集性。

【临床应用】

1. **心绞痛** 硝酸酯类药物是缓解心绞痛最常用的药物，适用于各种类型心绞痛的治疗，即可缓解心绞痛的急性发作，又能作为预防用药。控制急性发作时，应舌下含服或气雾吸入；如需多次服用可采用口服制剂，选用硝酸异山梨酯口服、单硝酸异山梨酯缓释片以及透皮制剂；对于发作频繁的心绞痛，宜采用静脉给药的方式等。

2. **急性心肌梗死** 静脉给药不仅能降低心肌耗氧量，增加缺血心肌供血，还可抑制血小板的黏附和聚集，缩小梗死范围等。

3. **心功能不全** 硝酸酯类扩张静、动脉降低心脏的前后负荷，利于衰竭心脏功能的恢复。

【不良反应】

1. **舒张血管所继发的反应** 舒张血管所继发的反应表现为头、面、颈部皮肤潮红及搏动性头痛等，大剂量可引起直立性低血压、晕厥，剂量过大可使血压过度下降，并反射性兴奋交感神经，加快心率、增加心肌收缩力，使心肌耗氧量增加而加重心绞痛发作。

2. **耐受性** 连续或大剂量使用硝酸酯类可出现耐受性，疗效降低。停药 1～2 周后耐受性可消失。耐受性发生可能是由于血管平滑肌细胞内—SH 耗竭或血管扩张反射性兴奋交感神经所致。小剂量或间歇给药，可避免其耐受性产生。

3. **高铁血红蛋白血症** 硝酸甘油超剂量可出现高铁血红蛋白血症，表现为呕吐、发绀等。

第二节 β 肾上腺素受体阻断药

β 受体阻断药能减少心绞痛发作次数，降低心肌耗氧量，改善缺血区供血和供氧，缩小心肌梗死面积等，是临床治疗心绞痛的主要药物。其中普萘洛尔（propranolol）、美托洛尔（metoprolol）和阿替洛尔（atenolol）在临床上最为常用。

【药理作用及抗心绞痛机制】

1. **降低心肌耗氧量** 心绞痛发作时，交感神经兴奋，心肌和血中的儿茶酚胺含量增加，激动 β 受体，使心肌收缩力加强，心率加快，血管收缩，外周阻力增加，使左心室后负荷增加，心肌耗氧量增加。β 受体阻断药通过阻断 β_1 受体抑制心肌收缩力，减慢心率，降低血压，明显降低心肌耗氧量。

2. **增加心肌缺血区供血** 阻断 β 受体后，心肌耗氧量降低，非缺血区血管阻力增加，而缺血区的血管因缺氧呈扩张状态，促使血液由非缺血区流向缺血区，增加缺血区血流量。此外，由于心率减慢，心室舒张期延长，有利于血液由心外膜流向易缺血的心内膜；β 受体阻断药也可通过侧支循环的开放，增加缺血区的血液灌注。

3. **改善心肌代谢** 阻断 β 受体还可抑制脂肪分解，改善缺血心肌对葡萄糖的摄取和利用，改善糖代谢，降低心肌耗氧量。

4. **促进氧合血红蛋白解离，增加心肌组织供氧。**

【临床应用】 用于稳定型及不稳定型心绞痛的治疗，可减少发作次数，尤适用于伴有高血压或心律失常患者。因本类药物可诱发或加重冠脉痉挛，不适用于由冠状动脉痉挛引起的变异型心绞痛。与硝酸酯类药物合用可提高疗效，减少药物剂量。

【不良反应】

(1) 心脏的不良反应：心功能抑制，心率减慢，心动过缓，房室传导阻滞等。

(2) 诱发和加重哮喘：尤以非选择性β受体阻断药更为严重。

(3) 停药反应：β受体阻断药长期用药，突然停药易出现反跳现象，如心动过速、心绞痛加重，甚至心肌梗死导致猝死。故长期应用应逐渐减量直至停药。

【药物合用】 β受体阻断药与硝酸酯类合用的优点：①协同降低耗氧量；②β受体阻断药能对抗硝酸酯类引起的反射性心率加快；③硝酸酯类能对抗β受体阻断药所致的心室容积增大和射血时间延长；④两药合用减少各自用量，减少不良反应。

β受体阻断药与硝酸酯类合用的缺点：降压过度，冠脉流量减少。

第三节 Ca^{2+} 通道阻滞药

常用于治疗心绞痛的钙拮抗药有硝苯地平(nifedipine)、维拉帕米(verapamil)、地尔硫䓬(diltiazem)、氨氯地平(amlodipine)等。

【药理作用及抗心绞痛机制】

1. 降低心肌耗氧量

(1) 舒张动脉，降低心脏后负荷：钙通道阻滞药通过阻滞 Ca^{2+} 通道，抑制钙内流，使血管平滑肌松弛，扩张动脉，降低心脏负荷。

(2) 抑制心肌收缩，减慢心率：钙通道阻滞药抑制心肌细胞钙内流，使胞内钙浓度降低，心肌收缩力减弱。此外，Ca^{2+} 通道阻滞药抑制窦房结及房室结慢反应细胞的钙内流，降低窦房结自律性，减慢心率，抑制房室传导，降低心肌耗氧量。

2. 增加缺血区供血

(1) 扩张冠脉：钙通道阻滞药通过阻滞 Ca^{2+} 通道，抑制钙内流，使冠脉舒张，缓解冠脉痉挛，降低冠脉阻力，增加心肌供血。

(2) 促进侧支循环开放：Ca^{2+} 通道阻滞药通过开放侧支循环，增加对缺血区的血液灌注。

(3) 保护缺血的心肌细胞：Ca^{2+} 通道阻滞药通过抑制心肌细胞钙内流，减轻心肌细胞钙超载，保护线粒体功能等，从而保护缺血的心肌细胞。

(4) 抑制血小板聚集：Ca^{2+} 通道阻滞药可阻滞血小板膜表面的钙通道，降低血小板内的钙浓度，可抑制血小板的聚集。

【临床应用】

Ca^{2+} 通道阻滞药可用于各型心绞痛的治疗，尤其是对冠脉痉挛所致的变异型心绞痛最为有效。对稳定型、不稳定型心绞痛及心肌梗死也有效。Ca^{2+} 通道阻滞药因有松弛支气管平滑肌作用，故对心肌缺血伴支气管哮喘的患者更适合。硝苯地平扩张冠脉及外周血管作用强，解除冠脉痉挛疗效显著，对变异型心绞痛效果最好；对稳定型心绞痛也有效，但因扩血管作用反射性加快心率，增加心肌耗氧量，有增加心肌缺血的危险。维拉帕米扩张冠脉作用较弱，对变异型心绞痛不宜单独使用；对稳定型及不稳定型心绞痛有效，尤其适用于伴心律失常的患者。地尔硫䓬扩张冠脉作用强，主要用于变异型心绞痛治疗，对稳定型和不稳定型心绞痛也可应用。

第四节　其他抗心绞痛药

血管紧张素转化酶抑制剂（angiotensin converting enzyme inhibitors, ACEI）

血管紧张素转化酶抑制剂包括卡托普利（captopril）、赖诺普利（lisinopril）、雷米普利（ramipril）等，该类药物不仅用于高血压和心力衰竭的治疗，也可通过扩张动、静脉降低心脏前后负荷，降低心肌耗氧量。扩张冠脉，增加冠脉流量，增加缺血心肌的供血及供氧。清除氧自由基，对抗氧自由基对血管内皮和心肌细胞的损伤。减少血管紧张素Ⅱ的生成，阻止血管紧张素Ⅱ所致的心脏和血管的重构。因此，心绞痛的患者可从 ACEI 治疗中获益。

尼可地尔（nicorandil）

尼可地尔是 K^+ 通道激活剂，通过激活 K^+ 通道，促进 K^+ 外流，使细胞膜超极化，抑制 Ca^{2+} 内流。此外，该药还可促使 NO 释放，增加血管平滑肌细胞内 cGMP 的生成。这些作用均可使血管平滑肌松弛，冠脉扩张，增加心肌缺血区供血和供氧。主要用于变异型和慢性稳定型心绞痛。

曲美他嗪（trimetazidine）

曲美他嗪能作用于血管平滑肌，降低冠脉阻力；还可降低心肌耗氧量；并能增加心肌细胞对缺血的耐受力，改善慢性冠脉疾病患者的左室功能，加强正常和缺血心肌对葡萄糖的利用，从而对缺血心肌产生保护作用。用于心绞痛发作的预防性治疗。此外，还可用于眩晕和耳鸣的辅助性对症治疗。

吗多明（molsidomine）

吗多明的代谢产物是 NO 供体，能释放 NO，通过与硝酸酯类药物相似的作用机制，扩张容量血管及阻力血管，降低心脏前、后负荷，从而降低心肌耗氧量；也能扩张冠脉，促进侧支循环开放，增加缺血区供血及供氧。舌下含服或喷雾吸入可用于稳定性心绞痛或充盈压较高的急性心肌梗死的治疗。

（刘元元）

参考文献

1. 温克，杨世杰. 抗心肌缺血药(第 31 章). //杨藻宸. 医用药理学. 第 4 版. 北京：人民卫生出版社，2005. 412 - 421.

2. Michel T, Hoffman BB. Chapter 27. Treatment of Myocardial Ischemia and Hypertension. //Brunton LL, Chabner BA, Knollmann BC. Goodman & Gilman's The Pharmacological Basis of Therapeutics, 12e. New York, NY: McGraw-Hill, 2011.

3. Katzung BG, Chatterjee K. Chapter 12. Vasodilators & the treatment of angina pectoris. //Katzung BG, Masters SB, Trevor AJ. Basic and clinical pharmacology, 12th. McGraw-Hill, 2009.

第二十六章　利尿药和脱水药

第一节　利　尿　药

利尿药(diuretics)是指一类直接作用于肾脏,使尿量增加、消除水肿的药物。临床上主要用于心衰、肾衰、肾病综合征及肝硬化引起的水肿;也用于高血压、肾结石、高血钙症等非水肿性疾病。

利尿药主要是通过增加 Na^+ 、H_2O 从肾脏排出从而减轻或消除水肿;利尿药消除水肿的作用是通过影响尿液生成过程,尤其是通过抑制肾小管重吸收而促进 Na^+ 、H_2O 排出。

一、 肾脏泌尿生理及利尿药作用部位

尿液的生成过程是通过肾小球滤过、肾小管和集合管的重吸收和分泌而实现的,利尿药通过作用于肾单位的不同部位而产生利尿作用(图 26-1)。

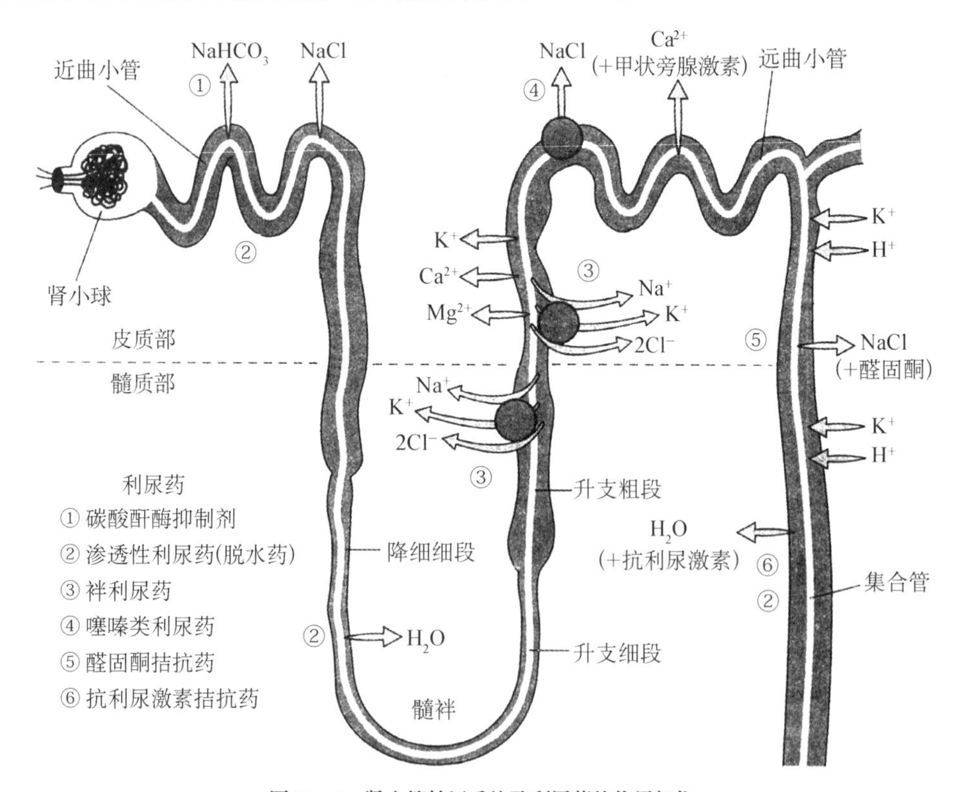

图 26-1　肾小管转运系统及利尿药的作用部位

（一）肾小球滤过

正常成人每天经肾小球滤过的原尿约 180 L，而排出的终尿量仅 1～2 L，说明约 99%的原尿在肾小管被重吸收，仅 1%左右成为终尿排出体外。有些单纯增加肾小球滤过率的药物（如强心苷、多巴胺等），只能产生很弱的利尿作用。因此，目前常用的利尿药不是作用于肾小球，而是直接作用于肾小管发挥利尿作用。

（二）肾小管和集合管的重吸收

1. 近曲小管 是 Na^+、H_2O 重吸收的主要部位。该段主动重吸收 Na^+ 量占原尿 Na^+ 量的 65%，大约 85% $NaHCO_3$、葡萄糖、氨基酸等在此段被重吸收，60%的 H_2O 被动重吸收以维持近曲小管液体渗透压的稳定。近曲小管重吸收 $NaHCO_3$ 是由近曲小管顶膜（管腔膜）的 Na^+-H^+ 交换体（Na^+-H^+ exchanger，NHE）所触发的（图 26-2）。该转运系统促进管腔内的 Na^+ 进入细胞，交换细胞内的 H^+。基侧质膜的 Na^+-K^+-ATP 酶（Na^+-K^+-ATPase）将吸收进入细胞内的 Na^+ 泵出细胞，进入间质。H^+ 分泌进入管腔与 HCO_3^- 形成 H_2CO_3，在管腔膜细胞内碳酸酐酶（carbonic anhydrase，CA）作用下 H_2CO_3 又解离成 CO_2 和 H_2O，然后迅速进入细胞内，在细胞内 CA 的作用下 CO_2 与细胞内 H_2O 结合成 H_2CO_3。H_2CO_3 分解后，H^+ 用于 Na^+-H^+ 交换，HCO_3^- 经钠/碱共转运体（Na^+ base-cotransporter，NBC）通过基侧质膜入血。H^+ 分泌与 CA 活性有关，而 CA 的活性又可以被 CA 抑制药所抑制。故在目前应用的利尿药中，只有 CA 抑制药作用于近曲小管。

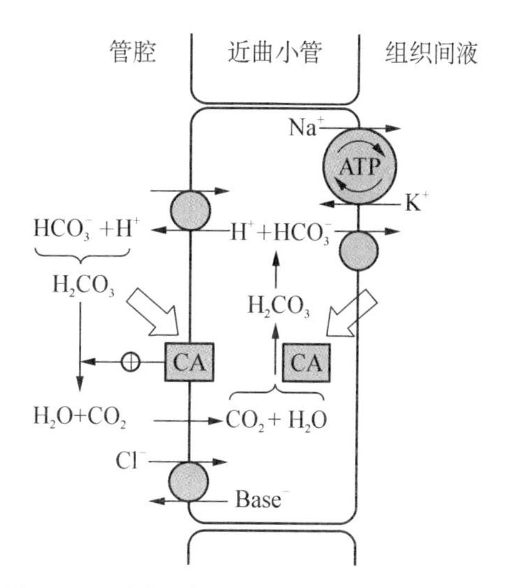

图 26-2 近曲小管上皮细胞的 Na^+-H^+ 交换和 HCO_3^- 的重吸收以及碳酸酐酶（CA）的作用

Na^+-K^+-ATP ase 存在于基侧质膜，以维持细胞内的 Na^+ 与 K^+ 在正常水平

2. 髓袢 此段肾小管走行在肾髓质内，呈 U 形，故分为降支和升支两部分。降支和升支又有细段和粗段之分。

（1）髓袢降支细段：降支细段上皮细胞的顶膜和基底膜存在水通道蛋白（water channel protein）或称水孔蛋白（aquaporin，AQP），其对水的通透性较高，而对 Na^+、Cl^- 的通透性较低，所以髓袢降支的小管液经高渗髓质时，H_2O 被重吸收。渗透性利尿药如甘露醇、高渗葡萄糖溶液可以增加降支小管的渗透压，减少水的重吸收，但仅影响此部位水的重吸收。难以显示明显的利尿效果。

（2）髓袢升支粗段髓质部和皮质部：髓袢升支粗段是 Na^+、Cl^- 重吸收的重要部位，所以粗段的功能与利尿药的作用关系密切。原尿中约 25%的 Na^+ 在此段被重吸收，而水不能自由通过。因为粗段细胞对加压素（抗利尿激素）不敏感，所以对 H_2O 的通透性极低，水几乎不被重吸收。该段对 NaCl 的重吸收依赖于管腔膜上的 Na^+-K^+-$2Cl^-$ 共转运体（Na^+-K^+-$2Cl^-$ cotransporter，NKCC），高效能利尿药选择性地阻断该转运体，因而也称其为袢利尿药

(loop diuretics)。NKCC 转运 1 个 Na^+ 的同时,转运 1 个 K^+ 和 2 个 Cl^-。另外,Na^+、K^+、Cl^- 必须共同存在于管腔膜的同侧,在转运过程中相互有依赖性,如果缺乏其中任何一种离子,NKCC 即失去转运其他两种离子的能力。上皮细胞管周膜 Na^+-K^+-ATP 酶是 NKCC 同向转运的驱动力。该酶首先把肾小管上皮细胞中的 Na^+ 泵出到肾小管外周间隙,再进入血循环,而降低细胞内 Na^+ 浓度,同时小管液中 Na^+、Cl^-、K^+ 相继与管腔膜上的 NKCC 结合,并同向转运进入上皮细胞内。进入细胞内的 Na^+ 由基侧质膜上的 Na^+-K^+-ATP 酶主动转运至细胞间质。进入细胞内的 Cl^-,经管周膜 K^+-Cl^- 共同转运体和 Cl^- 通道进入外周间隙。进入细胞内的 K^+,部分扩散返回管腔形成 K^+ 的再循环。小管液中 Cl^- 被转运到细胞内,而细胞内的 K^+ 又再循环到管腔,造成管腔内呈正电位,驱动 Mg^{2+}、Ca^{2+} 的重吸收。因此,抑制髓袢升支粗段 NKCC 的利尿药不仅增加 NaCl 的排出,也增加 Mg^{2+}、Ca^{2+} 的排出(图 26-3)。由于管腔尿液中的 Na^+、Cl^- 被重吸收到间质,水未被重吸收,造成管腔内尿液稀释成低渗状态,此为尿的稀释功能。肾髓质则因 Na^+、Cl^- 等物质的重吸收而呈高渗状态,当尿液流经集合管时,在抗利尿激素(antidiuretic hormone, ADH)调节下,大量的水被再吸收,使尿量明显减少,此为尿的浓缩功能。袢利尿药抑制 NaCl 的重吸收,一方面降低了肾的稀释功能,另一方面由于髓质的高渗无法维持而降低了肾的浓缩功能,排出大量接近于等渗的尿液,产生强大的利尿作用。

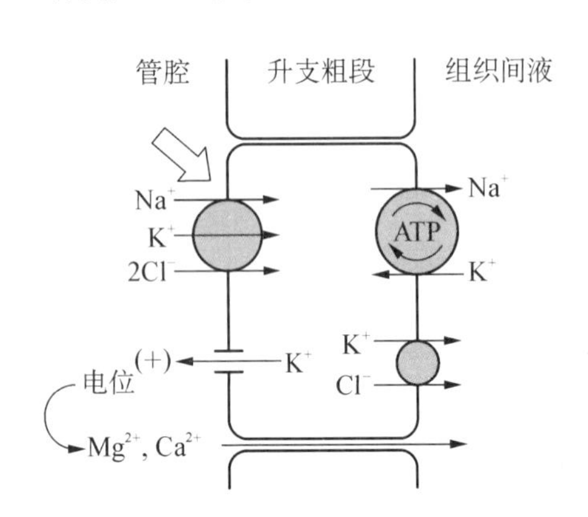

图 26-3 髓袢升支粗段的离子转运

髓袢升支粗段对 NaCl 重吸收依赖于管腔膜上的 $Na^+-K^+-2Cl^-$(NKCC)共转运体。进入细胞内的 Na^+ 由基侧质膜上的 Na^+-K^+-ATP 酶主动转运到细胞间质,部分 K^+ 通过管腔膜的钾通道再返回管腔,造成管腔内呈正电位,驱动 Mg^{2+}、Ca^{2+} 的重吸收

3. 远曲小管 远曲小管前接髓袢粗段,后与集合管连接。由于功能的差异,分为远曲小管近端与远曲小管远端两部分。滤液中约 10%的 NaCl 在远曲小管近端被重吸收,主要通过 Na^+-Cl^- 共转运体(Na^+-Cl^- cotransporter, NC)。与升支粗段一样,在远曲小管水不被重吸收,NaCl 的重吸收使小管液进一步稀释。噻嗪类利尿药通过阻断 NC 而产生利尿作用(图 26-4)。另外,Ca^{2+} 通过顶膜上的 Ca^{2+} 通道和基侧质膜上的 Na^+-Ca^{2+} 交换体(Na^+-Ca^{2+} exchanger, NCE)而被重吸收,甲状旁腺激素(parathyroid hormone, PTH)可以调节这个过程。

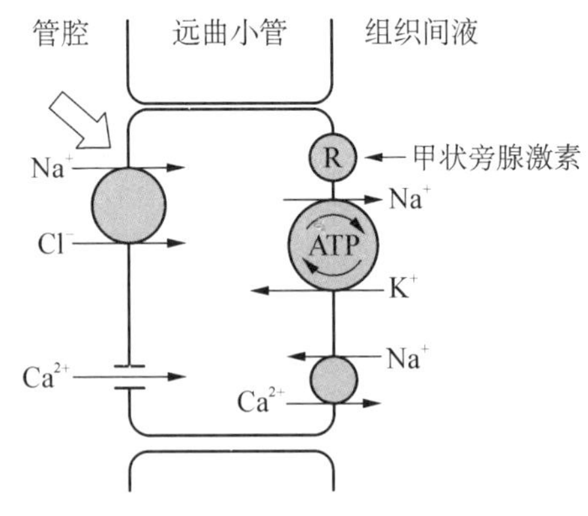

图 26-4 远曲小管的离子转运

远曲小管 NaCl 的重吸收主要通过管腔膜上的 Na^+-Cl^-(NC)共转运体。进入细胞内的 Na^+ 由基侧质膜上的 Na^+-K^+-ATP 酶主动转运到细胞间质,Ca^{2+} 通过顶膜上的 Ca^{2+} 通道和基侧质膜上的 Na^+-Ca^{2+} 交换体而被重吸收,甲状旁腺激素可调节此过程

4. 集合管 集合管重吸收原尿中 2%～5%的 NaCl,重吸收的机制与其他部位不同。主细胞顶膜通过 Na^+、K^+ 通道吸收 Na^+ 和排出 K^+,进入细胞

内的 Na^+ 通过基侧质膜的 Na^+ - K^+ - ATP 酶转运到间质而进入血循环。由于 Na^+ 进入细胞的驱动力超过 K^+ 的分泌，因而 Na^+ 的重吸收超过 K^+ 分泌，形成管腔负电位，促进 Cl^- 吸收。

由于集合管管腔 Na^+ 的浓度与 K^+ 的分泌有密切的联系，作用于集合管上游的利尿药如果增加 Na^+ 的排出，则将促进集合管 K^+ 的分泌。醛固酮（aldosterone，ALD）通过对基因转录的影响，增加顶膜 Na^+ 和 K^+ 通道的活性，促进 Na^+ 重吸收及 K^+ 分泌的 ALD 拮抗剂螺内酯及氨苯蝶啶等利尿药作用于此部位而阻滞 Na^+ 重吸收和 K^+ 分泌，它们又称为留钾利尿药（potassium-retaining diuretics）。

（三）利尿药的分类

常用利尿药按它们的作用部位和产生最大效应可分为以下 4 类：

1. 袢利尿药（loop diuretics） 袢利尿药又称高效能利尿药（high efficacy diuretics），如呋塞米（furosemide）等。

2. 噻嗪类利尿药（thiazide diuretics） 噻嗪类利尿药又称中效能利尿药（moderrate efficacy diuretics），如氢氯噻嗪（hydrochlorothiazide）等，无噻嗪结构的吲达帕胺（indapamide）等。

3. 留钾利尿药（potassium retaining diuretics） 留钾利尿药又称低效能利尿药（low ehhicacy diuretics），如螺内酯（spironolactone）、氨苯蝶啶（triamterene）等。

4. CA 抑制药（carbonic anhydrase inhibitors） CA 抑制药，如乙酰唑胺（acetazolamide）等。

二、常用利尿药

（一）袢利尿药

本类药物利尿作用强大、迅速，即使肾小球滤过率低于 10 ml/min，其他利尿药难以奏效的情况下，仍能产生利尿作用。故袢利尿药是目前临床上最有效的利尿药。常用药物有呋塞米（furosemide）、布美他尼（bumetanide）、托拉塞米（torasemide）、阿佐塞米（azosemide）、吡咯他尼（piretanide），等。

呋塞米（furosemide）

【药代动力学】 用药后起效快，口服给药 30 min 内，静注 5 min 后起效，维持 2～3 h。大部分药物以原型经近曲小管有机酸分泌机制排泌或肾小球滤过，随尿排出。正常人 $t_{1/2}$ 为 1 h，肾功能不全时可延长至 10 h。由于吲哚美辛（indomethacin）和丙磺舒（probenecid）与袢利尿药竞争近曲小管有机酸分泌途径，故若与袢利尿药同时使用，则影响后者的排泄和作用。

【药理作用与机制】

1. 利尿作用 呋塞米特异性地抑制髓袢升支粗段上皮细胞顶膜的 NKCC，抑制 NaCl 的重吸收，降低肾脏的稀释功能；同时髓质间液高渗状态破坏，肾脏浓缩功能也降低，排出大量接近于等渗的尿液和多种离子。其利尿作用强大、迅速，且不易导致酸中毒。与其他利尿药的显著差别是利尿作用与剂量呈线性关系。此外，呋塞米也抑制 Mg^{2+}、Ca^{2+}、K^+ 的重吸收，尿中 Na^+、Cl^-、K^+、Mg^{2+}、Ca^{2+} 排出增多。

2. 扩张血管 呋塞米能扩张肾血管，增加肾血流量。此作用在肾衰竭时更加明显，因而适于肾衰竭患者的利尿和肾脏保护。扩张小静脉，使回心血量减少，降低左室充盈压，减轻肺水肿。此作用发生在尿量增加之前，与利尿作用无明显关系，吲哚美辛可减弱这种扩血管作用，可能与增加前列腺素 E_2 的水平有关。

【临床应用】

1. 急性肺水肿和脑水肿 静脉注射呋塞米能迅速扩张容量血管，减少回心血量，在利尿作用发生之前即可缓解急性肺水肿。是治疗急性肺水肿迅速有效的手段之一。同时由于强利尿，使血液浓缩，导致血浆渗透压增高，使脑组织脱水，降低颅内压，消除脑水肿。对脑水肿合并心力衰竭者尤为适用。

2. 严重水肿 治疗心、肝、肾等病变引起的各类水肿。因利尿作用强大，易导致水与电解质紊乱，一般不作首选。临床多用于其他利尿药无效的严重水肿（肾病综合征、肝硬化腹水）患者，一般与留钾利尿药合用。

3. 急性肾衰竭 早期使用呋塞米，对急性肾衰有预防作用。其通过增加前列腺素 E_2，降低肾血管阻力，增加尿量，减轻肾小管阻塞，防止肾小管萎缩、坏死。

4. 高钙血症 其能抑制 Ca^{2+} 重吸收，增加尿 Ca^{2+} 排出，继而降低血钙。故高钙血症危象时，可静脉注射布美他尼 2 mg，或呋塞米 40～80 mg。

5. 加速某些毒物的排泄 主要用于某些以原型从尿排出的药物，如长效苯巴比妥类、水杨酸类、碘化物、氟化物及溴剂等中毒时的抢救，用呋塞米的同时配合输液，可使尿量增加，加速毒物从尿中排出。

【不良反应与应用注意】

1. 水与电解质平衡失调 常因过度利尿所引起，表现为低血容量、低血钾、低血钠、低氯性碱血症、长期应用还可引起低血镁，其中以低血钾最为常见。应严密监测血钾浓度，如血钾浓度低至 3.0～3.5 mmol/L，即可引起室性心律失常。低血钾可增强强心苷对心脏的毒性，低血钾对肝硬化患者可能诱发肝性脑病。故应注意及时补充钾盐或加服留钾利尿药有一定预防作用。当低血钾、低血镁同时存在时，应纠正低血镁，否则单纯补钾不易纠正低血钾。因 Mg^{2+} 有稳定细胞内 K^+ 的作用。

2. 耳毒性 耳毒性呈剂量依赖性，表现为眩晕、耳鸣、听力减退或暂时性耳聋。产生原因可能与药物引起内耳淋巴液电解质成分改变和耳蜗毛细胞损伤有关。肾功能不全或同时使用其他耳毒性药物，如与氨基糖苷类抗生素合用时较易发生。依他尼酸最易引起永久性耳聋，而布美他尼耳毒性最小，为呋塞米的 1/6。

3. 其他 长期应用呋塞米可出现高尿酸血症。因其和尿酸在近曲小管竞争有机酸分泌途径，药物在近曲小管分泌排泄，则减少尿酸分泌排泄。另外，利尿后血容量降低，细胞外液容积减少，导致尿酸经近曲小管的重吸收增加也是原因。此外，可见恶心、呕吐、上腹部不适等胃肠道症状，大剂量可引起胃肠道出血。

【禁忌证】 慎用于糖尿病、高尿酸血症（其抑制尿酸排泄）、严重肝功能损害（诱发肝性脑病）、急性心肌梗死（大量利尿促发休克）、前列腺肥大（加重排尿困难）、妊娠前 3 个月（其有致畸作用）等疾病。

其他袢利尿药见表 26－1。

表 26－1　其他袢利尿药的药理作用、临床应用

药物	药理作用	临床应用
布美他尼（bumetanide）	最大利尿效应与呋塞米相似，但强度是其的 40～60 倍，作用持久，不易引起低钾血症	高血压（肾功能不全、高血压危象）、急性药物或毒物中毒
托拉塞米（torasemide）	利尿作用较呋塞米强 5～8 倍，作用持久，排 K^+ 量＜呋塞米。对 Mg^{2+}、尿酸、Ca^{2+} 无影响	肾功能不全、肾性水肿、肾病综合征、充血性心力衰竭、高血压
阿佐塞米（azosemide）	降压作用弱而抗 ADH 作用较强，与阿司咪唑、特非那定合用可导致 QT 间期延长、室性心律失常	心源性充血性心力衰竭、肝性、肾性水肿
吡咯他尼（piretanide）	强度介于呋塞米和布美他尼之间，除利尿作用外，尚有降压作用、抗血小板作用，K^+ 排出少。尚能扩张肾外血管平滑肌	水肿 高血压
依他尼酸（etacrynic acid）	利尿作用弱于呋塞米，胃肠道反应、耳毒性发生率高	现少用

（二）噻嗪类利尿药

是临床广泛应用的一类口服中效能利尿药和降压药。该类药物是由杂环苯丙噻二嗪与磺酰胺基组成。药物作用相似，仅所用剂量不同，但均能达到同样效果。其中最常用的药物是氢氯噻嗪（hydrochlorothiazide），还有氯噻嗪（chlorothiazide）。吲达帕胺（indapamide）、氯噻酮（chlortalidone）、美托拉宗（metolazone）和喹乙宗（quinethazone）等非噻嗪类利尿药，它们仅有磺胺结构，其利尿作用与噻嗪类相似（图 26－5），故一并介绍。

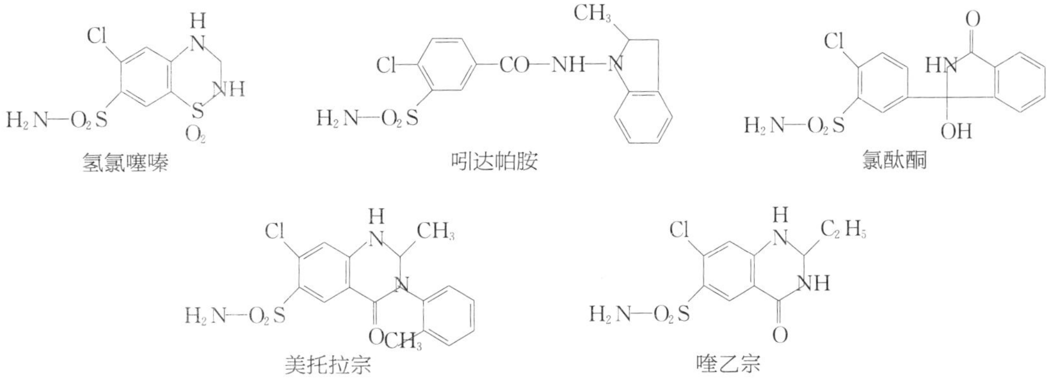

图 26－5　氢氯噻嗪及相关药物化学结构

氢氯噻嗪（hydrochlorothiazide）

【药代动力学】　口服吸收迅速，1～2 h 起效，4～6 h 血药浓度达高峰，持续 12～24 h。所有的噻嗪类均以有机酸的形式从肾小管分泌，因而竞争性抑制了尿酸的排泄。

【药理作用与机制】

1. 利尿作用　该药利尿作用中等、温和、持久。其作用机制是抑制远曲小管近端 NC 共转运体，减少 NaCl 重吸收，降低肾脏稀释功能，使尿量增加。由于抑制 NaCl 重吸收，使转运

至远曲小管 Na^+ 增加，继而促进了 $K^+ - Na^+$ 交换，尿中 Na^+、Cl^-、K^+ 的排出增多，长期服用可引起低血钾。该药有轻度抑制 CA 的作用，故略增加 HCO_3^- 的排泄。此外，与袢利尿药相反，该药还促进基侧质膜的 $Na^+ - Ca^{2+}$ 交换，减少尿钙含量，可用于高尿钙症。

2. 抗利尿作用 氢氯噻嗪能明显减少尿崩症患者的尿量及口渴症状。主要因排 Na^+，降低了血浆渗透压而减轻了患者的烦渴、多饮和多尿症状，其机制不明。

3. 降压作用 氢氯噻嗪是临床常用的口服降压药，其降压作用确切而温和。用药早期通过排钠利尿，血容量减少而降压；长期用药使血管平滑肌细胞内 Na^+ 浓度降低，进而可抑制细胞内外的 $Na^+ - Ca^{2+}$ 交换，使得平滑肌细胞内 Ca^{2+} 浓度降低，导致血管舒张而降压。

【临床应用】

1. 水肿 该药可用于各种原因引起的水肿。对轻、中度心源性水肿，噻嗪类是首选，且疗效较好，是慢性心功能不全的主要治疗措施之一。对肾性水肿的疗效与肾功能损害程度有关。肝性水肿在应用时，要注意防止低血钾诱发肝性脑病。

2. 尿崩症 氢氯噻嗪用于肾性尿崩症及加压素无效的垂体性尿崩症，对抗利尿激素无效者有效。

3. 高血压 氢氯噻嗪是治疗高血压的基础药物之一，与其他降压药合用，可减少后者的剂量，减少不良反应。

【不良反应与应用注意】

1. 电解质紊乱 长期用药者易发生，如低血钾、低血镁、低血钠、低氯血症等，其中以低血钾最常见。为避免发生低血钾，给药应从小剂量开始，且合用留钾利尿药可防治。

2. 代谢性障碍 长期应用可导致高血糖(其抑制胰岛素分泌)、高脂血症(可升高甘油三酯和胆固醇水平)、高尿酸血症(其竞争性抑制尿酸的排泄)、肾功能不全患者血尿素氮升高(其降低肾小球滤过率)等。多数不良反应与剂量有关，故宜用小剂量。

3. 变态反应 变态反应可见皮疹、皮炎(包括光敏性皮炎)等，偶见严重的变态反应如溶血性贫血、血小板数减少等。因其为磺胺类药物，与磺胺类有交叉变态反应。

【禁忌证】 孕妇和哺乳期妇女慎用(其可通过胎盘，诱发或新生儿黄疸等)，肝性脑病患者禁用。

吲达帕胺(indapamide)

吲达帕胺，非噻嗪类利尿药，其利尿作用弱，但降压作用温和，持久。因不引起血脂改变，故对伴有高脂血症患者可用其替代噻嗪类利尿药，也用于治疗高血压，且不良反应较少。

(三) 留钾利尿药

本类药物能减少 K^+ 排出，是一类作用于远曲小管远端和集合管的低效能利尿药。分为两类：一类为醛固酮受体拮抗药(如螺内酯)；另一类为管腔膜上的 Na^+ 通道阻滞药(如氨苯蝶啶、阿米洛利)。

螺内酯(spironolactone)

螺内酯又称安体舒通(antisterone)，是人工合成的醛固酮竞争性拮抗药，其化学结构与醛固酮相似。

【药代动力学】 口服生物利用度约 90%，给药后 1 d 左右起效，2～3 d 达作用高峰，停药后作用可持续 2～3 d。需经肝脏代谢为有活性的坎利酮才能发挥作用，所以起效缓慢。药物及代谢产物主要经肾排泄。

【药理作用与机制】 利尿作用弱而持久。其在远曲小管远端和集合管与醛固酮竞争受体，阻止醛固酮-受体复合物的形成，从而阻碍了醛固酮诱导蛋白（aldosterone induced protein，AIP)的合成，抑制 Na^+ 的重吸收和减少 K^+ 的分泌，表现出保 K^+ 排 Na^+ 的利尿作用。

【临床应用】 其利尿作用与体内醛固酮水平有关，仅在体内有醛固酮存在时才能发挥作用，对切除肾上腺的动物则无效。

1. **治疗与醛固酮升高相关的顽固性水肿**　对肝硬化性腹水、肾病综合征患者较为有效，常与排钾利尿药合用。

2. **充血性心力衰竭**　不仅通过排 Na^+ 利尿消除水肿，降低心脏前负荷；又能抗心肌间质纤维化，逆转心室重构而改善患者的状况。

【不良反应与应用注意】

1. **高血钾**　久用可致高血钾，肾功能不良的患者更易发生，常表现为嗜睡、极度疲乏，心率减慢及心律失常等，故用药期间应注意监测血钾水平，如出现高钾血症，应立即停药。

2. **性激素样作用**　男性长期使用可出现乳房增大、阳痿；女性则出现月经不规则，喉结突出，毛发增多等。

【禁忌证】 肾衰竭、高血钾禁用。

氨苯蝶啶(trimterene)和阿米洛利(amiloride)

【药代动力学】 两药利尿作用迅速、短暂。口服后 2～4 h 起效，6 h 作用达高峰，氨苯蝶啶利尿作用可持续 16 h，原型和代谢物经肾脏排出；而阿米洛利作用可持续 22～24 h，以原型经肾排泄。

【药理作用与机制】 两药均作用于远曲小管远端和集合管，通过阻滞管腔膜上的 Na^+ 通道而减少 Na^+ 的重吸收，具有排 Na^+ 利尿、留钾的作用。这一作用并非竞争性拮抗醛固酮，因两药对去肾上腺动物仍有利尿作用。因为它们抑制 Na^+ 重吸收后，肾小管腔内外电位差下降，驱动钾分泌动力减小，所以抑制了 K^+ 分泌而留钾。

【临床应用】 常与排钾利尿药合用治疗各种顽固性水肿，如充血性心力衰竭、肝硬化及慢性肾炎引起的水肿或腹水。

【不良反应与应用注意】 两药长期使用可致高钾血症，肾功能不全、糖尿病及老年人较易发生，一般停药后症状可消失。氨苯蝶啶抑制二氢叶酸还原酶，可致叶酸缺乏。肝硬化患者服此药可发生巨幼红细胞性贫血。

【禁忌证】 严重肝、肾功能不全者及有高钾血症倾向者禁用。

（四）CA 抑制药

乙酰唑胺(acetazolamide)

乙酰唑胺又称醋唑磺胺(diamox)，是 CA 抑制药的原型药，其为磺胺的衍生物。

【药理作用与机制】 其通过抑制 CA 的活性而抑制 HCO_3^- 的重吸收，由于 Na^+ 在近曲小管可与 HCO_3^- 结合排出，故近曲小管 Na^+ 重吸收会减少，水的重吸收也减少。但集合管 Na^+ 重吸收会大大增加(当远端肾单位的功能正常时)，使 K^+ 的分泌相应增多(Na^+-K^+ 交换增多)。结果尿中 HCO_3^-、K^+ 和水排出增加。

本药还抑制肾脏以外部位 CA 依赖的 HCO_3^- 的转运，如眼睫状体向房水中分泌 HCO_3^-，脉络丛向脑脊液分泌 HCO_3^-，这些过程均可以被乙酰唑胺所抑制，改变体液的生成量和 pH。

【临床应用】 由于本药增加 HCO_3^- 排出，易造成代谢性酸血症，加之其利尿作用弱，现很少作为利尿药使用。

1. **治疗青光眼** 青光眼患者睫状体上皮细胞 CA 活性增高，本药抑制其活性，因而减少房水生成和降低眼内压，口服用于治疗多种类型的青光眼。

2. **急性高山病** 24 h 前预防性口服本药，可减轻高山反应中的脑水肿。

【不良反应与应用注意】

1. **变态反应** 与其他磺胺药一样，可引起骨髓抑制、皮肤反应、肾损害，对磺胺类药物过敏的患者可产生多种变态反应。

2. **代谢性酸中毒** 能消耗体内贮存的 HCO_3^-，可导致高氯性酸中毒。

3. **尿结石** 尿中 HCO_3^- 排出增加，可引起磷酸盐尿和高尿钙症。

第二节 脱 水 药

脱水药(dehydrant drugs)是一类静脉给药后提高血浆渗透压，引起组织脱水的药物。其特点为：药物能经肾小球滤过，但不易被肾小管重吸收；在体内不被代谢；大剂量给药后使肾小管腔液中渗透压增加，而使尿量大大增加，所以脱水药又称渗透性利尿药。临床常用的药物有：甘露醇、山梨醇、高渗葡萄糖、尿素等。

甘露醇(mannitol)

甘露醇为一种多醇糖，临床上主要用 20%的高渗溶液静脉注射或静脉滴注。

【药代动力学】 口服几乎不被吸收，静脉给药后，主要分布在细胞外液。降低颅内压的作用于静脉滴注后 20 min 起效，0.5～1 h 达最大疗效，作用持续 6 h。利尿作用于用药 0.5～1 h 出现，可持续 3 h。$t_{1/2}$ 为 100 min，急性肾衰时可延长至 6 h，药物主要经肾排泄。

【药理作用与机制】

1. **脱水作用** 其水溶性很高，静脉给药后因不易透入组织，所以高渗溶液可迅速提高血浆渗透压，使组织脱水，降低颅内压和眼压。

2. **利尿作用** 通过稀释血液，增加循环血量，增加肾小球滤过。由于其几乎不被肾小管重吸收，故可提高肾小管中尿液渗透压，阻止水的重吸收，维持足够尿量，稀释肾小管内有害物质，保护肾小管免于坏死。

【临床应用】

1. 治疗脑水肿和青光眼　广泛用于神经外科术后、创伤等引起的脑水肿，其可降低颅内压，是安全、有效的首选药。也用于青光眼患者急性发作时和术前应用，可降低眼内压。

2. 预防急性肾衰竭　在心血管手术、严重创伤及失血时，肾小球滤过率急剧降低，伴少尿、无尿，此时普通利尿药已无作用，而甘露醇仍可发挥作用。需合理及时用，可有效避免急性肾衰竭。

【不良反应与应用注意】　少见，静脉注射过快可产生一过性头痛、眩晕、视力模糊、畏寒等。因可增加循环血量而增加心脏负荷。慢性心功能不全者禁用。

其他脱水药见表 26－2。

表 26－2　其他脱水药的药理作用与临床应用

药物	药理作用	临床应用
山梨醇（sorbitol）	甘露醇的同分异构体作用<甘露醇	同甘露醇
50％高渗葡萄糖（hypertonic glucose）	易代谢，可扩散，故作用弱且不持久，脱水作用，渗透性利尿作用	脑水肿、急性肺水肿（与甘露醇合用）

（韩桂珍）

参考文献

1. 杨宝学. 第十七章　利尿药. //杨宝峰. 基础与临床药理学. 第 2 版. 北京：人民卫生出版社，2014. 174－183.

2. Reilly, Robert F, Jackson, et al. Chapter 25. Regulation of Renal Function and Vascular Volume. // Brunton, Laurence L, Chabner, et al. Goodman & Gilman's The Pharmacological Basis of Therapeutics, 12e. New York, NY: McGraw-Hill, 2011.

第二十七章　作用于血液及造血系统的药物

血液中凝血和抗凝血、纤溶和抗纤溶等系统保持着动态平衡，共同维持血液的流动性。同时，血液中各种造血因子、微量元素及某些维生素等也对抗贫血起着关键作用。

针对血液及造血系统疾病，本章将分别介绍抗贫血药、促凝血药、抗凝血药、纤维蛋白溶解药等。

第一节　抗 贫 血 药

贫血是指血液中的红细胞数目和(或)血红蛋白含量长期低于正常值的病理表现。常见的贫血有 3 种类型：①缺铁性贫血，主要表现为红细胞体积小，血红蛋白含量低，是由于血液损失了过多或铁吸收不足所致；②巨幼红细胞性贫血，主要表现为红细胞体积大，血红蛋白含量高，白细胞及血小板亦有异常，主要由叶酸或维生素 B_{12} 缺乏所致；③再生障碍性贫血，主要表现为红细胞、粒细胞及血小板减少，因感染、药物、电离辐射、免疫因子等因素导致骨髓造血功能的障碍。抗贫血药(antianemic drugs)是针对不同的贫血类型进行补充治疗贫血的药物。缺铁性贫血可用铁剂，巨幼红细胞性贫血可用叶酸和维生素 B_{12} 治疗。

铁剂

常用的有硫酸亚铁(ferrous sulfate)、枸橼酸铁铵(ferric ammonium citrate)、葡萄糖酸亚铁(ferrous gluconate)和右旋糖酐铁(iron dextran)等。

【药代动力学】　口服铁剂或食物中的外源性铁以 Fe^{2+} 的形式易于在十二指肠和空肠上段被吸收。胃酸、维生素 C、食物中的果糖、半胱氨酸等还原性物质也有助于 Fe^{3+} 的还原，可促进铁的吸收。胃酸缺乏和服用抗酸药不利于 Fe^{2+} 的形成，影响铁的吸收。鞣酸、磷酸盐、抗酸药、高钙、高磷酸盐食物(如牛奶)，可使铁沉淀，也有碍铁的吸收。四环素等可与铁络合，相互影响吸收。Fe^{2+} 被吸收入血后，一部分被氧化为 Fe^{3+}，与转铁蛋白结合运送到肝、脾、骨髓等造血组织及储铁组织，与去铁蛋白结合为铁蛋白储存；另一部分与转铁蛋白结合成复合物，再与胞浆膜上的转铁蛋白受体结合，通过受体介导的胞饮作用进入到细胞内。肠道及皮肤细胞脱落是其主要排泄途径，少量经胆汁、汗液和尿等排泄。

【药理作用与机制】

铁是组成血红蛋白、肌红蛋白、血红素酶、过氧化氢酶等物质的主要组成元素。血红蛋白为红细胞中主要携氧者，而肌红蛋白是肌肉细胞储存氧的部位，为肌肉运动时按需供氧。人体内与三羧酸循环有关的大多数酶均含铁，或仅当铁存在时才能发挥作用。所以对缺铁患者积极补充铁剂后，除加速血红蛋白的合成外，也能使得组织缺铁和含铁酶活性降低的有关症状(如生长迟缓、行为异常、体力不足、黏膜组织变化等)得到逐步地纠正。

【临床应用】

铁剂主要用于治疗失铁过多(如钩虫病、月经过多、痔疮出血等)、需铁量增多(如妊娠、哺乳期及儿童生长期等)和吸收障碍(如胃大部分切除、慢性腹泻等)引起的缺铁性贫血。首选选择口服铁剂，注射铁剂仅限于不能耐受口服铁剂的情况，如有溃疡性结肠炎等消化道疾病，使用铁剂会加重症状者，失血速率快与口服铁剂的补偿率等情况。用药10～15天，血液中网织红细胞即可上升达高峰，血红蛋白在治疗1～2个月后可接近正常水平。血红蛋白正常后，减半量继续服药2～3个月，才可使体内铁储存恢复正常。

【不良反应与注意事项】

1. **胃肠反应** 口服可出现胃肠刺激症状如恶心、呕吐、腹痛、腹泻，宜饭后口服。也可引起便秘，因铁与肠腔中硫化氢结合，减少了硫化氢对肠壁的刺激作用。

2. **急性中毒** 小儿误服1 g以上铁剂可引起急性中毒，表现为坏死性胃肠炎、血性腹泻、休克、呼吸困难、死亡。急救可应用磷酸盐或碳酸盐溶液洗胃，并以特殊解毒剂去铁胺(deferoxamine)注入胃内以结合残存的铁。

叶酸(folic acid)

叶酸是由蝶啶、对氨基苯甲酸及谷氨酸组成的物质，广泛存在于动、植物中，尤其在肝、酵母和绿叶蔬菜中含量较高，不耐热。人体细胞本身并不能合成叶酸，因此只能从食物中摄取。每天人体对叶酸的需要量约为50 μg。

作为补充疗法用于各种原因所致的巨幼细胞性贫血，与维生素B_{12}合用效果更好。对维生素B_{12}缺乏所致“恶性贫血”，大剂量叶酸可纠正血象，但不能改善神经症状。

【药理作用与机制】 叶酸被还原成N^5-甲酰四氢叶酸后作为甲基供体，使维生素B_{12}转变成甲基B_{12}，而自身转变为四氢叶酸(FH_4)。四氢叶酸作为一碳基团转移酶的辅酶传递一碳基团单位，参与体内多种生化代谢，包括：①嘌呤核苷酸的从头合成。②从尿嘧啶脱氧核苷酸(dUMP)合成胸嘧啶脱氧核苷酸(dTMP)。③某些氨基酸的转化与互变，如同型半胱氨酸转变为甲硫氨酸，丝氨酸转变为甘氨酸等。当叶酸缺乏时，上述代谢障碍，特别是dTMP合成受阻，导致DNA合成障碍，蛋白质合成也因此受影响，使血细胞发育受阻，造成巨幼红细胞性贫血。其他增殖迅速的组织(如消化道黏膜)的上皮细胞增殖受抑制，出现舌炎、腹泻等。

【临床应用】 用于各种原因所致叶酸缺乏引起的巨幼红细胞性贫血，如营养不良或婴儿期、妊娠期或哺乳期所致巨幼红细胞性贫血。对叶酸拮抗药甲氨蝶呤、乙胺嘧啶、甲氧苄啶等所致巨幼红细胞性贫血，由于二氢叶酸还原酶被抑制，应用叶酸无效，需用甲酰四氢叶酸钙(calcium leucovorin)治疗。对恶性贫血，大剂量叶酸治疗可纠正血象，但不能改善神经症状，故应以维生素B_{12}为主，叶酸为辅。

维生素B_{12}(vitamin B_{12})

维生素B_{12}是一组含钴维生素的总称，有氰钴胺、羟钴胺和甲钴胺等，广泛存在于动物肝、牛奶、蛋黄，而植物性食物几乎不含维生素 B_{12}。人体的生理需要量为每天 1～2 μg。药用的维生素 B_{12} 有氰钴铵、羟钴铵、硝钴铵等。

【药代动力学】 口服维生素 B_{12} 必须与胃壁细胞分泌的糖蛋白即内因子结合形成复合物，在内因子的保护下免受胃液消化才能顺利地在回肠吸收。胃黏膜萎缩和胃大部分切除术后致内因子缺乏可影响维生素 B_{12} 吸收，引起恶性贫血，此时应注射给药。吸收后有 90% 储存于肝脏，少量经胆汁、胃液、胰液排入肠内，其中小部分吸收入血，主要以原形经肾脏排泄。

【药理作用与机制】 维生素 B_{12} 为人体细胞分裂及维持神经髓鞘完整所必需。在体内主要参与下列两种代谢过程。

1. **促进叶酸循环利用** 维生素 B_{12} 为同型半胱氨酸甲基转移酶的辅酶，因此在促使同型半胱氨酸转变为甲硫氨酸的过程中，使 5-甲基四氢叶酸转变为四氢叶酸。即在同型半胱氨酸甲基转移酶的催化下，使 N^5-甲基四氢叶酸将甲基转给维生素 B_{12} 后转化为四氢叶酸和甲基维生素 B_{12}。一方面可以促进四氢叶酸的利用，因为如果甲基反应受阻，会导致类似于叶酸缺乏所产生的症状，如巨幼红细胞性贫血；另一方面，甲基维生素 B_{12} 可以转甲基给同型半胱氨酸，生成甲硫氨酸。

2. **维持有髓鞘神经纤维功能** 维生素 B_{12} 促使甲基丙二酰辅酶 A 转变为琥珀酰辅酶 A 而进入三羧酸循环。当维生素 B_{12} 缺乏时，甲基丙二酰辅酶 A 积聚，导致异常脂肪酸合成，并进入中枢神经系统，影响神经髓鞘脂质合成，出现神经损害症状。

【临床应用】 主要用于治疗恶性贫血及巨幼红细胞性贫血。也可用于神经系统疾病如神经炎、神经萎缩、神经痛等，肝脏疾病，白细胞减少及再生障碍性贫血的辅助治疗。

【不良反应】 维生素 B_{12} 本身无毒性，少数患者可引起过敏反应，宜予注意。

第二节 升高白细胞药物和造血生长因子

造血生长因子是一种糖蛋白，能刺激骨髓的造血干细胞的增殖与分化。目前临床应用的主要有促红细胞生成素、粒细胞集落刺激因子、粒细胞-巨噬细胞集落刺激因子白细胞介素 11 及血小板生成素等。

一、促红细胞生成素

红细胞生成素(erythropoietin, EPO)

红细胞生成素是由肾近曲小管管周细胞产生的糖蛋白，由 165 个氨基酸组成，分子量为 34 000～39 000。在成人主要由肾脏分泌，在胎儿主要由肝脏分泌。临床药用红细胞生成素是用 DNA 重组技术合成的 rhEPO，即重组人红细胞生成素(recombinant human erythropoietin)。

【药理作用与机制】 红细胞生成素可与骨髓红系干细胞(又称红祖细胞)表面特异性的

红细胞生成素受体结合，刺激红系干细胞，促使红系干细胞增殖、分化和成熟，使红细胞数增多，也可以促进网织红细胞从骨髓的释放，使血红蛋白含量增加。并能稳定红细胞膜，增强红细胞抗氧化能力。

【临床应用】 临床用于各种原因所导致的贫血，如慢性肾病引起的贫血，疗效确切、显著。也可用于改善透析患者的贫血、肿瘤、化疗以及某些免疫性疾病，如风湿性关节炎、艾滋病，以及严重寄生虫病所导致的慢性病贫血。EPO 促进骨髓移植患者造血功能的恢复。

由于铁是合成血红蛋白的原料，因此伴有铁缺乏的患者对 EPO 不敏感。适当配合补充一定的铁剂和叶酸，可增加 EPO 的疗效。

【不良反应】 常见的不良反应有血细胞比容和血红蛋白增加，会诱导血压升高和血栓的形成。偶可诱发脑卒中（脑血管意外）或癫痫发作。少见过敏反应。高血压及过敏患者禁用。

二、促白细胞生成药

人粒细胞集落刺激因子（granulocyte colony stimulating factor, G－CSF）

G－CSF 是由单核细胞、血管内皮细胞和成纤维细胞合成的糖蛋白，中文处方名为重组人粒细胞集落刺激因子，约含 175 个氨基酸序列，分子量为 18 000，与人 G－CSF 的结构略有不同，但其生物学活性相似。

【药理作用与机制】 G－CSF 可与骨髓粒祖细胞表面特异性受体结合，促进造血干细胞从静止期进入细胞增殖周期，刺激已具有中性白细胞定向分化能力的粒祖细胞的增殖与分化，特别是对中性粒细胞的作用尤为明显，使其增生、分化、成熟、释放，使外周血象的中性粒细胞明显增加，同时还具有增加中性粒细胞的趋化及吞噬功能，刺激单核细胞和巨噬细胞生成。

【临床应用】 临床主要用于血液系统多种疾病的中性粒细胞减少症，尤其如肿瘤的化疗和放疗、骨髓移植、再生障碍性贫血、艾滋病、骨髓肿瘤浸润等患者出现中性粒细胞减少症时适用。用药后可使中性粒细胞增加，缩短中性粒细胞缺乏时间，降低由于中性粒细胞下降而引起细菌或真菌感染的发病概率。还可以动员骨髓造血干细胞进入外周血液。因此，临床可以用于干细胞移植术。

【不良反应】 主要表现为骨痛和过敏，在应用于干细胞移植术时罕见脾破裂。

粒细胞-巨噬细胞集落刺激因子（granulocyte-macrophage colony stimulating factor, GM－CSF）

GM－CSF 在 T 细胞、单核细胞、成纤维细胞、血管内皮细胞均有合成，它是比 G－CSF 作用更广的多潜能造血生长因子。沙格司亭为重组人 GM－CSF，为含 127 个氨基酸的糖蛋白，有 15 500、15 800 和 19 500 三种分子量，$t_{1/2}$ 与重组人 G－CSF 相似，为 2～7 h。

【药理作用与机制】 GM－CSF 的代表药物沙格司亭（sargramostim）能刺激早期和晚期粒祖细胞的增殖与分化，对红祖细胞和巨核细胞系祖细胞也有作用。可以增强成熟中性粒细胞的功能。与白细胞介素-3 共同作用于多向干细胞和多向祖细胞等细胞分化较原始部位,刺激骨髓细胞的分化、增殖、成熟,使粒细胞、单核细胞、巨噬细胞增加,并使之活化,提高粒细胞的吞噬及免疫活性。与白细胞介素-2共同作用可刺激T细胞增殖和炎症部位的激活。

【临床应用】 临床主要用于骨髓移植患者,促进白细胞增长,缩短中性粒细胞减少的时间,延长存活时间,减少复发等。同时也用于化疗患者、再障、艾滋病患者中性粒细胞减少症的辅助治疗。

【不良反应】 不良反应比G-CSF多而重。表现为发热、不适、关节痛、肌肉疼痛、过敏反应、组织水肿和胸腔及心包积液等。

三、 促血小板生成药

临床上,常见的血小板减少症多见于肿瘤放疗、化疗和骨髓移植患者,也有特发性血小板减少性紫癜、骨髓-增生异常综合征及慢性肝病等。目前临床用治疗血小板减少症的主要有促血小板生成素和白介素-11等内源性调节血小板生成的药物。

白细胞介素-11(interluekin-11, IL-11)

【药理作用与机制】 IL-11是由骨髓成纤维细胞和基质细胞产生的分子量为65 000~85 000的蛋白质。药用的为重组人IL-11。IL-11作用于特异性细胞表面细胞受体因子,增加外周血小板和中性白细胞的数目。

【临床应用】 主要用于治疗血小板减少症,也用于治疗非骨髓肿瘤化疗所致的血小板减少。

【不良反应】 常见水滞留、心动过速,可见疲劳、头痛、眩晕、稀释性贫血、呼吸困难和低血钾等,均为可逆性的不良反应。

重组人促血小板生成素(recombinant human thrombopoietin, rhTPO)

rhTPO含有2个相同单链亚单元,每个单链包含IgG Fc恒定区域的TPO模拟肽。促血小板生成素(TPO)是主要由肝细胞、骨髓间质细胞等产生的分子量为45 000~75 000含322个氨基酸的糖基化蛋白。TPO作用于特异性细胞表面细胞因子受体,是刺激巨核细胞生长及分化的内源性细胞因子,对巨核细胞生成的各阶段均有刺激作用,包括前体细胞的增殖和多倍体巨核细胞生成的发育及成熟,从而升高血小板数目。

rhTPO主要用于治疗实体瘤化疗药物引起的血小板减少。代表药物有罗米司亭(romiplostim),用于慢性特发性血小板减少症,特别是对类固醇药物和免疫球蛋白不敏感患者,以及脾切除患者。

使用罗米司亭常见头痛、鼻咽炎、疲劳和鼻出血;可出现或者增加骨髓网硬蛋白、严重出血、严重的鼻出血以及血栓形成。

艾曲波帕(eltrombopag)为口服非肽类小分子TPO受体激动剂。口服后2~6 h达峰,主要由CYP1A2和CYP2C8代谢,健康人血浆$t_{1/2}$为21~32 h,而特发性血小板减少症患者为26~35 h。临床主要用于治疗慢性特发性血小板减少症,特别是对类固醇药物和免疫球蛋白不敏感患者及脾切除患者适用。不良反应主要有恶心、呕吐、消化不良、肌痛、感觉异常、月经过多等，以血转氨酶升高为表现的肝功能损伤和血栓栓塞是最常见的严重不良反应。

第三节　促血液成分生成的辅助性药物

氨肽素(ampeptide elemente)

该药是从哺乳动物毛爪中提取分离的水溶性蛋白质，能增强机体代谢和抗病能力，有助于细胞增殖、分化、成熟和释放，增加白细胞和血小板数目。主要用于原发性血小板减少性紫癜、再生障碍性贫血、白细胞计数减少症。也可用于银屑病。可见过敏反应。

维生素 B_4 (vitamin B_4)

维生素 B_4 又名磷酸氨基嘌呤、磷酸腺嘌呤，是核酸和某些辅酶的组成部分，参与体内RNA和DNA的合成，可促进白细胞生成，尤其是白细胞低下时作用更为明显。临床主要用于放疗、化疗及某些药物引起的粒细胞下降及急性细胞减少症。治疗量下未见明显不良反应。

肌苷(inosine)

肌苷也称为次黄嘌呤核苷(hypoxanthine riboside)。该药直接透过细胞膜后转变成为肌苷酸和磷酸腺苷，参与到体内的蛋白质合成中；可以活化丙酮酸氧化酶系，提高辅酶A的活性，促进肌细胞能量代谢，从而改善缺氧状态下的细胞代谢。主要用于白细胞减少症及血小板减少症。主要的不良反应有胃部不适，静注可引起颜面潮红，过敏反应等。

利可君(leucogen)

利可君为半胱氨酸衍生物，口服后在十二指肠碱性的环境条件下与蛋白结合形成可溶性物质而迅速地被肠所吸收，具有增强骨髓造血系统的功能。主要用于治疗肿瘤放、化疗引起的白细胞计数减少和血小板计数减少症。

鲨肝醇(batyl alcohol)

鲨肝醇为 α-正十八甘油醚，从动物体内，尤其是骨髓造血系统等含量较多的组织中获得。其能促进白细胞增生，增强抵抗放射线的作用，可对抗由于苯中毒和细胞毒类药物引起的造血系统抑制。用于治疗各种原因引起的白细胞减少症。例如，放射性、抗肿瘤药物等所致的白细胞减少症。偶见口干、肠鸣音亢进。

第四节　促凝血药和抗凝血药

一、促凝血药

促凝血药(coagulants)可通过激活凝血过程的某些凝血因子而防治某些凝血功能低下所导致的出血性疾病。

维生素K(vitamin K)

维生素K为甲萘醌类物质，主要有脂溶性的维生素 K_1、维生素 K_2 和水溶性的维生素

K_3、维生素 K_4。维生素 K_1 由植物合成，维生素 K_2 由肠道细菌产生，维生素 K_3、维生素 K_4 由人工合成。

【药理作用】 维生素 K 是肝脏合成凝血酶原（因子Ⅱ）和凝血因子Ⅶ、Ⅸ、Ⅹ时不可缺少的物质，参与这些凝血因子肽链末端的谷氨酸残基羧化。这一过程中，首先氢醌型维生素 K 被转化为环氧化物，后者又在还原型辅酶Ⅱ（NADPH）作用下，在还原成氢醌型，重新参与羧化反应。维生素 K 缺乏或环氧化物还原受阻，使这些凝血因子合成减少，导致凝血酶原时间延长并引起出血。

【临床应用】

1. **维生素 K 缺乏症** 主要用于因维生素 K 缺乏引起的出血性疾病，如阻塞性黄疸、胆瘘、因胆汁分泌不足导致的维生素 K 吸收障碍；早产儿及新生儿肝脏维生素 K 合成不足；广谱抗生素抑制肠道细菌合成维生素 K；肝脏疾病引起凝血酶原和其他因子的合成减少等引起的出血性疾病。

2. **抗凝药过量的解毒** 治疗双香豆素类或水杨酸过量引起的出血。

3. **治疗胆管蛔虫所致的胆绞痛。**

【不良反应】 毒性低，静脉注射过快时可出现面部潮红、出汗、胸闷，甚至血压急剧下降，危及生命。一般多作肌内注射。口服维生素 K_3 或维生素 K_4 常引起恶心、呕吐等胃肠道反应。对红细胞缺乏葡萄糖-6-磷酸脱氢酶的特异质患者可诱发溶血性贫血，对新生儿可诱发高胆红素血症、黄疸和溶血性贫血。肝功能不全者慎用。

氨甲苯酸 (aminomethylbenzoic acid)

氨甲苯酸又名对羧基苄胺，属于抗纤维蛋白溶解药的代表药物。和所有抗纤维蛋白溶解药一样，氨甲苯酸为赖氨酸的类似物，与纤溶酶中的赖氨酸结合部位结合，阻断纤溶酶的作用、抑制纤维蛋白凝块的裂解而起到止血作用。

临床主要用于纤溶亢进所致的出血，如子宫、甲状腺、前列腺、肝、脾、胰、肺等内脏手术后的异常出血及鼻、喉、口腔局部止血，抗慢性渗血效果较好。常见不良反应有胃肠道反应。用量过大可致血栓形成或诱发心肌梗死。静脉注射过快可引起低血压。肾功能不全者禁用。

同类药物还有氨甲环酸（tranexamic acid），又名凝血酸。抗纤溶活性是氨甲苯酸的 7～10 倍，为临床常用的制剂，但不良反应较氨甲苯酸多。

凝血酶 (thrombin)

该药能切去纤蛋白原中肽 A 和 B，催化血纤蛋白原水解为纤维蛋白。药用为从猪、牛血提取的无菌制剂。主要用于局部止血，应用于创口，使血液凝固而止血；口服或局部灌注使用时也用于消化道止血。必须直接与创面接触才能起到止血作用，严禁注射。遇到酸、碱、重金属等会发生反应而降效，故应新鲜配制使用。

凝血酶原复合物 (prothrombin complex)

该药是从健康人新鲜血浆中分离而得，为含有凝血因子Ⅱ、Ⅶ、Ⅸ、Ⅹ，及少量其他血浆蛋白的混合制剂。主要用于先天性凝血因子Ⅸ缺乏的乙型血友病、肝脏疾病、香豆素类抗凝药过量及维生素 K 依赖凝血因子Ⅱ、Ⅶ、Ⅸ、Ⅹ缺乏所导致的出血。不良反应有过敏反应，可产生血栓，肝病患者易引起弥散性血管内凝血，故应慎用。

人凝血因子Ⅷ(human coagulation factor Ⅷ)

人凝血因子Ⅷ又被称为抗血友病球蛋白(antihemophilic globulin)、抗甲种血友病因子。主要用于甲型血友病、溶血性血友病、抗凝血因子Ⅷ抗体所导致的严重出血的治疗。输注过快易引起头痛、发热、荨麻疹等。

鱼精蛋白(protamine)

该药具有强碱性基团，在体内可与强酸性的肝素结合，形成稳定的复合物。这种直接拮抗作用使肝素失去抗凝活性。肝素与抗凝血酶Ⅲ结合，加强其对凝血酶的抑制作用。用于因注射肝素过量而引起的出血。

卡巴克络(carbazochrome)

卡巴克络又名安特诺斯、安络血。能降低毛细血管通透性，促使受损的毛细血管断端回缩而发挥止血作用。用于毛细血管性增加所致的出血，如过敏性紫癜、鼻出血、视网膜出血等。本药物毒性低，用量过大可诱发精神失常，有精神病史或癫痫病史者慎用。

酚磺乙胺(etamsylate)

酚磺乙胺又名止血敏，能收缩血管，降低毛细血管的通透性，增强血小板聚集和黏附，促进血小板凝血物质释放，缩短凝血时间。静脉注射后可以维持4～6 h，主要以原形从肾排泄。用于防治手术前后的出血，也可以用于血小板功能不良、血管脆性增加而引起的出血。不良反应有恶心、头痛、皮疹、低血压等，可出现过敏性休克。

二、抗凝血药

血液凝固是由多种因子参与的一系列蛋白水解活化过程，包括内源性和外源性凝血途径，最终生成纤维蛋白，形成血凝块，而纤维蛋白又可在抗凝因子作用下被降解而产生抗凝作用。血管内的凝血会造成血栓栓塞性疾病，需使用抗凝血药进行治疗。

肝素(heparin)

肝素是存在于肥大细胞分泌颗粒的氨基葡聚糖，因最早在肝脏中发现而得名，后来证实在肺中含量最高。药用肝素主要从猪小肠黏膜或牛肺提取，化学结构为*D*-葡萄糖胺、*L*-艾杜糖醛酸和*D*-葡萄糖醛酸交替组成的黏多糖硫酸酯。

【药理作用】 体内、体外均有迅速而强大的抗凝血作用。其抗凝血作用主要是通过激活抗凝血酶Ⅲ(ATⅢ)实现的。肝素含有大量负电荷，能与ATⅢ分子上带正电的赖氨酸结合，使ATⅢ分子构型发生变化，精氨酸活性部位被暴露，易与凝血因子中的丝氨酸结合，使凝血因子失活，抗凝作用加强。长期连续应用肝素会使ATⅢ耗竭，作用减弱。

除抗凝作用外，肝素可激活纤溶系统、抑制血小板聚集、促进血管内皮释放脂蛋白脂酶、抑制血管内皮细胞增生和产生抗炎作用。

【临床应用】

1. **血栓栓塞性疾病**　防止血栓的形成和扩大，临床主要用于心肌梗死、肺栓塞、脑血管栓塞、外周静脉血栓和心血管手术时栓塞等。

2. 弥散性血管内凝血(DIC) DIC 早期以凝血为主,静脉注射肝素具有抗凝作用;DIC 低凝期出血不止,应以输血为主,辅以小剂量肝素。

3. 体内、外抗凝 用于输血、体外循环和血液透析等的抗凝。

【不良反应】 过量易致出血,应严格控制剂量,严密监测凝血时间,一旦出血立即停药,用硫酸鱼精蛋白对抗。血小板减少发生率约为 3%,多发生于肝素使用后的 5~10 天,其机制可能是肝素与血小板因子Ⅳ形成复合物,刺激特异性抗体所致。一旦发生,应停药,换用重组水蛭素、阿加曲班或达那肝素,由于与低分子量肝素存在交叉反应,而不能互换。偶见变态反应,如发热、哮喘、荨麻疹、鼻窦炎、结膜炎。禁用于肾功能不全、溃疡、严重高血压、脑出血及亚急性心内膜炎、孕妇、先兆流产、外科手术后及血友病患者。

低分子量肝素(low molecular weight heparins, LMNHs)

作用与肝素相似,是从普通肝素分离制备获得,分子量 1 000~10 000,平均为 4 500,但其药效学和药动学特点与普通肝素不同。

由于分子量小,低分子量肝素与 ATⅢ形成复合物后,与Ⅹa 结合选择性高,因而对Ⅹa 抑制作用强,而对Ⅱa 及其他凝血因子的抑制作用较弱,不影响已形成的凝血酶,残存的凝血酶足以保证初级止血功能,所以抗血栓作用强,抗凝作用弱,出血性不良反应亦较少。骨质疏松发生率也低于肝素。

临床主要用于高危患者的静脉血栓栓塞的预防,治疗静脉血栓形成、肺动脉栓塞、不稳定型心绞痛血栓形成。

临床常用的药物有达肝素钠(tedelparin)、依诺肝素(enoxaparin)、弗希肝素(fraxiparin)、洛吉肝素(logiparin)、那屈肝素(nadroparin)等,由于这些肝素的分子量和硫酸化程度不同,药动学特征不完全相同。

水蛭素(hirudin)

该药的抗凝作用不依赖于 ATⅢ,与凝血酶的催化位点和底物结合位点均能紧密结合,直接抑制凝血酶,使凝血酶的蛋白水解功能受到限制,纤维蛋白生成受阻而产生抗凝作用;也能灭活与纤维蛋白结合的凝血酶,对已形成的血栓有溶栓作用。

临床上,主要用于肝素诱导血小板减少性血栓症,也用于预防手术后的血栓形成,防治冠状动脉成形术后再狭窄,不稳定型心绞痛、急性心肌梗死后溶栓的辅助治疗等。

香豆素类(coumarins)

常用药物有双香豆素(discoumarol)、华法林(warfarin)和醋硝香豆素(acenocoumarol)等。它们的作用和用途相似,仅所用剂量、作用快慢和维持时间长短不同。

【药理作用】 本类药物的结构与维生素 K 相似,可竞争性抑制维生素 K 环氧化物还原酶,阻止其还原成氢醌型维生素 K,妨碍维生素 K 的循环再利用,从而阻止凝血因子Ⅱ、Ⅶ、Ⅸ、Ⅹ,抗凝蛋白 C 和抗凝蛋白 S 的前体谷氨酸残基 γ 羧化,使之停留在前体阶段,从而产生抗凝作用(图 27-1)。但对已经羧化的凝血因子无影响,故体外无抗凝作用。由于需要等凝血因子Ⅱ、Ⅶ、Ⅸ、Ⅹ,抗凝蛋白 C 和抗凝蛋白 S 耗竭后才产生作用,因此起效慢。又因停药后,各凝血因子的形成尚需一定的时间,故作用时间持久(图 27-1)。

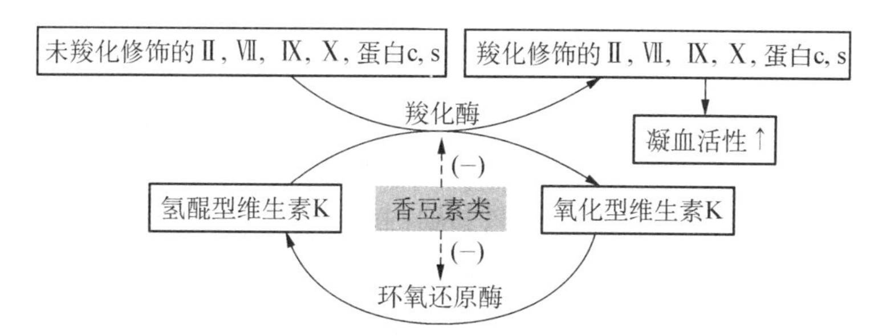

图 27-1 香豆素类抗凝药和维生素 K 的作用环节

【临床应用】 主要用于防治血栓性疾病,用途与肝素相似。与肝素相比,香豆素类口服有效、价廉、奏效慢、维持时间长,但剂量不易控制。常采用先用肝素,再用香豆素类维持的序贯疗法。

【不良反应】 过量易引起出血,症状与肝素类似,禁忌证同肝素。

【药物相互作用】 与广谱抗生素、药酶抑制剂如甲硝唑、西咪替丁等合用,抗凝作用增强;与保泰松、甲苯磺丁脲等竞争血浆蛋白,使其游离药物浓度升高,抗凝作用增加;与药酶诱导剂如巴比妥类等合用,加速其代谢,抗凝作用减弱。

枸橼酸钠(sodium citrate)

枸橼酸钠能与钙形成一种可溶性而难解离得络合物——枸橼酸钠钙,妨碍钙离子的促凝作用而产生抗凝血作用。主要用于一般体外抗凝血。

利伐沙班(rivaroxaban)

该药是一种新型口服抗凝药,属于具有生物利用度的 Xa 因子抑制剂,其选择性地阻断 Xa 因子的活性位点,且不需要辅因子(例如抗凝血酶Ⅲ)以发挥活性。通过内源性及外源性途径活化 X 因子为 Xa 因子(FXa),在凝血级联反应中发挥重要作用。主要用于择期髋关节或膝关节置换手术成年患者,以预防静脉血栓形成。

达比加群酯(dabigatranetexilate)

作为新型抗凝药,达比加群酯为小分子前体药物,本身并未显示有任何药理学活性。口服给药后,达比加群酯可被迅速吸收,并在血浆和肝脏经由酯酶催化水解转化为达比加群。达比加群是强效、竞争性、可逆性、直接凝血酶抑制剂,也是血浆中的主要活性成分,可用于预防心律异常(心房颤动)患者中风和血栓的发生。

第五节 抗血小板药

阿司匹林(aspirin)

阿司匹林又称乙酰水杨酸,能不可逆地抑制血小板环氧酶(COX)的活性,减少血小板内血栓素 A_2(TXA_2)的合成,抑制血小板聚集和释放功能,有抗血栓形成作用。阿司匹林除对血小板环氧酶有抑制作用外，大剂量也抑制血管内皮细胞环氧酶，使 PGI_2 的合成减少，降低其抗血栓作用。现已证实，小剂量阿司匹林（75 mg/d）有抗血栓形成作用，因为血小板环氧酶较血管内皮细胞环氧酶敏感。本品主要用于预防手术后血栓形成及心肌梗死。对急性心肌梗死或变异型心绞痛者，可降低死亡率及梗死率；也能减少短暂性脑缺血的发生率。

双嘧达莫(dipyridamole)

双嘧达莫在体内外均有抗血栓作用。该药通过激活腺苷酸环化酶、抑制磷酸二酯酶，也抑制腺苷摄取，从而增加 cGMP 的浓度；还可直接刺激血管内皮细胞产生 PGI_2、抑制血小板生成 TXA_2，从而抑制血小板聚集，但作用弱，多与阿司匹林、华法林等合用。不良反应有头痛头晕、呕吐、腹泻、皮疹和瘙痒，罕见心绞痛和肝功能不全。

贝前列素(beraprost)

贝前列素属于前列素类药物，本品可抑制多种致聚剂引起的血小板聚集，也可抑制血小板黏附。可用于防治血栓形成，对末梢循环障碍的患者可改善其红细胞变形功能。

噻氯匹定(ticlopidine)

噻氯匹定为噻吩并吡啶的衍生物，口服吸收迅速，生物利用度高，肝代谢转变为活性成分。其作用机制是不可逆地拮抗血小板上的嘌呤能受体 P2Y12 受体，从而抑制血小板聚集。血小板上的 P2Y 受体有 P2Y1 和 P2Y12 两种亚型，只需抑制其中一种即可产生明显的抗血小板作用。可用于脑卒中（中风）、不稳定型心绞痛的继发心脑血管血栓的预防，疗效至少与阿司匹林相当，并可与阿司匹林产生协同效应。比华法林作用弱。不良反应主要有恶心、呕吐、腹泻、出血，1%可发生中性粒细胞减少，也可见血小板减少。

氯吡格雷(clopidogrel)

氯吡格雷同为 $P2Y_{12}$ 受体拮抗剂，也属于噻吩并吡啶的衍生物。其主要优点是抗血小板聚集作用强于噻氯匹定，而不良反应轻，较少发生中性粒细胞减少和血小板减少。但仍然有抗血小板作用较弱、起效慢和个体差异大的缺点。个体差异大主要是由 CYP2C19 遗传多态性决定。主要不良反应是胃肠道反应、栓塞性血小板减少。

阿昔单抗(abciximab)

该药为血小板表面 GP $Ⅱ_b/Ⅲ_a$ 的人/鼠嵌合单克隆抗体，可竞争性地阻断纤维蛋白原与血小板表面 GP$Ⅱ_b/Ⅲ_a$ 结合，抑制血小板聚集。具有作用强、不良反应少的特点。临床用于不稳定型心绞痛、降低心肌梗死以及冠状动脉形成术后急性缺血性并发症的预防。主要不良反应是出血。

西洛他唑(cilostazol)

在饭后口服给药后血药浓度迅速上升，3 小时达顶峰，半衰期呈二室模型。西洛他唑经脱水生成的 OPC－13015 及经羟基化而生成的 OPC－13213 等活性代谢物，通过选择性地抑制血小板及血管平滑肌内的磷酸二酯酶Ⅲ（PDE3，cGMP-inhibited phosphodiesterase）的活性，发挥抗血小板作用及血管扩张作用。临床用于改善由于慢性动脉闭塞症引起的溃疡、肢痛、冷感及间歇性跛行等缺血性症状，可用于预防除心源性脑梗死以外的脑梗死复发。过量用药的急性症状为过强的药理作用，表现为严重的头痛、腹泻、低血压、心动过速，还可能会有心律不齐。应注意观察患者并给予辅助治疗。

替格瑞洛（ticagrelor）

吸收迅速，主要经 CYP3A4 代谢，少部分由 CYP3A5 代谢，主要循环代谢产物 AR－C124910XX 也是活性物质。替格瑞洛及其主要代谢产物能可逆性地与血小板 P2Y12ADP 受体相互作用，阻断信号传导和血小板活化。用于急性冠脉综合征（不稳定性心绞痛、非 ST 段抬高心肌梗死或 ST 段抬高心肌梗死）患者，包括接受药物治疗和经皮冠状动脉介入（PCI）治疗的患者，降低血栓性心血管事件的发生率。但活动性病理性出血（如消化性溃疡或颅内出血）患者或有颅内出血病史者禁用。

第六节　纤维蛋白溶解药

纤维蛋白溶解药能激活纤溶酶，促进纤维蛋白溶解，对已形成的血栓也有溶解作用，故此类药物也被称为溶栓药。纤维蛋白溶解系统及纤维蛋白溶解药作用机制参见图 27－2。

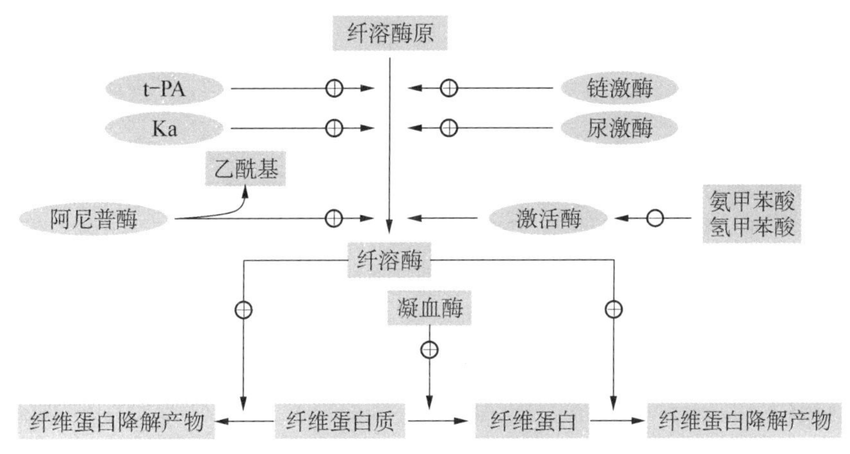

图 27－2　纤维蛋白溶解系统及纤维蛋白溶解药作用机制示意图

链激酶（streptokinase）

链激酶能与血浆纤溶酶原结合成复合物，引起构象变化，暴露出纤溶酶原的活性部位，进一步催化纤溶酶原转变为纤溶酶；纤溶酶能溶解刚形成的血栓中的纤维蛋白，使血栓溶解，但对形成已久的血栓无效。

主要用于急性血栓栓塞性疾病，如急性肺栓塞、深部静脉栓塞及导管给药所致的血栓及心肌梗死的早期治疗。

主要不良反应为出血和过敏，注射部位出现血肿。出血性疾病、严重高血压、糖尿病、链球菌感染和亚急性细菌性心内膜炎、消化道溃疡，以及最近应用过肝素或香豆素类抗凝药物的患者均应禁用。外科手术患者 3 天内不得使用本品。变态反应有发热、寒战、头痛等症状。

尿激酶(urokinase)

尿激酶可直接激活纤维蛋白溶酶原转变为纤溶酶,起到溶栓作用。用途和不良反应与链激酶相似。尿激酶无抗原性,不引起过敏反应,可用于对链激酶过敏者。

组织型纤维蛋白溶酶原激活剂(tissue-type plasminogen activator, t-PA)

t-PA是血管内皮等组织合成释放的含527个氨基酸的丝氨酸蛋白酶;阿替普酶(alteplase)是通过DNA重组技术制备获得的t-PA。在循环中没有纤维蛋白存在时,t-PA几乎没有纤溶酶原激活作用,而与纤维蛋白、纤溶酶原结合为复合物后对纤溶酶原激活作用增加几百倍。临床上,主要用于心肌梗死、脑卒中、肺栓塞的溶栓治疗,越早使用效果越好。出血发生率相对较低,偶有发生过敏反应、低血压等。同类药物纤溶酶注射液,为从蝮蛇蛇毒中提取的蛋白水解酶-组织纤维蛋白溶酶原激活剂。

第七节　血容量扩充剂

血容量扩充药又称为血浆代用品,有提高血浆胶体渗透压、增加血浆容量和维持血压的作用,能阻止红细胞及血小板聚集,降低血液黏滞性,从而改善微循环。目前最常用的是右旋糖酐、人血白蛋白等。

右旋糖酐(dextran)

右旋糖酐分子量较大,能提高血浆胶体渗透压,从而扩充血容量,维持血压。作用强度与维持时间依中、低、小分子量而逐渐降低。主要用于低血容量性休克,包括急性失血、创伤和烧伤性休克。低分子和小分子右旋糖酐用于中毒性、外伤性及失血性休克,可防止休克后期DIC。也用于防治心肌梗死心绞痛、脑血栓形成、血管封塞性脉管炎和视网膜动静脉血栓等。

人血白蛋白(human serum albumin)

白蛋白能增加血容量和维持血浆胶体渗透压;能结合阴离子和阳离子输送物质,也可将有毒物质输送到解毒器官,还可以作为氮源为组织提供营养。

在临床上可用于失血创伤、烧伤引起的休克;脑水肿及损伤引起的颅内压升高;肝硬化及肾病引起的水肿或腹水、低蛋白血症;新生儿高胆红素血症;心肺分流术、烧伤的辅助治疗等。不良反应为寒战、发热、颜面潮红、皮疹、恶心、呕吐等,输注过快可导致肺水肿,偶见过敏反应。

琥珀酰明胶(succinylated gelatin)

静脉输入本药能增加血浆容量,使静脉回流量、心排血量、动脉血压和外周灌注增加,其综合作用有助改善对组织的供氧。药物所产生的渗透性利尿作用有助于维持休克病人的肾功能。可用于各种原因引起的低血容量性休克的早期治疗(如失血、急性创伤或手术、烧伤、败血症等),手术前后及手术期间稳定血液循环及稀释体外循环液、预防脊髓和硬膜外麻醉中的低血压。可作为输注胰岛素的载体,防止胰岛素被容器及管壁吸附而丢失。对明胶类药物过敏者、肾衰竭者、有出血体质者、肺水肿患者、有循环超负荷和水潴留者慎用。老年人用药时，应控制血细胞比容不低于 30%，并注意防止循环超负荷。

（茅以诚）

参考文献

1. 孙宏丽，李国玉. 性激素及作用于女性生殖系统的药物(第二十四章). 杨宝峰，吕延杰. 药理学图表解. 北京：人民卫生出版社，2008. 219 - 236.
2. 杨俊卿. 第八篇　血液与造血系统药理学. //朱依谆，殷明. 药理学. 第 7 版. 北京：人民卫生出版社，2011. 445 - 462.
3. Richard D Howland, Mary J Mycek. Chapter 20. Drugs Affecting The Blood. //Richard D Howland, Mary J Mycek, Pharmacology, 3rd ed. Lippincott's Williams & Wilkins, Baltimore, MD, 2006: 227 - 245.

第二十八章　作用于消化系统的药物

消化性溃疡是一种常见病、多发病，但其发病机制尚未完全阐明，胃酸过高、胃黏膜屏障功能减弱，以及幽门螺杆菌感染是目前公认的主要致病因素。因此，抗酸、保护胃黏膜与根除幽门螺杆菌感染是目前消化性溃疡治疗的药理学基础。

作用于消化系统的药物是一类用于治疗胃肠疾病、调节胃肠功能的临床常用药。主要有抗消化性溃疡药、助消化药、止吐药、泻药、止泻药和利胆药等。

第一节　抗消化性溃疡药

消化性溃疡(peptic ulcer)发病机制尚未完全阐明。目前认为是攻击因子(胃酸、胃蛋白酶、幽门螺杆菌)作用增强与防御因子(黏液、HCO_3^-、前列腺素的分泌等)作用减弱，两者失去平衡而引起的。抗消化性溃疡药的治疗目的：①去除病因；②防御胃酸、胃蛋白酶的腐蚀和消化；③增强胃肠黏膜的保护功能。

一、抗酸药

本类药都是弱碱性化合物，服药后能中和胃酸，降低胃内酸度和胃蛋白酶活性，缓解胃酸、胃蛋白酶对胃及十二指肠黏膜的侵蚀和对溃疡面的刺激，减轻疼痛，促进溃疡面愈合。理想的中和胃酸药应该是作用快、强、持久，不产气(CO_2)、不吸收、不引起腹泻或便秘，对黏膜及溃疡面有收敛和保护作用。但单一药物很难达到以上要求，故临床常用复方制剂。主要用于胃及十二指肠溃疡、胃酸过多症及反流性食管炎的治疗。

二、抑制胃酸分泌药

胃黏膜壁细胞通过受体(M_1、H_2 和胃泌素受体)、第二信使和 H^+，K^+-ATP 酶 3 个环节分泌胃酸。乙酰胆碱、组胺和促胃液素(胃泌素)可分别激活相应受体，再通过第二信使，最终激活位于壁细胞小管膜上的 H^+，K^+-ATP 酶(又称 H^+ 泵或质子泵)，将 H^+ 泵出细胞外，同时将 K^+ 泵入细胞内，完成 H^+-K^+ 交换及胃酸的分泌。胃酸分泌抑制药可作用于胃酸分泌过程的不同环节而抑制胃酸的分泌。

(一) H_2 受体阻断药

H_2 受体阻断药选择性阻断胃壁细胞 H_2 受体，抑制基础胃酸和夜间胃酸分泌，同时对促胃液素及 M 受体激动药引起的胃酸分泌也有抑制作用。H_2 受体阻断药抑制胃酸分泌作用较抗胆碱药强而持久，治疗溃疡疗程短，溃疡愈合率较高，不良反应较少。常用的药物有西咪替丁、雷尼替丁、法莫替丁等。

H_2 受体阻断药的药理作用、临床应用及不良反应总结如下（图 28－1）。

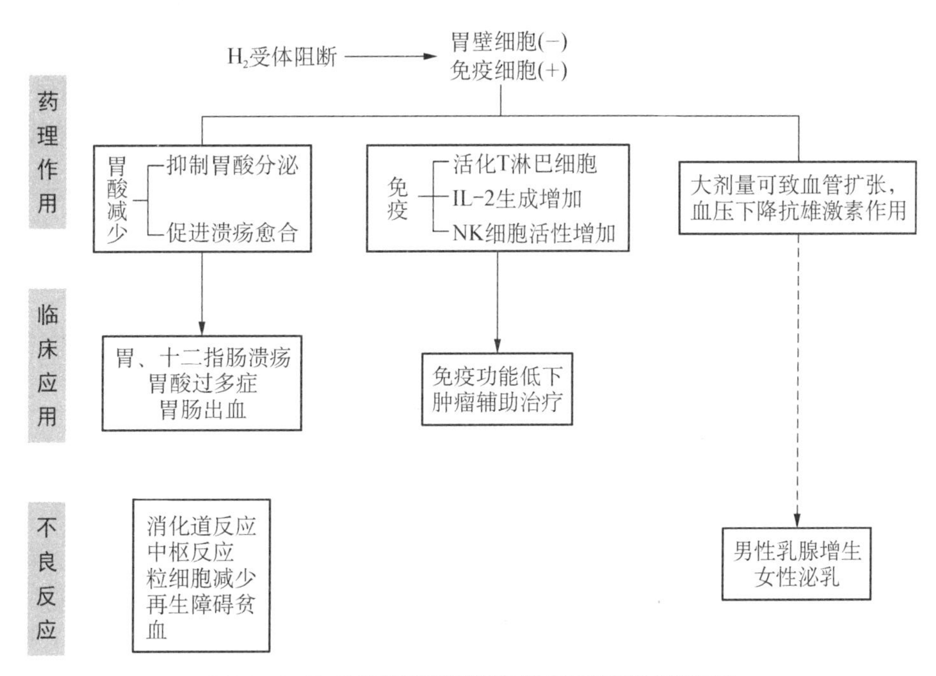

图 28－1　H_2 受体阻断药的药理作用、临床应用及不良反应

（二）H^+，K^+－ATP 酶抑制药

胃壁细胞 H^+，K^+－ATP 酶抑制药，也称为 H^+ 泵或质子泵抑制剂。

奥美拉唑（omeprazole）

【药代动力学】　口服吸收迅速，在酸性环境中不稳定，故常用肠溶胶囊。反复给药因 pH 值升高，生物利用度可达 70%。食物可减少其吸收，故应餐前空腹口服。本品可蓄积于胃黏膜壁细胞，作用长达 20～24 h。

【药理作用】

1. 抑制胃酸分泌　本品为无活性前体，口服吸收后可浓集于胃壁细胞分泌小管周围，与 H^+ 结合转变为有活性的次磺酰胺衍生物。该活性物质能特异性地与壁细胞 H^+，K^+－ATP 酶的巯基结合，抑制该酶的活性，使基础胃酸及由组胺、促胃液素、乙酰胆碱、食物等激发的胃酸分泌明显减少，大剂量可导致无酸状态。

2. 抑制幽门螺杆菌　本品有较弱的抑制幽门螺杆菌生长的作用，与抗幽门螺杆菌的药物联合应用，有协同抗菌作用。对幽门螺杆菌阳性患者，合用抗幽门螺杆菌的药物，可使细菌转阴达 90%，明显降低复发率。

【临床应用】 适用于胃及十二指肠溃疡、反流性食管炎及促胃液素瘤等胃酸相关性疾病。

【不良反应】 不良反应短暂轻微，发生率低。主要有恶心、呕吐、腹泻、腹痛、便秘等胃肠反应；头晕、头痛、嗜睡、失眠等中枢神经系统反应；偶见皮疹、外周神经炎、白细胞计数减少等。长期持续抑制胃酸分泌，可使胃内细菌滋长，并可使促胃液素分泌增加，引起胃肠嗜铬样细胞增生或类癌。

兰索拉唑（lansoprazole）

兰索拉唑作用和应用与奥美拉唑相似，但抑制胃酸分泌作用及抗幽门螺杆菌作用较奥美拉唑强。不良反应少而轻。儿童及哺乳妇女忌用。

质子泵抑制剂的药理作用、临床应用及不良反应总结如图 28－2。

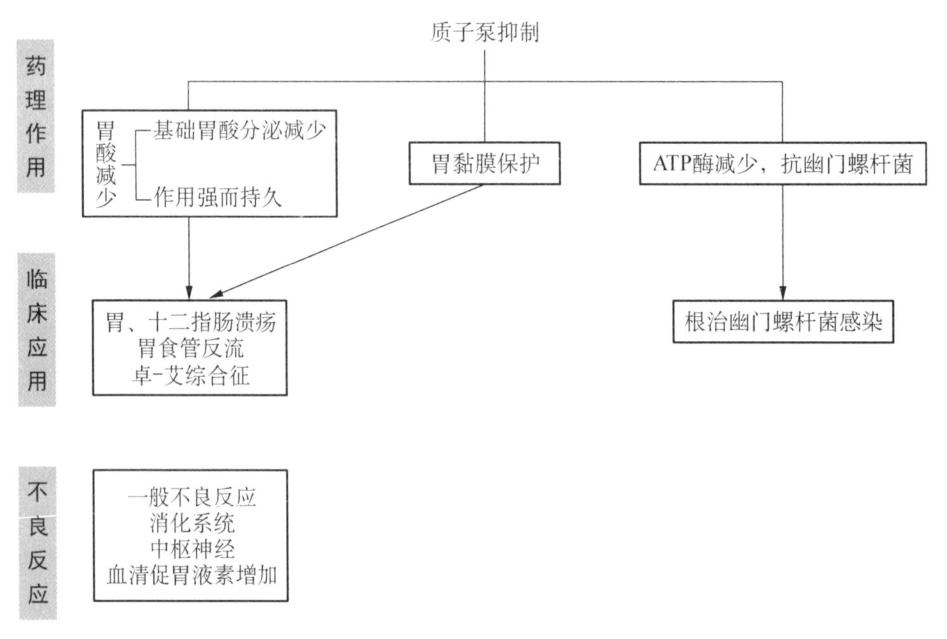

图 28－2 质子泵抑制剂的药理作用、临床应用及不良反应

（三）M_1 胆碱受体阻断药

哌仑西平（pirenzepine）

本品能选择性地阻断胃壁细胞的 M_1 胆碱受体，抑制胃酸分泌；并减少胃蛋白酶分泌，保护胃黏膜，适用于治疗消化性溃疡、预防溃疡病出血。其疗效与 H_2 受体阻断药相似。本品对唾液腺、眼、心脏等部位 M 受体的亲和力低，作用较弱，故口干、散瞳、视力模糊、心动过速等不良反应轻微。不易透过血-脑屏障，几无中枢神经系统不良反应。

M 胆碱受体阻断药的药理作用、临床应用及不良反应总结如下（图 28－3）。

（四）促胃液素受体阻断药

丙谷胺（proglumide）

丙谷胺可竞争性阻断胃壁细胞上的促胃液素受体，从而抑制胃酸及胃蛋白酶的分泌，并

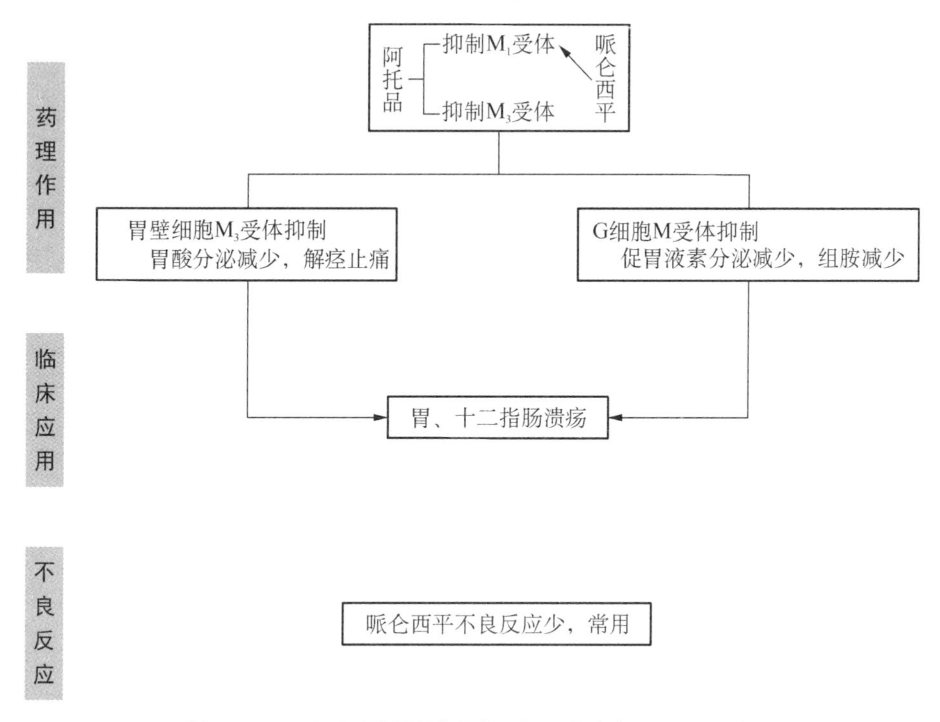

图 28-3　M胆碱受体阻断药的药理作用、临床应用及不良反应

具有保护胃黏膜和促进溃疡愈合作用。但临床疗效比 H_2 受体阻断药差，已少用于治疗消化性溃疡。

三、抗幽门螺杆菌药

幽门螺杆菌(*Helicobacter pylori*，Hp)属革兰阴性厌氧菌，寄居在胃及十二指肠黏液层与黏膜细胞之间，对黏膜产生损害作用，引发溃疡。研究表明，幽门螺杆菌作为一种特殊的生物性致病因子，与慢性胃炎、消化性溃疡及胃癌的发病密切相关。根除 Hp，可提高消化性溃疡治愈率，降低复发率；对慢性胃炎则可改善炎性病变的发展过程。

常用的抗幽门螺杆菌药有两类：一类是抗溃疡病药，如含铋制剂、H^+，K^+-ATP 酶抑制剂、硫糖铝等，抗 Hp 作用较弱；另一类是抗菌药，如阿莫西林、庆大霉素、四环素、克拉霉素、呋喃唑酮及甲硝唑等。这些药单一用药疗效差，且易产生耐药性。故临床多采用不同的类别配伍成二、三联疗法或四联疗法，以增强疗效。

四、增强胃黏膜屏障功能的药物

胃黏膜屏障包括细胞屏障和黏液-HCO_3^- 盐屏障。细胞屏障由胃黏膜细胞顶部的细胞膜和细胞间的紧密连接组成，有抵抗胃酸和胃蛋白酶的作用。黏液-HCO_3^- 盐屏障是由黏稠胶冻状黏液，内含 HCO_3^- 盐和不同分子量的糖蛋白构成，覆盖于黏膜细胞表面，对细胞起保护作用。当胃黏膜屏障功能受损时，可导致溃疡病发生。增强胃黏膜屏障的药物，是通过增强胃黏膜的细胞屏障，黏液- HCO_3^- 盐屏障或增强两者来发挥抗溃疡病的作用。

硫糖铝（sucralfate）

【药理作用】 硫糖铝在 pH 值<4 时，可形成不溶性胶状物，与溃疡面牢固结合，抵御胃酸、消化酶等对黏膜的侵蚀，促进溃疡愈合。刺激局部前列腺素 E_2 的合成和释放，促进胃黏液和 HCO_3^- 盐的分泌，增强黏膜屏障作用。增强表皮生长因子、碱性成纤维细胞因子的作用，使之聚集于溃疡处，促进黏膜修复。抑制幽门螺杆菌的繁殖，阻止幽门螺杆菌的蛋白酶、脂酶对黏膜的损伤。

【临床应用】 主要用于胃、十二指肠溃疡，疗效与西咪替丁相同，复发率较低。对急性胃黏膜损伤或出血、应激性溃疡和反流性食管炎也有效。本品宜在饭前空腹或睡前服用。因在酸性环境中发挥黏膜保护作用，故忌与抗酸药或抑制胃酸分泌药合用。

【不良反应】 不良反应轻微，主要有便秘、口干。偶有恶心、腹泻、皮疹、眩晕等。

枸橼酸铋钾（bismuth potassium citrate，胶体次枸橼酸铋）

【药理作用】

1. 对胃肠黏膜的保护作用 在胃内酸性条件下，与黏液糖蛋白形成不溶性的防护层，隔离溃疡面，抵抗有害物质对黏膜的损害；抑制胃蛋白酶的活性，减少黏液蛋白的降解；促进胃黏膜细胞合成和释放前列腺素，增加黏液和 HCO_3^- 分泌；促进表皮生长因子在溃疡部位的聚集，加速溃疡的愈合。

2. Hp 能直接杀灭 Hp，并能降低其致病作用。常与质子泵抑制剂及两种抗生素组成抗 Hp 方案。

【临床应用】 枸橼酸铋钾常用于胃及十二指肠溃疡、慢性胃炎等。特别适用于有 Hp 感染者，与其他抗菌药合用可根除 Hp。对消化性溃疡愈合率达到或超过 H_2 受体阻断药，且复发率明显降低。

【不良反应】 偶有恶心、便秘、腹泻等胃肠反应；服药期间口中有氨味，并可使口腔、舌、粪便染黑。牛奶或抗酸药可干扰其作用，不宜同服。肾功能不全者及孕妇禁用。

蒙脱石散（Montmorillonite）

本品为八面体氧化铝组成的多层结构物。对消化道黏膜有很强的覆盖能力，增加胃黏液合成及胃黏膜中磷脂含量，提高黏液层的疏水性，增强黏液屏障作用，促进胃黏膜上皮修复，增加胃黏膜血流量。研究发现，本品有抗幽门螺杆菌作用。临床用于急、慢性腹泻（感染应合用抗菌药物）及十二指肠溃疡等消化系统疾病。

第二节 消化道功能调节药

一、助消化药

助消化药本身多为消化液的成分，有助于消化食物及增进食欲。当消化系统分泌功能减弱，消化不良时，可替代补充治疗。另外，有些药物能促进消化液分泌或阻止肠内食物过度发酵，也可用于治疗消化不良。

二、止吐药及胃肠促动药

许多药物，特别是癌症的化疗药物可引起恶心、呕吐。此外，胃肠疾病、内耳眩晕症、晕动病、怀孕早期以及外科手术后等均可造成恶心、呕吐。呕吐刺激可经前庭神经、催吐化学感受区（CTZ）及孤束核到达呕吐中枢，经复杂的调整过程产生呕吐反射。其间参与的受体有多巴胺（D_2）受体、5-羟色胺（5-HT_3）受体、M_1 受体、H_1 受体等。这些受体的阻断药都有不同程度的止吐作用。

（一）多巴胺受体阻断药

多巴胺受体阻断药除有止吐作用外，还可有增加胃肠运动，加速消化道内容物的推进作用，也称之为胃肠促动药。适用于功能性消化不良、恶心、呕吐、胃潴留等。常用的药物有甲氧氯普胺、多潘立酮等。

甲氧氯普胺（metoclopramide，胃复安）

【药理作用】

1. 对胃肠道作用　甲氧氯普胺阻断胃肠 D_2 受体，增强食管到近端小肠平滑肌的运动，增加贲门括约肌张力，松弛幽门，加速胃的正向排空。

2. 对中枢神经系统作用　甲氧氯普胺阻断延髓 CTZ 的 D_2 受体，较大剂量也作用于 5-HT_3 受体，发挥止吐作用。

【临床应用】　甲氧氯普胺主要用于治疗慢性功能性消化不良引起的胃肠运动障碍如恶心、呕吐等；也可用于放疗、尿毒症时出现的呕吐等；对前庭功能紊乱引起的呕吐无效。

【不良反应】　可见头晕、便秘、嗜睡、疲倦、焦虑、抑郁、溢乳及男性乳房发育等。大量久用可引起锥体外系反应。

多潘立酮（domperidone，吗丁啉）

本品选择性阻断外周 D_2 受体，具有胃肠促动和高效止吐作用。能增加食管下段括约肌张力，防止胃-食管反流；增强胃蠕动，扩张幽门，改善胃窦-十二指肠的协调运动，促进胃排空并防止十二指肠-胃反流。主要用于治疗各种胃轻瘫，尤其是慢性食后消化不良、恶心、呕吐和胃潴留；对偏头痛、颅脑外伤、肿瘤放疗及化疗引起的恶心、呕吐有效。不良反应可出现轻度腹痛、腹泻、口干、头痛等，促进催乳素释放导致溢乳、男性乳房发育。

（二）5-HT_3 受体阻断药

昂丹司琼（ondansetron）

选择性阻断中枢及迷走神经传入纤维的 5-HT_3 受体，发挥强大的止吐作用。其效应较甲氧氯普胺强，且无锥体外系反应。主要用于恶性肿瘤化疗和放疗引起的呕吐；也可防治手术后恶心、呕吐。但对晕动症、多巴胺受体激动剂、去水吗啡所致的呕吐无效。不良反应可见头痛、便秘、腹泻等。对本品过敏者禁用，孕妇及哺乳妇女慎用。

格拉司琼（granisetron）

本品的作用、用途同昂丹司琼，但对 5-HT_3 受体的选择性更高，止吐作用比昂丹司琼强

5～11 倍，等效剂量时作用持续时间约为昂丹司琼的 2 倍。常见头痛、偶见嗜睡、便秘、腹泻等。

（三） H_1 受体阻断药

苯海拉明（diphenhydramine）、茶苯海明（dimenhydrinate，晕海宁，乘晕宁）、美克洛嗪（meclozine）均有中枢镇静及止吐作用，用于预防和治疗晕动病、内耳性眩晕病等引起的呕吐（详见第二十九章）。

（四） M 胆碱受体阻断药

最常用的 M 胆碱受体阻断药东莨菪碱（scopolamine），通过阻断呕吐反射中枢 M 受体、降低内耳迷路感受器的敏感性和抑制前庭小脑通路的传导，产生抗晕动病作用。用于防治晕动病及预防术后恶心呕吐。

第三节 泻　　药

泻药是一类能促进排便反射或使粪便易于排出的药物。主要用于功能性便秘；也可用于肠手术前或腹部 X 线诊断前清洁肠道，加速肠道毒物排出及难以承受排便时腹压过高的患者。按其作用方式，常用泻药可分为容积性、接触性和润滑性泻药 3 类。

一、 容积性泻药

为非吸收的盐类和食物性纤维素等物质。

硫酸镁（magnesium sulfate，泻盐）

【作用与应用】 大量口服后其 SO_4^{2-} 肠道难以吸收，肠内形成高渗压而阻止肠内水分的吸收，增加肠腔容积，扩张肠道，刺激肠壁蠕动加快，产生导泻作用。其导泻作用强而快，空腹服用 1～3 h 可出现泻下作用。临床用于便秘、排出肠内毒物、清洁肠道或与某些驱肠虫药合用以促进虫体排出。

33%的硫酸镁溶液口服能直接刺激十二指肠黏膜并使之分泌胆囊收缩素，使胆总管括约肌松弛和胆囊收缩，产生利胆作用。可用于慢性胆囊炎、胆石症及阻塞性黄疸等的治疗。

【不良反应】

口服过量，可引起脱水；肾功能不全者，Mg^{2+} 少量吸收（20%）后可引起血 Mg^{2+} 过高。孕妇、经期妇女、急腹症、肠道出血、肾功能不全及中枢抑制药中毒者，禁用硫酸镁导泻。

乳果糖（lactulose）

口服乳果糖不吸收，在结肠被分解为乳酸，刺激结肠局部渗出，引起肠内容积增加而使肠蠕动增快，促进排便。乳酸抑制结肠对氨的吸收，从而降低血氨。

食物纤维素类

纤维素类包括蔬菜、水果中天然纤维素和半合成的多糖及纤维素衍生物，如甲基纤维素、羧甲基纤维素等不被肠道吸收，增加肠内容积并保持粪便湿软，有良好通便作用。

二、接触性泻药

酚酞（phenolphthalein，果导）

口服后在碱性肠液中形成可溶性钠盐，刺激结肠黏膜，增加推进性蠕动，并抑制肠内水分吸收的作用。导泻作用温和，用药后6～8 h排除出软便。酚酞有肠肝循环，一次给药作用可维持3～4天。适用于慢性或习惯性便秘。不良反应轻微，偶有皮疹及出血倾向等。经肾排泄时在碱性尿中呈红色，应事先告知患者。

蓖麻油（castor oil）

口服后在十二指肠内水解为甘油和具有刺激性的蓖麻油酸，后者刺激小肠，增强肠蠕动而导泻。口服后2～8 h排出大量稀便。主要用于手术前或诊断检查前清洁肠道。大剂量口服可有恶心、呕吐。月经期及孕妇不宜应用。

三、润滑性泻药

润滑性泻药是通过局部滑润并软化粪便而发挥作用。适用于老人及痔疮、肛门手术患者。

液状石蜡（liquid paraffin）

口服后在肠内不被消化吸收，同时妨碍水分吸收，故有润滑肠壁、软化粪便作用，使粪便易于排出。适用于儿童及老人便秘。久服可妨碍脂溶性维生素及钙、磷吸收。

甘油（glycerin）

以50%浓度的甘油（开塞露）灌肠给药，由于高渗压刺激肠壁引起排便反应，并有局部润滑作用，数分钟内引起排便。适用于儿童及老人。

第四节　止　泻　药

治疗腹泻应以对因治疗为主。如感染性腹泻，应选用抗菌药物。但剧烈而持久的腹泻，可引起脱水和电解质紊乱，可在对因治疗的同时，适当给予止泻药。常用药物如下。

1. 阿片制剂　如复方樟脑酊（tincture camphor compound）和阿片酊（opium tincture），多用于较严重的非细菌感染性腹泻。

2. 地芬诺酯（diphenoxylate，苯乙哌啶）　哌替啶同类物。对肠道运动的影响类似阿片类，可用于急性功能性腹泻。不良反应少而轻。大剂量长期服用可产生成瘾性，一般剂量时少见。

3. 洛哌丁胺（loperamide，易蒙停）　直接抑制肠道蠕动，还可减少肠壁神经末梢释放乙酰胆碱，也可作用于胃肠道阿片受体，减少胃肠分泌。作用强而迅速。用于急、慢性腹泻。不良反应轻微。

4. 收敛剂(astringents)和吸附药(adsorbents) 口服鞣酸蛋白(tannalbin)在肠中释放出鞣酸,能与肠黏膜表面的蛋白质形成沉淀,附着在肠黏膜上,减轻刺激,降低炎性渗出物,起收敛止泻作用。次碳酸铋(bismuth subcarbonate)也有相同作用。药用炭(medical charcoal)是水溶性粉末,因其颗粒很小,总面积很大,能吸附大量气体、毒物,起保护、止泻和阻止毒物吸收作用。

第五节 利 胆 药

利胆药是具有促进胆汁分泌或胆囊排空的药物。主要用于胆石症等胆道疾病的治疗。但对于胆道疾病,手术治疗效果较为理想,利胆药可作为辅助治疗。

熊去氧胆酸(ursodeoxycholic acid)

抑制肠道吸收食物和胆汁中的胆固醇,降低胆汁中胆固醇含量,降低胆固醇饱和指数(即胆汁中胆固醇相对于胆汁的浓度);在结石表面形成卵磷脂-胆固醇液态层,促使结石溶解。临床用于胆固醇性胆结石、胆汁淤积性疾病、胆汁反流性胃炎。不良反应少而轻,血清转氨酶升高少见,少于5%患者可发生难忍性的腹泻。禁忌证包括急性胆囊炎、胆管炎、胆道阻塞及孕妇。

(王毅群)

参考文献

1. 梅其炳,刘莉. 第二十七章 抗消化性溃疡药和消化功能调节药. //袁秉祥,臧伟进. 图表药理学. 北京:人民卫生出版社,2010. 115-118.
2. 李锦平. 第二十七章 作用于消化系统的药物. //鲁映青,俞月萍. 药理学. 上海:复旦大学出版社,2010. 201-212.

第二十九章　作用于呼吸系统的药物

咳、喘、痰是呼吸系统疾病的常见症状，三者常同时存在且相互影响。这些症状若长期反复发作，可引起肺气肿、肺源性心脏病等并发症，造成严重危害。因此，除针对病因治疗外，治疗时还应及时使用镇咳药、祛痰药、平喘药，以控制症状，防止病情发展和恶化。

第一节　平　喘　药

平喘药是指作用于诱发喘息的某些环节，以缓解和预防喘息发作的药物。常用药物包括以下 5 类：①β 肾上腺素受体激动药、②茶碱类、③M 受体阻断药、④过敏介质阻释药、⑤糖皮质激素类药。

一、β 肾上腺素受体激动药

本类药物通过激动支气管平滑肌上的 β_2 受体，激活腺苷酸环化酶而使细胞内的 cAMP 浓度增加，使支气管平滑肌松弛。对各种刺激引起的支气管平滑肌痉挛有强大舒张作用。也能兴奋肥大细胞膜上的 β_2 受体而抑制过敏介质释放，也有助于预防过敏性哮喘的发作。常用的肾上腺素受体激动药，如肾上腺素、麻黄碱、异丙肾上腺素因对 β_1 和 β_2 受体选择性不高，在平喘时易发生兴奋心脏等不良反应。近年来合成了一些对 β_2 受体有较高选择性的平喘药。

沙丁胺醇（salbutamol）

【药理作用】　短效选择性激动 β_2 受体，使支气管平滑肌松弛，强度与异丙肾上腺素相当或略强，兴奋心脏作用弱，仅为异丙肾上腺素 1/10。

【临床应用】　适用于支气管哮喘及喘息型慢性支气管炎。预防发作可口服给药，急性发作宜气雾吸入。应用其缓释或控释制剂，可延长作用时间而适用于夜间发作。

【不良反应】　不良反应较小。大剂量可引起心悸、心动过速、头晕、不安、手指震颤等不良反应；久用有耐受性。

克仑特罗（clenbuterol）

克仑特罗为强效选择性 β_2 受体激动药，松弛支气管平滑肌作用为沙丁胺醇的 100 倍，而对心血管的影响微弱，很少见心悸。用药方便，既可口服也可气雾吸入，还可用栓剂直肠给药。口服后 10～20 min 起效，作用持续时间为 4～6 h；气雾吸入 5～10 min 起效，作用持续时间为 2～4 h；直肠给药对哮喘夜间发作者效果较好，10～30 min 起效，作用持续时间为 8～24 h。

特布他林（terbutaline）

特布他林作用及应用与沙丁胺醇相似，为短效选择性 β_2 受体激动药。本药应用方便，既可口服、气雾吸入，又可皮下注射，且作用持久。口服 30 min 起效，持续 5～8 h；气雾吸入 5～10 min 起效，持续 4 h；皮下注射 5～15 min 起效，持续 1.5～5 h。

二、茶碱类

氨茶碱（aminophylline）

氨茶碱是茶碱和乙二胺的复合物，有口服和静脉制剂。

【药理作用与机制】

1. 扩张支气管 氨茶碱对支气管平滑肌具有较强的松弛作用，尤其是对痉挛状态的平滑肌作用突出，可使哮喘症状迅速缓解。作用机制：①抑制磷酸二酯酶：cAMP 降解减少，细胞内 cAMP 水平升高，舒张支气管平滑肌；②阻断腺苷受体：茶碱可阻断腺苷受体，能对抗内源性腺苷诱发的支气管平滑肌收缩；③干扰呼吸道平滑肌细胞 Ca^{2+} 转运：茶碱抑制 Ca^{2+} 内流及肌浆网储存的 Ca^{2+} 释放，使细胞内 Ca^{2+} 浓度降低，舒张支气管平滑肌；④促进儿茶酚胺释放：茶碱可刺激肾上腺髓质释放肾上腺素，舒张支气管平滑肌。

2. 抗炎作用 茶碱能抑制气道炎症，缓解哮喘急性期的症状，减轻慢性哮喘的病情。

3. 免疫调节作用 茶碱能抑制吸入变应原诱发的迟发哮喘反应，降低气道高反应性，改善慢性支气管哮喘患者的预后。

4. 其他 ①兴奋骨骼肌可增强呼吸肌收缩力。②强心利尿作用：增强心肌收缩力，增加心输出量，增加肾血流量和肾小球滤过率，抑制肾小管对钠、水的再吸收而发挥强心利尿作用。③松弛胆管平滑肌，解除胆管痉挛。

【临床应用】

1. 支气管哮喘及喘息型慢性支气管炎 口服用于慢性支气管哮喘的预防和治疗；静脉滴注用于重症哮喘或哮喘持续状态。

2. 心源性哮喘。

3. 胆绞痛 应与镇痛药合用。

【不良反应及注意事项】

1. 局部刺激 本药碱性较强，有较强的局部刺激作用，口服可致恶心、呕吐，宜饭后服用。肌内注射可致局部肿痛，现已少用。

2. 中枢兴奋 治疗量时可出现失眠、烦躁不安，剂量过大可致头痛、谵妄，甚至惊厥等严重反应，可用镇静催眠药对抗之。

3. 急性中毒 静脉滴注过快或浓度过高，可引起头晕、心悸、心律失常、血压剧降，甚至惊厥。故必须稀释后缓慢静脉滴注。氨茶碱血液浓度安全范围窄，容易引起毒副作用。

急性心肌梗死、低血压、休克等患者禁用。

胆茶碱（choline theophyllinate）

胆茶碱为茶碱与胆碱的复盐，溶解度较氨茶碱大，口服吸收迅速，作用较久，主要供口服应用。对胃肠刺激性小，耐受性好。

二羟丙茶碱（diprophylline）

二羟丙茶碱心脏兴奋作用较弱，对胃肠刺激小，可加大剂量，提高疗效。平喘作用不及氨茶碱。可用于伴有心动过速或不宜用 β_2 肾上腺素受体激动药及氨茶碱的患者。

三、M受体阻断药

异丙托溴铵（ipratropine）

异丙托溴铵为阿托品的衍生物，为短效M受体阻断剂。本品气雾吸入后，具明显扩张支气管作用，而不影响痰液分泌，也无明显全身性不良反应。适用于防治支气管哮喘和喘息型慢性支气管炎。

噻托溴铵（tiotropium bromide）

本药药理作用及临床应用同异丙托溴铵，作用略强。吸入给药5 min内起效，0.5～2 h达最大效应，作用维持约8 h，是长效M受体阻断剂。

四、过敏介质阻释药

色甘酸钠（sodium cromoglicate）

本品口服难吸收，一般制成细粉雾剂，喷雾吸入给药。

【药理作用与机制】 本品无直接松弛支气管平滑肌的作用，也无对抗组胺、白三烯等过敏介质的作用。本品能稳定肺组织的肥大细胞膜，减少细胞外 Ca^{2+} 内流，阻止肥大细胞脱颗粒，从而抑制过敏介质释放，预防哮喘发作。

【临床应用】 主要用于预防外源性支气管哮喘，对内源性哮喘疗效不及前者，对已发作的哮喘无效。也可用于预防过敏性鼻炎、溃疡性结肠炎及其他胃肠道过敏性疾病。

【不良反应】 毒性很低。少数人因粉雾吸入的刺激可引起呛咳、气急，甚至诱发哮喘。同时吸入少量异丙肾上腺素可避免其发生。

酮替芬（ketotifen）

本药为强大过敏介质阻释药，兼有较强 H_1 受体阻断作用。口服有效，作用较持久。用于预防各型支气管哮喘的发作。对已发作的急性哮喘无效。也可用于过敏性鼻炎、皮肤瘙痒症等。偶有头晕、嗜睡、疲倦、口干等。

五、糖皮质激素类药

糖皮质激素类药是目前治疗哮喘最有效的药物。其平喘作用与其抗炎、抗过敏及提高 β 受体对儿茶酚胺类的反应性有关。糖皮质激素是哮喘持续状态或危重发作的重要抢救药物。近年来，应用气雾吸入治疗法，充分发挥了糖皮质激素对气道的抗炎作用，同时避免和减少了全身性不良反应。

倍氯米松（beclomethasone）

倍氯米松为地塞米松的衍生物。局部抗炎作用比地塞米松强 500 倍。气雾吸入后，直接作用于呼吸道而发挥抗炎平喘作用，能取得满意疗效，且无全身不良反应。可以长期小剂量或短期大剂量应用于中度或重度哮喘患者。对皮质激素依赖者，可代替其他同类药物的全身应用，并使肾上腺皮质功能得到恢复。但本药起效较慢，不能用于急性发作的抢救。长期吸入，可发生口腔咽部念珠菌感染，故使用时宜多漱口。

布地奈德（budesonide）

布地奈德局部抗炎作用是倍氯米松的 1.6～3 倍，吸收入血后在肝脏内迅速转化为无活性的代谢产物，代谢速度比倍氯米松快 3～4 倍，故对肾上腺皮质的抑制作用小于倍氯米松。临床可用大剂量(800～1 600 μg/d)气雾吸入治疗哮喘发作，症状控制后可逐渐减量；无效则全身用药或加用其他平喘药。

第二节　镇　咳　药

咳嗽是机体的一种防御性反应，有利于排痰和异物。轻度咳嗽，一般不需用镇咳药。但剧烈无痰性干咳，不仅给患者带来痛苦，而且影响睡眠和休息，增加体力消耗，甚至促使疾病发展。因此，在对因治疗的同时，应及时给予镇咳药。

镇咳药根据其作用部位不同，可分为中枢性和外周性两大类。

一、 中枢性镇咳药

本类药物主要是抑制延髓咳嗽中枢而发挥镇咳作用。

可待因（codeine）

可待因为阿片中的生物碱之一。

【药理作用】 直接抑制延髓咳嗽中枢呈现迅速而强大的镇咳作用，并有镇痛作用，镇咳作用为吗啡的 1/4，镇痛作用为吗啡的 1/10～1/12。镇咳剂量不抑制呼吸，成瘾性较吗啡弱。

【临床应用】 可待因适用于各种原因所致的剧烈无痰性干咳，对胸膜炎干咳伴胸痛者尤为适宜；也可用于中等强度疼痛。作用持续时间为 4～6 h。

【不良反应】 久用可成瘾，应控制使用。偶有恶心、呕吐等，过量可致中枢兴奋、烦躁不安和呼吸抑制。痰多者禁用。

喷托维林（pentoxyverine）

喷托维林为人工合成的非成瘾性镇咳药。选择性抑制咳嗽中枢，强度为可待因的 1/3。并具有局麻作用和阿托品样作用，能抑制呼吸道感受器，松弛支气管平滑肌。用于上呼吸道炎症引起的干咳和小儿百日咳等。偶有头晕、恶心、口干、便秘等。痰多者、青光眼患者禁用。

右美沙芬（dextromethorphan）

右美沙芬为中枢性镇咳药，强度与可待因相等或略强，但无镇痛作用，无成瘾性。适用于干咳。偶有头晕、轻度嗜睡、口干、便秘等不良反应。

氯哌斯汀（chloperastine）

氯哌斯汀为苯海拉明的衍生物。中枢性镇咳作用比喷托维林强，兼有 H_1 受体阻断作用，能轻度缓解支气管痉挛和减轻黏膜充血、水肿。适用于上呼吸道感染引起的咳嗽。偶有口干、嗜睡等。

二、外周性镇咳药

本类药物主要通过抑制咳嗽反射弧中的感受器和传入神经纤维末梢而发挥镇咳作用。

苯佐那酯（benzonatate）

苯佐那酯为局麻药丁卡因的衍生物。有较强的局麻作用，能选择性抑制肺牵张感受器及感觉神经末梢，阻止咳嗽冲动的传导而止咳。口服后 20 min 起效，维持 3～8 h。用于干咳及阵咳。也可用于支气管镜检查或支气管造影前预防咳嗽。有轻度头晕、嗜睡、鼻塞等，偶见过敏性皮炎。服用时不可咬碎，以免引起口腔麻木。

苯丙哌林（benproperine）

苯丙哌林为兼有外周和中枢镇咳作用的非成瘾性镇咳药。能抑制肺及胸膜的牵张感受器，阻断肺迷走神经反射，且有平滑肌解痉作用；此外，亦能直接抑制咳嗽中枢而镇咳。镇咳作用较可待因强 2～4 倍，持续 4～7 h，不抑制呼吸，不引起便秘。适用于各种原因引起的刺激性干咳。有轻度口干、头晕、胃部烧灼感和皮疹等。服用时不可咬碎，以免引起口腔麻木。

镇咳药的药理作用、临床应用及不良反应如表 29－1 所示。

表 29－1　镇咳药药理作用、临床应用及不良反应

分类		代表药物	药理作用	临床应用	不良反应
中枢性镇咳药	成瘾性镇咳药	可待因	选择性抑制延脑咳嗽中枢，镇咳作用强而迅速	各种原因引起的剧烈咳嗽；胸膜炎干咳；中等程度疼痛，不宜于痰黏稠、量多者	同吗啡而较轻
	非成瘾性镇咳药	右美沙芬	中枢性镇咳；对呼吸中枢无抑制作用，亦无成瘾性和耐受性	主要用于干咳；多用于复方制剂治疗感冒咳嗽，痰黏稠、量多者慎用	不良反应少见
		喷托维林	中枢和轻度外周镇咳（局麻）；平喘作用；阿托品样作用；无成瘾性	用于上呼吸道炎症引起的干咳、阵咳；禁用于多痰病例；青光眼患者慎用	口干、便秘
外周性镇咳药		苯佐那酯	局麻作用致咳嗽冲动传导减少；镇咳较可待因差	主要用于支气管炎、胸膜炎引起的咳嗽	一般中枢不良反应
		苯丙哌林	阻断肺-胸膜牵动感受器，抑制肺迷走神经反射，最终使支气管平滑肌痉挛缓解	用于多种原因引起咳嗽	一般中枢不良反应

第三节 祛 痰 药

祛痰药是一类能使痰液变稀、黏度降低而易于排出的药物。

一、痰液稀释药

愈创甘油醚（glyceryl guaicolate）

本药有恶心性祛痰作用和较弱的消毒防腐作用。可单用或配成复方用于慢性支气管炎、支气管扩张等。无明显不良反应。

二、黏痰溶解药

乙酰半胱氨酸（acetylcysteine）

【药理作用】 本品分子中所含巯基（—SH），能使痰液中黏蛋白多肽链中的二硫键（—S—S—）断裂，也能使脓痰中的DNA裂解，从而降低痰（白色黏痰和脓痰）的黏稠度，易于咳出。

【临床应用】 适用于大量黏痰阻塞气管而咳出困难者。紧急情况下可采用气管滴入，用药后可迅速使痰液变稀，便于吸引排痰。非紧急情况下可采用喷雾吸入。

【不良反应】 本药有特殊臭味，易致恶心、呕吐；对呼吸道黏膜有刺激性，可致呛咳，甚至支气管痉挛，加用异丙肾上腺素可以避免；不宜与青霉素、头孢菌素、四环素等混合，以免降低抗菌活性。支气管哮喘患者慎用或禁用。

三、黏液调节药

溴己新（bromhexine）

【药理作用】 主要作用于气管、支气管腺体的黏液细胞，抑制其合成酸性黏多糖，并使黏多糖裂解，降低痰液的黏稠度，使之易于咳出。

【临床应用】 适用于急、慢性支气管炎及其他呼吸道疾病痰液黏稠不易咳出者。对咳脓痰患者，应加用抗菌药物。

【不良反应】 偶有恶心、胃部不适及血清转氨酶升高。溃疡病、肝功能不全者慎用。

羧甲司坦（carbocisteine）

本品通过作用于支气管腺体，促进低黏度的蛋白分泌，减少高黏度的蛋白分泌，而且使黏蛋白中的二硫键断裂，从而使痰液的黏稠度降低，易于咳出。起效快，口服4 h后疗效明显。适用于呼吸道炎症引起的痰黏稠而咳出困难者，亦可用于手术后咳痰困难者。偶有轻度头晕、恶心、胃部不适、腹泻、胃肠出血、皮疹等。有溃疡病史者慎用。

祛痰药的药理作用、临床应用及不良反应如表29-2所示。

表 29－2　祛痰药的药理作用、临床应用及不良反应

分类及代表药物		药理作用	临床应用	不良反应
痰液稀释药	恶心祛痰药：氯化铵	刺激胃黏膜，通过迷走神经反射，使得支气管腺体分泌增加，则痰液稀释；少量药物呼吸道分泌使渗透压增高，保留水分则痰液稀释；祛痰作用温和	呼吸道急、慢性炎症；复方制剂组分	恶心、呕吐；溃疡病、肝肾功能不全者慎用
	刺激性祛痰药：愈创木酚甘油醚	刺激支气管分泌；较弱的抗菌防腐作用可减轻痰液恶臭	用作祛痰合剂的组成成分	恶心、胃肠不适
黏液溶解药	乙酰半胱氨酸	巯基化合物可使黏性痰液二硫键裂解，痰液黏度下降；对脓性痰 DNA 有裂解作用	雾化吸入、气管滴入、口服，术后或疾病致咳痰困难者	呼吸道刺激，哮喘及呼吸功能不全者慎用
	脱氧核糖核酸酶	水解脓性痰中 DNA 使黏痰溶解，易于咳出；使抗菌药易于到达感染病灶	雾化吸入可治疗有大量脓性痰的呼吸道感染	刺激咽部疼痛；急性化脓性蜂窝织炎和活动性结核病患者禁用
黏液调节药	溴已新 氨溴索 溴凡克新	酸性黏多糖合成减少，小分子黏蛋白分泌增多，黏度降低；呼吸道黏膜纤毛运动增加；恶心祛痰作用	口服、肌注或雾化吸入，用于有白色黏痰不易咳出的矽肺、慢性肺部疾患	胃部不适，溃疡病患者慎用

（王毅群）

参考文献

1. 魏尔清. 镇咳、祛痰及平喘药(第二十五章). //袁秉祥，臧伟进. 图表药理学. 北京：人民卫生出版社，2010. 103－108.

2. 梁生林. 作用于呼吸系统的药物(第二十八章). //鲁映青，俞月萍. 药理学. 上海：复旦大学出版社，2010. 213－220.

第三十章 作用于生殖系统的药物

作用于生殖系统的药物主要包括各类性激素类药物、避孕药、作用于子宫平滑肌的药物、抗前列腺增生药和促进性功能药物。性激素(sex hormones)是性腺分泌的一类类固醇激素,包括雌激素、孕激素和雄激素。临床上使用的多为人工合成品及其衍生物。避孕药(contraceptives)是指阻碍受孕或防止妊娠的一类药物,目前常用的避孕药为女用避孕药,且多属于不同类型的雌激素和孕激素的复合制剂。作用于子宫平滑肌的药物包括子宫平滑肌兴奋药(oxytocics)和能使子宫平滑肌松弛的抗分娩药(tocolytic drugs),前者用于催产、引产及产后止血等,后者具有保胎作用。常见的作用于男性生殖系统的药物包括抗前列腺增生药和治疗男性阴茎勃起功能障碍的药物。

第一节 雌激素类药和抗雌激素类药

一、雌激素类药

天然雌激素主要是由卵巢分泌的雌二醇(estradiol)。临床常用的是以雌二醇为主体的人工合成的可口服的、高效的、长效的类固醇衍生物如炔雌醇(ethinyl estradiol)、炔雌醚(quinestrol)和戊酸雌二醇(estradiol valerate)等。此外,还有一些结构简单且具有雌激素样作用的人工合成非类固醇类药物如己烯雌酚(diethylstilbestrol)。

【药理作用与机制】 此类药物能与靶细胞核内雌激素受体特异结合形成复合物,然后与核内靶基因中特异性核苷酸序列——雌激素反应元件相互作用,产生基因组效应。其主要作用有以下几点:

(1) 对未成年女性可促进女性性器官的发育和成熟,并维持女性第二性征;

(2) 对成年女性保持女性第二性征,促进子宫肌层和内膜增殖变厚,在与孕激素协同作用下形成月经周期;刺激阴道上皮增生,浅表细胞发生角化,并提高子宫平滑肌对缩宫素的敏感性。

(3) 小剂量雌激素具有促进性腺激素释放、促进乳腺导管和腺泡生长发育的作用;大剂量雌激素则有抑制促性腺激素作用、抑制催乳素作用、抑制排卵及对抗雄激素的作用。

(4) 对代谢的影响:促进水钠潴留、使血压升高;增加骨钙沉积、促进骨骺闭合;降低血清胆固醇和低密度脂蛋白,升高高密度脂蛋白。

(5) 促进血液凝固。

【临床应用】

1. 补充女性激素分泌不足 常用于治疗卵巢功能不全、自然绝经前双侧卵巢切除术后、萎缩性阴道炎等;与孕激素联用,可产生人工月经周期。

2. 绝经期综合征 适量补充雌激素可反馈抑制促性腺激素释放激素(gonadotropin-releasing hormone, GnRH)、促性腺激素(gonadotropic hormone GTH)(备注:为促卵泡激素(follicle stimulating hormone, FSH)和促黄体生成素(luteinizing hormone, LH)的统称)的分泌,调节内分泌失调而导致的绝经期综合征;同时也可减少骨质丢失,防止绝经后和老年骨质疏松症;还可减轻因雌激素缺乏而引起的老年性阴道炎和外阴干结症及反复尿路感染等。

3. 功能性子宫出血 雌激素可促进子宫内膜增生,修复出血创面而止血。

4. 绝经后乳腺癌 乳腺癌的发生可能与内源性雌酮有关,而雌二醇与雌三醇并不致癌。绝经期妇女卵巢停止分泌雌二醇,肾上腺分泌的雄烯二酮在周围组织可转化为雌酮,雌酮对乳腺的持续作用可能是导致乳腺癌的重要原因。大剂量雌激素能抑制垂体分泌促性腺素,减少雌酮的产生。因此,雌激素可缓解绝经后5年以上晚期乳腺癌不宜手术患者的症状,缓解率约40%。但绝经前乳腺癌患者禁用,因雌激素可促进肿瘤生长。

5. 前列腺癌 大剂量雌激素可抑制垂体分泌促性腺激素,使睾丸萎缩及雄激素分泌减少;同时雌激素又具有抗雄激素作用,因而可治疗前列腺癌。

6. 避孕 因大剂量雌激素可抑制FSH分泌,因此可达避孕效果(详见本章第四节)

7. 其他 青春期痤疮、乳房胀痛和回乳等

【不良反应与注意事项】

(1) 常见恶心、呕吐、食欲缺乏及头昏等,宜从小剂量开始,逐渐增加剂量,以减轻症状。

(2) 长期大剂量应用可引起子宫内膜过度增生及子宫出血,增加子宫内膜癌的发病率。

(3) 除前列腺癌及绝经期后乳腺癌患者外,禁用于其他肿瘤患者。

(4) 长期大剂量使用可引起钠水潴留而导致水肿、高血压及加重心力衰竭。

(5) 肝功能不良者慎用,妊娠早期也不宜使用。

二、抗雌激素类药

本类药物竞争性阻断雌激素受体,从而抑制或减弱雌激素的作用。从作用机制上区分主要包括雌激素受体拮抗药、选择性雌激素受体调节药和芳香化酶抑制药3类。目前临床应用的药物有:他莫昔芬(tamoxifen)、雷洛昔芬(raloxifen)、氯米芬(clomifen)和来曲唑(letrozole)等。

他莫昔芬为雌二醇竞争性拮抗剂,能与乳腺癌细胞的雌激素受体结合,不刺激转录或可使其作用微弱,抑制依赖雌激素才能维持生长的肿瘤细胞。临床作为乳腺癌激素治疗的一线药物,主要用于绝经后妇女晚期乳腺癌、女性转移性乳腺癌的治疗,以及乳腺癌广泛切除后预防复发。氯米芬的结构与己烯雌酚相似,可在腺垂体水平竞争性与雌激素受体结合,阻止雌二醇的正常负反馈调节,促进促性腺激素释放激素(GnRH)和腺垂体促性腺激素分泌,刺激卵巢使之增大,分泌雌激素,诱发排卵。临床用于治疗无排卵或少排卵的女性不孕症、黄体功能不足引起的功能性子宫出血等。这两种药物均属于雌激素受体拮抗药。

雷洛昔芬为选择性雌激素受体调节剂(selective estrogen receptor modifier, SERM),也被称为阻止特异性雌激素受体调节剂。由于该药对乳腺和子宫内膜上的雌激素受体没有作用,但能特异性拮抗骨组织的雌激素受体而发挥作用,因此,目前仅被批准用于预防和治疗绝经后妇女的骨质疏松症。

第二节　雄激素类药和同化激素类药

一、雄激素类药

天然雄激素(androgens)即睾酮(testosterone,睾丸素),主要由男性睾丸分泌,肾上腺皮质、女性卵巢和胎盘也有少量分泌。临床常用人工合成的睾酮及其衍生物,如甲睾酮(methyltestosterone)、丙睾酮(testosterone propionate)等。

【药理作用】 睾酮在靶组织内经类固醇 5α-还原酶作用,转变成活性更强的二氢睾酮。睾酮或二氢睾酮的作用机制是通过与胞质内受体结合实现的。

1. **生殖系统**　促进男性性器官与副性器官的发育和成熟,促进男性第二性征的形成。大剂量可反馈性抑制腺垂体前叶释放促性腺激素,对女性可减少卵巢分泌雌激素,对男性则可抑制睾丸雄激素合成和精子生成;并有直接抗雌激素作用。

2. **同化作用**　明显促进蛋白质合成(同化作用),抑制蛋白质分解(异化作用),从而使肌肉增长,体重增加。可减少尿素的排泄,同时促进肾小管对钙、磷的再吸收,有助于骨骼生长。

3. **骨髓造血功能**　骨髓造血功能低下时,较大剂量的雄激素可促进肾脏分泌促红细胞生成素,并能直接刺激骨髓造血功能,使红细胞、粒细胞和血小板数目增加。

4. **大剂量雄激素有对抗雌激素的作用**。

5. **促进免疫球蛋白合成,增强机体免疫功能和抗感染能力**。

【临床应用】

1. **补充不足**　用于无睾症(两侧睾丸先天或后天缺损)或类无睾症(睾丸功能不足)等睾丸功能不全。

2. **功能性子宫出血**　主要通过雄激素的抗雌激素作用,使子宫肌纤维及血管收缩和内膜萎缩而引起止血作用,用于更年期尤为合适。

3. **迁移性乳腺癌和卵巢癌**　可暂时缓解症状,可能与其对抗雌激素作用有关;也可能通过反馈性抑制腺垂体促性腺激素分泌,从而使卵巢减少雌激素分泌。

4. **其他**　用于贫血、再生障碍性贫血、手术后或各种长期消耗性慢性疾病以及老年性骨质疏松等。

【不良反应及注意事项】 女性患者长期使用可引起男性化现象,尤其是青春期前的儿童最为明显。男性患者可出现性欲亢进,也可出现女性化。成年男性大剂量应用可引起精子减少或无精症;也可引起前列腺肥大或加速前列腺癌的生长。多数雄激素对肝脏有一定的损害，可致黄疸。肝功能减退者慎用。此外，过量使用还可引起水、钠潴留，故患肾脏疾病、高血压和心力衰竭患者慎用；孕妇及前列腺癌患者禁用。

二、同化激素类药

同化激素（anabolic hormone）为一类人工合成的同化作用较强而雄激素样作用较弱的睾酮衍生物。常用的有苯丙酸诺龙（nandrolone phenylpropionate）、羟甲烯龙（oxymetholone）、癸酸诺龙（nandrolone decanonate）和司坦唑醇（stanozolol）。本类药物可以增加蛋白合成，促进肌肉发育，增加食欲，带来舒适感。主要用于蛋白质吸收和合成不足，或分解亢进、损失过多的慢性衰弱和消耗性疾病患者，如营养不良、贫血、再生障碍性贫血、严重烧伤、肿瘤化疗期、手术后恢复期、骨折不易愈合、老年性骨质疏松、慢性胆管阻塞性瘙痒等。服用时应增加食用蛋白质。

长期应用可引起水、钠潴留及女性轻微男性化现象，偶有胆汁郁积性黄疸。肾炎、心力衰竭和肝功能不良者慎用，孕妇和前列腺癌患者禁用。

第三节　孕激素类药

孕激素（progestogens）主要是指由黄体分泌的黄体酮（progesterone，孕酮）。天然的孕激素含量很低，且口服无效。临床应用的是人工合成品及其衍生物，如醋酸甲羟孕酮（medroxyprogesterone acetate，安宫黄体酮）、甲地孕酮（megestrol）和炔诺酮（norethisterone）。

【药理作用与机制】

1. 生殖系统　主要为助孕、安胎作用。在月经周期后期，促使子宫内膜由增生期转为分泌期，有利于受精卵的着床和胚胎发育；在行经期，可使子宫内膜全部脱落，避免因脱落不全造成出血；在妊娠期，能降低子宫肌对神经垂体缩宫素的敏感性，抑制子宫活动，使胎儿安全生长。

2. 乳腺　促进腺泡生长，为哺乳做准备。

3. 神经内分泌　生理量孕激素降低下丘脑 GnRH 分泌神经元的脉冲活动频率，增加黄体生成素（LH）每次释放量。但大剂量孕激素使 LH 分泌减少，起到抑制排卵的作用。

4. 对代谢的影响　为肝药酶 CYP450 诱导剂，可促进药物代谢；产生竞争性对抗醛固酮的作用，促进 Na^+、Cl^- 和水的排泄。

5. 升高体温　影响下丘脑体温调节中枢，轻度升高体温，使月经周期的黄体相基础体温升高。

6. 呼吸　可增加每分通气量，降低肺泡 CO_2 分压。

【临床应用】　主要用于两个方面：单独或与雌激素合用于避孕（详见本章第四节）；与雌激素和用于绝经后替代治疗。

1. 先兆性及习惯性流产　利用孕激素的安胎作用，用于先兆性或习惯性流产，但用于习惯性流产的效果不及先兆性流产。

2. 功能性子宫出血 治疗因孕激素不足、子宫内膜发育不良而致的不规则剥脱，或者因雌激素持续刺激子宫内膜增生过甚所引起的子宫出血。

3. 闭经的诊断与治疗 用于诊断雌激素分泌和了解子宫内膜对激素的反应性。给闭经妇女应用孕激素5～7天后，如果子宫内膜对内源性雌激素有反应，则发生撤退性出血。雌激素和孕激素合用也可用于诊断和治疗闭经。

4. 原发性痛经 痛经是因为黄体酮促使子宫内膜合成地诺前列素($PGF_{2\alpha}$)，因而刺激子宫肌发生痉挛性收缩所致。19-去甲基睾酮类孕激素可抑制黄体分泌，从而减轻痛经。

5. 子宫内膜异位症 大剂量可使子宫内膜腺体萎缩，以治疗子宫内膜异位症及子宫内膜腺癌。

6. 良性前列腺肥大和前列腺癌 反馈性抑制垂体分泌促性腺激素，从而减少睾酮分泌，治疗前列腺肥大和前列腺癌。

【不良反应及注意事项】 较少见，偶见恶心、呕吐、头晕及乳房胀痛等。黄体酮可致后代发生生殖道畸形，炔诺酮类可引起女性胎儿男性化，故不宜用于先兆流产和习惯性流产。大剂量应用炔诺酮类可引起肝功能障碍。

第四节 避 孕 药

避孕药(contraceptives)是指阻碍受孕或防止妊娠的一类药物，它的应用是计划生育的一项重要措施，也是目前一种安全、有效、使用方便的较为理想的避孕方法。在生殖这一复杂的生理过程中，包括卵子和精子的形成、成熟、排放、受精、着床及胚胎发育等多个环节。对生殖过程中的任何一个环节进行阻断都可以达到避孕的目的。现有的避孕药大多为女用避孕药，男用避孕药较少。

一、 女用避孕药

本类药多为不同类型的雌激素和孕激素配伍组成的复方。

现有的避孕药几乎全部是女用避孕药。根据作用环节不同，可分为：①主要抑制排卵的避孕药，由不同类型的雌激素和孕激素配伍组成；②抗着床避孕药，主要为较大剂量的孕激素；③阻碍受精的避孕药，常用低剂量孕激素、外用杀精子药如壬苯醇醚(nonoxinol)及绝育药如酚碘氯胺；④抗早孕药，主要影响子宫和胎盘的功能，如抗孕激素米非司酮、前列腺素类米索前列醇(misoprostol)等。男用避孕药的研究和使用进展缓慢，目前临床尚无满意的药物。

【药理作用与机制】

1. 抑制排卵 外源性雌激素通过负反馈机制抑制下丘脑促性腺激素释放激素的释放，从而减少垂体促卵泡激素的分泌，使卵泡的生长成熟过程受阻；孕激素同样通过负反馈机制抑制垂体黄体生成激素的释放，两者协同作用而抑制排卵。

2. 抗受精卵着床　孕激素具有抗雌激素作用，可抑制子宫内膜正常增殖，使子宫内膜变薄、腺体减少，不利于受精卵的着床。

3. 改变宫颈黏液性质　孕激素可抑制宫颈腺体的分泌，使宫颈黏液量少、黏稠、混浊，不利于精子进入宫腔。

4. 改变输卵管功能　避孕药可改变正常月经周期内雌激素和孕激素的水平，影响子宫和输卵管平滑肌的正常活动，从而影响输卵管的正常收缩和受精卵的型即速度，使受精卵不能按时被输送至子宫。

【常用制剂】

1. 短效口服避孕药　由雌炔醇与不同孕激素组成，如复方炔诺酮片（口服避孕片Ⅰ号）、复方甲地孕酮片（口服避孕片Ⅱ号）、复方炔诺孕酮片和炔雌醇环丙孕酮片（Diane－35）等。于月经第 5 天开始，每天 1 片，连服 22 天，停药后 2～4 天发生撤退性出血，形成人工月经周期，于月经来潮的第 5 天再服下一周期的药物。偶有漏服，于 24 h 内补服 1 片。

2. 长效口服避孕药　由长效雌激素炔雌醚与孕激素类药物炔诺孕酮或氯地孕酮配伍而成的复方制剂。于月经当天算起，第 5 天服 1 片，最初两次间隔 20 天服 1 片，以后以第 2 次服药日为每月的服药日，每月服 1 片。

3. 长效注射避孕药　有复方己酸孕酮注射液（避孕针Ⅰ号）、复方甲地孕酮注射液和复方庚酸炔诺酮注射液等。第 1 次在月经周期的第 5 天深部肌内注射 2 支，以后每隔 28 天或于每个月经周期的第 11～12 天注射 1 支。按期给药，不能间断。

4. 抗着床避孕药　本类药物又称探亲避孕药，可使子宫内膜发生各种功能与形态变化而不利于孕卵着床。我国多用大剂量炔诺酮（5 mg/次）、甲地孕酮（2 mg/次）或双炔失碳酯。其优点是应用不受月经周期的限制。一般于同居当晚或事后服用，同居 14 天内，每晚服 1 片，必须连服 14 天。若超过 14 天，应改服其他避孕药。

【不良反应及注意事项】

1. 类早孕反应　少数人可发生此类反应，一般坚持用药 2～3 个月后反应可减轻或消失。主要为雌激素所致，长效制剂反应率高。

2. 子宫不规则出血　按时服药可防治发生，如未漏服仍有发生者，可加服炔雌醇。

3. 闭经　有 1%～2%服药妇女发生闭经，有不正常月经史者较易发生。若连续 2 个月出现闭经，应停药。

4. 凝血功能亢进　高剂量雌激素复方制剂有增加血栓栓塞性疾病的危险性。

5. 其他　可能出现面部色素沉积、痤疮，个别患者可出现高血压。凡患急、慢性肝病、肾炎、糖尿病、心脏病、严重高血压者，均不宜服用。

二、紧急避孕药

本类药物又称事后避孕药，常用的有左炔诺孕酮片（levonorgestrel，毓婷）和米非司酮片（mifepristone，弗乃尔）。

左炔诺孕酮片，应于事后 72 h 内服用 1 片，间隔 12 h 后再服 1 片。本品为速效、短效避孕药，避孕机制是显著抑制排卵和阻止孕卵着床，并使宫颈黏液稠度增加，精子穿透阻力增大，从而发挥速效避孕作用。

米非司酮片，在体内为强竞争性孕酮受体和糖皮质激素受体拮抗剂。其抗早孕的作用为阻断子宫孕酮受体，引起子宫蜕膜破坏，使得胚泡脱落，进而绒毛膜促性腺激素分泌减少。只需于事后 72 h 内服用 1 片，越早服用，避孕效果越好。

由于本类药物剂量偏大，不能代替常规的避孕方法。此外，可使下次月经提前或延后，如月经延后超过 1 周应检查是否妊娠。左炔诺孕酮片引发的宫外孕也有较多报道。因此，此类药物只可做紧急避孕使用，不可作为常规药物长期使用。

三、外用避孕药

常用的外用避孕药为杀精剂，包括壬苯醇醚及苯扎氯铵等。该类药可迅速杀死阴道内的精子，却不杀伤阴道杆菌，毒性小。制备的半透明药膜放入阴道深部能快速溶解，发挥杀精作用，与此同时还可形成黏液，阻碍精子的运动。

四、男用避孕药

男用避孕药主要为激素类避孕药。临床上使用庚酸睾酮（testosterone enanthate）、戊酸睾酮（testosterone pentanoate）等雄激素药物可通过增加血中雄激素水平反馈性抑制垂体促性腺激素促滤泡生成素（FSH）、LH 的分泌，进而抑制精子的发生，达到避孕效果。环丙孕酮（cyproterone）是一种强效孕激素，具有抗雄激素作用，可在雄激素的靶器官竞争性对抗雄激素，大剂量时可抑制促性腺激素的分泌，减少睾丸内雄激素结合蛋白的产生，抑制精子生成。另可将孕激素和雄激素结合，利用两者产生的协同作用，并减少了各自的药剂量，降低不良反应发生，也可以起到影响精子生成的避孕效果。

第五节　作用于子宫平滑肌的药物

影响子宫平滑肌功能药包括子宫平滑肌兴奋药和子宫平滑肌松弛药。子宫平滑肌兴奋药是一类选择性兴奋子宫平滑肌的药物，常用药物有缩宫素、麦角生物碱和前列腺素（PGs）等。子宫平滑肌松弛药可抑制子宫收缩，主要用于治疗痛经和防止早产，常用药物有 β_2 肾上腺素受体激动药、硫酸镁等。

一、子宫平滑肌兴奋药

因药物的种类、剂量及子宫生理状态的不同，子宫平滑肌兴奋药可引起子宫节律性收缩或强直性收缩，子宫节律性收缩用于催产、引产，子宫强直性收缩可用于产后止血及产后子宫复原。

缩宫素(oxytocin)

缩宫素(pitocin,催产素)是一种由垂体后叶分泌的多肽类激素。目前临床所用的缩宫素为人工合成品。

【药理作用与机制】

1. 兴奋子宫平滑肌　使子宫收缩加强,频率变快,作用强度取决于子宫生理状态、激素水平和用药剂量。小剂量能加强妊娠末期子宫体的节律性收缩,其收缩的性质与正常分娩相似,促使胎儿顺利娩出。剂量加大,作用加强,甚至产生持续性强直性收缩,有引起胎儿窒息的危险。雌激素能提高子宫平滑肌对缩宫素的敏感性,而孕激素却能降低其对缩宫素的敏感性。

2. 其他　大剂量缩宫素能直接扩张血管,引起血压下降,反射性地引起心率加快,使心输出量增加。另外,缩宫素还有抗利尿和促进排乳作用。

【临床应用】

1. 催产和引产　小剂量缩宫素对胎位正常、头盆相称、无产道障碍、宫缩乏力难产者具有促进分娩作用。也可用于死胎、过期妊娠及各种原因需中断妊娠者进行引产。

2. 产后止血　皮下或肌内注射较大剂量缩宫素,可迅速引起子宫强直性收缩,压迫子宫肌层内血管而止血。但因作用时间短,常需加用麦角生物碱制剂以维持子宫收缩状态。

3. 缩短第3产程　高浓度缩宫素引起子宫收缩,促进胎盘的剥离,使第3产程缩短,减少产后子宫出血情况。

【不良反应与注意事项】　缩宫素过量可引起子宫收缩频率增加甚至持续性强直收缩,导致胎儿窒息或子宫破裂。因此对产道异常、胎位不正、头盆不称、前置胎盘、3次妊娠以上的经产妇或有剖宫产史者禁用。非人工合成的缩宫素有升高血压和变态反应,故高血压、冠心病和有过敏史者禁用提取的缩宫素。

麦角生物碱(ergot alkaloid)

麦角生物碱按化学结构分为两类:①氨基酸麦角碱:包括麦角胺(ergotamine)和麦角毒(ergotoxine);②氨基麦角碱:常用麦角新碱(ergometrine)。

【药理作用与机制】

1. 兴奋子宫　麦角生物碱可选择性兴奋子宫平滑肌,其中以麦角新碱作用最强且最迅速。妊娠子宫对麦角生物碱比未孕子宫敏感,临产时最敏感,作用较缩宫素强而持久,剂量稍大即可引起子宫强直性收缩,且对子宫体和子宫颈的作用无显著差异,因此不适用于催产和引产。

2. 收缩血管　氨基酸麦角碱能直接收缩动、静脉血管,大剂量可损伤血管内皮细胞导致血栓和肢端干性坏疽;也能使脑血管收缩,减少脑动脉搏动幅度,减轻偏头痛。

3. 拮抗α受体　氨基酸麦角碱类能拮抗α受体,翻转肾上腺素的升压作用,麦角新碱无此作用。

【临床应用】

1. 子宫出血　麦角新碱主要用于产后、刮宫后或其他原因引起的子宫出血。通过强直收缩子宫平滑肌而机械压迫血管止血。

2. 子宫复原 产后子宫复原缓慢，容易引起出血或感染。麦角制剂通过收缩子宫而促进子宫复原。

3. 偏头痛 麦角胺与咖啡因合用，通过收缩脑血管，减少搏动幅度，用于诊断和治疗偏头痛。

4. 中枢抑制 麦角毒的氢化物具有中枢抑制和血管舒张作用，与异丙嗪、哌替啶合用组成冬眠合剂。

【不良反应及注意事项】 注射麦角新碱可引起恶心、呕吐、血压升高等，伴有妊娠毒血症的产妇应慎用。偶有过敏反应，严重者可出现呼吸困难、血压下降。长期使用可损害血管内皮细胞。禁用于催产和引产。血管硬化和冠心病患者禁用。

前列腺素(prostaglandin, PG)

前列腺素是一类广泛存在于体内的含有 20 个碳原子的不饱和脂肪酸，对心血管、消化、呼吸和生殖系统有广泛的生理作用和药理作用。临床常用作子宫兴奋药的 PGs 类药物有地诺前列酮(dinoprostone，PGE_2)、地诺前列素(dinoprost，$PGF_{2\alpha}$)、硫前列酮(sulprostone)、卡前列素(carboprost)和米索前列醇(misoprostol)等。它们对子宫平滑肌有显著的兴奋作用，特点是不受激素水平影响，且各期妊娠的子宫均对其较为敏感。因此，在临床应用中，前列腺素既可用于足月引产，也可用于妊娠中期引产及早期流产。

二、 子宫平滑肌松弛药

沙丁胺醇(salbutamol)

能兴奋子宫平滑肌的 β_2 肾上腺素受体，激活腺苷酸环化酶，使 cAMP 增加，从而抑制子宫平滑肌收缩，还能使血管平滑肌松弛，增加子宫胎盘血流量，改善宫内供氧环境，防治早产。

利托君(ritodrine)

利托君为 β_2 受体激动剂，抑制子宫平滑肌收缩，对妊娠和非妊娠的子宫均有抑制作用，用于防治早产。

硫酸镁(magnesium sulfate)

硫酸镁可利用镁离子对钙离子的拮抗作用，使子宫平滑肌松弛，降低子宫对缩宫素的敏感性，从而抑制子宫收缩。但因不良反应较多，一般不作首选。

第六节 治疗男性勃起功能障碍药物

勃起功能障碍(erectile dysfunction，ED)是指男性阴茎持续地或反复地不能达到或维持足够硬度的勃起以完成满意的性生活，也称阳痿(impotence)。目前临床应用治疗 ED 的口服治疗药物包括激素类和非激素类。激素类药物主要是睾酮及其衍生物，属于中枢促动型，通过改善神经内环境，激动雄激素受体，促进勃起功能；非激素类药物主要包括：①肾上腺素能受体拮抗药，如酚妥拉明(phentolamine)、育亨宾(yohimbine)；②多巴胺激动药，如阿扑吗啡(apomorphine)；③5型磷酸二酯酶抑制药，如西地那非(sildenafil)、伐地那非(vardenafil)、他达那非(tadalafil)等。

（茅以诚）

参考文献

1. 陈虹. 第三十一章　性激素及作用于女性生殖系统的药物. //朱依谆，殷明. 药理学. 第7版. 北京：人民卫生出版社，2011. 411 – 425.
2. Richard D Howland, Mary J Mycek. Chapter 29. Erctile Dysfunction, Osteoporosis, and Obesity. // Richard D. Howland, Mary J. Mycek, Pharmacology, 3rd ed, Lippincott's Williams & Wilkins, Baltimore, MD; 2006:335 – 340.

第三十一章 影响自体活性物质的药物

自体活性物质(autacoids),又称局部激素(local hormones),是体内组织合成、分泌的具有生物活性的内源性物质。包括组胺、5-羟色胺、前列腺素、白三烯和血管活性肽类(P物质、激肽类、血管紧张素、利尿钠肽、血管活性肠肽、降钙素基因相关肽、神经肽Y和内皮缩血管肽等)及一氧化氮和腺苷等。这类药物包括天然的、人工合成的自体活性物质及其阻断剂等。

第一节 组胺和抗组胺药

一、组胺(histamine)

组胺的化学结构为β氨基乙基咪唑,由组氨酸经*L*-组氨酸脱羧酶脱羧产生,广泛分布于人体各组织,具有多种生理活性。在哺乳动物,组胺主要与蛋白质、肝素等结合,以无活性的复合物(结合型)存在于外周的皮肤结缔组织、肠黏膜和肺等的肥大细胞和嗜碱性粒细胞,而中枢神经系统组胺则由下丘脑后部结节乳头核神经细胞合成。在组织损伤、炎症、神经刺激、某些药物等条件下,组胺以其活性形式(游离型)释放,产生强大的生物学效应。组胺本身无治疗用途,临床上主要应用其受体拮抗剂。

【体内过程】

组胺受体分为H_1、H_2、H_3和H_4 4种亚型,体内分布广泛。组胺与靶细胞膜上的组胺受体结合,通过G蛋白偶联受体介导细胞内信号转导,产生相应的生物学效应(表31-1)。人体内组胺代谢主要有两条途径:一是通过组胺-N-甲基转移酶的甲基化作用形成N-甲基组胺,随即通过单胺氧化酶作用生成N-甲基咪唑乙酸;二是组胺通过二胺氧化酶的氧化脱氨作用生成咪唑乙酸,再转化成咪唑乙酸核苷,随尿排出体外。

表31-1 组胺受体分类与特性

受体	分布	信号转导	生物效应	激动剂	拮抗剂
H_1	支气管、胃肠、子宫平滑肌	Ca^{2+}	收缩	2-甲基组胺(2-methyl-histamine)	苯海拉明(diphenhydramine)
		NO			
	血管内皮细胞	cGMP	扩张血管、增加通透性、水肿		氯苯那敏(chlorphenamine)
	CNS		觉醒		异丙嗪(proazamine)

续　表

受体	分布	信号转导	生物效应	激动剂	拮抗剂
H_2	心房、房室结 心室、窦房结 胃壁细胞 血管 CNS	cAMP	收缩、减慢传导 收缩、加快心率 分泌胃酸 舒张 觉醒	英普咪定(impromidine)	西咪替丁(cimetidine) 雷尼替丁(ranitidine)
H_3	CNS突触前膜	cAMP	抑制组胺合成与释放	α-甲基组胺(α-methyl-histamine)	替洛利生(sisomicin)
	组胺能神经末梢 心耳	MAPK	负性肌力		
H_4	造血干细胞	cAMP Ca^{2+}	炎症反应	4-甲基组胺(4-methyl-histamine)	JNJ7777120

【药理作用及机制】

1. **平滑肌**　组胺激活平滑肌细胞 H_1 受体，使支气管平滑肌收缩，引起呼吸困难，对支气管哮喘患者尤为敏感。豚鼠回肠对组胺的作用最为敏感，可作为组胺生物检定的标本。对子宫平滑肌的作用有种属差异，豚鼠子宫收缩，大鼠子宫松弛，而人子宫不敏感。

2. **腺体**　组胺作用于胃壁细胞的 H_2 受体，激活腺苷酸环化酶，使细胞内 cAMP 水平升高，最终激活 H^+，K^+-ATP 酶，刺激壁细胞大量分泌胃液。此外，组胺兴奋 H_2 受体还可促进唾液腺、肠腺和支气管腺体等的分泌，但作用较弱。

3. **血管**　组胺激动血管平滑肌细胞 H_1、H_2 受体，使小动脉、小静脉扩张，回心血量减少，血压降低。激动 H_1 受体可使毛细血管扩张、通透性增加，引起局部水肿和全身血液浓缩。组胺作用于血小板膜 H_1 受体，激活磷脂酶 A_2，介导花生四烯酸释放，调节细胞内钙水平从而促进血小板聚集。此外，激活 H_2 受体增加血小板中的 cAMP 含量，对抗血小板聚集。两者功能平衡变化可影响血小板功能。

4. **心脏**　组胺激活 H_2 受体增加心肌 cAMP 水平，促进细胞内 Ca^{2+} 升高产生正性肌力作用。组胺也可直接作用于心脏或降压引起的神经反射使心率加快，也能激活 H_1 受体减慢房室传导。

5. **神经系统**　组胺作为神经递质作用于 H_1 受体，调节觉醒、食欲、饮水和体温等生理功能，还可调控疼痛和瘙痒等感觉。作用于突触前膜 H_3 受体以负反馈方式抑制组胺释放。

【临床应用】　主要用作诊断药物。

(1) 用于鉴别真性胃酸缺乏症　晨起空腹皮下注射磷酸组胺 0.25～0.5 mg，若无胃酸分泌，即为真性胃酸缺乏症，常见于胃癌和恶性贫血患者。目前临床常用五肽胃泌素，组胺已少用。

(2) 作为哮喘和变应性皮肤病的阳性对照药。

【不良反应与禁忌证】

头痛、直立性低血压和颜面潮红等，支气管哮喘患者禁用。

二、组胺受体激动药

倍他司汀(betahistine)

倍他司汀(盐酸甲氨乙基吡啶,抗眩啶)是组胺 H_1 受体激动剂,具有扩张血管但不增加毛细血管通透性的作用。可促进脑干和迷路的血液循环,纠正内耳血管痉挛,减轻膜迷路积水;还有抗血小板聚集及抗血栓形成作用。临床上用于以下。

(1) 内耳眩晕病,能减除眩晕、耳鸣、恶心及头痛等症状,近期有效率较高;

(2) 缓解多种原因引起的头痛;

(3) 慢性缺血性脑血管病。

不良反应较少,偶有恶心、头晕等症状。胃溃疡患者慎用,支气管哮喘、嗜铬细胞瘤患者禁用。

英普咪定(impromidine)

英普咪定(甲咪硫胍)为选择性 H_2 受体激动药,能刺激胃酸分泌,用于胃功能检查;还可增强人心室收缩功能,试用于治疗心力衰竭。培他唑(betazole)对 H_2 受体具有高度选择性,具有类似英普咪定的作用。

三、组胺受体阻断药

根据对组胺受体选择性的不同,组胺受体阻断药分为 H_1、H_2、H_3 和 H_4 受体阻断药 4 类。迄今,已有 50 余种抗组胺药在临床应用。

(一) H_1 受体阻断药

组胺为乙基伯胺,H_1 受体阻断药含有与组胺竞争结合受体的必需结构乙基叔胺。常用的 H_1 受体阻断药的作用特点与临床应用见表 31-2。常用的第 1 代药物如苯海拉明、异丙嗪和曲吡那敏等,对中枢作用强、受体特异性差,具有明显的镇静和抗胆碱作用,表现出"(困)倦、耐(药)、(作用时间)短、(口鼻眼)干"的特点。第 2 代药物如西替利嗪、阿伐斯汀和左卡巴斯汀等,具有药物作用时间长、镇静作用弱及消化道反应少等特点。

表 31-2 H_1 受体阻断药的特点

药物/类别/通用名	剂量(成人)	持续时间(h)	镇静催眠	防晕止吐	主要作用
第 1 代(First-Generation Agents)					
乙醇胺类(ethanolamines)					
苯海拉明(diphenhydramine)	25~50 mg	4~6	+++	++	皮肤黏膜过敏、晕动病
茶苯海明(dimenhydrinate)	50~100 mg	4~6	+++	+++	晕动病
吩噻嗪类(phenothiazines)					
异丙嗪(promethazine)	12.5~50 mg	6~12	+++	++	皮肤黏膜过敏、晕动病
乙二胺类(ethylenediamines)					
曲吡那敏(pyribenzamine)	25~50 mg	4~6	++		皮肤黏膜过敏
烷基胺类(alkylamines)					
氯苯那敏(chlorphenamine)	4 mg	4~6	+		皮肤黏膜过敏

续 表

药物/类别/通用名	剂量(成人)	持续时间(h)	镇静催眠	防晕止吐	主要作用
哌嗪类(piperazines)					
美可洛嗪(meclizine)	12.5～50 mg	12～24	+	+++	防晕止吐
布可立嗪(buclizine)	25～75 mg	12～24	+	+++	防晕止吐
哌啶类(piperidines)					
赛庚啶(cyproheptadine)	4 mg	3	++		过敏、偏头痛(抗5-HT)
苯茚胺(phenindamine)	25 mg	6～8	−	−	皮肤黏膜过敏
第2代(second-Generation Agents)					
烷基胺类(alkylamines)					
阿伐斯汀(acrivastine)	8 mg	4～6	−	−	皮肤黏膜过敏
哌嗪类(piperazines)					
西替利嗪(cetirizine)	5～10 mg	12～24	±	−	皮肤黏膜过敏
哌啶类(piperidines)					
左卡巴斯汀(levocabastine)	1滴	6	−	−	过敏性鼻炎、结膜炎
三环二苯氮䓬类(tricyclic dibenzoxepins)					
氮䓬斯汀(azelastine)	1～4 mg	12～24	±	−	支气管哮喘、过敏性鼻炎

【药理作用及机制】

1. 抗 H_1 受体作用 可完全对抗组胺引起的支气管、胃肠道平滑肌的收缩作用。对组胺直接引起的局部毛细血管扩张和通透性增加(局部水肿)有很强的抑制作用,但对血管扩张和血压降低等全身作用仅有部分对抗作用,需同时应用 H_1 和 H_2 受体两种阻断药才能完全对抗。对人的过敏性休克无保护效果,可能与人过敏性休克的发病时有多种介质参与有关。

2. 中枢抑制作用 第1代药物多数可通过血-脑屏障,抑制中枢 H_1 受体,表现为镇静、嗜睡(苯海拉明和异丙嗪作用最强);也可对抗胆碱系统,起到防晕止吐的作用。第2代药物的镇静、抗胆碱等不良反应少。

3. 其他作用 多数具有阿托品样抗胆碱作用,还有较弱的局麻作用和对心脏的奎尼丁样作用。咪唑斯汀(mizolastine)对鼻塞尚有显著疗效。

【体内过程】

H_1 受体阻断药口服或注射均易吸收,口服后多数在15～30 min起效,1～2 h作用达峰,一般持续4～6 h(详见表31-2)。吸收后的药物大部分在肝内代谢,代谢物从肾排出,药物以原形经肾脏排泄的较少。

【临床应用】

1. 皮肤黏膜变态反应性疾病 多用于局部变态反应性疾病,如荨麻疹、过敏性鼻炎等,可作为首选药;对昆虫叮咬所致的皮肤瘙痒和水肿亦有良效;对血清病、药疹和接触性皮炎也有一定疗效。对支气管哮喘疗效差,对过敏性休克无效。临床常用不良反应较少的第2代 H_1 受体阻断药。

2. 防晕止吐 用于晕动病、放射病等引起的轻度呕吐,常用苯海拉明和异丙嗪。

3. 镇静、催眠 苯海拉明、异丙嗪等可短期用于治疗失眠。也可与其他药物如平喘药氨茶碱配伍使用,用以对抗氨茶碱中枢兴奋、失眠的不良反应。

4. 其他 苯海拉明的抗胆碱作用可用于治疗早期帕金森病,也可对抗精神病药物引起的锥体外系不良反应。

【不良反应及注意事项】

H_1 受体阻断药的镇静和抗 M 胆碱受体作用是其不良反应;根据治疗目的,不良反应也可转变为治疗作用。

1. 中枢神经系统反应 第 1 代药物多见镇静、嗜睡、乏力等中枢抑制现象,代表药物为苯海拉明和异丙嗪。驾驶员或高空作业者工作期间不宜使用。第 2 代药物多数无中枢抑制作用。

2. 消化道反应 口干、食欲缺乏、恶心、便秘或腹泻等。

3. 其他反应 偶见粒细胞减少及溶血性贫血。美可洛嗪及布可立嗪能导致畸胎,孕妇禁用。阿司咪唑禁用于孕妇及哺乳期妇女,过量阿司咪唑和特非那定可引起心律失常。

(二) H_2 受体阻断药

H_2 受体阻断药可选择性地阻断 H_2 受体,不影响 H_1 受体。目前临床使用的 H_2 受体阻断药主要有 4 种:西咪替丁(cimetidine)、雷尼替丁(ranitidine)、法莫替丁(famotidine)和尼扎替丁(nizatidine)。新型 H_2 受体阻断药罗沙替丁(roxatidine)、乙溴替丁(ebrotidine)、咪芬替丁(mifentidine)也已应用于临床。

(三) H_3 受体阻断药

H_3 受体主要分布在中枢和外周神经末梢的突触前膜,以负反馈方式调节组胺的合成与释放。H_3 受体在心脏、肺等组织也有分布,可调节乙酰胆碱、去甲肾上腺素、多巴胺等递质释放。目前 H_3 受体阻断药尚未在临床应用,但其可能应用于失眠、注意力缺陷多动症、认知能力及肥胖等疾病的治疗。

(四) H_4 受体阻断药

H_4 受体主要表达在与炎症反应有关的组织和造血细胞。H_4 受体阻断药可能用于炎症和过敏的治疗。

第二节 5-羟色胺和抗 5-羟色胺药

5-羟色胺(5-hydroxytryptamine, 5-HT)又名血清素(serotonin),化学结构是 3-(β-氨基乙基)-5-羟基吲哚。5-HT 广泛分布在胃肠道、脾、血液和中枢神经系统等,胃肠道 5-HT 主要分布于肠嗜铬细胞和嗜铬样细胞,约占全身总量的 90%;脾和血液中的 5-HT 主要位于血小板,占全身总量的 8%~10%;中枢神经系统的 5-HT 主要分布于松果体和下丘脑,占全身总量的 1%~2%,中枢内 5-HT 可能参与痛觉、睡眠和体温等生理功能的调节。5-HT 不能透过血-脑屏障,中枢与外周的 5-HT 在代谢与功能上具有相对独立性。

一、5-羟色胺受体

5-HT与其受体结合后介导生理学效应。5-HT受体分型复杂，已发现7种5-HT受体亚型(表31-3)。5-HT_3受体为配体门控性离子通道，有4个跨膜区段，该受体激活后可开启阳离子通道介导Na^+、K^+跨膜流动(与N-ACh受体类似)，其余6种均为G蛋白偶联受体，结构包括7个跨膜区段，3个胞质环和3个细胞外环。

表31-3 5-HT受体分布和特征

分型	信号转导	分布	主要效应	激动药	阻断药
5-HT_1					
5-HT_{1A}	cAMP K^+通道	中缝核、皮层、海马	行为变化、血压降低	8-OH-DPAT	WAY-100635
5-HT_{1B}	cAMP	基底神经节、黑质	抑制递质释放	CP-93129	CR-55562
5-HT_{1D}	cAMP	皮层、脑动脉	脑血管收缩	舒马普坦(sumatriptan)	—
5-HT_{1E}	cAMP	皮层、纹状体	抑制AC		—
5-HT_{1F}	cAMP	皮层、海马	抑制AC	LY-334370	—
5-HT_2					
5-HT_{2A}	IP_3/DG	血管、血小板、CNS	血管收缩、血小板聚集	α甲基5-HT	酮色林(ketanserin)
5-HT_{2B}	IP_3/DG	胃、血管	平滑肌收缩、血管松弛	α甲基5-HT	SB-204741
5-HT_{2C}	IP_3/DG	黑质、脉络丛膜	激活PLC	α甲基5-HT	美舒麦角(mesulergine)
5-HT_3	快通道	孤束核、极后区	痛觉、呕吐反射	m氯苯双胍(m phenylbiguanide)	昂丹司琼(ondansetron)
5-HT_4	cAMP	丘脑、海马	胃肠分泌、蠕动	BIMU-8	GR-113808
5-HT_5	cAMP	海马	—	—	—
5-HT_6	cAMP	纹状体	突触调节	CGS-12066	SB-271046
5-HT_7	cAMP	下丘脑、肠	伤害感受、热调节	麦角乙脲(lisuride)	匹仑哌隆(pirenperone)

二、5-羟色胺受体与疾病

5-HT受体参与调节多种生理功能，其功能异常与多种疾病相关。

1. 精神疾病 抑郁症和焦虑症与5-HT功能低下有关。利血平可耗竭脑内5-HT导致抑郁症，丁螺环酮和一些5-HT_{1A}受体激动药具有抗焦虑作用，而5-$HT_{2A/2C}$激动药(m氯苯哌嗪)有致焦虑特性。三环类抗抑郁药、单胺氧化酶抑制药和5-HT再摄取抑制药等可增加突触间隙内5-HT水平发挥抗抑郁作用。此外，脑脊液5-羟吲哚乙酸水平降低与攻击行为有关，5-HT_{2B}受体神经通路可能与攻击行为有关。

2. 失眠 缺乏5-HT可引起失眠，而5-HT合成前体*L*-色氨酸或5-HT激动药能促进入睡并增加总睡眠时间。选择性5-$HT_{2A/2C}$拮抗药利坦舍林可促进慢波睡眠。5-HT激动药和抑制药对睡眠的不同调控作用可能与药物作用的受体亚型不同有关。

3. 偏头痛 偏头痛病因不明，可能与血管的异常扩张或血管内活性物质(P物质等)引起的局部炎症有关。血浆5-羟色胺(5-HT)含量在偏头痛时可短暂增高，某些药物(如利血平)有释放和耗竭5-HT作用,能诱发偏头痛患者的头痛发作;5-HT阻断剂(如二甲麦角新碱、苯噻啶等)可用于预防偏头痛发作。

4. 高血压 5-HT和5-HT受体在原发性高血压的发生、发展中发挥一定作用,5-HT_{1A}受体介导舒血管反应与5-HT_{2A}受体介导缩血管效应处于平衡状态,当平衡破坏时,便可导致高血压。抗高血压药物酮色林、乌拉地尔即通过阻断5-HT受体发挥作用。

5. 动脉粥样硬化 5-HT可使血小板不可逆性聚集,进一步促进纤维细胞活化,血管平滑肌细胞增殖,使动脉粥样硬化斑块增大,5-HT的缩血管作用进一步加重动脉粥样硬化。

6. 脑缺血 脑缺血时,血管内皮细胞摄取和代谢5-HT减少,导致血管平滑肌处5-HT增加,导致血管及其侧支循环收缩,加重脑缺血。5-HT还可通过降低脑血流量和促进脑水肿加重脑损伤。5-HT_{2A}受体阻断药萘呋胺(naftidrofuryl)可抑制血管收缩、血小板聚集和脑水肿,减轻缺血性脑损伤。

7. 雷诺现象 5-HT可能提高血液对交感神经的反应性使雷诺患者血管收缩时间延长,5-HT_{2A}受体阻断药酮色林可抑制雷诺现象。

三、5-羟色胺与拟5-羟色胺药

5-HT由色氨酸经色氨酸羟化酶催化生成5-羟色胺酸,再由*L*-氨基酸脱羧酶催化生成5-HT。体内5-HT代谢主要是通过单胺氧化酶的氧化脱氨基作用生成中间产物乙醛,随即由乙醛脱氢酶转化为5-羟基吲哚乙醛经肾脏随尿排出体外。此外,也有少部分可转化为乙醇和5-羟基吲哚乙醇排出体外。5-HT参与体内多种生理功能调节。

【药理作用与机制】

1. 心血管系统 作用复杂。由不同受体亚型介导不同的生理效应。

(1) 心脏:活化离体心脏5-HT_2受体可介导正性变力和变时作用,整体状态下,活化5-HT_3可通过负性变时作用引起心动过缓。

(2) 缩血管作用:活化5-HT_{2A}受体,主要引起动、静脉血管收缩,尤其是肾脏、肺血管收缩明显;还能增强NA、血管紧张素Ⅱ等物质活性促进血管收缩。活化5-HT_1受体,使脑基底动脉收缩。老年人、病理状态(高血压、缺氧等)时5-HT缩血管效应增强。

(3) 舒血管作用:活化5-HT_1受体,促进血管内皮细胞释放内皮舒张因子和前列腺素等,使血管扩张,降低外周阻力。

(4) 血液:静注数微克5-HT可引起血压三相反应:①短暂降低,与活化5-HT_3受体引起心脏负性变时作用有关;②持续数分钟血压升高,与活化5-HT_{2A}受体引起肾、肺等组织缩血管作用有关;③长时间的低血压,是骨骼肌肉血管舒张所致。

2. 平滑肌 活化胃肠道平滑肌5-HT_2受体或肠壁内神经节细胞5-HT_4受体均可引起胃肠道平滑肌收缩,使胃肠道张力增加、肠蠕动加快;5-HT还可兴奋支气管平滑肌,对哮喘患者特别敏感,但对正常人作用小。

3. 血小板 活化血小板5-HT_2受体,引起血小板聚集。

4. 神经系统 动物脑内给予 5-HT 可引起镇静、嗜睡反应，并影响体温和运动功能。蚊虫叮咬和某些植物可刺激 5-HT 释放，作用于感觉神经末梢，引起痒痛。5-HT 功能异常可引起一系列精神症状，如抑郁、焦虑和攻击行为等。

【常用拟 5-HT 药】 5-HT 本身无临床应用价值，但其受体亚型众多，可以调节其受体活性，发挥不同的临床价值(表 31-4)。

表 31-4 作用 5-HT 受体药物

受体	作用	药名	临床疾病应用
$5-HT_{1A}$	激动剂	丁螺环酮(buspirone) 伊沙匹隆(ipsaperone)	焦虑症、抑郁症
$5-HT_{1D}$	激动剂	舒马普坦(sumatriptan)	偏头痛
$5-HT_{2A/2C}$	拮抗剂	美西麦角(methysergide) 利培酮(risperidone) 酮色林(ketanserin)	偏头痛、抑郁症、精神分裂症
$5-HT_3$	阻断剂	昂丹司琼(ondansetron)	止吐
$5-HT_4$	激动剂	西沙必利(cisapride)	胃肠功能紊乱
SERT(5-HT transporter)	抑制剂	氟西汀(fluoxetine) 舍曲林(sertraline)	抑郁症、强迫症、惊恐障碍、社交恐惧症、创伤后应激综合征

麦角生物碱(ergot alkaloids)

中世纪曾在欧洲流行大规模不知名中毒事件，称为“圣安东尼之火”(St. Anthony's fire)，这是由于人或牲畜食用带有麦角的谷物造成幻觉、痉挛、精神错乱、四肢疼痛、如火焚身等症状。20 世纪初，人们分离出麦角中的化学成分，主要为胺生物碱和肽生物碱两类，可以作用于 5-HT 受体，多巴胺受体和肾上腺素能受体，目前麦角生物碱主要用于治疗偏头痛，可能与其激动 $5-HT_1$ 受体有关。

(1) 胺生物碱：麦角二乙胺(lysergide)可激活多种 5-HT 受体，但其致幻、情绪改变、思维障碍等不良反应限制了其临床应用。美西麦角(methysergide)是 $5-HT_2$ 拮抗药，可用于偏头痛的治疗和预防。麦角新碱(ergonovine)具有兴奋子宫平滑肌收缩而用于产后出血。

(2) 肽生物碱：麦角胺(ergotamine)和双氢麦角胺(dihydroergotamine)具有明显收缩血管，减缓脉搏的作用，能显著减轻偏头痛，可用于偏头痛的诊断和急性发作时的治疗。双氢麦角胺对偏头痛急性发作时疗效优于麦角胺，不良反应少，且无躯体依赖性。溴隐亭(bromocriptine)主要激活多巴胺受体，现多用于调节催乳素分泌和帕金森病。

【不良反应】

1. 消化道反应 恶心、呕吐、腹泻和绞痛等。

2. 感觉异常 肌肉疼痛、痉挛，过敏者有水肿、瘙痒等，麦角生物碱中毒时表现为典型的指趾尖疼痛与麻木。

3. 依赖性 停药后原有偏头痛症状加重。

4. 妊娠、高血压及冠心病患者禁用麦角胺。

舒马普坦（sumatriptan）

舒马普坦可选择性激动 5 - HT_{1D}受体，引起颅内血管收缩，用于缓解大多数偏头痛患者的头痛、恶心、呕吐、畏光等症状，是目前治疗急性偏头痛疗效最好的药物。不能通过血-脑屏障。皮下给舒马普坦后药物血浆达峰时间约 12 min，口服后药物血浆达峰时间发生在 1～2 h。皮下给药的生物利用度可达 97%，口服或鼻腔喷雾给药的生物利用度约 14%～17%。$t_{1/2}$ 1～2 h。主要经 MAO 代谢，代谢物经尿排出。常见的不良反应是感觉异常，严重者可引起心肌缺血，禁用于缺血性心脏病患者。此类药物还包括：佐米曲普坦（zolmitriptan）、那拉曲坦（naratriptan）和利扎曲普坦（rizatriptan）。

乌拉地尔（urapidil）

乌拉地尔可激动中枢 5 - HT_{1A}受体，抑制交感神经活性而抗高血压，也可阻断外周 α_1 受体发挥抗高血压作用。常用于治疗各类高血压，疗效稳定、安全性高、不良反应少、长期应用不产生耐药性。此外，常用的 5 - HT_1 受体激动药还有丁螺环酮（buspirone）、吉哌隆（gepirone）、伊沙匹隆（ipsapirone），它们是有效的非苯二氮䓬类抗焦虑药。

西沙必利（cisapride）

西沙必利可选择性激动肠壁神经节神经细胞上的 5 - HT_4 受体，促进神经末梢释放乙酰胆碱（ACh）增强胃肠动力，临床用于胃食管反流症等。伦扎必利（renzapride）也属于同类药物。

右芬氟拉明（dexfenfluramine）

右芬氟拉明可选择性激动 5 - HT_1 受体，产生强大的食欲抑制作用，被广泛用于控制体重和治疗肥胖症。其特点是对肥胖患者的食欲抑制作用较非肥胖者更明显。

氟西汀（fluoxetine）

氟西汀是选择性 5 - HT 再摄取抑制药（SSRIs），可抑制 5 - HT 再摄取，增加突触间隙内 5 - HT 含量。氟西汀主要用于治疗抑郁症，口服吸收完全，吸收后与组织广泛结合，$t_{1/2}$ 较长，可达 1～10 天。但肝脏首过消除效应而使其生物利用度降低。常见不良反应有恶心、食欲缺乏、体重减轻、震颤、失眠、焦虑和性功能障碍等，发生率为 5%～30%。常用的 SSRIs 还有：西酞普兰（citalopram）、舍曲林（sertraline）、帕罗西汀（paroxetine）和氟伏沙明（fluovoxamine）等，临床主要用于治疗抑郁症。

四、5-羟色胺拮抗药

赛庚啶（cyproheptadine）

赛庚啶和苯噻啶（pizotyline，新度美安）可选择性阻断 5 - HT_2 受体，并可阻断 H_1 受体和较弱的抗胆碱作用。可用于治疗荨麻疹、湿疹、接触性皮炎等皮肤疾病和过敏性鼻炎。也可用于预防偏头痛发作，赛庚啶对儿童偏头痛作用更强。赛庚啶口服每次 2 mg，早晚各一次；苯噻啶口服每次 0.5～1 mg，1～3 天/次。不良反应有口干、恶心、乏力和嗜睡等。青光眼、前列腺肥大及尿闭患者禁用。驾驶员及高空作业者慎用。

昂丹司琼（ondansetron）

昂丹司琼选择性阻断 5 - HT_3 受体，具有强大的镇吐作用，主要用于癌症患者手术和化疗伴发的严重恶心、呕吐。此外，多拉司琼(dolasetron)、格拉司琼(granisetron)均能有效治疗化疗引起的恶心。

酮色林(ketanserin)

酮色林是典型的 5 - HT_{2A}受体阻断剂，可降低高血压患者的血压，作用强度类似 β 受体拮抗药或利尿药。酮色林的化学结构相关物利坦色林(ritanserin)是 5 - HT_{2A}受体拮抗剂，对 α_1 受体亲和力低。

氯氮平(clozapine)

氯氮平是 5 - $HT_{2A/2C}$受体阻断剂，为新一类非经典抗精神药，它们的锥体外系不良反应轻，对多巴胺受体亚型有高亲和力。同类药还有利培酮。

第三节　脂质衍生物

膜磷脂可衍生两大类自体活性物质：廿碳烯酸类(eicosanoids)和血小板活化因子(platelet activating factor, PAF)。廿碳烯酸类具有广泛的生物学活性，主要包括前列腺素类(prostaglandins, PGs)、血栓素类(thromboxans, TXs)和白三烯类(leukotrienes, LTs)。

一、花生四烯酸

花生四烯酸(arachidonic acid, AA，廿碳四烯酸)是人体的一种必需脂肪酸，也是廿碳烯酸类最丰富、最重要的前体化合物。细胞受刺激时，细胞膜磷脂在磷脂酶 A_2(PLA_2)作用下释放出 AA 和 PAF，游离 AA 经两条途径被转化：①环氧合酶(cyclooxygenase, COX)途径：AA 被催化生成前列腺素(PGs)和血栓素(TXs)；②脂氧酶(lipoxygenase, LOX)途径：生成羟基过氧化廿碳四烯酸(hydroperoxyeicosatetranoic acids, HPETE)、白三烯(leukotrienes, LTs)、羟基廿碳四烯酸(hydroperoxyeicosatertraenoic acid, HPETE)和脂氧素(lipoxins, LXs)。其中 PGs 和 LTs 具有广泛的生物学活性，参与炎症、血栓形成和速发型过敏反应等多种病理过程，与心脑血管疾病、哮喘和休克等的发病有密切关系。

1. 环氧合酶(COX)途径　COX 存在于细胞内质网内，分为 COX - 1 和 COX - 2 两种异构体。COX - 1 存在于许多正常组织和细胞中；COX - 2 主要在炎症部位由细胞因子和炎症介质诱导产生。

AA 经 COX 途径主要生成 PGs。PGs 是一类具有 20 个碳原子的不饱和脂肪酸。基本骨架是廿碳酸的前列烷酸，由五碳环(环戊烷核心)和两条侧链组成。

AA 经 COX 催化生成不稳定的环内过氧化物 PGG_2 和 PGH_2，很快又被相应的酶催化产生各种 PGs。在异构酶和合成酶作用下，形成较稳定的 PGE_2、$PGF_{2\alpha}$和 PGD_2；在血栓素合成酶或前列环素合成酶作用下分别生成 TAX_2 及前列环素(prostacyclin, PGI_2)。AA 在不同组织分布不同，其形成的最终代谢产物也各异。例如，血小板中 TXA_2 合成酶丰富，是体内合成 TXA_2 主要部位；血管壁内皮细胞中含有大量的 PGI_2 合成酶，主要合成 PGI_2；肾脏的环氧酶代谢途径主要生成 PGE_2 及 $PGF_{2\alpha}$ 等。

2. 脂氧酶（LOX）途径 5－LOX、12－LOX 和 15－LOX 3 种脂氧酶催化生成不同的代谢产物，其中最重要的是 5－LOX 途径，可产生各种 LTs。5－LOX 在体内主要存在于白细胞、肺和支气管等组织。LTs 是一类具有 3 个共轭双键的无环碳羟酸。因其化学结构不同而分为 LTA、LTB、LTC、LTD 及 LTE 等类。

二、 前列腺素和血栓素

【药理作用】 前列腺素和血栓素的作用复杂多样，受体亚型较大，对血管、呼吸道、消化道和生殖器官平滑肌均有明显作用，对血小板、单核细胞、传出神经和中枢神经系统也有显著影响(表 31－5)。

表 31－5 PGs 的主要作用

组织器官	PGs	效应
血管	PGD_2、PGE_2、PGI_2	扩张血管
	$PGF_{2\alpha}$、TXA_2	收缩血管
胃肠道	PGE_2、PGI_2	抑制酸分泌、增强平滑肌运动
	PGE_2、$PGF_{2\alpha}$	
肾脏	PGE_2、PGI_2	扩张血管、利尿、利钠、分泌肾素
肺	PGE_2、PGI_2	扩张支气管、扩张血管
	PGD_2、$PGF_{2\alpha}$、TXA_2	收缩支气管
血小板	TXA_2	聚集
	PGD_2、PGI_2	抑制聚集
生殖器官	PGE_2、PGI_2	未妊娠子宫松弛
	PGE_2	妊娠子宫收缩
	$PGF_{2\alpha}$	妊娠、非妊娠子宫收缩、溶解黄体
心脏	PGE_2	正性变力作用
	PGE_1	负性变时作用
内分泌	PGE_2	GH、ACTH、LH、TSH、类固醇激素、胰岛素、促性腺激素、催乳素释放
	$PGF_{2\alpha}$	黄体溶解、萎缩，抑制黄体酮分泌
下丘脑	PGE_2、PGE_1	致热原

【临床应用】 天然 PGs 药物具有合成难、代谢快、作用广泛、易致不良反应等特点，部分合成 PGs 药已用于治疗心血管系统、消化系统和生殖系统疾病(表 31－6)。

表 31－6 PGs 药物作用

药　物	剂　量	效　应
前列地尔(alprostadil，PGE_1)	50～100 ng/(kg·min)	高血压、动脉导管未闭、急性心肌缺血、阳痿
依前列醇(epoprostenol，PGI_2)	20 μg/(kg·min)	抗凝血
米索前列醇(misoprostol)	800 μg/d	胃溃疡、终止早孕
恩前列素(enprostil)	35～70 μg	胃溃疡
地诺前列酮(dinoprostone，PGE_2)	3 mg	终止早孕

续 表

药 物	剂 量	效 应
卡前列素(carboprost)	8 mg	终止妊娠
罗沙前列醇(rosaprostol)	500 mg	终止妊娠
硫前列酮(sulprostone)	5 mg	终止妊娠

三、白三烯(LT)

LTs 主要由 5－LOX 途径合成,为体内的重要炎症介质,在人体的多种疾病中发挥作用。

LTC_4、LTD_4、LTE_4 对呼吸道均有强大的收缩作用、黏液分泌增加和肺水肿。静注 LTs 能直接收缩外周血管呈短暂升压效应,随后 LTs 介导心输出量和血容量减少致持久降压。另外,LTs 具有负性肌力作用。LTB_4 对单核细胞和巨噬细胞具有趋化作用,促进白细胞向炎症部位游走、聚集,产生炎性介质,释放溶酶体酶,在炎症反应中具有重要作用。

白三烯受体组织分泌广泛、种属间差异较大。白三烯阻断药因能选择性抑制白三烯的活性,阻断白三烯所导致的血管通透性增加、气道嗜酸性粒细胞浸润及支气管痉挛等作用,主要用于支气管哮喘患者的预防和治疗。白三烯受体拮抗剂主要有扎鲁司特(zafirlukast)、普鲁司特(pranlukast)及孟鲁司特(montelukast)。

孟鲁司特(montelukast)

孟鲁司特,又称顺尔宁。Ⅰ型半光氨酰白三烯($CysLT_1$)受体分布于人体的气道(包括气道平滑肌细胞和气道巨噬细胞)与哮喘和过敏性鼻炎的病理生理过程相关。孟鲁司特对 $CysLT_1$ 受体有高度的亲和性和选择性,能有效地抑制半光氨酰白三烯与 $CysLT_1$ 受体结合所产生效应。因其不良反应较低,故适用于 2 岁及 2 岁以上儿童和成人的过敏性鼻炎及哮喘的预防和长期治疗。

四、血小板活化因子

血小板活化因子(PAF)是一种强效生物活性磷脂,由白细胞、血小板、内皮细胞,以及肺、肝和肾多种细胞和组织产生。PAF 受体为 G 蛋白偶联受体,与靶细胞膜上的 PAF 受体结合激活磷脂酰肌醇、钙信使系统及相关蛋白激酶,使某些蛋白质发挥磷酸化并产生广泛的生物学效应。可引起低血压、血管通透性增加、肺动脉高压、支气管收缩、呼吸抑制、过敏反应和炎症反应等,参与临床多种疾病的病理生理过程。同时 PAF 也是最强的内源性促溃疡形成介质。PAF 在动脉粥样硬化、血栓形成、缺血性心血管疾病、支气管哮喘、中毒性休克、肾脏疾病、变态反应及消化道溃疡等疾病的发病过程中具有重要作用。

PAF 受体阻断剂能阻止 PAF 与受体结合,因此对与 PAF 过量生成有关的疾病如哮喘等具有治疗意义。可分为天然和合成两大类:天然植物成分,如萜类、木脂素类和胶黏毒性(gliotoxin);合成的 PAF 受体阻断剂的化学结构类型繁多,主要包括天然化合物的衍生物、含有季铵盐的 PAF 结构类似物和含氮杂环结合物 3 种。现有的 PAF 阻断剂主要为:一些天然 PAF 受体拮抗剂，如银杏苦内酯 B(BN52021)、海风藤酮(kadsurenone)；天然化合物衍生物，如以木脂素类化合物外拉樟桂脂素(veraguensin)为先导物，合成了一系列二芳基四氢呋喃类 PAF 受体阻断剂等。

第四节　血管活性肽

血管活性肽在体内分布广泛，调节体内多种生理功能。

一、血管紧张素

肾素-血管紧张素系统(RAS)与循环功能的调节密切相关，在心脏、血管壁和肾上腺等局部均已发现了 RAS 的存在。血管紧张素(angiotensin, Ang)转化酶抑制剂及血管紧张素受体阻断剂，已在抗高血压等方面得到广泛应用(详见相关章节)。

二、内皮缩血管肽

内皮缩血管肽(endothelins, ETs)是由 21 个氨基酸组成的多肽，具有强烈的缩血管作用。包含 ET_1、ET_2、ET_3，ET_1 主要在内皮细胞表达，ET_2 主要在肾脏表达，ET_3 则多在神经系统和肾小管上皮细胞表达。ET 是至今发现的最强的缩血管物质，在体内外均可产生强而持久的血管收缩作用。ET 受体分为 3 种亚型：ET－A 受体、ET－B 受体及 ET－C 受体。心肌和血管平滑肌(动、静脉)以 ET－A 受体为主；肝、肾、子宫和脑以 ET－B 受体为主；肺和胎盘两种受体亚型表达都很高；ET－C 受体仅分布于中枢神经系统，特别是脑垂体细胞抑制催乳素释放。ET 通过与 ET 受体结合产生广泛的生物学效应。

静注 ETs 先出现短暂降压，然后是持久的升压。ETs 对冠状血管有极强的收缩作用，还与其他心血管(心肌缺血、心肌梗死)、脑血管(脑缺血、脑卒中)及肾衰竭等疾病有关，ETs 可能与高血压的产生和维持有关，也与支气管哮喘关系密切。ETs 可促进血管平滑肌细胞增殖，可能导致动脉粥样硬化；也能增强心肌收缩力，使心肌耗氧量增强，加重心肌缺血。

内皮缩血管肽受体阻断药尚未进入临床应用，此外，内皮缩血管肽转化酶抑制剂(ECE inhibitor, ECEI)也是一类具有良好开发前景的心血管类药物。

三、激肽类

激肽(kinins)为具有扩血管作用的 9 肽，由激肽原经激肽释放酶催化而成，分为缓激肽(bradykinin)和胰激肽(kallidin)两种。缓激肽由血浆中高分子量激肽原经血浆激肽释放酶催化裂解而成，主要存在于血浆中；胰激肽由组织中低分子量的激肽原经组织激肽释放酶催化裂解而成，主要存在于组织和腺体内。

激肽生成后很快被组织或血浆中的激肽酶降解失活。激肽酶分为激肽酶Ⅰ和激肽酶Ⅱ两型，其中激肽酶Ⅰ存在于血浆中，激肽酶Ⅱ(血管紧张素转化酶)同时存在于血和组织中。

因此，激肽酶既可使激肽（血管扩张剂）失活，又能激活血管紧张素（血管收缩剂）。

激肽能扩张血管、收缩平滑肌和提高毛细血管通透性，其扩张心、肾、肠、骨骼肌和肝内血管的作用，比组胺强 10 倍。激肽可引起呼吸道平滑肌、子宫平滑肌和大多数胃肠平滑肌收缩。激肽作用于皮肤和内脏感觉神经末梢，可引起剧烈疼痛。PGE 则能增强和延长其致痛作用。激肽还可以促进白细胞的游走和聚集，为重要炎症介质之一。

激肽通过与靶细胞膜表面的激肽受体 B_1 和 B_2 结合产生作用，其机制可能与激活 PLA_2、释出 AA、产生 PGs 及对靶组织的直接作用有关。

影响激肽系统的药物

（1）抑肽酶（aprotinin）：是一种由 58 个氨基酸组成的激肽释放酶抑制剂，使激肽原不能形成激肽。此外，对胰蛋白酶、糜蛋白酶等蛋白水解酶也有抑制作用。临床用于预防和治疗急性胰腺炎、纤维蛋白溶解引起的出血及弥散性血管内凝血。临用前溶于 5%葡萄糖注射液静脉滴注，5 万～10 万单位/次，一天不超过 20 万单位。

（2）激肽受体阻断药：艾替班特（icatibant），一种对缓激肽 B_2 受体选择性的竞争性拮抗剂。2011 年 8 月艾替班特获美国 FDA 批准上市，商品名为 Firazyr。该药为注射剂，用于 18 岁及以上人群治疗遗传性血管水肿（HAE）的急性发作。

四、利尿肽类

利尿钠肽由哺乳动物心房肌细胞或其他一些组织合成，可分为心房利尿钠肽（ANP）、脑利尿钠肽（BNP）和 C 型利尿钠肽（CNP），具有排钠利尿、舒张血管等作用。其中，ANP 可使肾小球滤过率增加、近曲小管 Na^+ 重吸收减少，具有很强的排钠利尿、舒张血管、降低血压的作用，并能抑制肾素、加压素和醛固酮的分泌。其机制与作用与 ANP 受体有关。ANP 与 ANP 受体结合，兴奋鸟苷酸环化酶，使 cGMP 增加而产生作用。ANP 对轻、中度高血压和肾衰有潜在治疗价值，但剂量过大会产生恶心、呕吐、潮红、低血压和心动过缓等副作用。

五、P 物质

P 物质（substance P，SP）由 11 个氨基酸组成的多肽。在中枢作为神经递质，在胃肠道作为局部激素。SP 舒张小动脉，产生显著的降压作用。与其他血管舒张剂不同，SP 可收缩静脉。SP 具有强烈的内脏平滑肌兴奋作用，引起胃肠道和子宫平滑肌的节律性收缩及支气管平滑肌的收缩。SP 可刺激巨噬细胞合成并释放溶酶体酶、LTC_4、PGD_2 和 TXB_2 等花生四烯酸代谢产物，参与炎症反应中组织修复过程，使成纤维细胞、平滑肌细胞和内皮细胞增殖。SP 还能刺激唾液分泌，排钠利尿和引起肥大细胞脱颗粒。

第五节　腺　　苷

缺血后的组织细胞和血管内皮细胞释放出腺苷等内源性活性物质，对缺血损伤产生保护作用，即发挥缺血预适应作用。其中，腺苷/腺苷受体对缺血损伤的保护作用可能十分重要。

一、 腺苷及腺苷受体

腺苷（adenosine）由5′-核苷酸酶催化5′-AMP去磷酸或S-腺苷半胱氨酸在水解酶作用下生成。腺苷半衰期很短，以重摄取和脱氨基的方式失活。

腺苷受体可分A_1、A_{2A}、A_{2B}和A_3 4种亚型，均为G蛋白偶联受体，其中A_1、A_2受体与“预适应”关系最为密切。

1. 腺苷A_1受体 主要位于中枢神经系统，其次是心脏、肾脏和脾脏。中枢内A_1受体活化可促进睡眠，但存在脑区特异性；激活脑内A_1受体也可保护神经元。心脏A_1受体参与激活K_{ATP}，K^+外流增加，使膜电位超极化，抑制L型Ca^{2+}通道的开放，发挥负性变时、变力、变传导作用，同时还具有抗心律失常和保护缺血-再灌注损伤的作用。

2. 腺苷A_2受体 腺苷与A_{2A}受体亲和力高，与A_{2B}亲和力低，脑内A_{2A}受体主要位于基底神经元，激活后促发强大的睡眠效应。外周A_2受体活化后可扩张冠脉血管，增加冠脉流量；抑制内皮缩血管肽释放，抑制血小板聚集；减少中性粒细胞激活和减少超氧阴离子生成发挥保护作用。

3. 腺苷A_3受体 A_3受体种属差异性大，有研究提示：A_3受体过表达可以增强心肌对缺血的耐受力，而不影响心肌收缩功能和心率。此外，激活A_3受体可促进肥大细胞脱颗粒，提示选择性A_3受体拮抗剂可能用于治疗哮喘。

二、 腺苷的临床应用

1. 缺血预适应 缺血预适应（ischemic preconditioning）是指心肌经一次或多次短暂缺血之后对随后较长时间缺血的耐受性明显增强。预适应的心肌保护可分为两个不同的时间窗：第1相其明显和短暂，发生在缺血后数分钟内；第2相在缺血后数小时后才发挥显著效应，可持续数天以上。腺苷等内源性物质在第1相心肌保护中发挥着重要作用。

2. 腺苷“预适应”的心肌保护机制 目前认为主要是：①腺苷/K_{ATP}学说：K_{ATP}阻断剂优降糖可取消腺苷诱导的“预适应”效应。②腺苷/5′-核苷酸酶学说：腺苷受体激动剂（美速胺）可使5′-核苷酸酶活性增加，发挥“预适应”效应；而5′-核苷酸酶抑制剂可取消美速胺的心肌保护作用。③腺苷/神经介导学说：去甲肾上腺的释放及其对心肌细胞α_1受体的激动，是腺苷发挥“预适应”作用的重要途径，因用利血平耗竭递质后，腺苷的“预适应”效应消失。

双嘧达莫因能形成“冠脉窃流”，过去认为无抗心绞痛作用。近来发现它是一种腺苷转运蛋白抑制剂，可通过抑制腺苷转运，增加心脏内源性腺苷浓度，从而缩小心肌梗死面积、维持心肌收缩和舒张功能，发挥缺血预适应样心肌保护作用。但目前尚缺乏安全有效的作用于腺苷的临床药物。

第六节 一 氧 化 氮

一氧化氮(nitric oxide, NO)是一种信使分子,其结构简单、半衰期短、化学性质活泼,广泛存在于生物体内各组织器官,由血管内皮细胞产生并释放,参与体内多种生理及病理过程。1998 年,3 位美国科学家因在 NO 方面的研究而获得诺贝尔生理或医学奖。

一、一氧化氮

NO 是 L-精氨酸(L-Arg)一氧化氮合酶(nitric oxide synthase, NOS)催化产生。生理条件下,NO 主要来自血管内皮细胞;病理条件下如缺血再灌注损伤时,氧自由基增多造成内皮功能受损,NO 生成减少。

NO 与可溶性鸟苷酸环化酶的血红素结合,催化 GTP 生成 cGMP,导致细胞内钙离子浓度下降,发挥生理效应。另外,NO 也可以通过非 cGMP 依赖途径发挥作用。NO 的生物学作用见表 31-7。

表 31-7 NO的生物学作用

器官	效应
血管	血管舒张、保护血管内皮、血管重建
心脏	(低浓度)心肌收缩力升高、抑制心肌细胞凋亡、心肌保护作用
呼吸系统	降低肺动脉压、扩张支气管
血液系统	抑制血小板聚集,防止血栓形成
神经系统	痛觉、癫痫、阳痿
炎症	增加血管通透性

二、一氧化氮供体

内源性 NO 是一种含不成对电子的气体,具有高度脂溶性,易扩散通过细胞膜。其性质活泼、极不稳定,在有氧和水的环境中仅能存在数秒。NO 与亚铁血红素有很强的亲和力,在血液中,NO 与血红蛋白结合形成亚硝酸盐血红蛋白失活。某些药物可作为 NO 供体,如:硝普钠、硝酸甘油、有机硝酸盐和亚硝酸盐等,释放出 NO。

三、一氧化氮抑制剂

NOS 抑制剂包括非选择性抑制剂和选择性抑制剂。非选择性的有 *L*-精氨酸竞争性抑制剂,包括氮 G 单甲基-左旋精氨酸(*L*-NMNA)、氮 G-硝基-左旋精氨酸甲基乙酯(*L*-NAME)等。选择性 NOS 抑制剂能一定程度地抑制 iNOS 的量,减少 NO 的生成。此外,影响 *L*-Arg 的因素也能间接减少 NO 的生成。

(许 奇)

参考文献

1. 藏伟进. 第二十九章　影响自身活性物质的药物. //杨世杰. 药理学. 北京：人民卫生出版社，2010. 315－335.

2. Elaine Sanders-Bush and Lisa Hazelwood. Chapter 13. 5－Hydroxytryptamine（Serotonin）and Dopamine. //Brunton LL，Chabner BA，Knollmann BC. eds. Goodman & Gilman's The Pharmacological Basis of Therapeutics，12e. New York，NY：McGraw-Hill，2011. 335－361.

3. Randal A. skidgel，Allen P. Kaplan and Errin G Erdös. Chapter 32. Histamine，Bradykinin，and Their Antagonists. //Brunton LL，Chabner BA，Knollmann BC. eds. Goodman & Gilman's The Pharmacological Basis of Therapeutics，12e. New York，NY：McGraw-Hill，2011. 911－935.

4. Emer M. Smyth. Tilo Grosser，and Garret A. FitzGerald. Chapter 33. Lipid-Derived Autacoids：Eicosanoids and Platelet-Activating Factor. //Brunton LL，Chabner BA，Knollmann BC. eds. Goodman & Gilman's The Pharmacological Basis of Therapeutics，12e. New York，NY：McGraw-Hill，2011. 937－957.

第三十二章　肾上腺皮质激素类药

肾上腺皮质激素是肾上腺皮质所分泌类固醇激素的总称。肾上腺皮质激素类药物是指具有与肾上腺皮质激素相似或相同生物活性的药物，临床常用的肾上腺皮质激素主要是糖皮质激素。

肾上腺皮质激素(adrenocortical hormones)是肾上腺皮质所分泌的激素的总称。根据其分泌的部位和主要生理作用分为3类：①由球状带分泌的盐皮质激素(mineralocorticoids)，以醛固酮(aldosterone)为代表，主要调节水、盐代谢；②由束状带分泌的糖皮质激素(glucocorticoids)，以氢化可的松(hydrocortisone)为代表，主要调节糖、蛋白质和脂肪代谢；③由网状带分泌的性激素。通常所指的肾上腺皮质激素，不包括性激素。

第一节　糖皮质激素

糖皮质激素为维持生命所必需，生理情况下所分泌的糖皮质激素主要影响人体糖、蛋白质和脂肪的代谢过程。在超过生理剂量时，具有抗炎、免疫抑制、抗休克等多种药理作用，十分复杂，临床应用非常广泛。糖皮质激素的作用机制和神经体液调节机制如下(图32－1)所示。

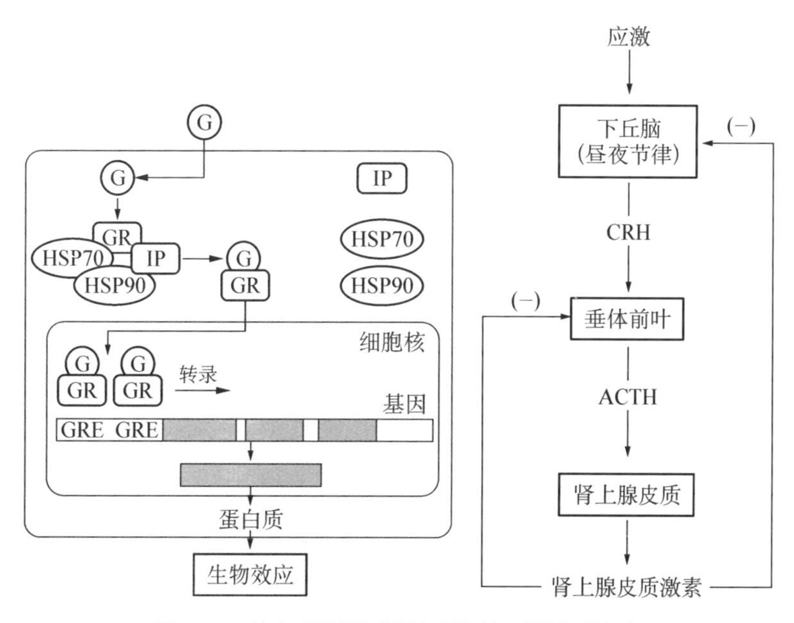

图32－1　糖皮质激素的作用机制和神经体液调节机制

【药代动力学】 糖皮质激素口服可迅速吸收。注射给药时，水溶剂吸收迅速，混悬剂吸收缓慢。另外，该类药物可从皮肤、眼结膜等局部吸收，故大剂量应用可产生全身作用。

氢化可的松在血浆中大部分与血浆蛋白结合（约 90%）。主要与皮质激素转运蛋白（corticosteroid binding globuan，CBG）结合，少量与白蛋白结合。结合者无生物学活性。CBG 在肝中合成，雌激素可以促进其合成。妊娠期间或雌激素治疗时，血中 CBG 浓度增高，但正常月经周期中雌激素的含量变动不大，不会影响 CBG 的浓度。当肝病时，CBG 合成减少，肾脏疾病时因蛋白质从尿中排出，也可使 CBG 含量减少，故肝、肾疾病时糖皮质激素的作用可能增强，较易出现不良反应。人工合成的糖皮质激素与血浆蛋白的结合率远较氢化可的松小。

糖皮质激素主要在肝中代谢、灭活，其代谢产物大部分从尿排出。可的松和泼尼松在肝内分别转化为氢化可的松和泼尼松龙才能发挥作用，故严重肝功能不全的患者只宜应用氢化可的松和泼尼松龙。

【药理作用与机制】 糖皮质激素的作用广泛而复杂，且与剂量有密切关系。生理剂量主要影响正常的物质代谢过程；超生理剂量则产生抗炎、免疫抑制、抗休克等作用。这里主要介绍超生理剂量时所产生的作用。

1. 抗炎作用 糖皮质激素对物理、化学、生物及免疫等各种原因引起的炎症表现出强大的抗炎作用，对炎症的全过程都有抑制作用。在炎症早期可增加血管紧张性、降低毛细血管的通透性，减轻渗出和水肿；同时抑制白细胞游走、浸润和吞噬功能，从而改善红、肿、热、痛等炎症早期症状；在炎症后期可抑制毛细血管和纤维母细胞的增生，延缓肉芽组织生成，防止组织粘连及瘢痕的形成，减轻后遗症。

糖皮质激素抗炎作用的基本机制是糖皮质激素与靶细胞质中的受体结合，影响参与炎症的一些基因转录，从多方面抑制炎症过程。具体表现为：①干预花生四烯酸的代谢，抑制前列腺素、白三烯等致炎物质的产生与释放；②抑制炎症细胞的聚集和吞噬功能；③抑制多种细胞因子的致炎作用；④抑制某些细胞中一氧化氮合酶的活性，减少炎症区域血浆渗出、水肿形成；⑤稳定溶酶体膜，减少溶酶体内致炎物质的释放。⑥稳定肥大细胞膜，减少组胺的释放；⑦抑制胶原蛋白、黏多糖的合成以及成纤维细胞的增殖，延缓炎症后期肉芽组织增生，见图 32－2。

必须指出：炎症反应是机体的一种防御功能，而炎症后期的反应更是组织修复的重要过程。因此，糖皮质激素在抗炎的同时，可降低机体的防御能力和修复功能，导致感染扩散和伤口愈合迟缓。

2. 免疫抑制作用和抗过敏作用

（1）免疫抑制作用：糖皮质激素对免疫过程的多个环节有抑制作用。如：①抑制巨噬细胞对抗原的吞噬与处理；②使人体淋巴细胞移行至血液以外组织，溶解血中淋巴细胞，促进淋巴细胞凋亡；③抑制人体淋巴细胞的 DNA 和蛋白质的合成，干扰淋巴组织在抗原作用下的分类和增殖；④干扰体液免疫，减少实验动物的抗体生成（在人体迄今未证实糖皮质激素在治疗剂量时能抑制抗体产生），并能减少补体成分及免疫球蛋白的浓度；⑤消除免疫反应引起的炎症反应（见图 32－3）。

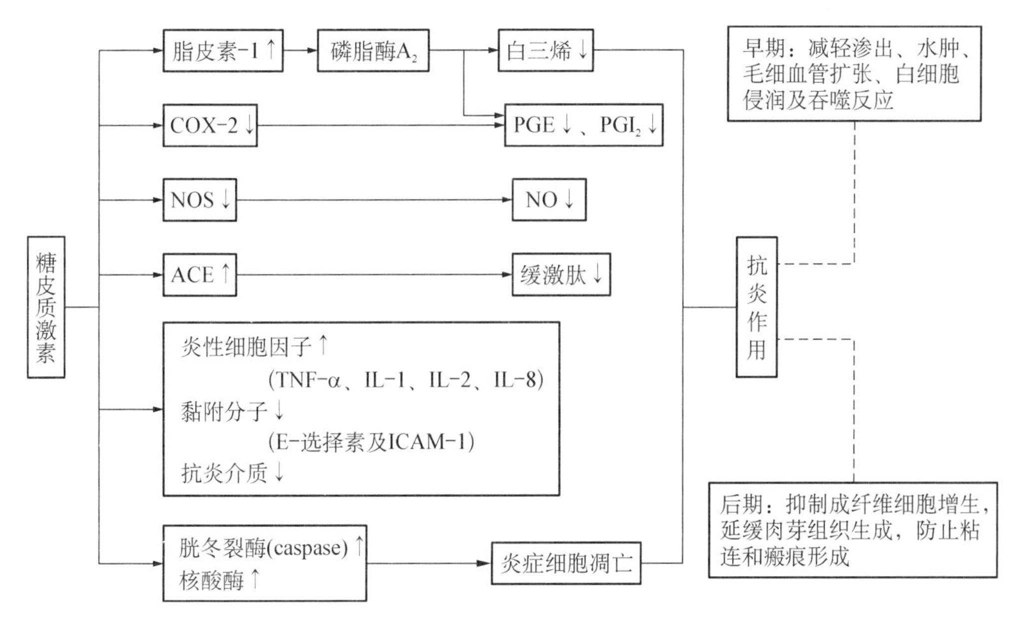

图32-2　糖皮质激素抗炎作用机制

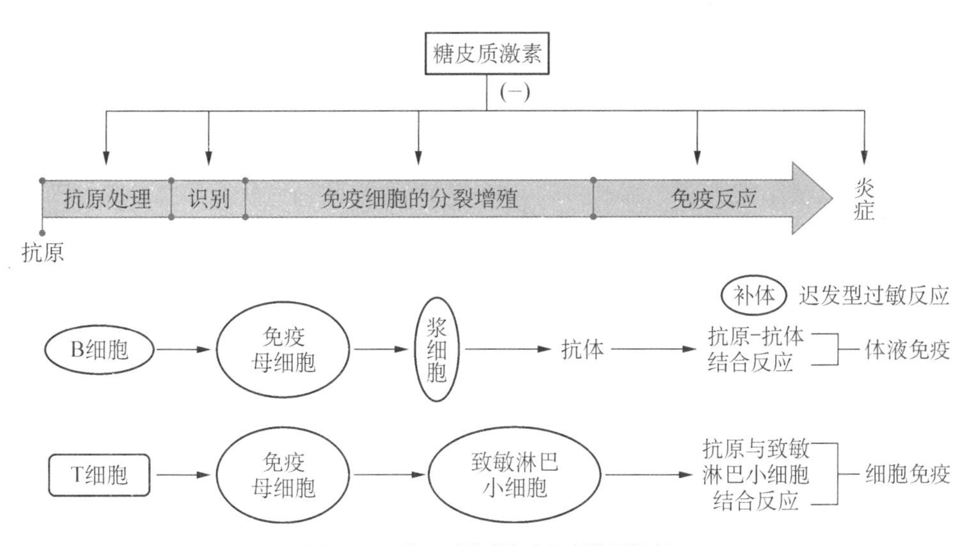

图32-3　糖皮质激素免疫抑制作用机制

(2) 抗过敏作用：在免疫过程中，因抗原-抗体反应可促使组胺、5-羟色胺及缓激肽等过敏介质的释放，从而引起一系列过敏反应症状。糖皮质激素可减少上述过敏介质的产生，缓解过敏反应及自身免疫性疾病的症状，对抗异体器官移植的排异反应。应该注意，糖皮质激素抑制免疫作用可降低人体正常免疫力，从而诱发或加重感染。

3. 抗休克作用：超大剂量糖皮质激素已广泛用于治疗各种休克，尤其是中毒性休克。其作用与下列因素有关：①兴奋心脏，加强心肌收缩力，使心输出量增加；②降低血管对某些缩血管物质的敏感性，舒张痉挛收缩的血管，使微循环血流动力学恢复正常，改善休克症状；③稳定溶酶体膜，减少心肌抑制因子的形成，从而防止其所致的心肌收缩力降低和内脏血管收缩；④提高机体对细菌内毒素的耐受力，但不能中和、破坏内毒素，且对细菌外毒素无作用。如图 32－4 所示。

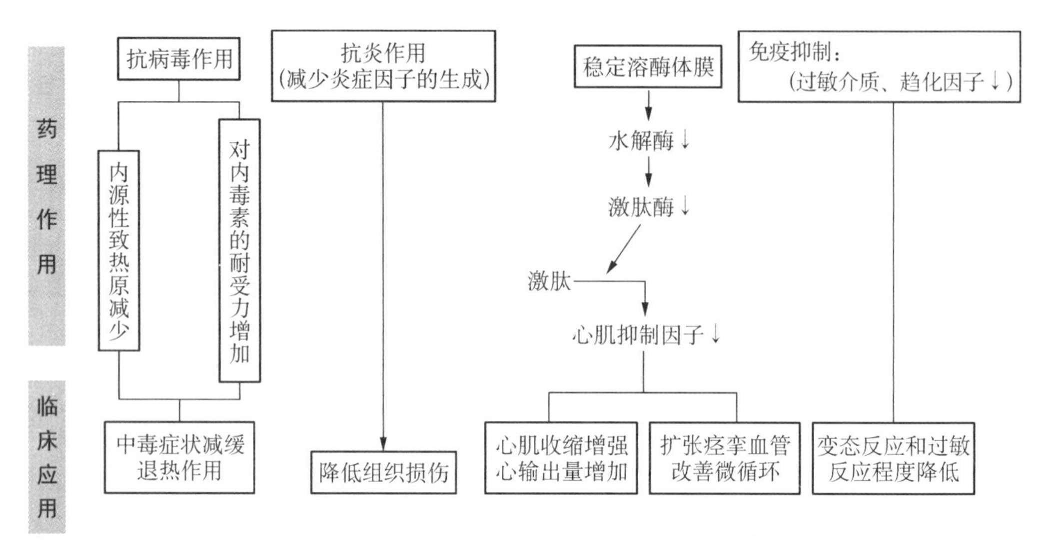

图 32－4　糖皮质激素抗中毒性休克作用机制

4. 其他作用

(1) 退热作用：糖皮质激素能稳定溶酶体膜而减少内热原的释放，并抑制下丘脑体温调节中枢对内热原的反应，对严重的中毒性感染如伤寒、脑膜炎、败血症引起的高热有迅速而良好的退热作用。但在发热诊断未明以前，不可滥用，以免掩盖症状而贻误诊断。

(2) 血液及造血系统：糖皮质激素能刺激骨髓造血功能，使红细胞和血红蛋白含量增加，大剂量可使血小板增多并使纤维蛋白浓度增高，缩短凝血时间；使中性粒细胞数目增多，但其游走、吞噬和消化功能降低；使血中淋巴细胞、嗜酸性粒细胞和嗜碱性粒细胞减少。

(3) 中枢神经系统：能提高中枢神经系统的兴奋性，出现欣快、激动、失眠等症状，偶可诱发精神失常。儿童大剂量应用，可能导致惊厥。

(4) 消化系统：糖皮质激素能使胃酸和胃蛋白酶分泌增加，提高食欲，促进消化，大剂量应用可诱发或加重溃疡。

(5) 骨骼：长期大剂量应用糖皮质激素可引起骨质疏松，尤其是脊椎骨，甚至发生压缩性骨折。其机制可能为：糖皮质激素可抑制成骨细胞的活性，减少骨中胶原的合成，促进胶原和骨基质的分解，使骨质形成发生障碍。

【临床应用】

1. 替代疗法　用于治疗急、慢性肾上腺皮质功能减退症(包括肾上腺危象)、脑垂体前叶功能减退症和肾上腺次全切除术后。用以补充内源性糖皮质激素的不足，患者往往需终身服药。

2. 严重感染或预防炎症后遗症

(1) 严重急性感染：主要用于中毒性感染或同时伴有休克者，如中毒性痢疾、中毒性肺炎、暴发性流行性脑脊髓膜炎、重症伤寒、猩红热及败血症等。在应用有效抗菌药物治疗感染的同时，应用糖皮质激素作辅助治疗，其目的是：消除对机体有害的炎症和过敏反应，迅速缓解症状，防止心、脑等重要脏器的损伤，有利于患者度过危险期。但必须注意的是糖皮质激素本身没有抗菌作用，使用后反可降低机体的防御功能。因此，在使用糖皮质激素治疗严重感染时一定要与足量有效的抗菌药物合用，以免引起感染病灶的扩散及诱发新的感染。此外，当症状控制后，应先停用激素，后停用抗菌药物。

病毒性感染一般不用糖皮质激素，因为糖皮质激素无抗病毒作用，目前尚无有效的抗病毒药，使用后反可使感染扩散而加剧病情。但对于可危及生命的严重病毒感染如急性重度呼吸道感染（如传染性非典型肺炎，SARS）、传染性肝炎、流行性腮腺炎、麻疹和流行性乙型脑炎等，为迅速控制症状，防止并发症，可酌情使用。

（2）防止某些炎症后遗症：对于人体的重要器官或要害部位的炎症，如结核性脑膜炎、脑炎、心包炎、胸膜炎、风湿性心瓣膜炎、损伤性关节炎、睾丸炎及烧伤后疤痕挛缩等，早期应用糖皮质激素可防止或减少组织粘连及瘢痕形成等后遗症。对于非特异性眼炎，糖皮质激素能迅速消炎止痛，防止角膜混浊和瘢痕粘连的发生，可局部用于眼前部的炎症如角膜炎、结膜炎、虹膜炎等，而眼后部的炎症如视网膜炎、视神经炎等需全身用药或球后给药。

3. 自身免疫性疾病和过敏性疾病

（1）自身免疫性疾病：如风湿热、风湿性心肌炎、风湿性及类风湿关节炎、全身性红斑狼疮、肾病综合征和自身免疫性贫血等，应用糖皮质激素可缓解症状，但停药后易复发，且单用不良反应较多，故一般采用综合疗法。

（2）异体器官移植术后产生的免疫排斥反应　可应用糖皮质激素防治，宜与其他免疫抑制剂如环孢素合用，可提高疗效，并减少两药的剂量。

（3）过敏性疾病：如荨麻疹、枯草热、血管神经性水肿、过敏性鼻炎、支气管哮喘和过敏性休克等，主要应用抗组胺药和肾上腺素受体激动药治疗，若病情严重或治疗无效时，可应用糖皮质激素辅助治疗，通过其免疫抑制作用（抑制抗原-抗体反应所致的组织损害和炎症过程），迅速缓解症状。但停药后易复发。

4. 各种休克　糖皮质激素适用于各种休克，早期应用有利于患者度过危险期。对感染性休克，必须在有效的抗菌药物治疗下，宜及早、短时间突击使用大剂量糖皮质激素，一般用药时间不超过 3 天，见效后即停止使用。对过敏性休克，糖皮质激素作为次选药，必要时可与首选药肾上腺素合用。对心源性休克，须结合病因进行强心利尿治疗；对低血容量性休克应先补充血容量，若疗效不佳可合用超大剂量糖皮质激素。

5. 血液系统疾病　可用于缓解急性淋巴细胞性白血病、再生障碍性贫血、粒细胞减少症、血小板减少症及过敏性紫癜等疾病的症状，但停药后易复发。

6. 皮肤疾病　对接触性皮炎、湿疹、肛门瘙痒、银屑病等，可选用氟轻松等局部外用；对天疱疮、剥脱性皮炎等严重病例还需全身用药。

糖皮质激素在应用过程中，应根据病情、药物特点及患者本身状况来确定制剂、剂量、给药方法和疗程。一般有下列治疗方案。

(1) 小剂量替代疗法：用于阿狄森病、脑垂体前叶功能减退症和肾上腺次全切除术后。一般给予维持量。

(2) 一般剂量长期疗法：适用于反复发作、累及多种器官的慢性疾病，主要是自身免疫性疾病和血液病，如结缔组织病、肾病综合征、顽固性支气管哮喘、中心性视网膜炎、各种恶性淋巴瘤、淋巴细胞性白血病等。开始时一般采用较大剂量，产生疗效后不能突然停药，应逐渐减量至最小维持量，持续数月或更长时间。

由于长期应用糖皮质激素可反馈性抑制肾上腺皮质功能，因此在长期疗法中对某些慢性病采用隔日一次给药法(又称“隔日疗法”)，即将一日或两日总药量在隔日早晨一次给予。其理论依据是肾上腺皮质激素和ACTH的分泌具有昼夜节律性，每日上午8:00～10:00为分泌高峰，然后逐渐降低，午夜12:00时为低潮。实践证明，早晨给予外源性糖皮质激素，正值激素正常分泌高峰。此时，对肾上腺皮质功能的抑制最小，因而可减少停药反应。

在长期应用糖皮质激素治疗过程中如遇下列情况之一者，应停用糖皮质激素：①维持剂量已减至正常需要量，经长期观察，病情已稳定；②由于治疗效果不佳，不宜再应用糖皮质激素而需要改用其他药物；③发生严重不良反应或并发症，难以继续用药者。

(3) 大剂量突击疗法：适用于严重中毒性感染和各种休克等危重患者的急救。疗程一般不超过3天，可突然停药。对于休克，有人主张用超大剂量。

(4) 局部用药：适用于眼科和皮肤病；吸入给药可治疗支气管哮喘。

【不良反应及注意事项】 糖皮质激素在应用生理剂量替代治疗时无明显不良反应，不良反应多发生在应用大剂量时，且与疗程、剂量、用法及给药途径等有密切关系。

1. 长期大剂量应用引起的不良反应

(1) 医源性肾上腺皮质功能亢进：为超生理剂量应用糖皮质激素所致的物质代谢和水盐代谢紊乱，表现为满月脸、水牛背、向心性肥胖、肌肉萎缩、皮肤变薄、低血钾、水肿、高血压、糖尿、多毛、痤疮、月经紊乱等。一般无须特殊治疗，停药后可自行消退。必要时可对症处理，如应用降压药、降糖药，采用低盐、低糖、高蛋白饮食和补钾等措施。

(2) 诱发或加重感染：由于糖皮质激素能降低机体防御能力，本身又无抗菌、抗病毒作用，长期应用可诱发感染或使体内潜在病灶扩散，如结核菌、真菌、病毒等感染。即使在短期大剂量使用时也可发生。特别是在基础疾病已使抵抗力降低的再生障碍性贫血、白血病、肾病综合征等患者更易发生。由于糖皮质激素能掩盖感染症状，应提高警惕，及早诊断并采取防治措施，必要时合用有效的抗菌药物。

(3) 诱发或加重消化性溃疡：糖皮质激素能使胃酸、胃蛋白酶分泌增加，抑制胃黏液分泌，降低胃黏膜抵抗力，故可诱发或加重胃、十二指肠溃疡，甚至出血或穿孔。可采用与抗酸药或抗胆碱药合用以减轻或避免此反应。此外，不宜与阿司匹林、吲哚美辛等能引起胃出血的药物合用。另外，少数患者可诱发胰腺炎或脂肪肝。

(4) 心血管系统并发症：长期应用，由于水钠潴留和血脂升高可引起高血压和动脉粥样硬化，甚至引起高血压性心脏病、脑卒中等。

(5) 骨质疏松、肌肉萎缩、伤口愈合迟缓：与激素促进蛋白质分解、抑制其合成及增加钙、磷排泄有关。骨质疏松多见于儿童、老人和绝经期妇女，严重者可有自发性骨折。此外，长期应用还可引起骨坏死。

(6) 其他：引起白内障，因可升高眼内压而诱发或加重青光眼；诱发或加重精神失常和癫痫；对孕妇可致畸；因抑制生长素分泌和造成负氮平衡，可影响儿童生长发育。

2. 长期应用突然停药引起的不良反应

(1) 医源性肾上腺皮质功能不全：由于长期应用大剂量糖皮质激素，反馈性抑制下丘脑-垂体-肾上腺皮质系统，使垂体前叶 ACTH 分泌减少，从而引起肾上腺皮质萎缩和功能不全。一旦突然停药或减药过快，外源性肾上腺皮质激素减少，内源性肾上腺皮质激素又不能立即分泌补足，出现肾上腺皮质功能不全症，表现为恶心、呕吐、乏力、发热、情绪消沉、低血压、低血糖等。尤其是当机体处于应激状态时(如感染、创伤、手术等)更易出现，甚至发生肾上腺危象。

(2) 反跳现象：由于长期用药，患者对激素产生了依赖性或病情尚未完全控制，突然停药或减量过快而使原有疾病复发或恶化的现象。

(3) 停药症状：久用后突然停药或减量过快，可出现基础疾病没有的症状，如头晕、昏厥倾向、肌肉或关节疼痛、低热、乏力、软弱等。

上述不良反应均由于长期用药后，突然停药或减量过快所致，故长期使用糖皮质激素应注意：①不可突然停药，应逐渐减量；②尽可能采用“隔日疗法”；③停药过程中出现上述不良反应时，应立即予以足量的糖皮质激素，待症状控制后再逐渐减量、停药。

由于应用糖皮质激素可产生多种不良反应，因此在用药时必须注意禁忌证。糖皮质激素的禁忌证包括：抗菌药物未能控制的感染如病毒、真菌感染等、肾上腺皮质功能亢进症、严重高血压、动脉粥样硬化、水肿、心与肾功能不全、糖尿病、曾患或现患严重精神病和癫痫、孕妇、活动性消化性溃疡病、新近胃肠吻合术、骨折、创伤恢复期及角膜溃疡等。当适应证和禁忌证并存时，应全面分析，权衡利弊，慎重决定。

第二节　盐皮质激素

盐皮质激素主要有醛固酮(aldosterone)和去氧皮质酮(desoxycortone)。它们能促进肾远曲小管对 Na^+ 、Cl^- 的重吸收和 H^+ 、K^+ 的分泌，具有明显的潴钠排钾作用，对维持机体正常水与电解质代谢起着重要作用。临床主要与氢化可的松等糖皮质激素合用作为替代疗法，治疗慢性肾上腺皮质功能减退症。

第三节　促皮质素

促皮质素(corticotrophin，ACTH)为垂体前叶分泌的一种含 39 个氨基酸残基的多肽。

目前所用的ACTH为人工合成品，仅含24个氨基酸残基，过敏反应较少。ACTH口服无效，只能注射给药。其主要作用是促进糖皮质激素的分泌，但只有在皮质功能完好时才能发挥治疗作用。临床主要用于肾上腺皮质疾病的诊断及长期使用糖皮质激素的停药前后，以防止发生皮质功能不全。

（王毅群）

参考文献

1. 刘雅，李晓辉. 肾上腺皮质激素类药（第二十九章）. //袁秉祥，臧伟进. 图表药理学. 北京：人民卫生出版社，2010. 121－126.
2. 郑志. 肾上腺皮质激素（第三十一章）. //鲁映青，俞月萍. 药理学. 上海：复旦大学出版社，2010. 232－238.

第三十三章　甲状腺激素和抗甲状腺药

甲状腺激素(thyroid hormone)为碘化酪氨酸的衍化物,包括甲状腺素(T_4)和三碘甲状腺原氨酸(T_3)。抗甲状腺药是用于治疗甲状腺功能亢进(甲亢)的药物。

第一节　甲状腺激素

甲状腺激素为甲状腺分泌的激素。甲状腺可分泌 3 种主要激素,即四碘甲状腺原氨酸(3,5,3',5' - tetraiodothyronine, thyroxine, T_4)、三碘甲状腺原氨酸(3,5,3' - triiodothyronine, T_3)和降钙素(calcitonin)。T_3、T_4 由甲状腺球蛋白(thyroglobulin, TG)经碘化、偶联而成,是维持机体正常代谢、促进生长发育和能量代谢所必需的激素。降钙素由甲状腺的腺泡旁细胞(即 C 细胞)合成和分泌,与甲状旁腺激素共同调节血钙水平。

【化学】 甲状腺激素属多肽类激素,包括甲状腺素和三碘甲状腺原氨酸,都是由腺泡细胞内的 TG 分子中的酪氨酸经碘化后再缩合而成。T_3 是甲状腺的主要活性激素,其生物活性远大于 T_4。

【体内过程】 甲状腺的功能单位为滤泡,每个滤泡由四周包有间腔的单层上皮细胞组成,此间腔也称滤泡腔(follicle lumen,腺泡腔),腔内富含黏稠的胶体物质,含有甲状腺球蛋白。甲状腺球蛋白为一种大分子糖蛋白,含有约 115 个酪氨酸残基,其合成后即被糖基化,而后分泌入滤泡腔,并在那里进行酪氨酸残基的碘化。滤泡周围具有丰富的毛细血管网,与其他组织比较,甲状腺的血流量非常丰富。甲状腺激素的生物合成与储存、释放和转运和代谢的主要步骤如图 33 - 1 所示。

【药理作用及机制】

1. 调控生长发育,促进蛋白质合成　甲状腺激素对全身组织生长发育的作用大部分是通过促进蛋白质的合成来实现的。神经系统发育的影响尤其重要。T_4、T_3 生成不足可使神经细胞轴突和树突形成发生障碍,导致神经细胞间的网络联系减少,神经髓鞘的形成也延缓,产生智力低下、身材矮小的呆小病(克汀病,cretinism)。神经系统的这种缺陷一旦形成即很难补救。所以对呆小病要重在预防。甲状腺激素还可通过促进骨吸收和骨形成,从而促进骨代谢。其中促进骨吸收作用更占优势。当 T_4 和 T_3 缺乏时,骨转换速率降低,生长迟缓。

2. 促进代谢和增加产热　促进物质氧化,增加耗氧量,提高基础代谢率(basic metabolite rate, BMR),使产热增多。作用部位主要在肝脏和肌肉。可促进葡萄糖吸收,增

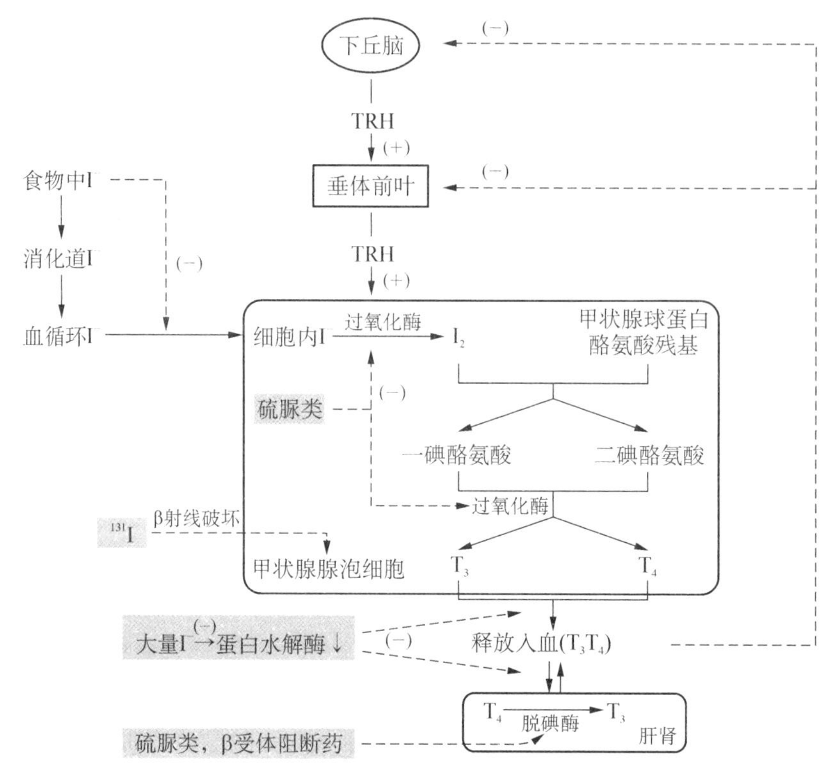

图 33－1 甲状腺激素的生物合成与储存、释放和转运和代谢

加糖原分解和糖异生，但由于氧化增加，血糖并不明显升高，但糖耐量降低，可诱发或加重糖尿病。适量甲状腺激素促进蛋白质合成，有利于生长；大量时则促进蛋白质分解。甲状腺激素也促进脂肪动员和分解。此外，甲状腺激素能促进胆固醇转化为胆酸而由胆汁排出，甲减时则胆固醇浓度增高，易致动脉粥样硬化等病变。一般认为，T_3 在大多数组织对代谢的调节作用约为 T_4 的 15 倍。

3. 提高机体交感-肾上腺素系统的感受性 T_3、T_4 能增强心脏对儿茶酚胺类的敏感性，上调肾上腺素受体。

甲状腺激素主要作用机制为以下。

(1) 作用于细胞核受体，促进蛋白质合成：此作用与固醇类激素非常相似。游离型 T_3 和 T_4 进入细胞后，T_4 可转化为 T_3，后者与靶细胞核内 DNA 特异性受体具有高度的亲和力，形成激素-受体复合物，使受体的构象发生改变。T_3 可与位于 DNA 中特异性序列上的转录因子(transcription factor)结合，经转录区域近端启动子(proximal promoter, PP)作用，诱导靶基因转录而成为相应的 mRNA，增加特异蛋白质的合成。所以，T_4 为一种前激素(prohormone)，然而有研究显示 T_4 和甲状腺激素类似物 GC－1 能激活丝裂原活化蛋白激酶(mitogen-activated protein kinase, MAPK)和有促血液生成的作用。

(2) 增强细胞膜上 Na^+，K^+－ATP 酶活性，增加耗氧：T_3 和 T_4 能提高 Na^+，K^+－ATP 酶活性，使 ATP 分解加速，故产热增多。同时使 ADP/ATP 比例增大，因而刺激氧化磷酸化，故耗氧量增加，进而调节细胞的能量代谢和物质代谢。

【临床应用】

1. 甲状腺功能减退症的替代治疗

（1）呆小病：如能在出生后不久即确诊并作连续治疗，发育可望恢复正常；如治疗不及时，则神经系统缺陷不可恢复，智力仍然低下。故呆小病应重在预防，孕妇应摄食足够的碘化物，避免使用能抑制胎儿甲状腺功能的药物。治疗则越早越好，有效者应终身治疗，并随时调整剂量。

（2）黏液性水肿：从小量开始，逐渐增大至足量。老年及心血管病患者增量宜缓慢，以免诱发或加重心脏病变。垂体功能低下的患者宜先给糖皮质激素，再用甲状腺制剂，以防发生急性肾上腺皮质功能不全。

（3）不典型及亚临床型甲状腺功能减退症：由于应用药物和手术治疗甲亢不当而导致的医源性甲减。这类病例也应采用甲状腺激素作替代治疗。

2. 单纯性甲状腺肿　其治疗效果取决于病因。由于缺碘所致者应补碘。早期适量应用甲状腺素可补充内源性激素的不足，并可抑制促甲状腺激素过多分泌，缓解或减少甲状腺组织代偿性增生，常与碘剂合用。

3. T_3 抑制试验　用于高摄碘率者的鉴别诊断，以区别单纯性甲状腺肿或甲状腺功能亢进。

4. 甲状腺功能亢进治疗时的辅助疗法　防止抗甲状腺药过量以致诱发甲减症状的发生和甲状腺进一步肿大，或预防颈部放疗患者甲状腺癌的发生。亦可用于预防某些药物如锂、乙酰水杨酸及磺胺类药物所致甲状腺肿作用。

【不良反应】　甲状腺激素过量时可有甲状腺功能亢进的临床表现，如心悸、手震颤、多汗、神经过敏、失眠，较重者有呕吐、腹泻、发热、体重减轻、脉搏快而不规则，老年及心脏病患者可诱发心绞痛、心力衰竭或心律失常。一旦出现上述现象，应立即停用甲状腺激素，必要时用 β 受体阻断剂对抗。至少停药 1 周后再从小剂量开始应用。T_3 过量时，不良反应的发生较 T_4 过量者，症状消失较慢。

甲状激素的药理作用及机制、不良反应及临床应用总结见图 33－2。

甲状腺素钠

甲状腺素钠又名优甲乐（euthyrox），是人工合成品，左旋比右旋型作用强 8～10 倍，左旋型是最常用于治疗甲状腺功能低下的药品。优点是作用强度稳定，无抗原性。

口服吸收 60％左右。T_4 吸收入血后绝大部分与血浆蛋白结合，仅 0.03％～0.05％以游离形式存在，口服 1～2 周疗效达高峰，静脉注射因游离浓度低而作用并不比口服快。停药后作用可维持 1～3 周，$t_{1/2}$ 较长，故作用缓慢持久，反复用药易蓄积中毒。不易透过胎盘，故甲减合并妊娠时无须停药。

用于各种原因所致甲状腺功能减退症。也用于甲亢治疗时的辅助治疗，以防止发生甲减和甲状腺肿大。

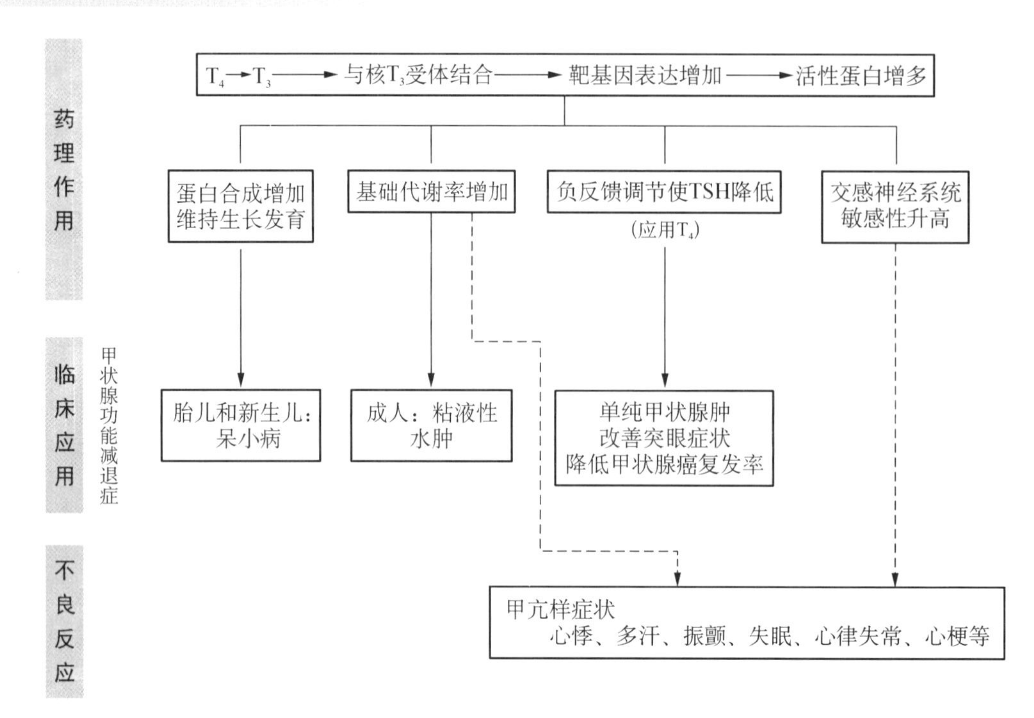

图 33－2　甲状激素的药理作用及机制、不良反应及临床应用

第二节　抗甲状腺药

甲状腺功能亢进症(hyperthyroidism，甲亢)是由多种原因引起的循环血中甲状腺激素增多，导致机体神经、循环、消化等各系统兴奋性增高和代谢亢进为主要表现的疾病总称。可用以治疗甲状腺功能亢进症，暂时或长期控制症状的药物统称抗甲状腺药。目前常用的有硫脲类(thioureas)、碘和碘化物、放射性碘及肾上腺素受体阻断药等。分类及代表药见表 33－1。

表 33－1　抗甲状腺药物分类及代表药

分类	代表药
硫脲类	
硫氧嘧啶类	甲硫氧嘧啶；丙硫氧嘧啶
咪唑类	甲硫咪唑(他巴唑)；卡比马唑(甲亢平)
碘化物	碘化钾；碘化纳；复方碘溶液(卢戈液)
放射性碘	^{131}I
β受体阻断药	普萘洛尔

一、硫脲类

thioureas(硫脲类)是最常用的抗甲状腺药。又分为硫氧嘧啶类(thiouracils)和咪唑类(imidazoles)两类。前者有甲硫氧嘧啶(methylthiouracil)和丙硫氧嘧啶(propylthiouracil)，后者有甲巯咪唑（thiamazole）和卡比马唑（carbimazole）等。

二、碘和碘化物

常用的碘（idodine）和碘化物（idodide）有碘化钾、碘化钠或复方碘溶液，都以碘化物形式从胃肠道吸收，在血中以无机碘离子（I^-）形式存在。除为甲状腺摄取外，其余随尿排出，或出现于胆汁，唾液，汗，泪及乳汁中。

三、放射性碘［^{131}I］

碘的放射性同位素有^{131}I、^{125}I、^{123}I等几种。临床应用的放射性碘^{131}I的$t_{\frac{1}{2}}$为8天，用药后1个月放射能即可消除约90％，2个月内放射能可消除99％以上，比较适用。

四、β肾上腺素受体阻断药

β肾上腺素受体阻断药并非为抗甲状腺功能的药物，但能有效的拮抗甲亢患者的许多症状和体征，如交感神经功能过度兴奋的某些症状，如心率加快、心律失常、多汗、激动、手震颤等。有人认为上述症状出现与体内游离儿茶酚胺浓度增高有关。此外，动物实验证明，β受体激动可增加甲状腺激素的分泌。

β肾上腺素受体阻断药作用迅速，且并不干扰硫脲类对甲状腺的作用，但单用时其控制症状的作用有限，若与硫脲类合用则疗效迅速而显著。此外，普萘洛尔与烯丙洛尔能抑制5'-脱碘酶，减少外周T_3生成，而阿替洛尔与美托洛尔则同时抑制5'-脱碘酶和5-脱碘酶，使T_3生成减少。可见β受体阻断剂对甲状腺激素代谢和分泌有直接作用。其中，以选择性作用于$β_1$受体的阻断剂比索洛尔、阿替洛尔和美托洛尔为常用。

常用抗甲状腺药的药理作用、临床应用及不良反应如表33-2所示。

表33-2　常用抗甲状腺药的药理作用、临床应用及不良反应

类别	药理作用	临床应用	不良反应	常用药物
硫脲类	抑制T_3、T_4合成 抑制T_4向T_3转化 下调β受体密度	甲亢内科治疗 甲亢术前准备	粒细胞缺乏 甲状腺肿大，质脆 突眼加重	
碘及碘化物	抑制T_3、T_4合成与释放 抑制TSH致增生作用	单纯甲状腺肿 甲亢术前准备 甲状腺危象	急性过敏反应 碘中毒 甲状腺功能紊乱	碘化钾 碘化钠 复方碘溶液
放射性碘	使腺泡上皮细胞破坏、萎缩、分泌减少	不宜手术或术后复发或硫脲类过敏 功能诊断 甲状腺癌	甲状腺功能低下 生殖细胞突变	^{131}I
β受体阻断药	减慢心率，降低心肌耗氧量 减轻焦虑	甲亢、甲状腺危象的辅助治疗	诱发哮喘 抑制心脏功能 停药反跳	普萘洛尔 比索洛尔

（王毅群）

参考文献

1. 刘雅,李晓辉.第三十章　甲状腺激素及抗甲状腺药.//袁秉祥,臧伟进.图表药理学.北京:人民卫生出版社,2010.127-129.
2. 章国良.第五十一章　甲状腺激素类与抗甲状腺药.//杨藻宸.医用药理学.北京:人民卫生出版社,2005.720-731.

第三十四章 胰岛素及口服降血糖药

糖尿病(diabetes mellitus)是由于遗传和环境等因素引起胰岛素(insulin)绝对或相对不足,以高血糖为主要临床表现的代谢紊乱综合征。糖尿病可分为1型糖尿病(type 1 diabetes mellitus, T1DM,胰岛素依赖性糖尿病)、2型糖尿病(type 2 diabetes mellitus, T2DM,非胰岛素依赖性糖尿病)、妊娠糖尿病和其他类型。其中1型糖尿病,源于多种因素引起的自身免疫机制紊乱所导致的胰岛B细胞破坏、胰岛素分泌缺乏,为儿童及青少年最常见的内分泌疾病。2型糖尿病发病原因在于胰岛B细胞功能低下,胰岛素相对缺乏与胰岛素抵抗(insulin resistance, INR)。在数量急剧增加的糖尿病患者中,非胰岛素依赖型糖尿病(NIDDM)至少占患者总数的95%以上。

糖尿病尚无公认的根治疗法,当前的治疗目的是控制血糖水平,纠正各种代谢紊乱,消除糖尿病症状,保护和改善B细胞功能,防止和(或)减少并发症,保持患者的正常营养和活动,改善其生活质量。1型糖尿病一旦发病需终身注射胰岛素,而胰岛素多伴有过敏、低血糖等不良反应。近来,口服胰岛素、人胰岛素类似物、胰岛素泵及胰岛素笔等的成功研制,为1型糖尿病的治疗提供了新的思路和方法。2型糖尿病的治疗仍然是以降低血糖水平、减轻症状及防治合并症为主要目标,传统的口服降血糖药(oral hypoglycemic drugs)可控制病情。吡格列酮等胰岛素增敏剂及餐时血糖调节剂瑞格列奈等的成功研制,为2型糖尿病的治疗提供了崭新的用药前景。常用降血糖药分类如表34-1所示。

表34-1 降血糖药分类

分类	代表药
胰岛素相关药物	
胰岛素	短效人胰岛素、结晶锌胰岛素等
胰岛素类似药物	门冬胰岛素、赖脯胰岛素、甘精胰岛素
促胰岛素分泌药	
作用于 K_{ATP} 通道药	
磺酰脲类	格列吡嗪、格列本脲、格列喹酮
氯茴苯酸类	瑞格列奈、那格列奈
胰高血糖素样肽-1类似物	艾塞钠肽、利拉鲁肽
二肽基肽酶Ⅳ抑制剂	磷酸西他列汀、沙格列汀、利格列汀
胰岛素增敏药	
双胍类	二甲双胍、苯乙双胍
噻唑烷二酮类化合物	罗格列酮、吡格列酮、环格列酮

分 类	代 表 药
其他	
α-葡萄糖苷酶抑制剂	阿卡波糖、米格列醇、伏格列波糖
胰淀粉样多肽类似物	醋酸普兰林肽

第一节　胰岛素及胰岛素类似物

一、胰岛素

胰岛素用于临床已有80余年的历史，迄今仍为1型糖尿病患者的首选药。目前胰岛素制剂按照来源、用药途径等可分为注射用普通胰岛素、基因重组人胰岛素及口服胰岛素等几类。依据起效快慢、活性达峰时间(time of peak activity)及作用持续长短又可分为以下几类：

(1) 速效胰岛素(rapid action insulin preparations)，如正规胰岛素(regular insulin, RI)、诺和灵R等。其共同特点是：①溶解度高；②可静脉注射使血糖迅速下降，一般20 min左右可达最大效应，适用于重症糖尿病初治及有酮症酸中毒等严重并发症者；③皮下注射起效迅速，作用时间短。

(2) 中效胰岛素(intermediate action insulin preparations)：加入鱼精蛋白与胰岛素结合，注入后可逐渐释出胰岛素。最常用的是低精蛋白锌胰岛素，其中鱼精蛋白含量较少，呈絮状或牛奶样，只能皮下注射，吸收缓慢，约1 h起效，高峰时间6～12 h，作用可持续18～24 h。如制剂中的胰岛素是生物合成的人胰岛素(如优泌灵N等)，则起效较快，作用时间较短。

(3) 长效胰岛素(prolonged action insulin preparations)：如精蛋白锌胰岛素(protamine zinc insulin, PZI)，由超量鱼精蛋白锌吸附短效胰岛素形成的缓释剂，近乎中性，注射后逐渐释出胰岛素，4～6 h起效，高峰浓度在4～20 h，作用持续24～36 h。但不能静脉给药，因精蛋白有抗原性，且可在注射局部生成不溶物。

(4) 单组分胰岛素(monocomponent insulin, McI)，由结晶胰岛素经层析，再经离子交换树脂处理而得，纯度>99%。单组分牛胰岛素仍有一定抗原性。用过普通胰岛素的病人改用McI后体内胰岛素抗体可逐渐减少，胰岛素的需要量也同时降低(见表34-1)。

(一) 注射用普通胰岛素

注射用普通胰岛素是由A、B两条多肽链组成的酸性蛋白质，A链含21个氨基酸残基，B链含30个氨基酸残基，通过两个二硫键以共价键相连。人胰岛素的分子量为5 800，但药用胰岛素一般多由猪、牛胰腺提取。胰岛素结构有种属差异，虽不直接妨碍在人体发挥作用，但可成为抗原，引起过敏反应。

【药理作用】

1. 代谢作用

(1) 糖代谢：促进糖原的合成和储存，加速葡萄糖的氧化和酵解，并抑制糖原分解和异生而降低血糖。此外，胰岛素可使葡萄糖转运体(glucose transporter，GLUT)从胞内重新分布到胞膜(如 GLUT4)，增加转运体的合成并提高其活性，从而加速葡萄糖的转运。

(2) 脂肪代谢:促进脂肪合成，抑制脂肪分解，减少游离脂肪酸和酮体的生成，增加脂肪酸和葡萄糖的转运，使其利用增加。

(3) 蛋白质代谢:增加氨基酸的转运，促进核酸、蛋白质的合成，抑制蛋白质的分解。

2. 促生长作用及与胰岛素样生长因子（insulin-like growth factor，IGF）的关系 IGF 是生长激素诱导生成，但胰岛素与 IGF 属于同一家族。胰岛素受体与 IGF 受体结构也相似。胰岛素能以较低的亲和力与 IGF－1 受体结合，而 IGF－1 也可与胰岛素受体结合。胰岛素的促生长作用至少部分是通过 IGF－1 受体介导的。而 IGF 的胰岛素样作用也有临床应用价值。

3. 其他作用 胰岛素还可加快心率，加强心收缩力和减少肾血流，糖尿病患者如伴有相关并发疾病时应格外小心。此外，还能促进钾内流，增加细胞内钾的浓度。

【作用机制】 胰岛素与胰岛素受体结合而发挥作用，因胰岛素分子较大，一般认为其不易进入靶细胞而只作用于膜受体，通过第二信使发挥作用。胰岛素受体(insulin receptor，InsR)是由两个 α 亚单位及两个 β 亚单位组成的异四聚体。α 亚单位由 719 个氨基酸残基组成，位于在胞膜外，含胰岛素识别和结合部位；β 亚单位为跨膜蛋白，由 620 个氨基酸残基组成，其胞内部分含酪氨酸蛋白激酶(tyrosine protein kinase，TPK)。胰岛素与 InsR 的 α 亚基结合后迅速引起 β 亚基的自身磷酸化，进而激活 β 亚基上的 TPK，由此导致对细胞内其他活性蛋白的连续磷酸化反应(phosphorylation cascade)，从而产生降血糖等生物学效应(图 34－1)。同

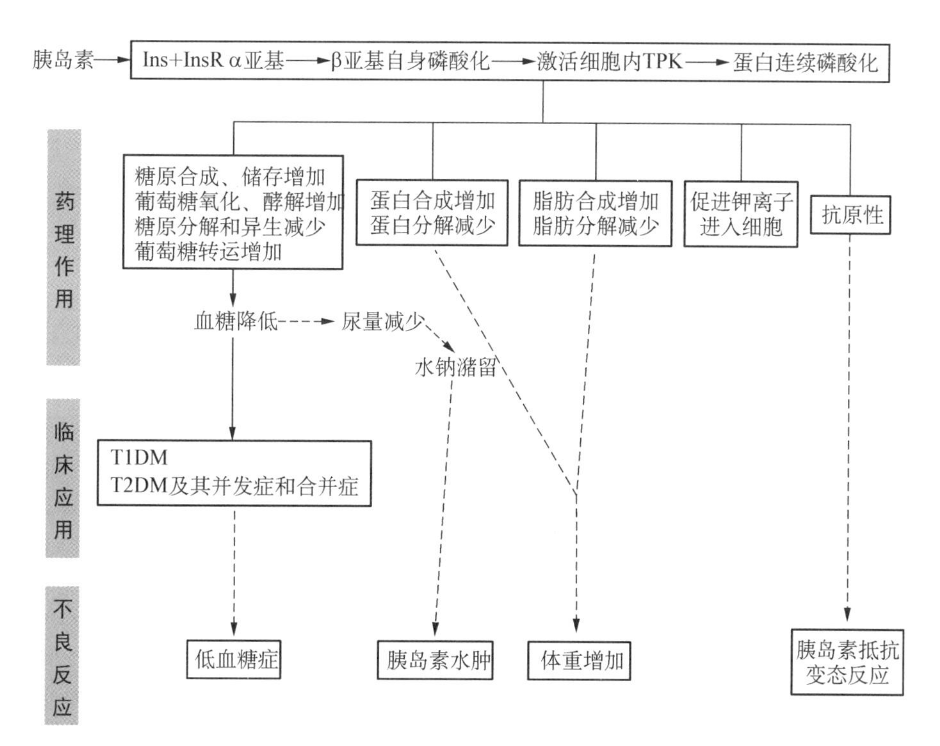

图 34－1 胰岛素的药理作用、临床应用及不良反应

时，胰岛素可使葡萄糖转运蛋白从细胞内重新分布到细胞膜，加速葡萄糖的转运。

【临床应用】 胰岛素制剂仍是治疗1型糖尿病的最重要药物，对胰岛素缺乏的各型糖尿病均有效。主要用于下列情况：

（1）1型糖尿病。

（2）2型糖尿病经饮食控制或用口服降血糖药未获得良好控制者。

（3）发生各种急性或严重并发症的糖尿病，如酮症酸中毒及非酮症性高渗性昏迷。酮症酸中毒治疗原则是立即给予足够的胰岛素，纠正失水、电解质紊乱等异常体液环境和去除诱因。高渗性非酮症性糖尿病昏迷治疗原则是纠正高血糖、高渗状态及酸中毒，适当补钾，但不宜贸然使用大剂量胰岛素，以免血糖下降太快，细胞外液中水分向高渗的细胞内转移，导致或加重脑水肿。

（4）合并重度感染、消耗性疾病、视网膜病变、肾病变、神经病变、急性心肌梗死、脑血管意外、高热、妊娠、创伤以及手术的各型糖尿病。

（5）高钾血症，胰岛素与葡萄糖同用可促使钾内流。故葡萄糖、胰岛素及氯化钾组成的合剂（GIK）可纠正细胞内缺钾，并可提供能量，减少缺血心肌中游离脂肪酸，可用于心律失常患者。

【不良反应与注意事项】

1. 低血糖症 最常见，多发生于胰岛素剂量过大、未按时进餐、肝肾功能不全、升血糖反应有缺陷者。当血糖降至一定程度时，患者可出现饥饿感、心跳加快、出汗、焦虑、震颤等症状。严重者可出现昏迷、惊厥及低血糖休克，甚至脑损伤及死亡。为防止低血糖症的严重后果，应教会患者熟知反应症状，以便及早发现和进餐。发生低血糖后，轻者可口服糖水，严重者应立即静脉注射50%葡萄糖。必须在糖尿病患者中鉴别低血糖昏迷、酮症酸中毒性昏迷及非酮症性糖尿病昏迷。

2. 过敏反应 多数为使用动物胰岛素所致，它可刺激机体产生IgE等相应抗体而引发过敏反应。局部过敏仅为注射部位及周围出现斑丘疹、瘙痒。全身过敏可致荨麻疹、过敏性紫癜，极少数严重者可出现过敏性休克。必要时可换用高纯度制剂或人胰岛素。相应症状可用组胺 H_1 受体阻断药和糖皮质激素治疗。

3. 胰岛素抵抗 糖尿病患者应用正常或高于正常浓度的胰岛素只能引起低于正常的生物效应，称为“胰岛素”抵抗。分为：

（1）急性型：并发感染、手术、创伤、情绪激动等所致应激状态时血中拮抗胰岛素作用物质增多；酮症酸中毒时血中大量游离脂肪酸和酮体妨碍葡萄糖的摄取、利用；pH降低能减少胰岛素与受体结合。这些因素使胰岛素的作用下降，需短时间内增加胰岛素剂量达数百乃至数千单位。认识此种急性抵抗性对临床处理很重要，只要及时发现和消除诱因，调节酸碱平衡及水、电解质平衡，加大胰岛素剂量，常可取得良好疗效。诱因消除后抵抗性可自行消失，即可恢复正常治疗。

（2）慢性型：临床指每日需用胰岛素200 U以上，且无并发症的糖尿病。慢性抵抗的原因至少有三：①受体前异常：包括胰岛素氨基酸组成异常、产生抗胰岛素抗体及拮抗胰岛素作用的激素分泌过多等，换用其他种属动物的胰岛素制剂，并适当调整剂量，可有效；②受体水平变化：包括高胰岛素血症、老年、肥胖、肢端肥大症及尿毒症时靶细胞上的胰岛素受体数目减少；酸中毒时受体与胰岛素亲和力减低等。因此，要注意控制体重，防治有关疾病。尤应指出，医生要准确掌握胰岛素用量，避免人为地造成高胰岛素血症；③受体后异常：包括靶细胞膜上葡萄糖转运系统及某些酶系统失常或某些微量元素含量异常等，这些都可能妨碍胰岛素的作用而表现为胰岛素抵抗。因此，微量元素在糖尿病治疗中的辅助作用已受到重视。

4. 脂肪萎缩 长期使用非纯化胰岛素或长期在一个部位注射时可出现。见于注射部位，女性多于男性。处理方法是换用高纯度胰岛素并适当调整剂量。

5. 反应性高血糖 当Ins用量稍超过需要，或由其他因素使机体对Ins更敏感时可发生轻度低血糖，此时可不出现明显症状，却能启动血糖的自动调节机制，GH、胰高血糖素、肾上腺素等分泌增多，从而形成反应性高血糖，也可出现尿糖甚至酮尿。这是形成慢性胰岛素抵抗(insulin resistance, IR)和DM并发症的原因之一，有许多不良后果，应该尽力避免其药理作用、临床应用及不良反应总结见图34-1。

（二）基因重组人胰岛素

基因重组人胰岛素是通过生物工程，在基因重组的生物体内合成生产的。其化学组成和结构与人体提取的胰岛素完全一样，作用机制、临床应用等均与注射用普通胰岛素相同，但其没有异体抗原性，使用更加安全。它的出现是胰岛素发展史上具有划时代意义的里程碑。

此外，注射给药的胰岛素均有创伤性，临床上患者依从性较差。因此，近年研制的口服胰岛素如己基胰岛素单一聚合物等能较好地克服上述不足，更好地激活肝脏参与葡萄糖的代谢。吸入胰岛素如胰岛素吸入剂(Exubera)等临床研究疗效满意，目前正在进一步研制之中。

二、新型胰岛素类似物

重组人胰岛素类似物是通过生物工程合成生产的。目前应用于临床的主要有两类：①速效胰岛素类似物，在模拟餐时胰岛素分泌模式上获得了重大进展；②超长效胰岛素类似物，使全天血糖得到良好控制并减少了低血糖的发生率。

（一）速效胰岛素类似物

速效胰岛素类似物与普通人胰岛素比较，有以下优点：①便于灵活应用。常规的短效人胰岛素起效时间是30 min(餐前30 min注射)，而速效胰岛素类似物是10 min，这使得患者在注射后可立即进食，为糖尿病治疗提供了更快、更方便的选择；②模拟了人生理性的胰岛素分泌模式，能快速起效并快速恢复，能更好地控制餐后血糖水平；③药物吸收较稳定，在个体内的变化以及个体间的差异较小。

门冬胰岛素

门冬胰岛素(insulin aspart)是1999年第1个通过DNA重组技术生产的超短效胰岛素

类似物(NovoRapid, B28 asp),也是目前第1个经FDA批准的泵入治疗胰岛素类似物。

赖脯胰岛素

赖脯胰岛素(insulin lispro),是通过颠倒人胰岛素B链28位、29位脯氨酸和赖氨酸的顺序,借以改变B链末端的空间结构,减少胰岛素单体间的非极性接触和β片层间的相互作用,从而改善胰岛素的自我聚合特性。

(二) 超长效胰岛素类似物

超长效人胰岛素类似物也是一种转基因来源的胰岛素类似物,比常规长效胰岛素作用时间更长,主要用于24 h长期控制血糖。与速效胰岛素类似物联合应用,能很好地模拟正常人的生理性胰岛素分泌,使糖尿病患者的血糖水平得到24 h理想控制。

甘精胰岛素

甘精胰岛素(insulin glargine)是在人胰岛素B链的C端加上两个带正电荷的精氨酸残基,从而使胰岛素的等电点由pH5.4变为pH6.7。此外,在A链21位以电荷为中性的甘氨酸替代对酸敏感的天冬酰胺,从而可在酸性环境中保持稳定,显著延长其活性。

第二节 口服降糖药

常用口服降血糖药包括:磺酰脲类、双胍类、胰岛素增敏剂、α-葡萄糖苷酶抑制剂及醛糖还原酶抑制剂等。

一、磺酰脲类

磺酰脲类(sulfonylureas)是使用时间最长的口服降糖药,用于控制2型糖尿病所致的高血糖。第1代磺脲类药物主要有甲苯磺丁脲(tolbutamide, D_{860})、醋磺己脲(acetohexamide)、妥拉磺脲(tolazamide)、氯磺丁脲(chlorpamide)等。第2代磺酰脲类降糖药包括格列本脲(glyburide,优降糖)、格列吡嗪(glipizide,美吡达)、格列美脲(glimepiride)、格列波脲(glibornuride)和格列喹酮(gliquidone)等。它们的降血糖活性较第1代强数十至上百倍,口服吸收快、作用强,而且引发低血糖、粒细胞减少及心血管不良反应的发生率较小,故临床应用广泛。第3代磺酰脲类降糖药,代表药如格列齐特(gliclazide,达美康),不仅可降血糖,而且能改变血小板功能,可能对易发生凝血和有血栓栓塞倾向的糖尿病患者有益。上述药物具有相同的药理作用和机制、临床应用及不良反应(图34-2)。

二、双胍类

国内常用的双胍类(biguanides)有二甲双胍(metformin)、苯乙双胍(phenformin)。其药理作用和机制、临床应用及不良反应见下图(图34-3)。

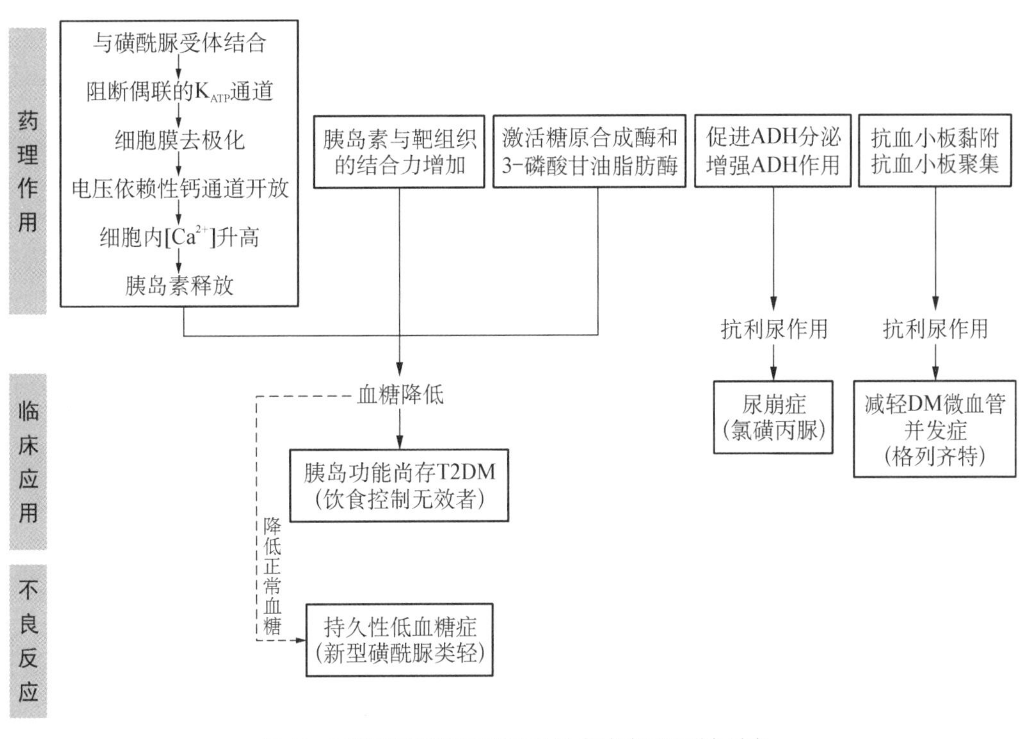

图 34－2 磺酰脲类药物的药理作用、临床应用及不良反应

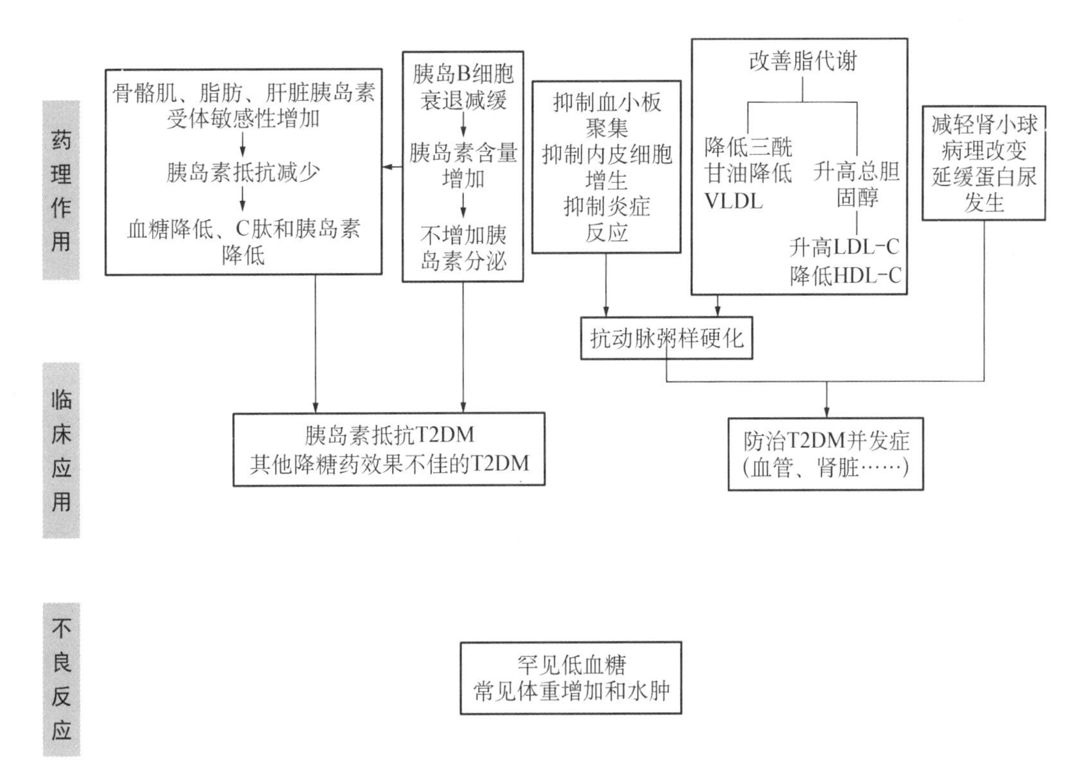

图 34－3　双胍类药物的药理作用、临床应用及不良反应

三、胰岛素增敏剂

胰岛素抵抗是引起 2 型糖尿病的主要病理生理机制，胰岛素增敏剂（insulin action enhancers）可降低机体胰岛素抵抗力，使胰岛素能正常发挥作用。这类药物作为一类新型糖尿病治疗药，对糖尿病的治疗具有重要意义。此类药物包括噻唑烷二酮类、β_3 肾上腺素受体激动剂、胰高血糖素受体拮抗剂、脂肪酸代谢干扰剂等。近来，有关维甲酸受体激动剂的开发，又为该类新药的研制提供了新的思路。

噻唑烷二酮类化合物

噻唑烷二酮类化合物（thiazolidinediones，TZD）也称格列酮类药物，代表药有罗格列酮（rosiglitazone）、吡格列酮（pioglitazone）、曲格列酮（troglitazone）、环格列酮（ciglitzaone）、噻格列酮（ciglitazone）及恩格列酮（englitazone）等，能改善胰岛 B 细胞功能，显著改善胰岛素抵抗及相关代谢紊乱，对 2 型糖尿病及其心血管并发症均有明显疗效。其药理作用和机制、临床应用及不良反应见下图（图 34－4）。

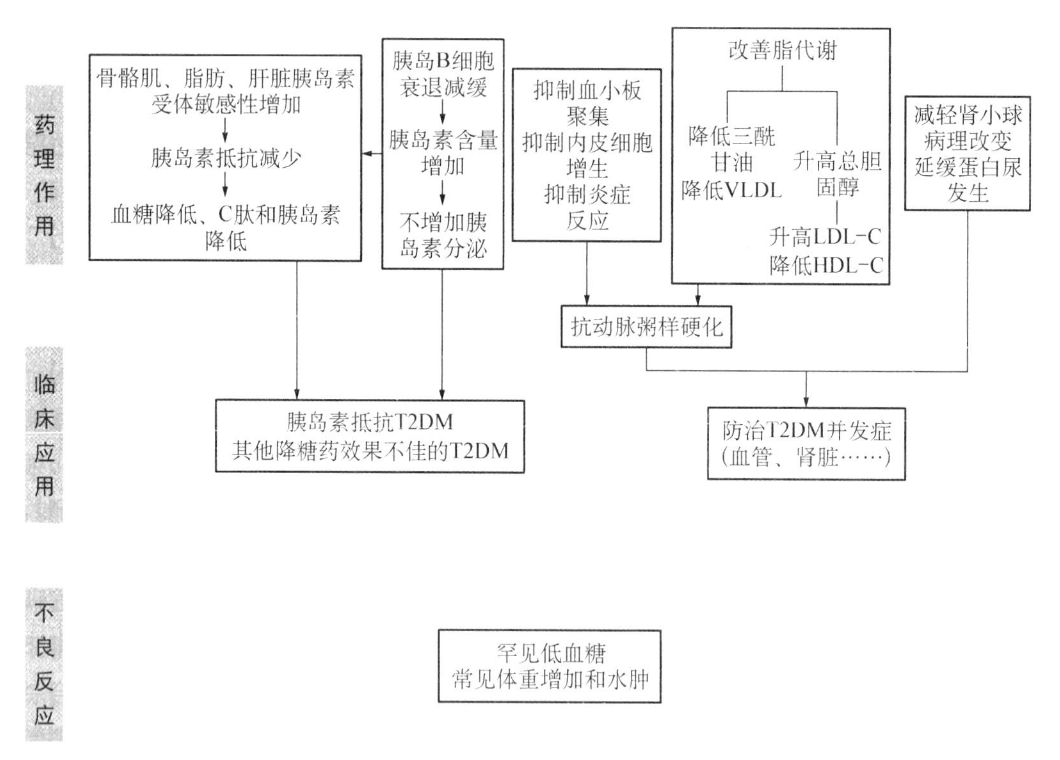

图 34－4 噻唑烷二酮类药物的药理作用、临床应用及不良反应

罗格列酮

罗格列酮（rosiglitazone）为环格列酮的体内代谢物，其活性是环格列酮的 1 000 倍、曲格列酮的 100 倍，被认为是迄今为止最有效的过氧化物酶增殖体受体－γ（peroxisomal proliferator activated receptor，PPAR-γ）激动剂，能明显增加肌肉和脂肪组织对胰岛素的敏感性，增加葡萄糖的摄取和利用，并能降低游离脂肪酸水平。口服吸收迅速，绝对生物利用度为 99％，平均分布容积为 1.76 L，达峰时间为 1 h。血浆蛋白结合率为 99.8％，$t_{1/2}$为 3～4 h。

在体内几乎被完全代谢，其主要代谢途径为 N -脱甲基和羟化后与硫酸和葡萄糖醛酸结合，口服后大约 23%由粪便排出，64%从尿中排出。罗格列酮马来酸盐单独应用或与其他药物联合应用治疗 2 型糖尿病，可使患者症状得到明显改善。

四、 α -葡萄糖苷酶抑制剂

各种糖类食物必须先经小肠黏膜刷状缘上的各种 α -葡萄糖苷酶消化，使 1，4 -糖苷键水解未葡萄糖等单糖，然后才能被吸收。α -葡萄糖苷酶抑制剂(α-glucosidase inhibitors)是通过与 α -葡萄糖苷酶相互竞争，从而抑制寡糖分解为单糖，减少小肠中糊精、淀粉和双糖的吸收，控制餐后血糖的升高，使血糖平稳且缓慢地维持在一定水平。本类药物单独应用效果不强，但作为辅助用药常颇有效。

阿卡波糖

阿卡波糖(acarbose)1996 年上市。开始服用剂量为 50 mg/次，3 次/d，进餐时服用，一般最大剂量 300 mg/d。由于降糖作用弱，主要用于轻、中度 2 型糖尿病患者，尤其适用于老年患者。阿卡波糖与磺脲类或双胍类降糖药物合用，可增强疗效，作用持久稳定，可适当减少其用量。主要不良反应为胃肠道反应。服药期间应增加碳水化合物的比例，并限制单糖的摄入量，以提高药物的疗效。

五、 非磺脲类促胰岛素分泌药

非磺脲类促胰岛素分泌药是一种快速促进胰岛 B 细胞释放胰岛素的口服降糖药。其作用机制与磺脲类药物有所不同(在胰岛 B 细胞上有其高亲和力的结合位点)，作用更加迅速，而且代谢极快，因此可以灵活的与食物同时服用更好地控制血糖。代表药物为瑞格列奈和那格列奈等。

瑞格列奈

瑞格列奈(repaglinide)1998 年作为"第一个餐时血糖调节剂"上市。最大的优点是可以模仿胰岛素的生理性分泌，因此有效地控制餐后高血糖。其作用机制可能是通过与胰岛 B 细胞膜上的特异性受体结合，促进与受体偶联的 ATP 敏感性 K^+ 通道关闭，抑制 K^+ 从 B 细胞外流，使细胞膜去极化，从而开放电压依赖的 Ca^{2+} 通道，使细胞外 Ca^{2+} 进入胞内，促进储存的胰岛素分泌。

该药口服吸收迅速，15 min 起效，1 h 内达峰值浓度，血浆 $t_{1/2}$ 约 1 h。在肝脏内由 CYP3A4 酶系快速代谢为 3 种无降糖活性的代谢产物，其中 92%随胆汁进入消化道经粪便排出，其余 8%经尿排泄。

该药主要适用于 2 型糖尿病患者，老年糖尿病患者也可服用，亦适用于糖尿病肾病患者。常见有低血糖反应(但较磺脲类药物少见)、头痛和腹泻等，大多轻微而短暂。

六、 胰高血糖素相关肽- 1 类似物

内源性胰高血糖素样肽(glucagons like peptide 1，GLP - 1)是一种肽类激素，它自进食

后由肠道释放，可能促进胰岛素分泌、抑制胰高血糖素分泌、减慢胃排空及增加餐后饱腹感。动物和人的研究证明：GLP－1能促进胰岛素的合成和葡萄糖诱发的胰岛素分泌，能抑制胰高血糖素的释放，使肝糖原合成增加，肝糖输出减少。还能抑制胃排空，减缓餐后血糖升高。因而降血糖作用显著。研究还提示GLP－1能改善B细胞的功能，还可能增加B细胞的数量，因而是目前开发改善B细胞功能药物研究的主要动向之一。下丘脑有GLP－1受体，GLP－1能是2型糖尿病或者和健康志愿者产生饱腹感，从而减少食欲和热量摄入，有利于减重和血糖控制。存在的问题是：本品不能服用，只能注射，且与注射后迅即被二肽基肽酶-Ⅳ(DPP－Ⅳ)水解，$t1/2$只有2～6 min，不便于应用。现已发现，蜥蜴毒液中提出的肽段，叫做毒蜥唾液类GLP－1物质[exendin－4(E－4)]，结构与GLP－1有53%同源，微小的结构改变使E－4几乎完全不被DPP－Ⅳ降解，因而E－4有望成为GLP－1的长效类似物而应用于糖尿病治疗。E－4是一种GLP－1受体的长效激动剂，与GLP－1具有53%的序列同源性，不被DPP－Ⅳ降解，血浆半衰期较长。首个用于临床的exendin－4类药物是依克那肽，其与口服抗糖尿病药或胰岛素联合用药，均能降低糖化血红蛋白水平，并能减轻体重，效果均好于单独使用上述药物。

七、二肽基肽酶Ⅳ抑制剂

DPP－Ⅳ是一同源二聚体的跨膜丝氨酸蛋白酶，属脯氨酰寡肽酶家族。它能对体内多种激素进行灭活，如GLP－1。有研究报道，抑制DPP－Ⅳ，能增加GLP－1的血浆浓度和活性形式所占比例，但不能使其分泌增多。目前上市的DPP－Ⅳ抑制剂有西他列汀、维格列汀、沙格列汀、利格列汀等。

（王毅群）

参考文献

1. 林蓉，陈丽娜. 第三十一章　胰岛素及口服降血糖药. //袁秉祥，臧伟进. 图表药理学. 北京：人民卫生出版社，2010. 130－135.
2. 丛铮. 第五十三章　胰岛激素和抗糖尿病药. //杨藻宸. 医用药理学. 北京：人民卫生出版社，2005. 751－767.

第三十五章　抗菌药物概论

抗菌药物(antibacterial drugs)是指对机体内致病的细菌和真菌有杀灭或抑制作用的药物。抗菌药物包括由微生物(细菌、真菌、放线菌属)产生的抗生素和人工合成抗菌药。抗生素(antibiotics),原指“在高稀释度下对一些特异微生物有杀灭或抑制作用的微生物产物”;以后,将用化学方法合成的仿制品,以及抗生素的半合成品衍生物等也统称为抗生素。抗生素一词源于巴斯德提出的“抗生现象”,即两种微生物之间的相互拮抗作用。因此,无微生物起源的磺胺类、喹诺酮类人工合成抗菌药不能称之为抗生素。抗菌药、抗病毒药和抗寄生虫药,总称抗微生物药。对所有病原体,包括微生物、寄生虫、甚至肿瘤细胞所致疾病的药物治疗,统称为化学治疗(chemotherapy),简称化疗。

抗菌药物与普通药物虽然都是化学药品,但作用的靶位不同,前者是作用于体内的致病病原体,后者是直接作用于机体的效应器官。因此,使用普通药品时仅涉及药物与机体两者之间的关系,而使用抗菌药物时则涉及到抗菌药、机体和病原体三者的关系(图 35-1)。

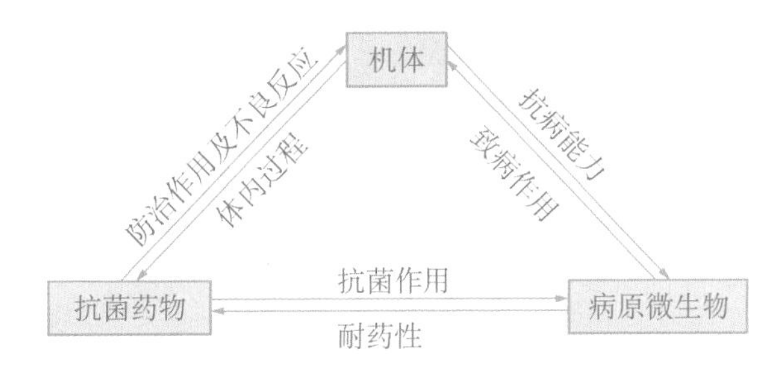

图 35-1　机体、抗菌药与病原体之间的相互关系

首先,病原体与机体之间的关系是致病与抗病的关系。机体能否得病主要取决于两方面因素。当病原体的数量、毒力超过机体的抗病能力时机体就发病,反之;当机体的抗病能力大于病原体的致病力时就不发病。其次,抗菌药与病原体之间的关系是抗菌和耐药的关系。抗菌药进入体内通过杀灭或抑制病原体,减轻病原体对机体的损害,是机体抗病的外来因素或辅助因素。致病菌在经常与抗菌药的接触中逐渐由敏感变为不敏感,产生了耐药性,使药物不能发挥作用。再次,抗菌药与机体之间的关系是影响和代谢的关系。抗菌药在机体内杀灭或抑制病原体的同时也会对机体产生一定的不利作用,轻者发生功能和形态改变,重者致病致残,甚至致死。抗菌药作为外来物进入机体后经过代谢最终排出体外。充分了解抗菌药、机体和病原体三者的关系,将有助于提高抗菌药物的合理应用。

第一节 常 用 术 语

1. **抗菌谱**(antibacterial spectrum) 抗菌谱是指抗菌药物的抗菌范围。某些抗菌药抗菌谱窄,仅对单一菌种或某属细菌有效,称为窄谱抗菌药,如异烟肼仅对结核杆菌有效。另一些抗菌药抗菌谱广,对多种病原微生物有效,称为广谱抗菌药,如四环素类不但对革兰阴性和阳性细菌有效,还对衣原体、支原体、立克次体及某些原虫有效。抗菌药物的抗菌谱是临床选药的基础。

2. **抗菌活性**(antibacterial activity) 抗菌活性是指药物杀灭或抑制致病菌的能力。一般可用体外和体内两种方法来测定。体外测定在培养基中进行。在体外培养 18~24 h 后能抑制培养基内病菌生长的最低药物浓度称为最低抑菌浓度(minimal inhibitory concentration, MIC),能够杀灭培养基内病菌或使细菌数减少 99.9%的最低药物浓度称为最低杀菌浓度(minimal bactericidal concentration, MBC)。体外测定只涉及药物和病菌间的关系,而体内测定就要考虑药物对机体的影响。如果机体能够接受的浓度仅能达到抑制体内致病菌的生长,称为抑菌药(bacteriostatic drugs),如磺胺类、四环素类等;若浓度能达到杀灭体内致病菌的,称为杀菌药(bactericidal drugs),如β-内酰胺类、氨基糖苷类等。

3. **化疗指数**(chemotherapeutic index, CI) 化疗指数是指评价化疗药有效性和安全性的指标,常以化疗药物的半数动物致死量(LD_{50})与治疗感染动物的半数有效量(ED_{50})之比来表示:LD_{50}/ED_{50},或者以 5%的致死量(LD_5)与 95%的有效量(ED_{95})之比来表示:LD_5/ED_{95}。化疗指数越大,表明该药的毒性越小,安全性越大。但应注意化疗指数高者并不一定绝对安全,如青霉素对机体几无毒性,但可引起过敏性休克这种严重不良反应。

4. **细菌耐药性**(bacterial resistance) 细菌耐药性又称抗药性,指细菌对原先敏感的抗菌药变得不敏感的现象。细菌耐药性可分为固有耐药性和获得耐药性。固有耐药性是指细菌对抗菌药物的天然不敏感,是由细菌染色体基因决定,代代相传,不会改变的。如革兰阴性细菌含有外膜而革兰阳性细菌无外膜,因此链球菌对氨基糖苷类抗生素不敏感。获得耐药性是指由于细菌与抗生素接触后,由质粒或染色体介导,通过改变自身的代谢途径,使其不被抗生素杀灭。如金黄色葡萄球菌产生β-内酰胺酶而对β-内酰胺类抗生素耐药。细菌的获得性耐药可因不再接触抗生素而消失,也可由质粒将耐药基因转移给染色体而代代相传,成为固有耐药。

5. **抗生素后效应**(post-antibiotic effect, PAE) 抗生素后效应是指细菌与抗生素短暂接触,当抗生素浓度下降,低于 MIC 或消失后,细菌生长仍受到持续抑制的效应。这类药物包括氨基糖苷类抗生素和喹诺酮类,又称为浓度依赖性抗生素,即血药浓度越高,抗菌活性越强。另一类无明显 PAE 的抗菌药,其抗菌效力主要与药物浓度在一定范围内持续时间有关,药物浓度达到 4~5 倍 MIC 时,抗菌活性达到饱和,即使增加药物浓度,其抗菌能力无明显改变，这类药物又称时间依赖性抗菌药，如β-内酰胺类。这种特性对于临床给药方案设计及合理用药具有重要意义。

6. 首次接触效应（frist exposure effect）　首次接触效应是指抗菌药物在初次接触细菌时有强大的抗菌效应，再度接触或连续与细菌接触，并不明显地增强或再次出现这种明显的效应，需要间隔相当时间以后，才会再起作用。氨基糖苷类抗生素有明显的首次接触效应。

第二节　抗菌药物的作用机制

抗菌药物主要是通过特异性干扰病原体的生化代谢过程，影响其结构和功能，使其失去正常生长繁殖的能力，达到抑制或杀灭病原体的作用。细菌结构与抗菌药物作用机制如图35-2所示。

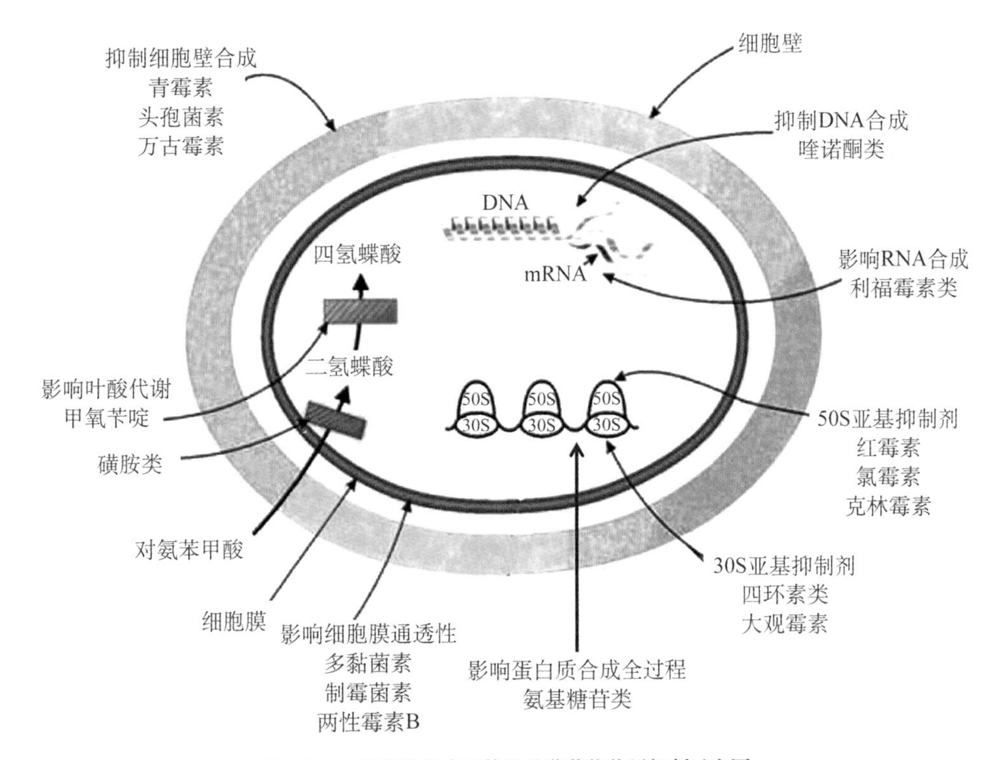

图35-2　细菌的基本结构及抗菌药物作用机制示意图

1. 抑制细菌细胞壁的合成　细菌细胞壁位于细胞质膜之外，具有维持细菌形态，保持细菌内高渗压，使其适应多样的环境变化的作用。细胞壁的主要成分为黏肽，它的合成分为胞质内、胞质膜、胞质膜外3个阶段。磷霉素、环丝氨酸主要在胞质内抑制粘肽前体物质的形成；万古霉素、杆菌肽在胞质膜上抑制多糖肽链的形成；β-内酰胺类抗生素在胞质膜外，与青霉素结合蛋白（penicillin bingding proteins，PBPs）结合，抑制黏肽的交叉连接。由于细胞壁缺损，失去渗透屏障作用，水分由外向内渗透，菌体肿胀、变形、破裂而死亡。

2. 改变细菌细胞膜的通透性 位于细胞壁内侧的细胞膜是脂质和蛋白质分子构成的半透膜，具有渗透屏障及物质交换功能。多黏菌素E能与细胞膜中的磷脂结合，制霉菌素和两性霉素B能选择性地与真菌细胞膜上的麦角固醇结合，形成孔道，使细胞膜通透性增加，细胞内的蛋白质、氨基酸、核苷酸等大量物质外漏，造成细菌死亡。

3. 影响细菌蛋白质的合成 细菌核糖体的沉降系数为70S，可解离为50S和30S亚基，而在哺乳动物细胞为80S沉降系数，解离后成为60S和40S亚基。不同的抗菌药物能干扰细菌蛋白质合成过程中的不同阶段。①起始阶段，氨基糖苷类抗生素抑制核糖体30S和70S亚基合成始动复合物；②肽链延伸阶段，四环素类抗生素能与核糖体30S亚基结合，使氨基酰tRNA不能与A位结合，阻碍肽链的形成，产生抑菌作用；③终止阶段，氨基糖苷类抗生素阻止终止因子与A位结合，使合成的肽链不能从核糖体释放出来，致使核糖体循环受阻，合成不正常无功能的肽链，因而具有杀菌作用。

4. 影响细菌核酸的代谢 喹诺酮类抗菌药可抑制DNA回旋酶，从而抑制细菌的DNA复制和mRNA的转录；利福平特异性抑制细菌DNA依赖的RNA多聚酶，阻碍mRNA的合成。

5. 影响细菌叶酸代谢 磺胺类和甲氧苄啶可分别抑制叶酸合成过程中的二氢叶酸合成酶和二氢叶酸还原酶，影响细菌体内的叶酸代谢，使细菌体内氨基酸、核酸合成受阻，影响细菌生长繁殖。

第三节 细菌耐药性产生机制

1. 产生灭活酶 细菌产生的灭活酶大致可分为两类：一类是水解酶，如β-内酰胺酶使β-内酰胺类抗生素结构中的β-内酰胺环酰胺键断裂而失活；另一类是钝化酶，如乙酰化酶将乙酰基转移到氨基糖苷类结构中的游离氨基上而使药物失活，氯霉素乙酰转移酶使氯霉素乙酰化而失去抗菌活性。

2. 改变靶位蛋白 细菌通过不同方式改变靶位蛋白结构，降低与抗菌药的亲和力，使抗菌药不能与其结合而出现耐药，如肺炎链球菌对青霉素的高度耐药。耐甲氧西林金黄色葡萄球菌还能产生出敏感菌所没有的青霉素结合蛋白来取代原来的靶蛋白功能，使抗生素不能与新的靶蛋白结合，产生高度耐药。细菌也可通过增加靶蛋白的数量来维持细菌的正常功能和形态，使细菌继续生长、繁殖，从而对抗菌药物产生耐药，如肠球菌对β-内酰胺类抗生素的耐药则是既产生β-内酰胺酶又增加PBPs的量，同时降低PBPs与抗生素的结合，形成多重耐药机制。

3. 改变细菌外膜通透性 细菌接触抗菌药物后，可以通过改变通道蛋白的性质和数量来降低细菌的膜通透性而产生耐药。正常情况下细菌外膜的通道蛋白（porin）以外膜蛋白（outer membrane protein，Omp）F（OmpF）和外膜蛋白C（OmpC）组成非特异性跨膜通道，让抗生素等药物分子进入菌体，当细菌多次接触抗生素后，突变菌株 OmpF 蛋白合成发生障碍，结果使 β-内酰胺类、喹诺酮类等药物进入菌体大量减少。还有一种跨膜孔蛋白为特异性通道存在于铜绿假单胞菌外膜，由 Opr D 组成，只允许碳青霉烯类进入，突变后使该药不能进入菌体内，形成特异性耐药。

4. 影响主动流出系统　在细菌的细胞膜上存在一组跨膜蛋白，可以将进入菌体的药物泵出体外，这种泵因需要消耗能量，故称主动流出系统。具备此种功能的细菌有大肠埃希菌、葡萄球菌、铜绿假单胞菌、弯曲杆菌等。细菌的流出系统由 3 个蛋白组成（图 35－2）：①转运子（transporter）；②外膜蛋白（outer membrane protein）；③附加蛋白（accessory protein）。转运子位于内膜，功能为外排药物，由能量支持，相当于泵的作用。外膜蛋白位于外膜，是通向菌外的通道，菌内的药物经此泵出。附加蛋白位于周浆间隙，功能是将药物由转运子传递给外膜蛋白。细菌对结构不同、性能各异的抗菌药均可以通过此种方式外排药物，从而形成了低水平的非特异性、多重性耐药特点。

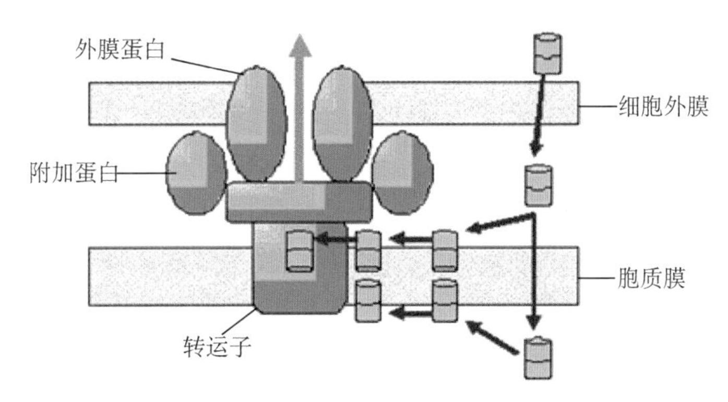

图 35－3　细菌主动外排系统耐药机制示意图

第四节　抗菌药物临床合理使用

1. 抗菌药物治疗性应用的基本原则

（1）明确用药指征：诊断为细菌性感染者，方有指征应用抗菌药物，病毒感染不是应用抗菌药的指征。

（2）尽早确定病原菌：根据病原种类及细菌药物敏感试验结果选用抗菌药物。危重患者在未获知病原菌及药敏结果前，可根据患者的发病情况、发病场所、原发病灶、基础疾病等推断最可能的病原菌，并结合当地细菌耐药状况，选择适当抗菌药物进行经验性治疗。

（3）制订抗菌药物治疗方案：根据病原菌、感染部位、感染严重程度和患者的生理、病理情况制订抗菌药物治疗方案，包括抗菌药物的选用品种、剂量、给药次数、给药途径、疗程及联合用药等。

（4）抗菌药物的更换：一般感染患者用药 72 h（重症感染 48 h）后，可根据临床反应或临床微生物检查结果，决定是否需要更换所用抗菌药物。

(5) 剂量及疗程：过小的剂量不但达不到治疗效果而且容易诱导耐药，过大的剂量容易产生不良反应。一般感染的疗程是待症状、体征及实验室检查明显好转或恢复正常后再继续用药2～3天。

(6) 尽量避免局部用药以防耐药菌产生：若皮肤黏膜局部感染较轻，或感染较重但全身用药在局部感染灶难以达到有效浓度时，可考虑局部选用如下外用制剂：呋喃西林、新霉素、杆菌肽、磺胺嘧啶银、莫匹罗星、磺胺醋酰钠等。不允许擅自将全身用制剂在局部使用，包括呼吸道吸入给药的抗菌药物。

(7) 特殊患者的用药：肝肾功能减退患者要避免使用对肝肾功能有损害的药物，剂量要减少。孕妇及哺乳期妇女不能用对胎儿发育或新生儿有损害的药物如四环素类和氨基苷类药物。儿童患者也不宜使用四环素类、氨基糖苷类药物和喹诺酮类药物。

2. 抗菌药物的联合应用

(1) 联合用药的指征：①病原菌尚未查明的严重感染，包括免疫缺陷者的严重感染。②单一抗菌药物不能控制的需氧菌及厌氧菌混合感染，2种或2种以上病原菌感染。③单一抗菌药物不能有效控制的感染性心内膜炎或败血症等重症感染。④需长程治疗，但病原菌易对某些抗菌药物产生耐药性的感染，如结核病、深部真菌病。⑤由于药物协同抗菌作用，联合用药时可将毒性大的抗菌药物剂量减少。如两性霉素B与氟胞嘧啶联合治疗隐球菌脑膜炎时。

(2) 联合用药的可能效果：目前抗菌药分为四大类：第1类为繁殖期杀菌剂（Ⅰ），如青霉素类、头孢菌素类等；第2类为静止期杀菌剂（Ⅱ），如氨基糖苷类、多黏菌素B和E等；第3类为快效抑菌剂（Ⅲ），如四环素类、氯霉素类、大环内酯类抗生素等；第4类为慢效抑菌剂（Ⅳ），如磺胺类等。联合用药的结果分别是：协同（Ⅰ＋Ⅱ）、拮抗（Ⅰ＋Ⅲ）、相加（Ⅲ＋Ⅳ）、无关或相加（Ⅰ＋Ⅳ）。

Ⅰ类和Ⅱ类合产生协同作用，如青霉素与链霉素（或庆大霉素）的联合，Ⅰ类药物破坏细菌细胞壁的完整性，使Ⅱ类药物易于进入细胞内；Ⅰ类和Ⅲ类药物联合产生拮抗作用，由于Ⅲ类药迅速抑制蛋白质合成而使细菌处于静止状态，使Ⅰ类药物的抗菌活性减弱，如青霉素与红霉素联合；Ⅲ类和Ⅳ类一般可获得相加作用，Ⅳ类对Ⅰ类联合往往产生相加作用，如磺胺嘧啶钠与青霉素联合治疗脑部细菌感染时，能提高药效；Ⅱ类和Ⅲ类抗菌药合用也可产生相加或协同作用。作用机制和方式相同的抗生素（特别是氨基糖苷类之间）不宜合用，以免增加毒性。

3. 抗菌药的预防性应用　预防用药的目的在于预防一种或两种特定病原菌入侵体内引起的感染，而不是防止任何细菌入侵。常见的预防用药有：①苄星青霉素、普鲁卡因青霉素或红霉素常用于风湿性心脏病患儿或反复咽部链球菌感染的患者；②口服磺胺嘧啶预防流行性脑脊髓膜炎；③口服乙胺嘧啶和磺胺多辛预防2周后要进入疟疾疫区的人群；④青霉素、阿莫西林、头孢唑林可分别用于风湿性心脏病和先天性心脏病患者进行口腔、上呼吸道、尿道及心脏手术前；⑤青霉素或阿莫西林用于战伤、复合外伤、闭塞性脉管炎患者截肢手术后，以防止由产气荚膜梭菌引起的气性坏疽，青霉素过敏者改用克林霉素或甲硝唑；⑥外科预防性用药须根据手术部位有无污染或污染可能，决定是否预防用抗菌药物。

（徐昕红）

参考文献

1. 娄建石. 化学治疗药概论(第 65 章). //杨藻宸主编. 医用药理学. 第 4 版. 北京：人民卫生出版社，2005. 887－901.

第三十六章 β-内酰胺类

β-内酰胺类抗生素(β-lactams)是指化学结构中含有β-内酰胺环的一大类抗生素,包括青霉素类、头孢菌素类,以及碳青霉烯类。

一、抗菌机制、影响因素及耐药性

(一)抗菌作用机制

各种β-内酰胺类抗生素的作用机制均相似,即通过干扰细菌细胞壁合成而产生抗菌活性。细菌细胞壁的主要成分为肽聚糖,其基本组成单位是含有5肽的N-乙酰胞壁酸(NAC-Mur)和N-乙酰葡糖胺(NAC-GA),各基本单位又由短的肽链交叉联结为网络状多聚体。不同的细菌有不同形式的交叉联结,如葡萄球菌系由5个甘氨酸交联而成(图36-1)。

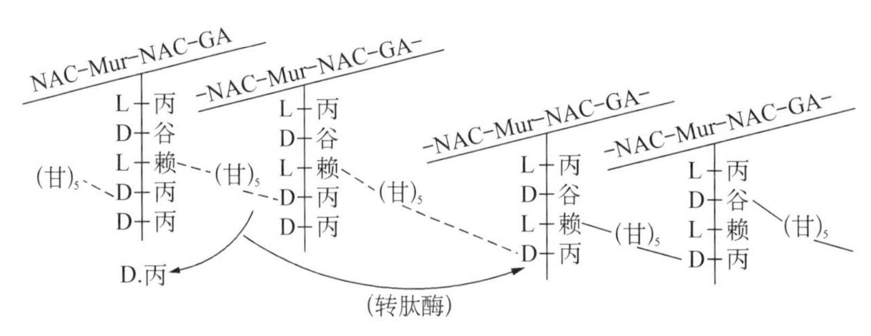

图36-1 金黄色葡萄球菌胞壁肽聚糖交叉联接示意图

在肽聚糖的交联合成过程中需要转肽酶和羧肽酶等参与,而位于细菌胞质膜上的青霉素作用靶点——青霉素结合蛋白(PBPs),正是这些参与细胞壁生物合成所必需的酶。青霉素通过作用于PBPs,抑制肽链的交互连接,阻止正常的肽聚糖结构生成,造成细胞壁缺损。细菌失去细胞壁的屏障作用后,水分向高渗的胞质内渗透,导致菌体膨胀、变形、破裂。另外,还发现β-内酰胺类抗生素可以触发细菌的内源性自溶机制,启动细胞溶解并导致死亡。由于哺乳动物无细胞壁,不受β-内酰胺类抗生素的影响,故对机体的毒性小。

(二)影响抗菌作用的因素

β-内酰胺类抗生素只有进入菌体与胞质膜上的PBPs靶点结合后,才能阻止细菌肽聚糖合成而发挥有效的抗菌作用。但是,革兰阳性菌与革兰阴性菌结构差异甚大(图36-2),β-内酰胺类各药也因其侧链的不同而脂溶性或亲水性各异。

影响这类抗生素抗菌作用的主要因素有:①抗生素透过革兰阳性菌的细胞壁或阴性菌的脂蛋白外膜(第1道穿透屏障)的难易。如青霉素不能透过革兰阴性杆菌外膜,其抗菌范围

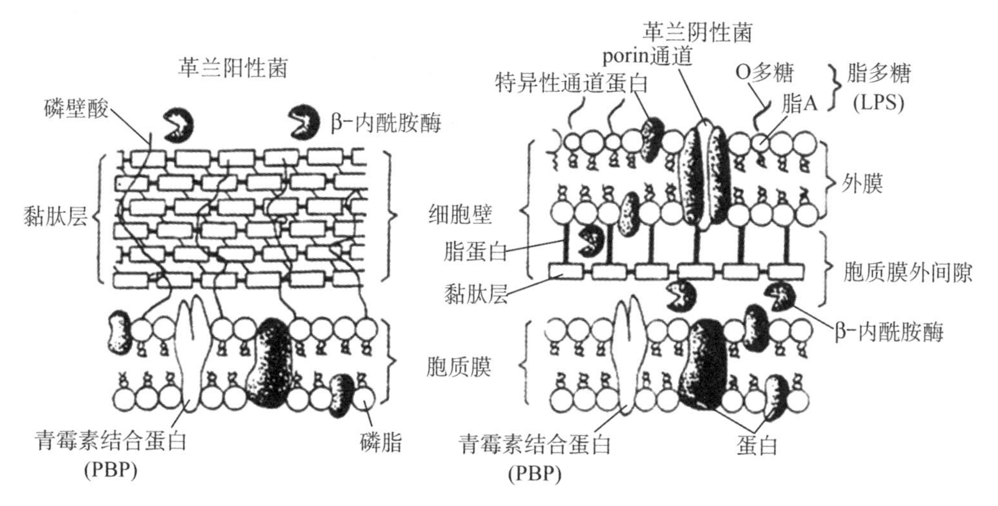

图 36-2　革兰阳性细菌和阴性细菌细胞壁结构的比较

窄；氨苄西林、羧苄西林等既能通过革兰阳性菌的细胞壁，也能通过革兰阴性菌的外膜，因而是广谱的抗菌药物；②抗生素对 β-内酰胺酶（第 2 道酶水解屏障）的稳定性。细菌的细胞外 β-内酰胺酶（青霉素酶）可以破坏、灭活青霉素类；细菌胞膜外间隙的 β-内酰胺酶（如头孢菌素酶）能迅速、牢固地结合抗生素，使其不能进入靶点发挥抗菌作用；③抗生素与靶点 PBPs 结合的亲和力大小。靶蛋白与抗生素的亲和力降低，PBPs 增多或产生新的 PBPs 均可使抗生素失去抗菌作用。

（三）细菌耐药机制

细菌对 β-内酰胺类抗生素产生耐药性的机制可概括为：①细菌产生 β-内酰胺酶，水解、灭活抗生素；②细菌细胞膜外大量的 β-内酰胺酶与抗生素牢固地结合，牵制抗生素与 PBPs 结合；③PBPs 的改变；④细菌的细胞壁或外膜的通透性改变，或在细胞膜上形成药物主动排出系统，促使抗菌药物自菌体内排出；⑤细菌缺少自溶酶。

第一节　青 霉 素 类

青霉素类（penicillins）的基本结构均由母核 6-氨基青霉烷酸（6-APA）和侧链（CO-R）组成（图 36-3）。母核中 β-内酰胺环为其抗菌活性必需结构，一旦环被打开，抗菌活性即消失。不同的侧链则影响其抗菌谱、抗菌活性及对青霉素酶的稳定性。

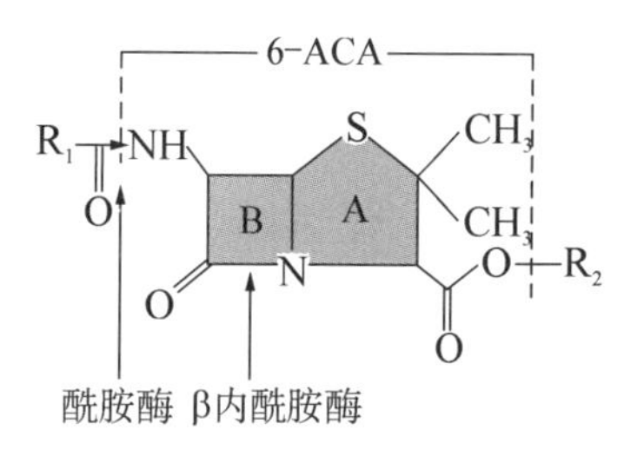

图 36-3　青霉素类的基本结构

一、天然青霉素

青霉素由多种青霉菌的培养液中提得。青霉菌的培养液中主要含有5种青霉素：F、G、X、K和双氢F。其中青霉素G的性质较稳定，作用较强，产量较高，毒性低，价格低廉，是临床治疗敏感菌所致的各种感染的首选药。

青霉素(benzylpenicillin，青霉素G，苄青霉素)

【药代动力学】

青霉素易被胃酸所破坏，口服吸收差。肌内注射吸收迅速而完全，达峰时间约30 min。吸收后主要分布在细胞外液，脑脊液中含量较低，但在炎症时，透入量增多，可达到有效浓度。几乎全部以原形经尿排泄(约90%由肾小管主动分泌)，排泄迅速，$t_{1/2}$为0.5～1 h，有效浓度可维持4～6 h。丙磺舒可与青霉素竞争自肾小管分泌，从而延缓青霉素的排泄，提高其血药浓度，并延长作用时间。

为延长青霉素的作用时间，还可采用难溶制剂普鲁卡因青霉素和苄星青霉素。它们的水悬剂或油悬剂在注射部位缓慢吸收分解，持续释出青霉素，发挥长久的抗菌活性。前者一次注射40万单位，作用可维持24 h，后者一次注射120万单位，作用可维持15天。但因血药浓度低，此类制剂只适用于轻症患者或用于预防感染。

【抗菌作用】

青霉素为细菌繁殖期的杀菌药。对大多数革兰阳性球菌，如溶血性链球菌、肺炎链球菌、草绿色链球菌作用强，但对肠球菌的作用较差，不产青霉素酶的金黄色葡萄球菌及多数表皮葡萄球菌对青霉素亦敏感。革兰阳性杆菌，如白喉杆菌、炭疽杆菌、鼠咬热螺菌及厌氧的产气荚膜杆菌、破伤风杆菌、艰难梭菌等均对青霉素敏感。对革兰阴性球菌中脑膜炎球菌、淋球菌均有强大的抗菌作用，各种螺旋体，如梅毒螺旋体、钩端螺旋体、回归热螺旋体以及放线菌亦对青霉素高度敏感。对革兰阴性杆菌作用较弱，对真菌、原虫、立克次体、病毒等无效。

【临床应用】

广泛用于治疗各种敏感的球菌、革兰阳性杆菌、螺旋体、放线菌等感染。

1. 革兰阳性球菌感染 青霉素作为首选药，用于治疗溶血性链球菌引起的咽炎、扁桃体炎、猩红热、蜂窝织炎、败血症；草绿色链球菌引起的心内膜炎；肺炎链球菌所致的大叶肺炎、中耳炎等。

2. 革兰阴性球菌感染 对脑膜炎球菌引起的流行性脑脊髓膜炎，加大青霉素剂量，疗效也很好，可与磺胺嘧啶并列为首选药。淋球菌普遍对青霉素耐药。

3. 革兰阳性杆菌感染 如白喉、破伤风、炭疽、气性坏疽等。在治疗白喉及破伤风时，因青霉素对细菌所产生的外毒素无作用，故必须合用相应的抗毒素。

4. 其他 青霉素作为首选药，用于梅毒、钩端螺旋体病、回归热、鼠咬热等螺旋体感染及放线菌病。此外，青霉素还可作为预防感染性心内膜炎发生的首选药。

【不良反应】

1. 变态反应 变态反应为青霉素最常见的不良反应，在各种抗生素中发生率最高，0.7%～10%。各种类型的变态反应都可出现，以皮肤过敏(荨麻疹、药疹等)和血清病样反应较多见，多不严重，停药或服用H_1受体阻断药可消失。最严重的是过敏性休克，发生率虽然仅为 0.004%～0.04%，但其发生与发展迅猛，常因抢救不及时而死于呼吸困难和循环衰竭，死亡率可达 10%。肾上腺素能迅速解除气管的痉挛与水肿，并有升压和强心作用，为必备的抢救药品。轻者可皮下注射或肌内注射，重者可静脉滴注。必要时可加用糖皮质激素或 H_1 受体阻断药。

为防止过敏性休克的发生，应采取以下几点措施：①严格掌握适应证，避免滥用和局部用药；②仔细询问药物过敏史，对青霉素过敏者禁用；③注射前必须做皮肤过敏试验，反应阳性者禁用；④注射用药液必须临时配制，如放置过久，不但药效会降低，还可提高变态反应的发生率；⑤避免在饥饿时用药，注射后应观察 30 min；⑥用药时应备有肾上腺素等急救药品，随时准备抢救。

2. 赫氏反应　应用青霉素治疗梅毒、钩端螺旋体或炭疽等感染时，可有症状加剧现象，称为赫氏反应或治疗矛盾。一般发生在开始治疗后 6～8 h，表现为全身不适、寒战、发热、咽痛、肋间痛、心跳加快等，于 12～24 h 后消失。

3. 其他　肌内注射青霉素钾盐可产生局部疼痛、红肿或硬结；大量静脉注射青霉素钠、钾盐易造成高血钠症和高钾血症；肌内注射区可发生周围神经炎；偶可引起精神病发作。鞘内注射或全身大剂量应用青霉素可引起青霉素脑病。

二、半合成青霉素

青霉素虽高效、低毒，但其抗菌谱窄，不耐酸，不耐酶，使临床应用受到一定限制。1959 年以来，人们利用青霉素的结构母核 6-氨基青霉烷酸（6-APA），用化学合成的方法接上不同基团，得到了许多侧链不同的半合成青霉素。可分为耐酸、耐酶、广谱和抗革兰阴性杆菌青霉素 4 种类型。

1. 耐酸青霉素　耐酸青霉素如青霉素 V（penicillin V），耐酸，口服吸收好。抗菌谱与青霉素相同，但抗菌活性较弱；不耐酶；不宜用于严重感染。

2. 耐酶青霉素　耐酶青霉素包括苯唑西林（oxacillin）、氯唑西林（cloxacillin）、双氯西林（dicloxacillin）、氟氯西林（flucloxacillin）等。主要特点是其 β 内酰胺环不易被青霉素酶水解，对产酶的金黄色葡萄球菌作用强，但对青霉素敏感的菌株则作用不及青霉素。本类药物也耐酸，可口服。主要用于产青霉素酶金黄色葡萄球菌感染，亦可用于需长期用药的慢性感染。

3. 广谱青霉素　本类青霉素的特点是“广谱”，但各组药物因侧链结构不同又各具特点。本类药物均不耐酶，对耐药金黄色葡萄球菌感染无效。

（1）氨基青霉素：主要品种有氨苄西林（ampicillin）和阿莫西林（amoxycillin）。对青霉素敏感菌的抗菌作用不及青霉素，但对革兰阴性菌的作用则优于青霉素。对氨苄西林敏感的革兰阴性菌包括伤寒及副伤寒杆菌、大肠埃希菌、变形杆菌等。阿莫西林口服吸收较氨苄西林好，其抗菌谱和抗菌活性与氨苄西林相似，但对肺炎链球菌与变形杆菌的杀菌作用较氨苄西林强。铜绿假单胞菌对氨基青霉素有天然屏障作用，因而无效。临床主要用于敏感菌所致的呼吸道感染、伤寒、副伤寒、尿路感染、胆道感染及败血症等。

（2）羧基青霉素：主要品种有羧苄西林（carbenicillin）和替卡西林（ticarcillin）。抗菌谱与氨基青霉素相似，主要特点是对铜绿假单胞菌、变形杆菌有一定的抗菌作用。对青霉素敏感的革兰阳性菌的作用不及青霉素，对氨苄西林敏感的革兰阴性杆菌的作用不及氨苄西林，替卡西林抗菌活性略强于羧苄西林。主要用于铜绿假单胞菌感染，亦可用于变形杆菌、大肠埃希菌引起的各种感染。

(3) 酰脲类青霉素：主要品种有美洛西林(mezlocillin)和哌拉西林(piperacillin)。在广谱青霉素中，本组药物抗菌谱最广、抗菌作用最强、对铜绿假单胞菌有强大的抗菌作用，是目前国内外广泛应用，并认为是最具临床应用价值的一组青霉素。对青霉素敏感菌的抗菌作用与青霉素相同，对氨苄西林敏感的革兰阴性杆菌的作用与氨苄西林相同或略优。呋苄西林抗铜绿假单胞菌的作用比羧苄西林强 6～10 倍，阿洛西林对多数肠杆菌科细菌及肠球菌均有强的抗菌作用，美洛西林对肠杆菌作用则比阿洛西林更强。美洛西林、哌拉西林还对各种厌氧菌有效。主要用于治疗革兰阴性菌引起的严重感染，如败血症、肺炎、烧伤后感染、耐青霉素和氨苄西林的耐药菌引起的尿路感染(尤其是铜绿假单胞菌、变形杆菌、肠杆菌属)。

4. 抗革兰阴性杆菌的青霉素　抗革兰阴性杆菌的青霉素包括美西林(mecillinam)、替莫西林(temocillin)，为窄谱抗革兰阴性杆菌青霉素。美西林只作用于部分肠道革兰阴性杆菌，主要用于尿路感染，尤对大肠埃希菌感染疗效甚佳。替莫西林除作用于肠杆菌科，还对其他一些革兰阴性杆菌有较好的抗菌作用，如流感杆菌、肺炎杆菌、变形杆菌等。此外，对淋球菌、脑膜炎球菌等革兰阴性球菌亦敏感。主要用于敏感菌所致的尿路和软组织感染。

第二节　头孢菌素类

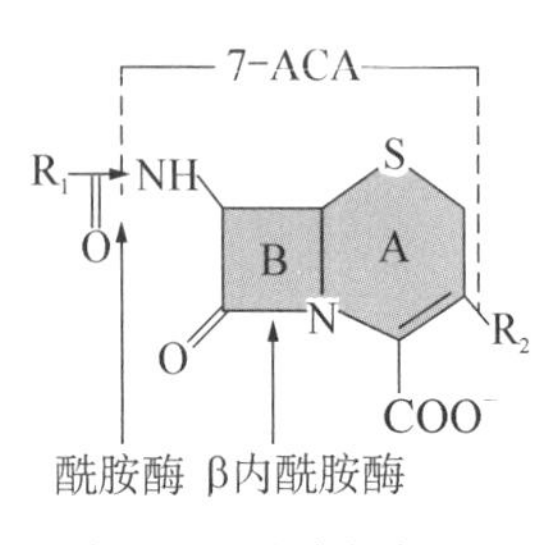

图 36－4　头孢菌素的基本结构

头孢菌素类(cephalosporins)是一类广谱半合成抗生素，其天然产品为头孢菌素 C，但因其毒性大且抗菌作用弱而未被用于临床。将头孢菌素 C 水解得到的母核 7－氨基头孢烷酸(7－ACA)接上不同侧链即制成了一系列的半合成品(图 36－4)。头孢菌素类抗生素的活性基团也是 β－内酰胺环，因此作用机制与青霉素类相似，也是与细胞膜上青霉素结合蛋白(PBPs)结合，抑制细菌细胞壁肽聚糖的合成，呈现杀菌作用。头孢菌素类的特点表现为：抗菌谱广、杀菌力强、对 β－内酰胺酶较稳定，以及变态反应较青霉素类少等。

头孢菌素根据其抗菌活性特点分为 4 代。

【抗菌作用】

1. 第 1 代头孢菌素　对革兰阳性菌(包括对青霉素敏感或耐药金黄色葡萄球菌)的作用强，大部分革兰阳性球菌敏感，肠球菌、耐甲氧西林金黄色葡萄球菌(MRSA)除外；对革兰阴性菌的作用较弱，大肠埃希菌、肺炎克雷白菌、奇异变形杆菌敏感。

常用的品种有头孢唑啉(cefazolin，先锋霉素Ⅴ)、头孢氨苄(cefalexin，先锋霉素Ⅳ)、头孢拉定(cefradine、先锋霉素Ⅵ)、头孢羟氨苄(cefadroxil)。除头孢唑啉，其余 3 种均可口服。

2. 第 2 代头孢菌素　对革兰阳性菌的作用较第 1 代弱；对革兰阴性菌的作用较第 1 代略有增强，增加的敏感菌有：流感嗜血杆菌、产气肠杆菌。

常用的品种有头孢孟多(cefamendole)、头孢呋辛(cefuroxime)等。口服品种有头孢克洛(cefaclor)。

3. 第 3 代头孢菌素　对革兰阳性菌的作用较第 1 代弱；对革兰阴性菌的作用较第 1 代明显增强。其中，头孢他啶(ceftazidime)对铜绿假单胞菌有作用。

常用的品种有头孢噻肟(cefotaxime)、头孢哌酮(cefaperazone)、头孢曲松(ceftriaxone)及头孢他啶(ceftazidime)等。口服品种有头孢克肟(cefixime)。

4. 第 4 代头孢菌素　较第 3 代抗菌谱更广。

代表品种有头孢吡肟(cefepime)。

【药代动力学】

除部分品种(如头孢氨苄、头孢拉定、头孢克洛等)可口服外，多数头孢菌素需注射给药。吸收后分布较广，能透入各种组织中，且易透过胎盘，在滑囊液、心包积液中均可获得较高的浓度。第 3 代头孢菌素多能分布至前列腺、眼房水和胆汁中，并能透过血-脑屏障，在脑脊液中达到有效浓度。多数经肾排泄，尿中浓度较高；头孢哌酮、头孢曲松则主要经胆汁排出。多数头孢菌素的血浆半衰期较短(0.5～2.0 h)，但头孢曲松的半衰期可达 8 h。

【临床应用】

第 1 代头孢菌素主要用于耐药金黄色葡萄球菌感染及其他敏感菌所致的呼吸道、泌尿道及皮肤、软组织等感染，但非首选。头孢唑啉肌内注射血药浓度为头孢菌素类中最高，且抗革兰阴性菌作用在本代中最强，分布广，半衰期也较长，是本代中应用最广的品种。口服制剂主要用于轻度的上述感染。

第 2 代头孢菌素用于治疗革兰阴性菌所致的呼吸道、泌尿道、胆道、其他组织器官等感染及菌血症，可作为首选药。对革兰阳性球菌和流感杆菌，本代药物也有较强的作用。

第 3 代头孢菌素主要用于危及生命的耐药革兰阴性杆菌感染，对以革兰阴性杆菌为主、兼有厌氧菌和革兰阳性菌的混合感染且病情危重者，均应及时选用此代头孢菌素。对铜绿假单胞菌，头孢他啶是目前作用最强的抗生素，头孢哌酮也可选用。对肠杆菌科细菌，头孢曲松的作用和头孢噻肟相仿，头孢哌酮稍差。

第 4 代头孢菌素主要用于对第 3 代头孢菌素耐药的细菌感染，如医院内获得性肺炎等。

【不良反应】

毒性低。较为常见的是变态反应，多为皮疹、荨麻疹等，偶见过敏性休克；有 5%～10% 与青霉素类抗生素有交叉过敏现象。静脉给药可发生静脉炎；口服制剂可引起胃肠道反应。第 1 代头孢菌素大剂量使用时可损害近曲小管细胞，出现肾毒性；与氨基糖苷类合用可增强其肾毒性。第 3 代头孢菌素偶见二重感染。此外，大剂量的头孢孟多、头孢哌酮可引起低凝血酶原血症和双硫仑样反应，头孢哌酮还常引起腹泻。

第三节 其他 β-内酰胺类

一、碳青霉烯类

亚胺培南(imipenem)对青霉素结合蛋白(PBPs)具有高度亲和力,抗菌谱广,抗菌作用强,对β-内酰胺酶高度稳定;但不耐酸不能口服,并易被体内的去氢肽酶水解失活。临床应用时需与肽酶抑制剂西司他丁合用,两者等量混合的注射剂称为泰能(tienam)。

这类抗生素其他品种还有:帕尼培南、美罗培南等。

碳青霉烯类是治疗医院内严重感染,特别是重症监护病房感染的一类可靠的抗菌药物。对腹腔内感染、呼吸道及泌尿道感染、不明原因的发热均具有临床有效性。

二、头霉素类

头孢西丁(cefoxitin)为半合成头霉素,抗菌谱和抗菌活性与第2代头孢菌素相同,其特点是对厌氧菌有高效,此作用与氧头孢烯类的拉氧头孢相似,比所有第3代头孢菌素都强。由于对β-内酰胺酶高度稳定,故对耐药的金黄色葡萄球菌及对头孢菌素耐药的菌株也有较强的抗菌活性。主要用于盆腔、腹腔和妇产科的需氧菌和厌氧菌的混合感染。

三、氧头孢烯类

拉氧头孢(latamoxef)属广谱抗生素,对革兰阳性、阴性菌及厌氧菌,尤其是对脆弱类杆菌的作用明显强于第1、2、3代头孢菌素;对多种β-内酰胺酶稳定;血药浓度维持时间久。临床主要用于泌尿道、呼吸道、妇科、胆道感染及脑膜炎、败血症。

四、单环 β-内酰胺类

氨曲南(aztreonam)是第1个成功应用于临床的单环β-内酰胺类抗生素,对需氧革兰阴性菌具有强大杀菌作用,并具有耐酶、低毒、与青霉素等无交叉过敏等优点,但对需氧革兰阳性菌与厌氧菌作用弱。临床主要作为氨基糖苷类的替代品,用于治疗大肠埃希菌、沙雷菌属、克雷伯菌和铜绿假单胞菌等所致的下呼吸道、尿路、软组织感染及脑膜炎、败血症。

五、β-内酰胺酶抑制剂

β-内酰胺酶抑制剂本身没有或只有很弱的抗菌活性,但能与β-内酰胺酶呈不可逆的结合,抑制β-内酰胺酶,与β-内酰胺类抗生素合用时,使后者免遭酶的破坏、增强疗效。现常用的品种有:克拉维酸、舒巴坦、三唑巴坦。

1. 克拉维酸(clavulanic acid,棒酸) 克拉维酸是广谱的β-内酰胺酶抑制剂。本品抗菌谱广、毒性小,但抗菌活性低。与多种β-内酰胺类抗生素合用以增强抗菌作用。该药口服吸收好,也可注射给药。与阿莫西林合用的口服制剂称奥格门汀(augmentin);与替卡西林合用的注射剂称替门汀（timentin）。

2. 舒巴坦(sulbactam,青霉烷砜)　舒巴坦对金黄色葡萄球菌与革兰阳性杆菌产生的β-内酰胺酶有很强的抑制作用，抗菌活性略强于克拉维酸。与其他β-内酰胺类抗生素合用，有明显的抗菌协同作用。与氨苄西林的混合物称为优立新（unasyn）；与头孢哌酮的混合物称为舒巴哌酮（sulperazone）。

3. 三唑巴坦(tazobactam)　三唑巴坦是舒巴坦的衍生物，为不可逆竞争性β-内酰胺酶抑制剂，对金黄色葡萄球菌产生的青霉素酶和革兰阳性杆菌产生的β-内酰胺酶均有较强的抑制作用，抑酶作用强于克拉维酸和舒巴坦，常与哌拉西林合用。

（于　榕）

第三十七章 大环内酯类、林可霉素类及多肽类

第一节 大环内酯类抗生素

大环内酯类(macrolides)抗生素因共同具有多元内酯环而得名,其代表药为红霉素。此外,较早应用于临床的还有麦迪霉素、螺旋霉素、吉他霉素、交沙霉素。20 世纪 50 年代初,红霉素曾广泛用于呼吸道、皮肤、软组织等感染,疗效肯定,无严重不良反应。但这类抗生素抗菌谱仍相对较窄,且生物利用度低,需大剂量应用,因而造成不良反应多见,在一定程度上限制了其临床应用。近年来,发现红霉素对某些流行日益广泛的病原体(如军团菌、弯曲菌、支原体和衣原体等)和较难控制的病原体(如弓形体、分枝杆菌等)有活性,使得这类抗生素的研制再度受到重视。现已开发出一系列新的衍生物,如罗红霉素、阿奇霉素、地红霉素、罗他霉素及克拉霉素等(表 37-1)。

表 37-1 其他大环内酯类抗生素

药名	抗菌作用特点	用途
乙酰螺旋霉素(acetylspiramycin)	抗菌谱与红霉素相似,但抗菌活性较弱。耐酸,口服易吸收,组织浓度高,维持时间长	主要用于 G^+ 菌所致呼吸道和软组织感染
吉他霉素(kitasamycin)	细菌耐药性产生慢,对多数耐青霉素或耐红霉素的金黄色葡萄球菌仍有效	主要用于耐青霉素、红霉素的 G^+ 菌所致感染
麦迪霉素(midecamycin)	抗菌作用与红霉素相似或稍弱	主要作为红霉素替代品
交沙霉素(josamycin)	对 G^+ 菌、厌氧菌有较好抗菌作用,对部分耐红霉素的金黄色葡萄球菌有效	用于支原体肺炎及敏感菌感染

红霉素(erythromycin)

红霉素自红链霉菌培养滤液中获得,味苦、不耐酸,故口服制剂一般使用其肠衣片或酯化产物,如红霉素肠溶片,硬脂酸红霉素、琥乙红霉素、依托红霉素(无味红霉素)等。

【药代动力学】 红霉素易被胃酸破坏,口服吸收完全,但肠溶型制剂生物利用度较差。体内分布广泛,扁桃体、唾液、乳汁、胸腔积液、腹水、前列腺和精液中均能达到有效的药物浓度;不易通过血-脑屏障。主要在肝脏代谢,经胆汁排泄,胆汁中药物浓度高,为血药浓度的 10~40 倍,仅少量由尿排出。

【抗菌作用】 红霉素为速效抑菌剂,在碱性溶液中抗菌活性强。

抗菌谱与青霉素相似且略广。对革兰阳性菌,如金黄色葡萄球菌、肺炎链球菌、各型链

球菌、白喉杆菌、梭状芽胞杆菌等有强大的抗菌作用。对革兰阴性菌，如脑膜炎球菌、淋球菌、流感嗜血杆菌、百日咳杆菌、布氏杆菌及军团菌（MIC，0.5～4 μg/ml）等都高度敏感。对某些螺旋体、肺炎支原体（MIC，0.004～0.02 μg/ml）、非结核分枝杆菌、立克次体、衣原体、弯曲菌、弓形体等也有抑制作用。

红霉素的抗菌机制是与细菌核糖体 50S 亚基上 P 位结合，并抑制移位酶，阻止肽链从 A 位移到 P 位，使肽链延伸受阻，从而抑制细菌蛋白质合成。因不易通过革兰阴性菌的细胞壁外层，故对革兰阴性菌作用较弱。

【耐药性】 细菌对本品易产生耐药性，疗程超过 1 周时最好与其他抗生素合用。耐药性产生的原因是细菌对红霉素通透性减少；耐药菌株核蛋白体改变；耐药菌株产生酯酶水解红霉素。大部分金黄色葡萄球菌对红霉素可产生耐药性，一般停药后 3～6 个月可恢复其敏感性。

【临床应用】 红霉素为治疗军团病、弯曲杆菌所致的败血症或肠炎、支原体肺炎、沙眼衣原体所致的婴儿肺炎及结肠炎、白喉带菌者的首选药。可用于耐青霉素的轻、中度葡萄球菌感染或对青霉素过敏患者的葡萄球菌感染，作用不及青霉素，且易产生耐药性，但停药后数月即可恢复其敏感性；亦可用于其他革兰阳性球菌如肺炎链球菌、溶血性链球菌等感染。红霉素还可替代青霉素治疗炭疽、气性坏疽、放线菌病、梅毒等。

【不良反应】 口服大剂量可引起恶心、呕吐、腹痛、腹泻等胃肠道症状。依托红霉素久服可引起肝损害，出现血清转氨酶增高、肝肿大、胆汁淤积性黄疸等。静脉注射可引起血栓性静脉炎，伴有肾功能不全的肝硬化患者静滴时可发生罕见的耳鸣和暂时性耳聋。

罗红霉素（roxithromycin）

罗红霉素抗菌谱、抗菌活性均与红霉素相似，但对胃酸较稳定，口服生物利用度及血药浓度明显高于其他大环内酯类药物，组织渗透性好，在呼吸道、前列腺及其他泌尿生殖道组织中均可达有效浓度。半衰期也较长，为 8.4～15.5 h。用于敏感病原体所致的呼吸道感染、非淋菌性尿道炎及皮肤软组织感染等。不良反应较红霉素轻，主要为胃肠道反应。

克拉霉素（clarithromycin）

克拉霉素耐酸性强，口服吸收完全，且不受饮食影响，但首过消除明显，生物利用度仅为 55%。组织中药物浓度高，尤其是扁桃体、肺及皮肤。经肝脏代谢，由肾脏排出。半衰期为 3～7 h 。抗菌谱与红霉素相似，对沙眼衣原体、肺炎支原体和流感杆菌、厌氧菌的作用较红霉素强，对革兰阳性菌、军团菌、衣原体的抗菌活性为大环内酯类中最强者。此外，对鸟分枝杆菌亦具抑制作用。主要用于呼吸道、泌尿生殖道及皮肤软组织等感染；存在胃酸抑制剂时，克拉霉素也适用于根除幽门螺杆菌，从而减少十二指肠溃疡的复发；亦可单用或与其他抗菌药物联合治疗艾滋病患者并发的鸟分枝杆菌感染。患者对本品耐受性好，不良反应主要为胃肠道反应，少见头痛、耳鸣、皮疹等反应。

阿奇霉素（azithromycin）

阿奇霉素为 15 元环的半合成大环内酯类。口服吸收快，分布广，扁桃体、肺及前列腺、泌尿生殖系组织中药物浓度远高于血药浓度，细胞内浓度也高。半衰期长达2～3天，每日服药一次即可。抗菌谱与红霉素相仿，对金黄色葡萄球菌、肺炎链球菌、各型链球菌的抗菌活性较红霉素略差；对革兰阴性菌如流感杆菌、淋球菌、军团菌和弯曲菌属等的抗菌活性明显增强；对支原体、衣原体、螺旋体等亦有良好作用，对肺炎支原体的作用是此类抗生素中最强的。主要用于治疗呼吸道感染，是治疗支原体肺炎的首选药。亦可用于治疗沙眼衣原体及脲原体所致的泌尿生殖系感染。不良反应发生率较红霉素少，主要为胃肠道反应，偶有肝功能异常、白细胞计数减少等（表37－1）。

第二节　林可霉素类抗生素

林可霉素(lincomycin，洁霉素)；克林霉素(clindamycin)

林可霉素自链霉菌变种的发酵液中获得。克林霉素为林可霉素半合成衍生物。两者抗菌谱相同，但克林霉素抗菌作用更强，口服吸收好，且毒性低，故临床常用。

【药代动力学】 林可霉素口服吸收差，且易受食物影响；克林霉素口服吸收迅速完全，进食不影响吸收。口服后1～2 h达血浓度高峰，其血浓度约为口服同剂量林可霉素后的2倍。吸收后，广泛分布于全身各组织和体液并达到有效治疗水平，骨组织中浓度尤其高，骨髓中药物浓度与血浓度相等。主要在肝中代谢，经胆汁和粪便排出，胆汁中浓度可达血药浓度的数倍，小部分自肾脏排出。

【抗菌作用】 对革兰阳性需氧菌有显著抗菌活性，包括耐青霉素的金黄色葡萄球菌、各型链球菌、肺炎链球菌和白喉杆菌等均对两药敏感；对各种厌氧菌包括脆弱拟杆菌亦有良好作用；人型支原体、沙眼衣原体对两药敏感；对革兰阴性菌大多无效。克林霉素的抗菌活性较林可霉素强4～8倍，两者间完全交叉耐药。两药作用机制相同，均能与细菌核糖体的50S亚基结合，抑制移位酶，使肽链延伸受阻，从而抑制蛋白质的合成。红霉素的作用部位与之相近，故不宜与林可霉素或克林霉素合用，以免产生拮抗作用。

【临床应用】 主要用于治疗对β-内酰胺类抗生素无效或青霉素过敏患者的葡萄球菌感染，尤其是金黄色葡萄球菌所致急、慢性骨髓炎；也可用于各种厌氧菌感染或需氧菌与厌氧菌的混合感染，如腹膜炎、腹腔感染、盆腔感染、吸入性肺炎或肺脓肿等的治疗。

【不良反应】

常见轻微的胃肠道反应，以口服后较常见，林可霉素比克林霉素发生率高。最严重的胃肠道反应为潜在的致死性的伪膜性肠炎，这与肠道内艰难梭菌大量繁殖并产生外毒素有关，可用甲硝唑或万古霉素治疗。两者偶可引起中性粒细胞减少、血清转氨酶升高、皮疹、静脉炎及神经肌肉阻滞作用等。

第三节 多肽类抗生素

万古霉素(vancomycin)

万古霉素是一种自链霉菌的培养液中获得的糖肽类抗生素,后者包括万古霉素和替考拉宁(teicoplanin)。

【抗菌作用】 本品为杀菌药,对青霉素和多种抗生素耐药的金黄色葡萄球菌、表皮葡萄球菌及溶血性链球菌、草绿色链球菌、肺炎链球菌及肠球菌属等均具强大抗菌作用;对厌氧的艰难梭菌亦有良好作用;炭疽杆菌、白喉杆菌、破伤风杆菌等对本品亦敏感;对革兰阴性菌作用弱。本品抗菌作用机制主要是抑制细菌细胞壁的合成。细菌对其一般不易产生耐药性,且与其他抗生素间无交叉耐药性。

【临床应用】 主要用于耐甲氧西林金黄色葡萄球菌(MRSA)和耐甲氧西林表皮葡萄球菌(MRSE)所致的感染,亦可用于对 β-内酰胺类抗生素过敏的革兰阳性菌所致的严重感染,如葡萄球菌引起的败血症、心内膜炎、骨髓炎、肺部感染等;肠球菌或草绿色链球菌所致的心内膜炎。口服给药用于应用抗生素过程中或胃肠手术后由艰难梭菌引起的伪膜性肠炎和消化道感染。

【不良反应】 毒性较大。听力损害是本品最严重的毒性反应,早期可出现耳鸣,及早停药尚可恢复,部分患者停药后仍可继续进展至耳聋,大剂量、长疗程、肾功能不良者及老年人尤易发生。静脉滴注偶可发生恶心、寒战、皮疹和药热;静滴过快还可引起"红人综合征",患者面、颊、上半身及上肢皮肤潮红,可能是本品引起组胺释放所致,可用糖皮质激素或抗组胺药治疗。

替考拉宁(teicoplanin)

替考拉宁化学结构与万古霉素相似,亦属糖肽类抗生素。其抗菌谱、抗菌活性均与万古霉素相似,对需氧和厌氧的革兰阳性菌有强大的抗菌作用。对大多数金黄色葡萄球菌的作用优于万古霉素,对耐药金黄色葡萄球菌亦有强的抗菌活性;对革兰阳性厌氧杆菌也具一定作用。本品在体内很少代谢,几乎全部经肾排泄。$t_{1/2}$为 47 h,故每日给药一次即可。与万古霉素相仿,用于耐 β-内酰胺类或对青霉素过敏者的革兰阳性菌所致严重感染。也可作为甲硝唑和万古霉素的替代药,用于治疗艰难梭菌引起的假膜性肠炎。不良反应发生率明显低于万古霉素,常见的为注射部位疼痛、皮疹和暂时性肝功能异常。偶见恶心、呕吐、药热等。耳、肾毒性少见,也很少引起"红人综合征"。

多黏菌素类(polymyxins)

多黏菌素类是自多黏杆菌培养液中获得的一组多肽抗生素,含有 A、B、C、D、E 5 种成分,临床仅用多黏菌素 B 和 E,其他成分因毒性大已被淘汰。

【抗菌作用】 多黏菌素类属慢效杀菌剂,对生长繁殖期和静止期均有杀菌作用。抗菌范围窄,仅对革兰阴性杆菌有杀灭作用,尤其是对铜绿假单胞菌有强大抗菌作用;对革兰阴性球菌、革兰阳性菌和真菌等均无效。多黏菌素类与细胞膜的磷脂结合，使细胞膜通透性增加，细胞内磷酸盐、核苷酸等成分外漏，导致细菌死亡。细菌对多黏菌素类不易产生耐药性，一旦产生则多黏菌素 B 与 E 完全交叉耐药。

【临床应用】 主要用于对其他抗生素耐药的铜绿假单胞菌及其他革兰阴性杆菌引起的严重感染；与新霉素、杆菌肽等同时口服，可用于肠道感染；局部外用于铜绿假单胞菌等引起的皮肤、创面及五官等感染。

【不良反应】 毒性大，主要表现在肾脏和神经系统。可引起蛋白尿、血尿、管型尿、氮质血症；头面部、舌、口周和手脚部位感觉异常，头晕、步态不稳等，停药后症状即可消失。肌内注射局部疼痛显著，静脉滴注血药浓度过高时，可因神经肌肉阻滞作用而致呼吸抑制。口服可有轻度胃肠道症状。

杆菌肽（bacitracin）

杆菌肽系枯草杆菌产生的多肽类抗生素。本品对金黄色葡萄球菌、链球菌属等革兰阳性菌和革兰阴性球菌等有强大抗菌作用，对青霉素耐药的金黄色葡萄球菌亦有效，革兰阴性杆菌对本品均耐药，细菌对本品产生耐药性缓慢。抗菌机制与其抑制细菌细胞壁的合成有关。由于本品毒性大，目前仅供局部使用，用于皮肤伤口感染、脓皮病、眼、耳及鼻部炎症等。

（于　榕）

第三十八章　氨基糖苷类抗生素

一、概述

氨基糖苷类(aminoglycosides)抗生素的化学结构中都有一个氨基环醇和至少一个氨基糖分子，并且两者由配糖键连接成苷。本类抗生素可分为两大类。一类是从链霉菌属培养滤液中获得的链霉素、新霉素、卡那霉素、巴龙霉素、大观霉素、妥布霉素等和小单孢菌属培养滤液中获得的庆大霉素、西索米星、小诺米星、阿司米星等；第二大类为人工半合成得到的氨基糖苷类，如地贝卡星、阿米卡星、阿贝卡星、奈替米星、异帕米星、依替米星等。

该类药物对需氧的革兰阴性杆菌具有强大的抗菌活性，如大肠埃希菌、克雷伯菌属、变形杆菌、肠杆菌属、志贺菌属、枸橼酸杆菌属和铜绿假单胞菌等；对布氏杆菌、沙门菌属、产检杆菌属、不动杆菌属和嗜血杆菌属也有一定的抗菌作用；对革兰阴性球菌作用较差，如淋病奈瑟菌、脑膜炎奈瑟菌；对金黄色葡萄球菌(包括耐药菌株)较为敏感，但对其他革兰阳性菌的作用较弱；部分对结核分枝杆菌有效。例如，链霉素和卡那霉素；对肠球菌和厌氧菌无效。

氨基糖苷类的主要抗菌机制是抑制细菌蛋白质的合成，包括细菌细胞膜蛋白，因此也能破坏细菌胞质膜，导致细胞内成分泄漏。在细菌蛋白质合成的起始阶段，氨基糖苷类可以与30S亚基结合，使mRNA无法与30S亚基结合形成起始复合物；在延伸阶段，可以选择性地与30S亚基上的靶蛋白(例如，P_{10}蛋白)结合，导致A位歪曲，造成mRNA上的密码被错误翻译，产生异常或者无功能的蛋白质；在终止阶段，阻碍肽链释放因子与A位结合，使得合成好的肽链无法释放，并阻止核糖体70S亚基的解离，最终造成菌体内核糖体循环利用中断。

由于基本相似的化学结构，氨基糖苷类抗生素具有很多共同的特点。由于该类药物较大的极性和解离度，口服吸收很少。因此，临床上多采用肌内注射给药，吸收完全而且迅速，0.5～2 h内血药可达峰浓度。大部分氨基糖苷类和血浆白蛋白的结合率低于10%，而链霉素较高，为35%左右。其在细胞内的浓度很低，不容易透过血脑屏障，主要分布在细胞外液，在肾皮质和内耳内、外淋巴液中高度蓄积，是导致肾毒性和耳毒性的重要原因。该类药物在体内基本不代谢，主要以原形经肾小球滤过排出体外，因此肾功能对于氨基糖苷类的给药方案有重要影响。

细菌对氨基糖苷类产生耐药的主要机制有：①产生修饰药物的钝化酶，使氨基糖苷类失活，如乙酰化酶、腺苷化酶和磷酸化酶；②改变细菌胞质膜的通透性，限制氨基糖苷类药物进入菌体；③改变靶位的结构，降低对药物的亲和力。例如，30S亚基靶蛋白上的S_{12}蛋白会发生变异，使得链霉素和其亲和力下降。

【不良反应】 氨基糖苷类最主要的不良反应是可逆或者不可逆的耳毒性和肾脏毒性，特别是在儿童和老人中容易发生。毒性的产生和药物品种有关系，也受服药剂量和疗程影响。

1. 耳毒性 由于本类药物在内耳中容易蓄积，可损害耳蜗柯蒂器毛细胞和前庭感觉细胞，造成耳蜗神经功能和前庭神经功能受损。耳蜗神经功能损害，临床上表现为耳鸣、听力下降，甚至永久性耳聋，氨基糖苷类的耳毒性也影响到胎儿；前庭神经功能损害则主要表现为头昏、视力减退、恶心、呕吐、眼球震颤和共济失调等。为预防和减少耳毒性的发生，应用氨基糖苷类时应经常询问患者是否有耳鸣、眩晕等先兆症状的出现，如果患者自觉症状不明显，例如儿童和老人，还需要定期做听力的仪器检查。应尽量避免与其他耳毒性药物合用。例如，万古霉素、强效利尿药、镇吐药等。

2. 肾毒性 氨基糖苷类和肾组织亲和力极高，会大量积聚在肾皮质内，造成肾小管，特别是近曲小管的损害。临床上表现为蛋白尿、管型尿、血尿、血清肌酐值升高，严重时会引起无尿、氮质血症和急性肾衰竭。同时，肾功能的受损又会使药物排泄减慢和血浆浓度升高，进一步加重毒性，引起恶性循环。因此，临床用药时要注意定期进行肾功能检查，并在有条件的医院开展血药浓度监测。肾功能减退的患者，例如老人，要慎用本类药物或者调整给药方案。避免合用其他具有肾毒性的药物，例如强效利尿药、顺铂、第一代头孢菌素类、万古霉素等。

3. 神经肌肉麻痹 该不良反应主要是由大剂量腹膜内或胸膜内给药或静脉滴注速度过快引起的，肌内注射后很少见。临床表现为心肌抑制、血压下降、肢体瘫痪和呼吸衰竭。可能是因为氨基糖苷类抗生素与突触前膜的钙接合部位结合，抑制神经末梢的乙酰胆碱释放，从而造成神经肌肉接头的传递阻断，由此出现上述症状。另外，当手术中合用肌松药，也容易引起这种毒性反应。血钙过低或者重症肌无力患者应避免使用氨基糖苷类。临床上常会将该毒性反应误判为过敏性休克。抢救时应该立即静脉注射新斯的明和钙制剂。

4. 过敏反应 氨基糖苷类抗生素可引起皮疹、发热、嗜酸性粒细胞升高、血管神经性水肿、口周发麻等症状。也可引发过敏性休克，特别是链霉素，其发生率仅次于青霉素，防治措施和青霉素一样。

【临床应用】 本类药物主要用于敏感需氧革兰阴性杆菌所致的严重全身感染，包括脑膜炎、肺炎、尿路感染、皮肤和软组织感染、胃肠道感染、骨关节感染、烧伤和创伤感染等。当治疗严重革兰阴性杆菌感染、肺炎、脑膜炎或者金黄色葡萄球菌感染时，氨基糖苷类也常需要和其他抗感染药物合用。

二、 常用的氨基糖苷类药物

链霉素(streptomycin)

【药代动力学】 临床上多采用肌内注射给药，吸收良好，30～45 min 血药浓度达峰，血浆蛋白结合率为 20%～30%，可分布于脑以外的所有器官组织，主要分布在细胞外液，可穿过胎盘屏障。链霉素在体内不代谢，绝大部分以原形经肾小球滤过排出。

【药理作用】

链霉素抗菌谱比青霉素广，对结核分枝杆菌有强大的抗菌活性，而对大多数非典型分枝杆菌无效；本品对很多革兰阴性杆菌如鼠疫杆菌、布氏菌属、大肠埃希菌、肺炎克雷伯菌属、沙门菌属、志贺菌属、巴斯德杆菌属等也具有较强的抗菌活性；对革兰阳性球菌的抗菌作用差。

【临床应用】

1. 结核　当治疗结核病的三联方案（异烟肼、利福平和吡嗪酰胺）出现耐药时，可加入链霉素形成四联方案；也可用链霉素代替三联中一种产生毒性反应或者不能被耐受的药物。

2. 土拉菌病和鼠疫　链霉素为土拉菌病和鼠疫的首选药物，特别是和四环素类合用对治疗鼠疫特别有效，还可与其他抗感染药合用治疗腹股沟肉芽肿、布氏菌病和鼠咬热。

3. 亚急性细菌性心内膜炎　多和青霉素合用治疗草绿色链球菌或肠球菌引起的心内膜炎。

庆大霉素(gentamicin)

【抗菌作用】　对革兰阴性杆菌的杀菌活性很强，例如大肠埃希菌、变形杆菌、痢疾杆菌、肺炎杆菌、沙雷菌属、布氏杆菌、嗜肺军团菌、胎儿弯曲杆菌；对铜绿假单胞菌也有很强的杀菌作用；金黄色葡萄球菌对庆大霉素敏感；对链球菌属中的多数、肺炎链球菌和厌氧菌无效。

【临床应用】　常和β内酰胺类等抗菌药合用治疗铜绿假单胞菌、沙雷菌属、变形杆菌属、大肠埃希菌属、克雷白菌属、肠杆菌属、柠檬酸杆菌属和葡萄球菌属等引起的严重感染。例如，新生儿败血症、菌血症、尿路感染、呼吸道感染、胃肠道感染、皮肤软组织感染；口服本品也可用于肠道感染和术前预防。

【不良反应】　患者原有的肾功能受损是诱发庆大霉素耳毒性的重要因素，耳前庭功能受毒性影响较大，而耳蜗受损较小。少数耳毒性反应严重者可致耳聋，因此用药时应密切监视患者听力变化，如果能及早发现耳毒性并及时停药，听力损害还有可能减轻。庆大霉素也会在少数患者中引起肾毒性，特别是当合用其他肾毒性药物时。另外，本品也引发过敏反应和产生神经-肌肉阻滞作用。

卡那霉素(kanamycin)

卡那霉素是从链霉菌中获得，包括A、B、C 3种成分，临床上最常用的是A成分的硫酸盐。口服吸收非常差，需用肌内注射给药。吸收后在胸腔液和腹腔液中浓度较高。主要经肾脏排泄，$t_{1/2}$只有2～3 h。对多数革兰阴性菌和结核杆菌有抗菌活性，曾在临床上被广泛用于治疗革兰阴性杆菌所致的肠道感染，但后来由于不良反应及耐药性而被取代。现在偶尔作为二线抗结核药使用，也可口服用于肝性脑病的辅助治疗或肠道手术前消毒。

妥布霉素(tobramycin)

妥布霉素的抗菌谱类似于庆大霉素，对绝大多数肠杆菌科细菌和葡萄球菌具有良好的抗菌作用。抗铜绿假单胞菌的作用是庆大霉素的2～5倍，并且对耐庆大霉素的某些菌株也有效；对肺炎杆菌、肠杆菌属及变形杆菌的抑菌和杀菌作用比庆大霉素强2～4倍，对沙雷菌属、沙门菌属的作用不及庆大霉素。不良反应和庆大霉素相似，但程度轻。

阿米卡星(amikacin)

阿米卡星又名丁胺卡那霉素，是卡那霉素的半合成衍生物，其抗菌谱较广，对革兰阴性杆菌和金黄色葡萄球菌都有较强抗菌作用。它最重大的优点是对肠道革兰阴性菌及铜绿假单胞菌所产生的钝化酶稳定，因此常作为首选药控制对其他氨基糖苷类耐药的菌株所引起的感染。例如，对庆大霉素或妥布霉素耐药的革兰阴性杆菌所致的感染。另外，本品和β内酰胺类合用可产生协同作用。例如，在治疗粒细胞缺乏或其他免疫缺陷患者合并严重革兰阴性杆菌感染时，与哌拉西林或头孢噻吩合用，疗效优于单用阿米卡星。

依替米星(etimicin)

依替米星是一种新的半合成水溶性氨基糖苷类，该药不仅抗菌谱广而且作用强，不良反应少。对大部分革兰阳性菌和革兰阴性菌都有良好抗菌效果，大肠杆菌、肺炎克雷伯杆菌、沙雷菌属、奇异变形杆菌、沙门菌属、嗜血流感杆菌及葡萄菌属等对其敏感，对部分耐庆大霉素、小诺霉素和头孢唑啉的金葡菌、大肠埃希菌和克雷白肺炎杆菌也有一定效果。本品的耳、肾毒性和神经肌肉麻痹发生率是氨基糖苷类最低的。

（相小强）

参考文献

1. 国家药典委员会编. 中华人民共和国药典临床用药须知(化学药和生物制品卷). 北京：中国医药科技出版社，2010.
2. 金有豫，汤光. 新编药物学. 北京：人民卫生出版社，2011.
3. 杨宝峰. 药理学. 北京：人民卫生出版社，2013.
4. 颜光美. 药理学. 北京：高等教育出版社，2009.

第三十九章　四环素类及氯霉素类

四环素类和氯霉素类都是广谱抗生素，对革兰阳性菌和阴性菌、衣原体、支原体和立克次体都有快速的抑制作用，四环素类还可抑制一些螺旋体和原虫。

第一节　四环素类

四环素类(tetracyclines)的特点是化学结构中都有氢化四骈苯基本母核，属于酸、碱两性物质。由于其在酸性条件下稳定，在碱性溶液中容易被破坏，临床上故多用其盐酸盐。从链霉菌中获得的天然四环素包括四环素、金霉素、土霉素、和地美环素；而多西环素、米诺环素、美他环素等属于半合成四环素，也称第2代四环素类抗生素。由于半合成四环素抗菌谱广、抗菌作用更强、耐药较少，已经开始逐步取代天然四环素类。

四环素(tetracycline)

四环素是从黑白链霉菌培养滤液中获得，其盐酸盐易溶于水，在水溶液中也很稳定。

【药代动力学】　口服后可以吸收，但不完全，其盐酸盐的口服生物利用度为60%～70%。四环素的吸收会因为其和二、三价阳离子(如Ca^{2+}、Mg^{2+}、Fe^{2+}和Al^{3+})形成络合物而减少，因此应该避免和铁制剂、含镁和铝的抗酸药同时服用，应间隔2～3 h。另外，碱性药、H_2受体阻断药或抗酸药会因降低四环素的溶解度而减少其吸收。相反地，酸性的维生素C能促进四环素的吸收。四环素在体内分布广泛，但不易透过血-脑屏障，会沉积在牙齿和骨骼等钙化组织中，特别是在透过胎盘屏障后，会在胎儿形成的牙齿和骨骼中沉积。四环素在体内会被胆汁排泄到肠腔，形成肝肠循环，胆汁中的浓度可达血液中的10～20倍。20%～50%的四环素会以原形从肾脏排出体外。

【抗菌作用】　四环素类起效快，常规浓度起到抑菌作用，高浓度时也会对一些细菌有杀菌作用。对多种临床常见的革兰阳性与革兰阴性需氧菌和厌氧菌、放线菌、立克次体、衣原体、支原体及螺旋体等有抗菌作用，且能对阿米巴原虫间接抑制。四环素类对革兰阳性菌的抗菌活性比革兰阴性菌高。革兰阳性菌中的葡萄球菌最敏感，其次是化脓性链球菌和肺炎球菌，对李斯特菌、放线菌、奴卡菌、梭状芽胞杆菌、炭疽杆菌也有作用。四环素类对革兰阴性菌中的大肠埃希菌、弯曲杆菌、布鲁菌属、弧菌属等有很好的抗菌作用。

四环素进入细菌胞质内后，与核糖体30S亚基A位特异性结合，阻止氨基酰tRNA和A位连接，从而抑制肽链延长，阻碍蛋白质合成。另外，四环素也可增加细菌细胞膜通透性，导致菌体内的核苷酸和其他重要物质外漏，影响细菌DNA的复制。四环素在极高浓度时也具有杀菌作用。由于哺乳动物细胞不像细菌一样存在能将四环素主动转入细胞内的生物机制，因此其核糖体和蛋白质合成不会被影响(图 39－1)。

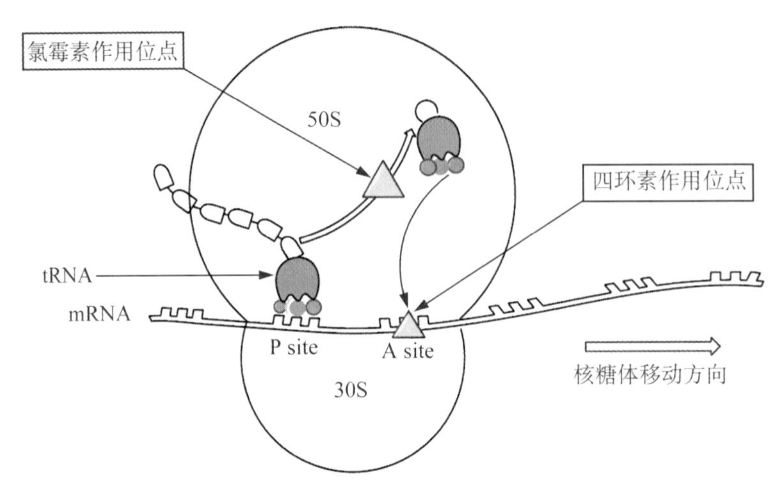

图 39－1　四环素和氯霉素抑制细菌蛋白合成的作用部位示意图

【耐药性】　在 20 世纪 60 和 70 年代，四环素在临床上应用非常广泛，很多情况都是无指征的滥用，导致其耐药严重。大多临床常见的革兰阳性和阴性菌都对四环素类耐药，特别是葡萄球菌。另外，肠杆菌科细菌也大多耐药，例如肠杆菌属、沙门菌属、志贺菌属等。

耐药性的产生有以下几种机制：①细菌产生大量和延长因子有高度同源性的 Tet M 蛋白，该蛋白和延长因子相互作用靶点，促使四环素和核糖体解离；②产生膜蛋白(例如 *tet A* 基因表达)，帮助泵出排出四环素-阳离子复合物，降低菌体内药物浓度；③大肠埃希菌染色体会发生突变，导致细胞壁外膜孔蛋白 OmpF 表达下降，而 OmpF 是负责把药物摄入到菌体内；④细菌产生修饰药物的灭活酶。

【临床应用】　由于耐药菌株增多，并且不良反应较多，四环素在临床上一般不做首选药。作为首选药，一般应用于下列疾病：立克次体感染，如流行性和地方性斑疹伤寒、恙虫病和 Q 热；支原体感染，如肺炎支原体感染；衣原体感染，如鹦鹉热、性病性淋巴肉芽肿、非特异性尿道炎、宫颈炎和沙眼等；回归热；布氏菌病；霍乱等。也可用于对青霉素类过敏的破伤风、气性坏疽、梅毒、淋病等。

【不良反应】

1. 胃肠道反应　口服四环素后可会刺激胃黏膜，引起恶心、呕吐、腹胀、上腹不适、腹泻等症状，建议饭后或与食物同服以减少上述反映，并且口服剂量每次不宜超过 0.5 g。

2. 对牙齿和骨骼发育的影响　四环素类药物经血循环到达新形成的牙齿组织后，会和牙齿中的羟磷灰石晶体结合形成四环素-磷酸钙复合物，引起牙齿变色黄染和釉质发育不全。药物对新形成的骨组织也有类似的抑制的作用，可影响胎儿和婴幼儿的骨骼发育，造成暂时性生长障碍。妊娠 5 个月以上的孕妇服用四环素，会影响胎儿的乳牙；而 4～6 个月至 7 岁的小儿用药，则会影响恒牙。另外，四环素也可分泌到乳汁中，会因和乳汁中的钙形成络合物而减少吸收，也应在哺乳期妇女避免应用。因此，孕妇、哺乳期妇女及 8 岁以下儿童禁用四环素类药物。

3. 二重感染　正常人的口腔、咽喉部、胃肠道寄生着很多微生物，处于相对平衡的共生状态。但这种平衡会因长期使用广谱抗生素而被打破，敏感菌被抑制，而不敏感菌则大量繁殖，变为优势菌群，造成新的感染，称为二重感染或菌群交替症。婴幼儿、老人、体质衰弱者、合用糖皮质激素或抗癌药的患者，服用广谱的四环素时，容易发生二重感染。常见的有两种：其一是真菌感染，多为白假丝酵母菌所致的鹅口疮、肠炎和阴道炎，需停药并进行抗真菌治疗；另一种是厌氧的难辨梭菌引起的假膜性肠炎，临床表现为剧烈腹泻肠壁坏死、体液渗出，导致脱水或休克，甚至死亡，应立即停药并服用万古霉素或甲硝唑进行治疗。

4. 其他　大量应用也会引发肝损伤，主要是在妊娠期妇女或与原有肾功能损害的患者中。另外也可加重已有肾功能损害者的氮质血症。偶见过敏反应、良性颅内压增高和血小板减少等。

多西环素(doxycycline)

与四环素相比，半合成的多西环素具有活性强、起效快、长效等特点，没有明显的肾脏毒性，是四环素类的首选。

【药代动力学】

口服吸收迅速并且完全，而且不受食物的影响。血浆蛋白结合率高，为 80%～93%。由于较高的脂溶性，穿透组织的能力较强，广泛分布全身器官组织和体液中，脑脊液中也可达较高浓度。大部分药物会经胆汁排出，存在明显的肝肠循环，消除半衰期长达 12～22 h，每天服药一次即可。在肠道中主要是以无活性的结合物或络合物存在，对肠道菌群影响较小，很少引起二重感染，并且大部分随大便排出。小部分药物经肾排泄，肾功能减退影响不大，因为肾功能减退时通过粪便排泄的药物增多，故肾功能不全时也可使用。

【抗菌作用和临床应用】

抗菌谱和临床适应证基本与四环素一致，但抗菌作用比四环素强 2～10 倍，并对耐四环素的金黄色葡萄球菌也有效。可用于呼吸道感染、泌尿道及胆道感染。特别适合肾功能不全患者治疗肾外敏感菌感染。

【不良反应】

类似于四环素的各种胃肠道反应，应该饭后服用。其他不良反应比四环素少见。

米诺环素(minocycline)

【药代动力学】

口服吸收迅速，几乎完全，基本不受食物影响。由于较高的脂溶性，容易渗透进组织和体液。例如，肝脏、胆、肺、扁桃体、泪、唾液和痰等，在脑脊液中的浓度比其他四环素类高。一部分药物在体内被代谢，以原型药物排出体外的比例在四环素类中最低，因此用药受肝、肾功能损害的影响不大。消除半衰期约为 11～22 h。

【抗菌作用和临床应用】

米诺环素是抗菌活性最强的四环素类，具有和四环素相似的抗菌谱，但对四环素、青霉素耐药的金葡菌、A 群和 B 群链球菌和大肠埃希菌等对米诺环素仍敏感，对于肺炎支原体、沙眼衣原体和立克次体等也有很好的抑制作用。主要用于立克次体病、支原体肺炎、淋巴肉芽肿、下疳、霍乱、鼠疫和布氏杆菌病等。因米诺环素极易穿透皮肤，也用于严重痤疮的辅助治疗。

【不良反应】

米诺环素有别于与其他四环素类的不良反应是前庭反应，这是一种可逆性的功能改变。临床表现为恶心、呕吐、眩晕、耳鸣、共济失调等。首次给药后很快就会出现，并且女性多于男性，停药 24～48 h 后，症状可消失，12％～52％的患者会因前庭反应而停药。

第二节 氯霉素类

氯霉素 (chloramphenicol)

氯霉素是 1947 年在委内瑞拉的一种链霉菌中发现，因化学结构中有非游离的氯而得名。由于其简单的结构，1948 年即实现完全人工化学合成。自从 1950 年观察到氯霉素可抑制骨髓造血功能，临床使用大大减少。因为其右旋体无活性但有毒性，临床只使用氯霉素的左旋体。

【药代动力学】 口服吸收快并且完全，0.5 h 即可达有效血药浓度，达峰时间为 1～3 h，有效血浓度可维持 6～8 h。

由于脂溶性高，氯霉素吸收广泛分布于全身组织和体液中，肝、肾浓度最高，其次为肺、脾、心肌、肠等。也容易透过血-脑屏障，脑脊液中浓度约为血药浓度的 21％～50％，脑膜有炎症时可达 45％～89％。能透过胎盘进入胎儿体循环，胎儿血药浓度可达母体的 30％～80％。也能分泌到乳汁、唾液、腹水等中。对眼组织的通透性好，在房水和玻璃体液中都可达到治疗浓度。血浆蛋白结合率为 50％～60％。大概 90％的氯霉素在肝内与葡萄糖醛酸结合而生成无活性的单葡萄糖酸酯，这些代谢产物的大部分连同 5％～10％的原形药物经肾小管分泌排出。另外，还有少量会通过胆汁分泌排出。

【抗菌作用】 氯霉素为广谱的抑菌剂，对革兰阴性菌作用较强，特别是对伤寒杆菌、流感杆菌、百日咳杆菌、痢疾杆菌、脑膜炎球菌极为敏感；对梅毒螺旋体、钩端螺旋体、立克次体、支原体、衣原体也有抗菌活性；对部分厌氧菌有效；但对分枝杆菌属、原虫无作用，对革兰阳性菌作用不及青霉素和四环素。

氯霉素可与细菌核糖体 50S 亚基上的肽酰转移酶可逆性结合，阻碍 P 位肽链的末端羧基与 A 位氨基酰 tRNA 的氨基发生反应，从而阻止肽链的延长，使得菌体蛋白质不能合成。氯霉素的作用位点和大环内酯类以及克林霉素的靶点非常接近，因此合用时会因相互竞争结合位点而产生拮抗作用。

【耐药性】 多数细菌都能对氯霉素产生耐药性，但是产生较慢，以大肠埃希菌、痢疾杆菌、变形杆菌等较为多见。细菌对氯霉素产生耐药性比较慢。大肠埃希菌的耐药与降低细胞膜对药物通透性和核糖体突变改变药物与靶点亲和力相关。耐药金葡菌可产生氯霉素转乙酰基酶，将药物代谢为一乙酰氯霉素或二乙酰氯霉素，从而失活。铜绿假单胞菌则可通过 *cmlA* 基因的突变，减少外膜蛋白 OmpA 和 OmpC 的表达，使得氯霉素进入菌体内的数量减少。

【临床应用】　由于氯霉素对造血系统的严重毒性，必须严格掌握适应证，当有别的毒性小的抗菌药可选用或者致病菌不明时，绝不使用氯霉素。氯霉素的优势在于其脂溶性高、容易透过血-脑屏障、组织渗透力强并且对细胞内的病菌有效。因氯霉素在脑内浓度高并且对耐氨苄西林的 B 型流感杆菌、肺炎链球菌、脑膜炎奈瑟菌有效，因此适合这些敏感菌所致的脑膜炎。氯霉素和青霉素联合应用是脑脓肿的首选治疗方案，也适于需、厌氧菌混合感染引起的耳源性脑脓肿。口服给药可用于治疗伤寒，在一些贫穷国家和地区使用较多，非流行期患者的伤寒杆菌对氯霉素较敏感。由于氯霉素容易透过血-眼屏障，能在眼睛各部位达到有效浓度，常用于敏感菌引起的眼部感染。另外也用于立克次体感染，和其他抗菌药合用治疗盆腔或腹腔的厌氧菌感染。

【不良反应】

1. 血液系统毒性　系氯霉素最严重的毒性反应。可分为两类。一类是较为常见的可逆性血细胞减少，其发生率及严重性与剂量大小和疗程长短相关。主要表现为贫血、白细胞或血小板计数减少。原因是大剂量氯霉素会抑制骨髓造血细胞中线粒体的 70S 亚单位，降低宿主线粒体铁螯合酶的活性，导致线粒体蛋白合成减少。如果及时停药，1～3 周后可恢复，但也会有部分患者可能发展成会致命的再生障碍性贫血或急性髓细胞性白血病。为预防此不良反应，应该避免滥用，并经常检查血象。另一类为更为严重的不可逆性再生障碍性贫血，表现为外周全血细胞减少和骨髓再生不良或障碍，虽然发生率很低，仅为 1/30 000，但是病死率很高。这种反应的发病机制不清，可能是一种特异质反应，与剂量、疗程无关，即使一次用药也可能发生，但可能与遗传有关。该反应多在停药数周或数月后才发生，并且女性的风险比男性高 2～3 倍，

2. 灰婴综合征(gray syndrome)　早产儿和新生儿服用大剂量氯霉素时，由于肝脏中葡萄糖醛酸转移酶和肾排泄功能都没发育完全，导致氯霉素不能有效被排出体外，引起蓄积中毒，表现为全身循环衰竭、进行性血压下降、腹胀、呕吐、发绀等临床症状，特别是皮肤苍白，故称为灰婴综合征。该不良反应多发生于治疗的第 2 至第 9 天，高达 40%的患儿会死于在症状出现的 2 天内。在较大儿童和成人中，如果剂量过大或伴有肝功能不全时，也会发生此不良反应。

3. 其他　口服给药是可出现恶心、呕吐、腹泻等胃肠道反应，还可见溶血性贫血和二重感染，偶见皮疹、药热、血管神经性水肿等过敏反应。

甲砜霉素(thiamphenicol)

甲砜霉素是氯霉素苯环上的硝基被甲砜基取代而形成，结构改造带来更好的水溶性和稳定性，口服吸收更好。血药浓度比氯霉素高，且血浆蛋白结合少，游离性药物比例高，抗菌活性强。该药主要以原形经肾排泄，肾功能不全者应减少剂量。甲砜霉素的抗菌谱、作用强

度、临床应用和不良反应和氯霉素相似。主要用于敏感菌所致呼吸道、尿路、肝、胆等系统感染及非淋菌性尿道炎等，一般不用于细菌性脑膜炎。甲砜霉素的免疫抑制作用是氯霉素的6倍，具有临床应用的潜力。不良反应主要是血液系统的可逆性红细胞减少，发生率比氯霉素高，但未见有致死性再生障碍性贫血和灰婴综合征的报道。

（相小强）

参考文献

1. 国家药典委员会编. 中华人民共和国药典临床用药须知（化学药和生物制品卷）. 北京：中国医药科技出版社，2010.
2. 金有豫，汤光. 新编药物学. 北京：人民卫生出版社，2011.
3. 杨宝峰. 药理学. 北京：人民卫生出版社，2013.
4. 颜光美. 药理学. 北京：高等教育出版社，2009.

第四十章　人工合成抗菌药

第一节　喹诺酮类药物

喹诺酮类(quinolones)药物系一类含有4-喹诺酮母核的人工合成的新型抗菌药物，对细菌DNA螺旋酶(DNA gyrase)具有选择性抑制作用。该类药物具有广谱、高效、低毒、口服吸收好、组织浓度高、与其他常用抗菌药无交叉耐药性等优点，目前已成为临床治疗各种感染性疾病的重要药物。

一、各代喹诺酮类抗菌特点

根据开发时间的先后和不同的抗菌特点，喹诺酮类药物可以分为4代。

第1代的喹诺酮以1962年开发的萘啶酸为代表。该药抗菌谱较窄，只对革兰阴性菌有中等抗菌作用。另外，由于口服吸收差、容易产生耐药性和不良反应多等缺点，所以一般只用于敏感菌导致的尿路感染，现在临床上已经不再使用。第2代的代表是1973年合成的吡哌酸，抗菌活性比萘啶酸有所提高，抗菌谱有所扩大，在较高浓度时对铜绿假单胞菌、金黄色葡萄球菌也有作用。口服吸收不佳，血药浓度低，但是在尿和胆汁中浓度高，因此仅用于泌尿道肠道感染。不良反应比萘啶酸少见。第3代是20世纪80年代至90年代出现的氟喹诺酮类，该代和前两代的主要区别是在4-喹诺酮母核的6位上引入了一个或多个氟原子。包括诺氟沙星、环丙沙星、氧氟沙星、左氧氟沙星、洛美沙星、氟罗沙星、司帕沙星等。第3代喹诺酮抗菌谱进一步扩大，对革兰阴性菌的综合临床疗效已经超越青霉素家族，和第1代、第2代头孢菌素的疗效相当，是目前临床上应用最多的一类喹诺酮类药。第4代则是20世纪90年代后期出现的，包括莫西沙星、加替沙星、吉米沙星和加雷沙星等。

二、喹诺酮类药物的共性

【抗菌作用】 喹诺酮类药物为杀菌剂，杀菌浓度常为抑菌浓度的2～4倍。抗菌谱广，第2代喹诺酮对革兰阴性菌有很强的抗菌活性，包括产气杆菌、阴沟杆菌、肺炎克雷伯菌、流感杆菌、沙雷菌属、枸橼酸杆菌属、变形杆菌、沙门菌属等。第3代氟喹诺酮类除了增强对革兰阴性菌的作用，对金黄色葡萄球菌、链球菌、肺炎球菌、肠球菌等革兰阳性球菌和结核杆菌也有效。左氧氟沙星、司帕沙星等的抗菌谱扩展到支原体、衣原体、军团菌等病原体。

喹诺酮类抗革兰阴性菌的主要作用机制是抑制DNA回旋酶。细菌DNA分子超过

1 000 μm 的长度使得它必须形成负超螺旋结构才能被只有 1～2 μm 的细菌装下。这种负超螺旋在细菌 DNA 复制和转录时必须被先解旋，而解旋过程中会形成正超螺旋，正超螺旋使得双螺旋结构无法进一步打开。这时就需要 DNA 回旋酶把正超螺旋结构恢复到负超螺。DNA 回旋酶由两个 A 亚基和两个 B 亚基构成，A 亚基负责 DNA 切断形成切口，而 B 亚基负责将前侧 DNA 经切口后移，最后 A 亚基将切口封闭。DNA 回旋酶的 A 亚基一般被认为是喹诺酮类的作用靶点，其切封口功能被抑制后，细菌 DNA 合成无法进行，导致细菌死亡。

而喹诺酮类抗革兰阴性菌则主要是通过抑制拓扑异构酶Ⅳ。拓扑异构酶Ⅳ在 DNA 复制后期的姐妹染色体分离过程中起重要作用，具有解除 DNA 结节、解环连体和松弛超螺旋等功能，如果被喹诺酮抑制，则细菌 DNA 复制受阻。哺乳动物的真核细胞内没有 DNA 回旋酶，但是含有拓扑异构酶Ⅱ，其结构和细菌的拓扑异构酶Ⅳ结构相似，会被高浓度的喹诺酮抑制。但一般治疗剂量的喹诺酮类对此酶的抑制很少，毒性很小。

【耐药性】 细菌极少出现对喹诺酮类的先天耐药性，但是随着喹诺酮类药物在临床的广泛应用，后天获得性的耐药性发展得很快。目前临床常见的耐药菌有假单胞菌、肠球菌、金黄色葡萄球菌和大肠埃希菌等。主要耐药机制有：①靶点和药物的亲和力下降。例如，DNA 回旋酶 A 亚基上的 Ser83 位点或拓扑异构酶Ⅳ的 ParC 亚基上的 Ser80 位点由于基因突变导致酶和药物亲和力下降。②细菌细胞膜对药物的通透性下降。例如，大肠埃希菌膜孔蛋白 OmpF 的表达会被 *micF* 基因调控下调，使得喹诺酮无法通过特异孔道蛋白进入菌体。另外，金葡菌的 NorA 蛋白高度表达，将药物泵出菌体。③质粒介导的耐药性。例如，Qnr 蛋白可以保护 DNA 回旋酶免受抑制。另外一些细菌可产生钝化酶修饰环丙沙星和诺氟沙星导致药物失活。

【药代动力学】 氟喹诺酮类药物的口服吸收良好并且一般不受食物影响，但是生物利用度会被食物或药品中的 Ca^{2+}、Fe^{2+}、Mg^{2+} 等离子降低，因此应尽量避免同服。血浆蛋白结合率较低，一般在 14%～30%。体内分布广泛，肺、肝、肾、膀胱、卵巢、输卵管、尿液、胆汁、粪便等中的药物浓度要高于血药浓度。多数喹诺酮药物大部分以原形经肾脏排泄，肾功能不全者需注意调整剂量。

【临床应用】 主要用于治疗：①泌尿生殖系统感染，如单纯性和复杂性尿路感染、前列腺炎、淋球菌性尿道炎或宫颈炎等；②肠道感染，如细菌性肠炎、菌痢、伤寒、副伤寒等；③呼吸道感染，如支气管炎和肺炎、军团菌病、分枝杆菌感染等；可作为肺炎链球菌、支原体、衣原体引起的社区获得性肺炎的首选药；④其他，如骨和关节感染、皮肤和软组织感染、外科感染及耳鼻喉科感染等。

【不良反应】

1. 胃肠道反应 胃肠道反应最常见但一般不严重，表现为恶心、呕吐、食欲缺乏、腹痛、腹泻等。

2. 中枢神经系统反应 中枢神经系统反应主要表现为头痛、眩晕、焦虑、失眠等，严重可至精神异常、抽搐、惊厥等，甚至癫痫，因此癫痫患者或精神病患者禁用。其机制可能是因为喹诺酮类抑制 γ-氨基丁酸(GABA)和 $GABA_A$ 受体的结合。

3. 影响软骨发育 试验发现喹诺酮对幼年动物负重关节软骨组织有损害，临床上也发现该类药物在儿童中可造成关节痛和关节水肿。这是因为药物可与软骨中的 Mg^{2+} 形成络合物并沉积，而 Mg^{2+} 缺乏会引起软骨损伤。

4. 光敏反应 光敏反应症状表现为被光照的皮肤会出现瘙痒性红斑，严重至皮肤糜烂、脱落。司帕沙星、洛美沙星、氟罗沙星等最易诱发光敏反应。其机制是紫外线能激发药物生成活性氧，然后激活皮肤的成纤维细胞中的蛋白激酶 C 和酪氨酸激酶，从而引发皮肤炎症。

5. 心脏毒性 心脏毒性心电图检查表现为 QT 间期延长、尖端扭转型室性行动过速、室颤等。

6. 过敏反应 过敏反应可见皮疹、皮肤瘙痒、血管神经性水肿等，偶见过敏性休克和光敏性皮炎。

7. 影响血糖

三、 喹诺酮类常用的药物

诺氟沙星(norfloxacin)

诺氟沙星是临床上第 1 个应用的氟喹诺酮类药。宜空腹以 250 ml 水送服，吸收率为 30%～40%，广泛分布于全身组织和体液中，但脑浓度低，可透过胎盘进入胎儿体内。血浆蛋白结合率为 10%～20%。约一半的药量可以通过肾脏以原形或者代谢物排泄，剩余部分多通过粪便排泄掉。抗菌谱广，作用强，对大肠埃希菌、志贺菌、肠杆菌科、弯曲菌、沙门菌、耐青霉素的奈瑟菌、流感嗜血杆菌等有良好的抗菌作用。对与多数革兰阴性杆菌，诺氟沙星的效果和氧氟沙星相似，但不如环丙沙星，抗革兰阳性菌和厌氧菌中的脆弱类杆菌活性则明显差于氧氟沙星和环丙沙星，对衣原体、支原体、嗜肺军团菌、结核杆菌、布鲁菌属等无效。临床主要用于敏感菌所引起的胃肠道、泌尿道感染，也可用于呼吸道、皮肤、软组织和眼部感染等。

氧氟沙星(ofloxacin)

氧氟沙星的口服吸收明显优于诺氟沙星，生物利用度可高达 95%，广泛分布于体内各组织和体液中，前列腺、肺、骨、耳鼻喉和痰液中的药物浓度都能超过血药浓度，胆汁药物浓度约为血药浓度的 4～8 倍，在脑脊液中浓度也较高，特别是当脑膜有炎症时，可达同期血药浓度的 50%～75%。可通过胎盘进入胎儿体内，也会分泌到乳汁中。血浆蛋白结合率为 20%～25%。大部分以原形从尿液中排泄，被代谢的部分很少，另有少量从粪便中排出。

氧氟沙星抗菌谱广、效果好。对需氧革兰阳性球菌如葡萄球菌、肠球菌、肺炎链球菌等的抗菌活性和环丙沙星相似。抗大多数革兰阴性菌的效果很好。例如，大肠埃希菌、肺炎杆菌、变形杆菌、伤寒杆菌、流感杆菌、铜绿假单胞菌。对耐药的金黄色葡萄球菌、淋球菌、铜绿假单胞菌、伤寒杆菌等也有抑制作用。对衣原体、支原体、军团菌、结核杆菌和其他分枝杆菌等也有活性，并和环丙沙星相似。临床上，主要用于敏感菌所致的呼吸道、胆道、肠道、泌尿生殖系统、盆腔和皮肤软组织等的感染；也可用于耳鼻喉和眼部的感染。氧氟沙星也是结核病的二线药，因为它对耐受链霉素、异烟肼、对氨水杨酸的结核分枝杆菌也有效果。

左氧氟沙星(levofloxacin)即氧氟沙星的左旋光异构体,抗菌活性约是氧氟沙星的2倍。由于没有抗菌活性低的右氧氟沙星,其不良反应发生要少于并轻于氧氟沙星,在氟喹诺酮类中也属最低。

环丙沙星(ciprofloxacin)

环丙沙星是广谱抗菌药,抗菌谱和诺氟沙星类似。口服吸收生物利用度稍高于诺氟沙星,为38%~60%,如需提高血药浓度,可采用静脉注射途径。在体内分布广泛,在很多组织和体液可以达到有效浓度,胆汁中浓度可高于血药浓度。血浆蛋白结合率约为40%。环丙沙星在体外抗革兰阴性杆菌的活性很高,对大肠埃希菌、痢疾杆菌、变形杆菌、流感杆菌、军团菌、弯曲菌、铜绿假单胞菌、产酶淋球菌及耐药金黄色葡萄球菌等抗菌作用也很好,对某些耐氨基糖苷类或第3代头孢菌素的革兰阳性或阴性菌也有效。临床上主要用于治疗敏感菌引起的泌尿生殖道、胃肠道、呼吸道、胆道、皮肤软组织感染,骨髓炎,化脓性关节炎和败血症等。不良反应的发生率为5%~10%,一般不严重,最多是胃肠道反应,偶见变态反应、关节痛等。

莫西沙星(Moxifloxacin)

莫西沙星是广谱的新一代喹诺酮类药,对甲氧西林或苯唑西林敏感的金黄色葡萄球菌、青霉素敏感或耐药的肺炎链球菌、流感和副流感嗜血杆菌、卡他莫拉菌、嗜麦芽窄食单胞菌、脆弱拟杆菌及肺炎支原体、肺炎衣原体、嗜肺军团菌等都有高度的抗菌活性。临床上主要用于敏感菌引起的急性细菌性鼻窦炎、慢性支气管炎的急性发作、社区获得性肺炎、复杂性腹腔内感染、单纯性或复杂性皮肤及皮肤结构感染等。莫西沙星口服生物利用度约为90%,且不受高脂肪食物影响,口服达峰时间为1~3 h。血浆蛋白结合率为50%左右,在体内分布广泛且迅速。约20%和25%的药物分别经粪便和尿以原形排出体外,剩下的药物主要经Ⅱ相代谢和葡萄糖醛酸或硫酸结合。肾功能减退或轻中度肝功能减退患者都无需调整剂量。

第二节 磺胺类药物和甲氧苄啶

一、磺胺类药物

磺胺类(sulfonamides)药物是最早人工合成的可以治疗全身性细菌感染的药物,曾经在临床上广泛应用,也是在青霉素之前最为重要的抗菌药。随着抗生素和氟喹诺酮类药物的快速发展,磺胺类在临床上的应用大多已被取代,只是仅用于治疗流行性脑脊髓膜炎、鼠疫、泌尿道感染等。但20世纪70年代开始的与甲氧苄啶合用,又扩展和保留了磺胺药的应用,如治疗轻中度感染、特殊的尿路感染和寄生虫感染等。

根据所起效的部位不同和肠道吸收的好坏,磺胺类药物可分为3类。

1. 肠道易吸收类 因为口服吸收好,可以用于治疗全身性感染,包括磺胺异嗯唑(sulfafurazole, SIZ)、磺胺二甲嘧啶(sulfadimidine, SM2)和磺胺甲噁唑片(sulfamethoxazole, SMZ)等。并且根据血浆半衰期的长短,又可分为短效($t_{1/2}$ 2~4 h)、中效($t_{1/2}$ 6~12 h)、长效

($t_{1/2}$ 150～200 h)3 类，长效类磺胺药在临床上已很少应用。

2. 肠道难吸收类　由于口服吸收少，只用于肠道感染或肠道手术前预防感染。例如柳氮磺吡啶(sulfasalazine，SASP)。

3. 外用类　例如，用于大面积创伤的磺胺米隆(mafenide sulfamylon，SML)和磺胺嘧啶银(sulfadiazine silver，SD-Ag)，眼科引用的磺胺醋酰钠(sulfacetamide sodium，SA-Na)。

【药代动力学】　肠道易吸收类的磺胺类药物口服吸收生物利用度都能达到 90%以上，但吸收快慢不一样，快的在 2～3 h 内能达到血药浓度峰值，慢的需要 4～6 h。可以广泛分布到全身各组织和各种体液及细胞外液中，也可透血-脑屏障进入脑脊液，多数磺胺药在脑脊液中的浓度可达血药浓度的 30%～80%，脑膜炎症时升高到 80%～90%。也可进入胎儿体内和乳汁中。大多数磺胺类药物的血浆蛋白结合率很高，为 80%～90%，磺胺嘧啶例外，只有 20%～25%。主要的代谢途径是乙酰化失活，或者生成葡萄糖醛酸结合物，这些代谢物再连同部分原形药物经肾脏排泄掉。乙酰化代谢物的水溶解度要低于原形，在酸性尿液中容易析出结晶致肾损伤。少量会从胆汁中排出，而肠道难吸收类会从粪便中直接排出。另外，柳氮磺吡啶在肠内会被肠道细菌分解成磺胺吡啶和 5-氨基水杨酸，前者可以抗菌，后者可以抗炎，因此可治疗炎性肠道疾病。

【抗菌作用】　作为一种广谱抑菌剂，磺胺类药物对大多数革兰阳性和革兰阴性菌有良好的抗菌作用。其中最敏感的是 A 群链球菌、肺炎链球菌、脑膜奈瑟菌菌、淋病奈瑟菌、鼠疫耶氏菌和诺卡菌属，其次是大肠埃希菌、变形杆菌、痢疾杆菌、肺炎杆菌和葡萄球菌等。对沙眼衣原体、放线菌、疟原虫、卡氏肺孢子虫和弓形虫滋养体等也有抑制作用。但是对病毒、支原体、螺旋体和立克次体无效。磺胺嘧啶银对铜绿假单胞菌也有作用。

很多细菌在繁殖过程中不能利用环境中现成的叶酸，而需要以二氢蝶啶和对氨苯甲酸(PABA)为原料，在自身二氢蝶酸合成酶的催化下，合成二氢蝶酸，然后与谷氨酸生成二氢叶酸，再被二氢叶酸还原酶转化为四氢叶酸。活化后的四氢叶酸是嘧啶和嘌呤核苷酸合成中所需的一碳转移酶的辅酶。由于磺胺类药物与 PABA 化学结构相似，能与 PABA 竞争二氢蝶酸合成酶，阻止二氢叶酸的合成，使细菌核酸的合成不能继续，细菌 RNA 和 DNA 合成受阻，无法分裂繁殖，从而产生抑菌效果。而哺乳动物无须自身合成叶酸，直接利用从食物中摄取的叶酸，因此叶酸代谢不会受磺胺药影响。脓液和坏死组织中都含有大量 PABA，另外普鲁卡因在体内会水解生成 PABA，这些都可减弱磺胺药的抑菌作用(图 40-1)。

【耐药性】　有些细菌具固有耐药性，例如耐药铜绿假单胞菌的外膜对磺胺药的通透性很低，药物很难进入菌体。一些耐药菌是通过改变代谢途径，直接利用环境中的叶酸。金葡菌通过染色体突变在菌体内产生过量的 PABA，增加与磺胺药对二氢蝶酸合成酶上结合位点的竞争。大肠埃希菌则通过基因突变改变二氢蝶酸合成酶结构，降低和磺胺的亲和力。细菌也可通过质粒转移获得耐药的二氢蝶酸合成酶。磺胺药在用药不规则或剂量不足时容易产生耐药性，不同磺胺药之间也会产生交叉耐药。

【临床应用】

1. 全身感染　流行性脑脊髓膜炎的国内首选药物是磺胺嘧啶，磺胺甲噁唑可用于流行

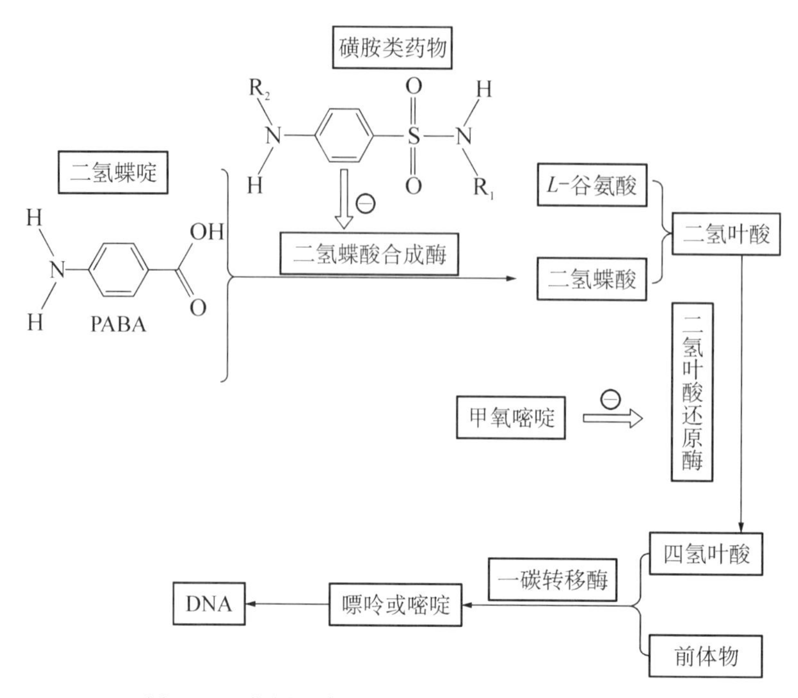

图 40-1　磺胺和甲氧苄啶对细菌叶酸代谢影响的示意图

性脑脊髓膜炎的预防，奴卡菌所致的肺部感染、脑膜炎等也首选磺胺嘧啶。磺胺甲噁唑、磺胺异噁唑和磺胺嘧啶因尿药浓度高，适用于大肠埃希菌等所致的泌尿系统感染，如肾盂肾炎、膀胱炎、单纯性尿道炎等，并常与甲氧苄啶合用。SASP 在肠内会被肠道细菌分解成磺胺吡啶和 5-氨基水杨酸盐，由于后者的抗炎和免疫抑制作用，也用于治疗类风湿关节炎。

2. 肠道感染　磺胺甲噁唑和甲氧苄啶的复方制剂复方新诺明常用于细菌性痢疾，SASP 是治疗溃疡性结肠炎的一线药物。

3. 局部感染　磺胺嘧啶银对多数革兰阴性菌和革兰阳性菌都有很好的抗菌作用，对铜绿假单胞菌效果好，银盐具有收敛作用，用于治疗和预防烧伤或烫伤感染，并可帮助创面干燥、愈合和结痂。磺胺醋酰钠溶液呈中性，基本没有刺激性，渗透力强，主要用于眼部感染。例如，沙眼、结膜炎和角膜炎。

【不良反应】

1. 泌尿系统损害　磺胺药特别是其乙酰代谢物在尿液中浓度高时会析出形成结晶，引起结晶尿、血尿、管型尿，尿痛和尿闭等，严重可至肾损伤。大量或长期使用磺胺嘧啶或磺胺甲噁唑时，宜同服等量的碳酸氢钠升高尿液 pH，以增加磺胺药和其乙酰化代谢物在尿中的溶解度，同时应该多喝水以稀释尿中的药物。

2. 过敏反应　常见的是皮疹、药热、血管神经性水肿，偶见更严重的多型性红斑、剥脱性皮炎。磺胺类药物有交叉过敏反应，有过敏史的应禁用。

3. 血液系统反应　偶见粒细胞和血小板减少，严重可至罕见的再生障碍性贫血，可能是因为长期用药抑制骨髓造血功能，用药期间建议定期查血常规。另外，葡萄糖-6-磷酸脱氢酶有缺陷者用药可能会引起溶血性贫血。

4. 胆红素脑病（核黄疸）　由于磺胺药物可以和胆红素竞争血浆蛋白上的结合位点，导致新生儿或早产儿血液中的游离胆红素浓度升高，并且新生儿血-脑屏障功能不全，游离胆红素容易进入中枢神经系统而导致胆红素脑病。因此新生儿、早产儿、临产前的孕妇和哺乳妇女禁用磺胺药。

5. 其他　少数服用者会出现头晕、头痛和失眠等神经系统症状；口服会出现恶心、呕吐和食欲缺乏等胃肠道反应，易餐后服用或同服碳酸氢钠；也可引起肝损伤甚至急性肝坏死，肝功能不全者禁用。

二、甲氧苄啶

甲氧苄啶(trimethoprim)

甲氧苄啶（TMP）是细菌二氢叶酸还原酶的强效抑制剂，抗菌谱类似于磺胺甲噁唑（SMZ），但作用比 SMZ 强几十倍，很少单独使用，通常和 SMZ 按照 1∶5 的比例制成复方制剂应用，称为复方新诺明。

【药代动力学】　TMP 的药动学特性和 SMZ 相似，但口服吸收比 SMZ 好且更快，血药达峰时间约为 2 h。吸收后很快分布到全身各组织和体液种，在脑脊液、胆汁、痰液、前列腺液、阴道液中浓度高。TMP 主要以原形药经肾排泄，$t_{1/2}$为 11 h。

【抗菌作用】　TMP 对大多数革兰阳性和阴性菌都有很好的抗菌效果，但单独使用容易产生耐药性，因此基本上和磺胺药合用。TMP 通过抑制细菌的二氢叶酸还原酶来阻碍四氢叶酸的合成，而磺胺药靶点是二氢蝶酸合成酶。两药合用，通过双重阻断机制协同阻断菌体内四氢叶酸的合成，因此抗菌作用是两药单用时的数倍至数十倍，甚至出现杀菌作用，并且可以减少耐药。TMP 和 SMZ 构成的复方新诺明对耐磺胺药的细菌，如大肠埃希菌、伤寒沙门菌和志贺菌属也有效。

【临床应用】　复方新诺明在临床上用于治疗敏感菌所致的泌尿生殖道、呼吸系统、胃肠道等的感染及霍乱、伤寒、腹股沟肉芽肿、诺卡菌病等。另外，TMP、SMZ 和磺胺嘧啶银组成的联磺甲氧苄啶也是临床上常用的复方制剂，治疗范围和复方新诺明类似。

【不良反应】　TMP 和细菌二氢叶酸还原酶的亲和力要比和人二氢叶酸还原酶的亲和力高数万倍，因此对人体的毒性很小。但大剂量长期使用，也可导致叶酸缺乏，临床表现为巨幼红细胞性贫血、白细胞和血小板计数减少。上述血液反应一般较轻，停药后可恢复正常，必要时也可注射甲酰四氢叶酸钙进行治疗。另外也可引起皮疹、瘙痒等过敏反应或恶心、呕吐、腹泻等胃肠道反应。

第三节　硝基呋喃类和硝基咪唑类药物

一、硝基呋喃类

硝基呋喃类属于广谱抗菌药，对多数革兰阳性和阴性菌都有抑菌或者杀菌作用。该类药物的作用机制尚不明确，可能是因为敏感菌体内的硝基呋喃还原酶将药物代谢成几种活性物质，而这些活性代谢物可以损害核糖体蛋白质、DNA 等，干扰线粒体呼吸和丙酮酸代谢等。酸性环境会增强其作用。优点是不容易引起菌株的耐药性，并且和其他种类抗菌药物没有交叉耐药性。

呋喃妥因（nitrofurantoin）

呋喃妥因口服吸收快，但是吸收后很快在血液中被破坏，消除 $t_{1/2}$ 只有 30 min 左右，血药浓度低，不适合全身性感染的治疗。给药量的大概一半以原形经肾排出，因此尿中药物浓度高。临床上，主要用于治疗肠球菌、大肠埃希菌、葡萄球菌等引起的尿路感染，例如肾盂肾炎、膀胱炎、前列腺炎和尿道炎等。当尿液偏酸时，治疗效果更好。常见不良反应为恶心、呕吐和腹泻等胃肠道反应，偶尔有皮疹、药热等过敏反应。大剂量或长期使用也可有中枢神经系统不良反应，如头疼、头晕和嗜睡，甚至周围神经炎。长期使用也可损伤肺，表现为肺浸润和肺纤维化等。肾功能不全者禁用。

呋喃唑酮（furazolidone）

呋喃唑酮的抗菌谱和呋喃妥因相似，但口服吸收很少，因此临床上主要用治疗肠道感染。例如，细菌性肠炎、痢疾、旅行腹泻和霍乱等；也可治疗幽门螺杆菌引起的胃、十二指肠溃疡。不良反应类似于呋喃妥因，但发生更少且程度更轻。

二、硝基咪唑类

硝基咪唑类的特点是具有 5－硝基咪唑结构，代表药物是甲硝唑（metronidazole）与替硝唑（tinidazole）。该类药物作用机制是分子中的硝基会在细胞内的无氧环境中被转化成氨基，进而抑制病原体的 DNA 合成，对厌氧菌作用强，特别是脆弱类杆菌。最初是发现甲硝唑对滴虫、阿米巴滋养体和破伤风梭菌有很好的杀灭效果，后来发现该药对厌氧球菌、革兰阴性厌氧杆菌和革兰阳性厌氧芽孢杆菌也有抗菌效果，但对革兰阳性无芽孢厌氧杆菌无效。甲硝唑临床上主要用来治疗厌氧菌导致的口腔、腹腔、下呼吸道、骨、关节、女性生殖系统等的感染。替硝唑的抗菌作用比甲硝唑要好，临床应用相似。

（相小强）

参考文献

1. 国家药典委员会编. 中华人民共和国药典临床用药须知(化学药和生物制品卷). 北京：中国医药科技出版社，2010
2. 金有豫，汤光. 新编药物学. 北京：人民卫生出版社，2011
3. 杨宝峰. 药理学. 北京：人民卫生出版社，2013
4. 颜光美. 药理学. 北京：高等教育出版社，2009

第四十一章　抗结核病药及抗麻风病药

第一节　抗结核病药

结核病是一种慢性传染病，致病菌是结核分枝杆菌，可侵犯身体多个器官组织，以肺结核最多见，达 80%，其次是结核性脑膜炎、肠结核等。结核病仍是全世界感染性疾病致死的首要原因。结核分枝杆菌属于分枝杆菌属，分枝杆菌的以下特点导致其对药物反应缓慢，需长期给予抗结核药治疗。首先，分枝杆菌生长很慢，有对药物不敏感的休眠期；其次，该类细菌富含脂质的细胞壁使得药物不容易渗透；分枝杆菌经常生长在药物很难到达的位置，例如结核纤维化、干酪样或厚壁空洞病灶内。根据临床疗效、不良反应和患者耐受等特点，抗结核病药可以分为两类：①疗效高、不良反应少、患者容易耐受的一线抗结核病药，包括异烟肼、利福平、乙胺丁醇、链霉素和吡嗪酰胺；②二线抗结核病药则常用于对一线药耐药的患者，其毒性较大、疗效较差，包括对氨基水杨酸、丙硫异烟胺、乙硫异烟胺、阿米卡星、卡那霉素、氨硫脲、卷曲霉素、环丝氨酸等。近几年来又开发出一些疗效较好、毒副作用相对较小的新一代抗结核病药，如利福喷丁、利福定、氧氟沙星、司帕沙星、大环内酯类等。

一、一线抗结核病药

异烟肼 (isoniazid)

异烟肼是异烟酸的肼类衍生物，是目前治疗各型结核病的首选药。具有杀菌活性高、毒性低、可口服、剂量小、便宜等优点，

【药代动力学】　异烟肼的口服生物利用度高达 90%，1～2 h 内血药浓度达峰。吸收后可广泛分布于全身组织和体液中，特别是脑脊液、胸腔积液、腹水、关节腔、肾、纤维化或干酪样病灶及淋巴结中浓度较高。也可透过胎盘，进入胎儿的体循环中，或者分泌到乳汁中。体内的大部分异烟肼会在肝脏被乙酰转移酶代谢为无活性的乙酰化异烟肼和异烟酸，这些代谢物连同少量原形药物由肾脏排出体外。异烟肼用于治疗肺结核不久，临床工作者就发现异烟肼的乙酰化代谢存在很大的个体差异，随后有研究者根据的异烟肼的乙酰化能力强弱将人群分为两种：快代谢型和慢代谢型。后来发现乙酰化能力的个体差异很大程度上是由乙酰转移酶的遗传变异决定的。中国人中约一半是快代谢型，慢代谢型约为 26%，中间型约 24%，而白种人中快代谢型较少，为 20%～25%，非裔美国人为 36%～41%，慢代谢个体的异烟肼代谢减慢，容易蓄积中毒产生不良反应，因此用药时应根据患者的代谢快慢来确定给药方案。

【抗菌作用】 异烟肼对结核分枝杆菌具有高度的特异性，对生长旺盛的活动期结核杆菌有非常强的杀灭作用，对静止期的结核杆菌没有杀灭作用只有抑菌作用，作用强度和病灶部位的药物浓度相关，低浓度抑菌，高浓度杀菌，最低抑菌浓度为 0.025～0.050 mg/L。

异烟肼的抗菌机制尚无定论，主流观点认为是异烟肼通过阻止分枝菌酸前体物质长链脂肪酸的延伸而抑制了分枝菌酸的生物合成，分枝菌酸是构成结核杆菌细胞壁的重要成分，因此结核杆菌的细胞壁合成受阻而导致死亡。由于分枝菌酸是分枝杆菌细胞壁特有的成分，因此异烟肼只对结核杆菌有高度特异的杀菌作用对其他细菌无效。另外，也可能是因为异烟肼抑制了结核杆菌 DNA 的合成而杀菌；或者是因为和敏感分枝杆菌菌株的一种酶结合引起细菌的代谢紊乱。

结核杆菌的耐异烟肼机制也未阐明，观点有以下几种：①参与将异烟肼向活性代谢产物转化的过氧化氢酶-过氧化物酶发生突变，活性下降；②分枝菌酸生物合成的相关基因发生突变。单独使用异烟肼容易产生耐药性，但停药一段时间后，细菌对药物的敏感性恢复。由于异烟肼和其他抗结核病药之间没有交叉耐药性，临床上多采用联合用药来增强疗效并延缓耐药性的产生。

【临床应用】 单用异烟肼可以治疗早期轻症肺结核或者预防各种结核病。例如，结核毒素试验强阳者、正在服用免疫抑制剂和长期进行激素治疗的患者、HIV 感染者并结核菌素试验阳性等。对各种类型结核病的治疗均为首选药，但必须和其他一线抗结核病药合用以防止或减轻耐药。对于粟粒性结核和结核性脑膜炎，则需加大剂量，延长疗程，必要时注射给药。

【不良反应】 发生与用药剂量和疗程相关，用药期间应密切注意并及时调整剂量。

1. 神经系统 常见毒性反应为周围神经炎，表现为手脚麻木、肌肉震颤和步态不稳等。大剂量也会引起中枢神经系统毒性，表现为头痛、头晕、兴奋、失眠、惊厥和视神经炎，严重时可致中毒性脑病和精神病。原因是异烟肼的结构与维生素 B_6 相似，会增加维生素 B_6 的排泄和竞争性的抑制维生素 B_6 参与的神经递质合成，导致维生素 B_6 缺乏并影响维生素 B_6 的利用。维生素 B_6 缺乏或利用障碍，会使得中枢抑制性递质 GABA 生成减少，导致中枢过度兴奋。嗜酒、儿童、营养不良者的风险更高。因此服用异烟肼期间应注意及时补充维生素 B_6，预防神经毒性的发生。异烟肼大剂量中毒时也可用等剂量的维生素 B_6 解救。另外，癫痫患者合用异烟肼和苯妥英钠时会出现过度镇静或者运动失调。

2. 肝脏毒性 可损伤肝细胞，升高转氨酶，少数患者可出现黄疸，严重者可发生多发性肝小叶坏死，甚至死亡。这可能是因为异烟肼的代谢产物乙酰化异烟肼与肝细胞结合，导致肝细胞坏死。因此用药期间应定期检查肝功能，肝病患者慎用。合用利福平时，肝毒性的风险明显增高。

3. 其他 包括皮疹、发热、口干、上消化道不适、男性乳房发育等，罕见但严重的有粒细胞减少、血小板减少、贫血、系统性红斑狼疮等。

利福平(rifampicin)

利福平是利福霉素 SV 的人工半合成品，为橘红色结晶粉末。作为目前临床广泛应用的一线抗结核病药，它具有杀菌力强、毒性低、口服方便等优点。

【药代动力学】 口服吸收好，吸收率可达 90%～95%，血药达峰时间为 2～4 h。进食后服用，会延迟达峰时间并降低峰浓度，应空腹服用。对氨基水杨酸都会减少其吸收，需要两药合用时，应间隔 8～12 h。吸收后广泛分布于全身大部分组织和体液中，穿透力强，能进入胸腔积液腹水、结核空洞、痰液。虽然脑脊液中浓度低，但脑膜炎时通透性增加，可达到有效浓度。在唾液中也能达到有效浓度。可透过胎盘，进入胎儿体循环中。血浆蛋白结合率为 80%～91%。该药主要在肝内被代谢为 25－O－去乙酰利福平，其抗菌能力相当于利福平的 1/8～1/10。本药为典型的肝药酶诱导剂，连续服用 6～10 天后会加快自身和其他药物的代谢。利福平主要经胆汁从肠道排泄，存在肝肠循环，延长了作用时间，而代谢物去乙酰利福平无肝肠循环。60%～65%的给药量会通过粪便排出，6%～15%以原形经尿排出。在肾功能不全的患者中不会产生蓄积。也可分泌到乳汁中。由于利福平和代谢产物都是橘红色，因此服药后，尿、粪、唾液、泪液、痰和汗液等被染成橘红色。

【抗菌作用】 抗菌谱广且作用强。对结核分枝杆菌、麻风分枝杆菌、耐药金葡菌、肺炎链球菌、链球菌属、肠球菌属、炭疽芽孢杆菌、脑膜炎奈瑟菌、淋病奈瑟菌有强大杀灭作用。对革兰阴性杆菌也有抑制作用，例如大肠埃希菌、变形杆菌、流感嗜血杆菌。高浓度时对沙眼衣原体、鹦鹉热衣原体、立克次体等也有良好的抑制作用。和异烟肼类似，利福平对繁殖期的结核杆菌作用最强，对静止期的结核杆菌作用较弱，抗菌强度也和浓度有关，高浓度杀菌，低浓度抑菌，并且疗效与异烟肼相当。

其抗菌作用机制是和细菌 DNA 依赖性的 RNA 多聚酶 β 亚单位特异结合，阻碍了多聚酶和 DNA 模板的结合，从而使细菌 mRNA 的合成不能完成，转录过程被中断。利福平对人和动物细胞内 RNA 多聚酶没有影响。

结核杆菌对单独使用的利福平很容易产生耐药性，这可能是细菌 RNA 多聚酶的基因突变引起的。因此，利福平需和其他抗结核病药合用，以防耐药性的产生，同时也可增强疗效。但利福平和其他抗菌药没有交叉耐药性。

【临床应用】

1. 结核病　主要和其他抗结核病药联合用于各种类型结核病及重症患者的初治和复治，包括结核性脑膜炎。

2. 麻风病　和氨苯砜等抗麻风病药联合治疗麻风病，是最重要的治疗麻风病药物之一。

3. 其他　利福平由于存在肝肠循环，在胆汁中的浓度较高，也常用于重症胆道感染。治疗耐药金葡菌及其他敏感菌的感染。也可用于脑膜炎奈瑟菌及流感嗜血杆菌所致的脑膜炎。局部用药治疗沙眼、急性结膜炎及病毒性角膜炎。

【不良反应】 发生率较低且轻微。

1. 胃肠道反应　胃肠道反应多不严重，常见恶心、呕吐、腹痛、腹泻。

2. 肝毒性　长期大剂量应用可引起肝损伤，表现为黄疸、肝大、肝功能减退等，严重可致死亡。慢性肝病、酒精中毒、老年人或合用异烟肼时，容易出现肝毒性。用药期间应定期检查肝功能，严重肝病、胆道阻塞患者禁用。

3. “流感综合征”　大剂量间隔给药时可诱发发热、寒战、头痛、肌肉酸痛等类似感冒的症状，其发生和剂量、间隔时间有明显相关，因此这种间隔给药方法已经被淘汰。

4. 过敏反应 极少数服用者出现药疹、药热，偶见间质性肾炎、肝炎前驱症状、血小板计数减少等。

5. 其他 动物实验表明有致畸作用，妊娠早期禁用。

乙胺丁醇(ethambutol)

乙胺丁醇是人工合成的乙二胺衍生物，属于一线抗结核病药。

【药代动力学】 口服生物利用度达 75%～80%，2～4 h 内血药浓度达峰。除脑脊液外，广泛分布全身各组织和体液中，在肾、肺、唾液和尿液中的浓度很高，但胸腔积液、腹水浓度很低，红细胞内药物浓度相等或高于血浆。可通过胎盘进入胎儿体循环，也可分泌进入乳汁，乳汁浓度相当于母体血液浓度。血浆蛋白结合率为 20%～30%。少部分会在肝脏内被代谢为无活性的醛及二羧酸衍生物并经肾排泄，大部分以原形通过肾排泄，故肾功能不全可发生蓄积，应慎重使用。

【抗菌作用】 其作用机制可能是和二价金属离子(如 Mg^{2+})络合，阻止菌体内亚精胺和 Mg^{2+}络合，干扰了细菌 RNA 的合成，从而抑制细菌繁殖。因此，乙胺丁醇只对繁殖期结核分枝杆菌有较强的抑制作用，对异烟肼或链霉素耐药的结核分枝杆菌也有效，但对其他细菌无效。单独应用时，结核分枝杆菌对其可产生耐药性，还未发现和其他抗结核病药有交叉耐药性。

【临床应用】 主要与其他抗结核药合用治疗各种类型的肺结核和肺外结核，特别适合对链霉素和异烟肼耐药的患者。治疗初治患者时多与异烟肼和利福平合用，治疗复治患者时多与利福平和卷曲霉素合用。由于其有效、低不良反应发生率、耐药性发生慢等优点，目前已取代对氨基水杨酸钠成为一线抗结核药。

【不良反应】 治疗剂量下的不良反应较少。连续大剂量使用 2～6 个月会产生严重的毒性反应，常见的是球后视神经炎引起的视力减退、视野缩小、红绿色盲等，可为单侧或双侧，因此需左右分开检查。如及时停药并给予大剂量的维生素 B_6 治疗，还有可能恢复，故用药期间应定期检查视力。还可见恶心、呕吐等胃肠道反应。较少发生高尿酸血症、急性痛风等，痛风患者慎用。罕见皮疹、发热等过敏反应以及失明、中性粒细胞减少等严重不良反应。

吡嗪酰胺(pyrazinamide)

【药代动力学】 口服吸收完全，2 h 血药浓度达峰。广泛分布于全身组织和体液中，脑脊液中药物浓度与血药浓度相近。血浆蛋白结合率为 10%～20%。主要在肝内水解为活性代谢产物吡嗪酸，进一步羟化成无活性的 5-羟吡嗪酸，代谢物经肾小球滤过排出，少部分吡嗪酰胺以原形直接经肾排泄。

【抗菌作用】 仅对结核分枝杆菌有较强的抗菌作用，对其他分枝杆菌或微生物无效，弱于异烟肼、利福平、链霉素。药物浓度和细菌敏感度决定其是杀菌还是抑菌作用。酸性环境($pH \leqslant 5.6$)利于其发挥抗菌作用。单用时，结核分枝杆菌会对其迅速产生耐药性，因此需和其他抗结核药合用。和其他抗结核病药无交叉耐药性。

【临床应用】 主要用于对其他抗结核病药已经耐药或不能耐受的复治患者，是短程化疗中三联或四联方案的重要组成，与异烟肼即利福平合用时可产生协同作用。

【不良反应】 大剂量长期使用后经常发生严重肝损害，表现为转氨酶升高、黄疸，严重至肝坏死，甚至死亡。用药期间应定期检查肝功能，肝功异常者禁用。目前的临床用量比较安全。尚可抑制尿酸盐排泄，引起高尿酸血症，诱发痛风，痛风史者慎用。该药毒性大，儿童不宜用。孕妇也禁用。哺乳期使用对乳儿的危害尚不能排除。

链霉素(streptomycin)

链霉素是最早发现有效的抗结核病药。但是口服生物利用度很差，必须注射给药。疗效弱于异烟肼和利福平，在体内只有抑制作用。透膜能力弱，不能进入细胞内起效，主要对细胞外的结核杆菌有作用；不容易进入纤维化、干酪样和厚壁空洞病灶；不易透过血-脑屏障，对结核性脑膜炎疗效很差。单用时，链霉素很容易对其产生耐药性，而且长期使用后出现耳毒性的概率很高，目前只与其他抗结核病药联合应用，几乎不用于重症肺结核。

二、 二线抗结核病药

对氨基水杨酸钠(para-aminosalicylic acid)

对氨基水杨酸钠为人工合成的二线抗结核药。该药在水溶液中不稳定，见光可分解变色，静脉滴注的溶液应新鲜配制，并在避光条件下使用。

【药代动力学】 口服吸收完全且迅速。可分布到肾、肺、肝等和各种体液中，在干酪样组织和胸水中达到较高浓度，但不易透过血-脑屏障进入脑脊液。主要在肝内代谢为无活性的乙酰化物，代谢物和部分药物以原形经肾排泄。

【抗菌作用】 仅对结核杆菌有效，对其他细菌无效，抗菌作用比一线抗结核病药差。该药化学结构类似于对氨基苯甲酸，可以竞争性抑制二氢叶酸合成酶，干扰二氢叶酸的合成而抑制结核分枝杆菌的繁殖生长。

【临床应用】 在临床上主要和异烟肼及链霉素合用，以延缓异烟肼和链霉素耐药性，增强疗效。但不与利福平合用，因为对氨基水杨酸钠会降低利福平的吸收。

【不良反应】 多为胃肠道反应及过敏反应。其乙酰化代谢物浓度低，经肾排泄时可析出结晶而损伤肾组织。

三、 新一代抗结核病药

利福定(rifandin)和利福喷丁(rifapentine)

利福定和利福喷丁都是人工合成的利福霉素衍生物，因此它们的抗菌谱、作用机制和耐药都与利福平相似，但抗菌效果要比利福平好。利福平和利福喷丁单用都容易产生耐药性，因此一般与其他抗结核药，如异烟肼、乙胺丁醇等合用。利福定与利福平有交叉耐药现象，不适于对利福平耐药的患者。由于利福定的稳定性差，容易因晶型改变而失效，并且治疗后复发率较高，目前临床上已经很少用。利福喷丁的特点是长 $t_{1/2}$(26 h)，因此每周只需要给药2次。利福喷丁还有一定的抗 HIV 能力，应用前景好。由于利福喷丁的临床应用时间还不长，还需对其疗效和不良反应进行更多的观察与评价。

氟喹诺酮类药物

部分氟喹诺酮类药物对结核分枝杆菌有较好的抗菌作用，对一些多重耐药的菌株也有效，并且和其他抗结核病药没有交叉耐药性，因此成为治疗耐药结核杆菌感染的主要选择之一。氧氟沙星是氟喹诺酮类药物中第 1 个用于治疗结核病的，主要用于复治耐多药慢性肺结核。由于左氧氟沙星抗结核杆菌活性比氧氟沙星更强，目前在临床上应用地更多。司帕沙星抗结核杆菌作用比氧氟沙星强 4 倍，$t_{1/2}$ 长达 18～21 h，每天只需给药一次，也主要用于耐多药结核病的治疗。

四、抗结核病药的应用原则

1. 早期用药 患者一旦确诊后就应立即给予药物治疗。早期病灶内的结核杆菌繁殖旺盛，对抗结核药敏感，容易被抑制或杀灭；患者在早期时抵抗力较好，吞噬细胞功能活跃；早期结核多为浸润性，病灶的血流丰富，药物容易被转运进入病灶，靶点药物浓度高。而晚期病灶出现纤维化、干酪化以及形成厚壁空洞，药物不易渗透进入病灶，疗效不佳。

2. 联合用药 异烟肼、利福平、乙胺丁醇和链霉素对大多数之前没有接触过抗结核药的结核分枝杆菌作用很强，但结核病对药物治疗的反应非常慢，单独用药很容易产生耐药性，另外大剂量长期服用也会容易导致毒性反应出现。因此在结核病治疗中都联合使用两种或两种以上的药物以提高疗效、缩短疗程、降低毒性、防止或延缓耐药性的产生。根据患者病情和抗结核病药的特点，一般以异烟肼为基础，加用 1～3 个其他药物，并保证其中至少有 2 个对结核分枝杆菌敏感。对于重症结核病，一开始就应该采用 4 个或者更多药物联用。

3. 适量用药 适量用药是指用药剂量要选择适当。剂量不足时，组织内的药物达不到有效浓度，疗效不佳，并且容易产生耐药菌株，最后治疗失败；剂量过大则容易产生严重不良反应，使治疗被迫中断。

4. 坚持全程规律用药 结核分枝杆菌有时会处于对抗结核药不敏感的静止期，也会位于药物难以到达的位置。因此，结核病治疗全程应坚持长期有规律用药、治疗一旦启动，就应该严格执行既定的治疗方案，不能随意改变药物种类、剂量、给药方法、给药途径等，直至完成所规定的疗程。如果过早停药，已被抑制的细菌会再度繁殖或迁移，导致治疗失败，结核病复发。结核治疗初始阶段应采用强化治疗，病情得到控制后采用维持治疗以巩固治疗并防止复发。

第二节 抗麻风病药

麻风病是由麻风杆菌引起的一种慢性接触性传染病，症状为麻木性皮肤损伤、神经粗大，严重时导致肢端残废。目前临床上最重要的抗麻风病药是砜类化合物，包括氨苯砜、苯丙砜和醋氨苯砜。其他类型的药物有氯法齐明、巯苯咪唑、利福平、罗红霉素和克拉霉素等。抗麻风病药单独使用容易产生耐药性，通常都联合使用。

氨苯砜(dapsone)

氨苯砜是目前治疗麻风病的首选药物。其他砜类药物也都是氨苯砜的衍生物，必须在体内代谢为氨苯砜或乙酰氨苯砜才能起作用，例如苯丙砜和醋氨苯砜。

【药代动力学】 口服吸收较缓慢但是完全，给药 4～8 h 血药浓度才达峰。吸收后广泛分布于全身各组织和体液中，肝、肾、皮肤和肌肉等组织中的药物浓度最高，特别是病变皮肤中的药物浓度要高于正常皮肤。大部分药物在肝内被代谢成乙酰化产物，然后经肾排泄，也有部分会通过胆汁排泄，形成明显的肝肠循环，因此在体内滞留时间长，$t_{1/2}$ 长达 10～50 h，临床上多采用周期性间歇给药方案，防止蓄积中毒。

【作用与应用】 抗菌谱与作用机制和磺胺类药物相似，也是通过阻碍叶酸合成来起作用，因此其抗菌作用会被对氨苯甲酸拮抗。氨苯砜是麻风病的首选药，对麻风杆菌有较强的抑制作用。用药 3～6 个月后，症状就可得到明显控制，1～3 年后，麻风杆菌逐渐消失，但神经损害的恢复或瘤型麻风病患者的麻风杆菌消失需更长时间，甚至 5 年。长期单用氨苯砜易产生耐药性，因此通常和利福平、氯法齐明联合用药。

【不良反应】 常见的不良反应是溶血性贫血和发绀，葡萄糖－6－磷酸脱氢酶(G－6－PD)缺乏者的风险更高。其次就是高铁血红蛋白症。也会引起胃肠道反应、头痛、周围神经病变、过敏反应等。剂量过大还可引发肝毒性和剥脱性皮炎，应经常检查肝功能。治疗早期或剂量增量过快，还可导致麻风症状加剧，称为“氨苯砜综合征”，临床表现为发热、不适、剥脱性皮炎、黄疸伴肝坏死、淋巴结肿大、贫血等。一般认为氨苯砜综合征是菌体裂解产生的磷脂类颗粒导致机体产生，是预后良好的一种表现，此时可以减药量或改用其他抗麻风病药，必要时也可采用糖皮质激素或沙利多胺进行治疗。严重贫血、G－6－PD 缺乏、肝肾功能不良、过敏及精神病患者禁用氨苯砜。

氯法齐明(clofazimine)

氯法齐明可以抑制麻风杆菌，对耐砜类药物的细菌也有效，和其他药物合用对结核分枝杆菌等也有效，还有抗炎作用。临床上常和氨苯砜或利福平合用治疗各种类型麻风病。主要不良反应是在皮肤和角膜色素沉着，使它们呈现红棕色，也可使尿、痰、汗液呈现红色。

利福平(rifampicin)

利福平对麻风杆菌以及对氨苯砜耐药的菌株有杀菌作用，并且起效比氨苯砜快，毒性小，是治疗麻风病的联合治疗的必要组成。

（相小强）

参考文献

1. 国家药典委员会编. 中华人民共和国药典临床用药须知(化学药和生物制品卷). 北京：中国医药科技出版社，2010
2. 金有豫，汤光. 新编药物学. 北京：人民卫生出版社，2011
3. 杨宝峰. 药理学. 北京：人民卫生出版社，2013
4. 颜光美. 药理学. 北京：高等教育出版社，2009

第四十二章　抗 真 菌 药

真菌(fungus)的种类多，致病机制复杂。一般将真菌感染按病变部位分为浅表真菌感染和深部真菌感染。浅表真菌感染是由癣菌侵犯皮肤、毛发、指(趾)甲等体表部位造成的，发病率高，危害性较小。深部真菌感染是由念珠菌和隐球菌侵犯内脏器官及深部组织造成的，发病率较低，难以治疗且危害性大，常可危及生命。近年来，随着广谱抗生素、糖皮质激素、抗肿瘤药、免疫抑制剂的广泛应用和侵入性治疗方法的大量开展，导致菌群失调、真菌耐药性增强及机体对真菌的抵抗力下降，致使深部真菌病的发病率日趋增高。

抗真菌药(antifungal agents)是指可抑制或杀灭真菌的药物。抗真菌药按作用部位可分为治疗浅表真菌感染药物和抗深部真菌感染药物；按化学结构可分为多烯类、唑类(包括咪唑类和三唑类)、烯丙胺类、棘白菌素类、抗生素类、有机酸类、嘧啶类等(表 42－1)。抗真菌

表 42－1　抗真菌药分类

类型	化学结构	常 用 药 物
浅表真菌感染	多烯类	克念菌素(cannitracin)、美帕曲星(mepartricin)、那他霉素(natamycin)、喷他霉素(pentamycin)
	非多烯类	灰黄霉素(grisovin)
	咪唑类	克霉唑(clotrimazole)、益康唑(econazole)、咪康唑(miconazole)、酮康唑(ketoconazole)、布康唑(butoconazole)、硫康唑(sulconazole)、噻康唑(tioconazole)、异康唑(isoconazole)、氯康唑(croconazole)、联苯苄唑(bifonazole)、氯苄甲咪唑(chlormidazole)、氯咪巴唑(climbazole)、依柏康唑(eberconazole)、芬替康唑(fenticonazole)、萘替康唑(neticonazole)、氟曲马唑(flutrimazole)、拉诺康唑(lanoconazole)、奥莫康唑(omoconazole)、奥昔康唑(oxiconazole)、丝他康唑(sertaconazole)
	烯丙胺类	萘替芬(naftifine)、特比萘芬(terbinafine)、布替萘芬(butenafine)
	有机酸类	醋酸(acetic acid)、乳酸(lactic acid)、水杨酸(salicylic acid)、丙酸(propionic acid)、丙酸钠(sodium propionate)、丙酸钙(calcium propionate)、十一烯酸(undecenoic acid)、十一烯酸钙(calcium undecenoate)、十一烯酸锌(zinc undecenoate)
	对吗啉类	阿莫罗芬(amorolfine)
	其他	溴氯柳苯胺(bromochlorosalicylanilide)、利拉萘酯(liranaftate)、二硫化硒(selenium disulfide)、氯苯苷醚(chlorphenesin)、吡酮胺(ciclopirox olamine)、氯羟喹(cloxyquine)、芬替克洛(fenticlor)、吡咯尼群(pyrrolnitrin)、西卡宁(siccanin)、托西拉酯(tolcidlate)、托萘酯(tolnaftate)、三醋汀(triacetin)
深部真菌感染	多烯类	两性霉素 B(amphotericin B)、制霉菌素(nystatin)、球红霉素(globoroseomycin)、甲帕霉素(methylpartricin)
	三唑类	氟康唑(fluconazole)、伊曲康唑(itraconazole)、伏立康唑(voriconazole)、泊沙康唑(posaconazole)、福司氟康唑(fosfluconazole)
	嘧啶类	氟胞嘧啶(flucytosine)、环吡酮胺(ciclopirox olamine)
	棘白菌素类	卡泊芬净(caspofungin)、米卡芬净(micafungin)、阿尼芬净(anidulafungin)

药的作用机制复杂，可通过破坏真菌细胞壁或细胞膜形成、干扰核酸的合成等不同机制起到抑菌或杀菌作用(图 42－1)。

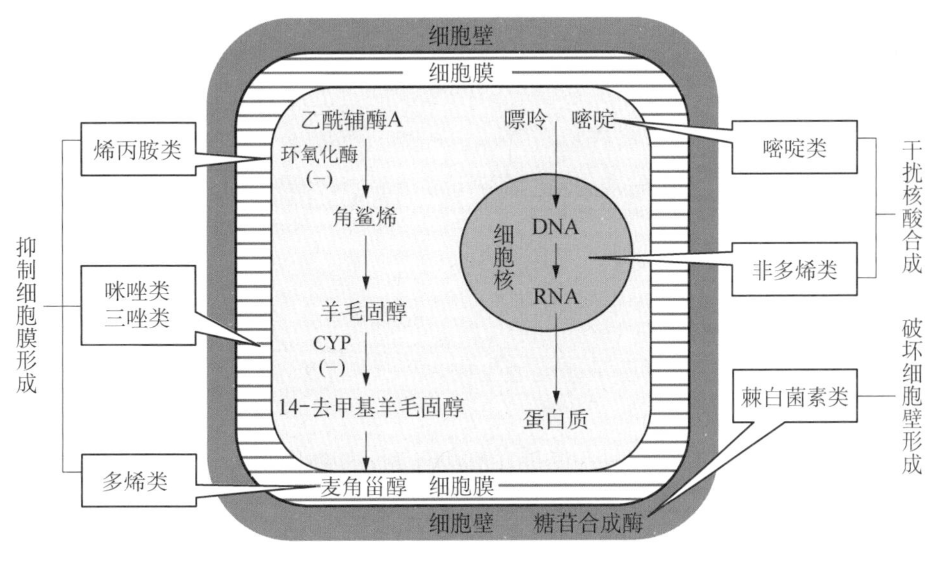

图 42－1 抗真菌药的作用机制

(引自 袁秉祥，臧伟进.图表药理学.北京：人民卫生出版社，2010，经过修改)

不同的抗真菌药其抗菌谱和抗菌活性存在差异，其中多烯类的两性霉素 B 抗菌谱最广。唑类抗菌谱和抗菌活性差异较大，部分有抗曲霉菌活性。咪唑类因毒性较大，目前多用于浅表真菌或皮肤念珠菌感染的局部治疗。三唑类均可用于治疗深部真菌感染。其中氟康唑对念珠菌疗效差，对曲霉和接合菌无抗菌活性。伊曲康唑和伏立康唑对念珠菌的抗菌活性优于氟康唑，并且对氟康唑耐药的念珠菌也有较强的抗菌活性，两者均有抗曲霉活性，但对接合菌感染均无效。该类药物对肝肾功能有一定的影响。棘白菌素类的卡泊芬净除对隐球菌、镰刀霉菌等疗效较差外，对其他临床常见真菌如念珠菌、曲霉菌均有较好的抗菌作用。就安全性而言，与两性霉素 B 相比，卡泊芬净、伏立康唑、伊曲康唑毒性降低，尤以卡泊芬净最为明显。目前治疗深部真菌感染的药物如两性霉素 B、氟胞嘧啶、氟康唑、伊曲康唑等，在临床治疗中取得了较好效果，但这些药物均存在一定的毒性，限制了其大量和长期应用。

随着抗真菌药的广泛应用，真菌耐药性问题日趋严重，给抗真菌治疗带来严峻的挑战。就耐药性而言，多烯类和棘白菌素类抗真菌药产生耐药菌较少见，而真菌对唑类药物的耐药，特别是对氟康唑的耐药，最常出现于 HIV 患者口腔黏膜白念珠菌感染长时间使用氟康唑治疗后。近年来，由于氟康唑的选择性压力，其他种类的念珠菌如光滑念珠菌、克柔念珠菌及新生隐球菌也出现耐药菌株。为了减少真菌耐药性的产生，临床上需要合理使用抗真菌药，同时改善感染宿主的免疫功能。此外，需要研究人员不断发现新的作用靶点，开发更多高效、低毒的广谱抗真菌药物。

第一节　抗浅表真菌感染药物

浅表真菌病，即皮肤、毛发、甲床癣菌感染所致疾病。治疗大多采用抗真菌药局部应用，如烯丙胺类药物特比萘芬，咪唑类药物克霉唑、咪康唑、酮康唑等。其中，酮康唑也可用于深部真菌感染。少数药物如灰黄霉素、特比萘芬可供口服治疗癣病。

一、咪唑类

咪康唑(miconazole)

咪康唑为人工合成的1-苯乙基咪唑衍生物，是一种高效、安全、广谱抗真菌药，对致病性真菌几乎都有作用。

【药代动力学】 本品静脉注射后迅速在肝中代谢，约18%的非活性代谢物自尿中排出。药代动力学曲线表明是三室开放型的，半衰期($t_{1/2}$)分别为0.4、2.1和24.1 h。肾功能不全包括进行血液透析的患者，其药代动力学曲线并不改变。按照9 mg/kg剂量给药，多数病例的血药浓度可超过1 μg/ml。口服吸收差，生物利用度约25%～30%，且不易透过血-脑屏障。口服1 g后血药峰浓度仅1 μg/ml，分布$t_{1/2}$约为0.4 h，消除$t_{1/2}$约为2.1 h，终末$t_{1/2}$为20～24 h，血清蛋白结合率为90%。体内分布广泛，可渗入炎症的关节、眼球的玻璃体及腹腔中，但在脑脊液、痰液、房水中浓度均很低，对血-脑屏障的穿透性亦差。本品主要经肝脏代谢为无活性的代谢物。口服量的14%～22%自尿排出，主要为无活性的代谢物，其中不到1%为原形物。50%给药剂量的药物以原形自粪便排出。

【药理作用与机制】 本品对许多临床致病真菌如白念珠菌、曲霉、新生隐球菌、芽生菌、球孢子菌、拟酵母菌等深部真菌和一些表皮真菌，以及酵母菌等，具有抑制和杀灭作用，对葡萄球菌、链球菌和炭疽杆菌等革兰阳性菌也有抑菌作用。在4 mg/L浓度时可抑制大部分真菌生长，芽生菌属、组织浆胞菌属对其呈现高度敏感，隐球菌属、念珠菌属、球孢子菌属等亦对本品敏感。本品通过干扰细胞色素P450(CYP450)的活性，从而抑制真菌细胞膜上麦角固醇的生物合成，损伤真菌细胞膜并改变其通透性，以致重要的细胞内物质外漏。本品也可抑制真菌的三酰甘油和磷脂的生物合成，抑制氧化酶和过氧化酶的活性，引起细胞内过氧化氢积聚，导致细胞亚微结构变性和细胞坏死。对白色念珠菌则可抑制其自芽孢转变为侵袭性菌丝的过程。

【临床应用】 本品对五官、阴道、皮肤等浅表真菌感染有效，也可用于深部真菌病的治疗。

【不良反应及注意事项】

（一）不良反应

(1) 心血管系统：快速注射可使有些患者心动过速及呼吸增快，个别患者甚至出现心脏停搏和呼吸停止；静注时形成血栓性静脉炎的发生率较高。

（2）神经系统：鞘内注射可发生蛛网膜炎，也可引起感觉过敏、欣快及头晕目眩，但是罕见而轻度的。

（3）消化系统：可发生胃肠道反应，如恶心、呕吐、食欲缺乏、腹胀、腹泻等，口服及静脉给药时均可发生。

（4）造血系统：可发生血细胞比容下降、白细胞减少和低钠血症。偶可发生正常红细胞性贫血或血小板减少，停药后可迅速恢复正常。

（5）过敏反应：少数患者可发生皮肤瘙痒、皮疹、发红、头晕、水疱、发冷和发热等过敏反应，偶有发生过敏性休克者。

（二）注意事项

（1）静滴时务必先将注射液稀释，且不可与一些组成复杂的输液配伍。

（2）由于可引起心脏骤停、过敏反应、血细胞减少等不良反应，应在严密观察下用药，用药期间应检查血红蛋白、血细胞比容、电解质和血脂等，遇有异常反应及时处理。

【禁忌证】 对本品过敏者及婴儿、妊娠期妇女、孕妇、肝功能障碍患者禁用。

酮康唑(ketoconazole)

本品为广谱抗真菌药，可用于由皮真菌、酵母菌及其他真菌引起的皮肤、指(趾)甲感染，以及由酵母菌(如念珠菌等)和革兰阳性细菌引起的阴道感染和继发感染。本品亦可用于治疗全身真菌感染，如全身念珠菌病、球孢子菌病、副球孢子菌病、组织胞质菌病、芽生菌病等。本品局部外用几乎不经皮肤吸收。作用机制主要为高度选择性干扰真菌CYP450的活性，从而抑制真菌细胞膜上麦角固醇的生物合成，损伤真菌细胞膜，改变其通透性，导致重要的细胞内物质外漏。本品口服可引起肝毒性，恶心、呕吐等胃肠道反应，男性乳房发育等不良反应；外用可见刺痛或其他局部刺激症状，偶见瘙痒等过敏反应。由于本品有严重肝毒性反应发生，目前已很少用于治疗侵袭性真菌感染。孕妇、哺乳期妇女、2岁以下婴幼儿患者应避免应用本品，确有指征使用时应在医师指导下使用。对本品过敏者禁用。

克霉唑（clotrimazole）

本品为广谱抗真菌药，对多种真菌尤其是白色念珠菌具有较好抗菌作用，对深部真菌作用不及两性霉素B。口服吸收差，一次服3 g，血药峰浓度仅1.29 mg/L，$t_{1/2}$为3.5～5.5 h。连续给药时，由于肝药酶诱导作用可使血药浓度降低。本品作用机制主要是抑制真菌细胞膜的合成，以及影响其代谢过程。目前仅局部用于治疗浅部真菌病或皮肤黏膜的念珠菌感染，如手足癣、体癣、耳道、阴道霉菌病等。本品毒性大，口服有胃肠道反应、肝功异常及白细胞计数减少等，现已少用。

二、烯丙胺类

特比萘芬（terbinafine）

本品为烯丙胺类广谱抗真菌药，主要用于治疗浅表真菌引起的皮肤、指甲感染。

【药代动力学】 本品口服吸收约70%。口服250 mg，2 h内血药浓度达峰值0.97 μg/ml。在50～750 mg剂量范围内血药浓度呈正比递升。吸收$t_{1/2}$为0.8～1.1 h，分布$t_{1/2}$为4.6 h，

$t_{1/2\beta}$为 16～17 h。本品在体内与血浆蛋白高度结合(99%)，分布容积 V_d 约 950 L，在皮肤角质层与指甲内有较高浓度，并持续一段时间。特比萘芬至少被 7 种 CYP450 异构酶，如 CYP2C9、CYP1A2、CYP3A4、CYP2C8 及 CYP2C19 等迅速和广泛地代谢。代谢产物由尿排泄，肝、肾功能不全者本品的血药浓度升高。

【药理作用与机制】 本品对皮肤、毛发和指(趾)甲的致病性真菌，包括皮肤癣菌，如毛癣菌(如红色毛癣菌、须癣毛癣菌、疣状毛癣菌、断发毛癣菌、紫色毛癣菌)、小孢子菌(如犬小孢子菌)、絮状表皮癣菌以及念珠菌属(如白念珠菌)和糠秕癣菌属的酵母菌均有广泛的抗真菌活性。对皮肤真菌有杀菌作用，对白念珠菌则起抑菌作用。本品通过抑制真菌麦角固醇生物合成中的鲨烯环氧化酶，引起麦角固醇的缺乏以及鲨烯在细胞内积聚，从而导致真菌细胞死亡而杀菌。

【临床应用】 可治疗由皮真菌如发癣菌、犬小孢子菌和絮状表皮癣菌引起的皮肤、头发真菌感染。临床上主要用于治疗大面积、严重的体癣、股癣、足癣、头癣，皮真菌(丝状真菌)感染引起的甲癣，念珠菌引起的皮肤酵母菌感染。

【不良反应与注意事项】

(一) 不良反应

不良反应主要包括消化道反应，如腹胀、食欲缺乏、恶心、轻度腹痛、腹泻等以及皮疹，偶见味觉改变。本品有一定的肝毒性，已发现肝损害病例，其症状是胆汁淤积，停药后恢复缓慢。

(二) 注意事项

(1) 肝肾功能不全者慎用。2 岁以下儿童、妊娠期妇女使用要权衡利弊。

(2) 进食高脂食物可使本品的生物利用度增加约 40%。

(3) 如出现皮肤过敏反应、味觉改变，应停止用药。

【禁忌证】 对本品过敏者、严重肝肾功能不全者禁用。

第二节 抗深部真菌感染药物

一、多烯类

多烯类抗真菌药主要包括两性霉素 B、制霉菌素、球红霉素、甲帕霉素等抗生素。本类药物抗真菌谱广、抗菌活性强。

两性霉素 B(Amphotericin B)

本品是从链霉菌(streptomycesnodosus)培养液中分离而得的一类多烯类抗真菌药，是临床上应用最早的抗真菌药。目前临床上除两性霉素 B 注射剂、软膏、栓剂、阴道泡腾片外，尚有两性霉素 B 胆固醇复合体(ABCD)、两性霉素 B 脂质复合体(ABLC)等新制剂应用，后两者主要用于不能耐受两性霉素 B 去氧胆酸盐治疗或经其治疗无效的侵袭性真菌感染。

【药代动力学】 口服吸收少且不稳定。成人每日口服 1.6～5 g，连续 2 天后血药浓度也仅有微量，为 0.04～0.5 μg/ml，体液(除血液外)中浓度很低，脑脊液微量。静脉滴注起始剂量为 1～5 mg，逐步增加至每天 0.65 mg/kg 时，C_{max}为 0.5～2 mg/L，C_{ss}为 0.5 mg/L。本品与组织结合量大，与组织结合后可逐渐释放，故有双相 $t_{1/2}$，开始 $t_{1/2}$为 24 h，终末 $t_{1/2}$为 15 d。血浆蛋白结合率为 91%～95%。体内分布广，在肾组织中浓度最高，其次为肝、脾、肾上腺、肺、甲状腺、心、骨骼肌、胰腺等，有炎症的胸腔积液、腹水、滑膜液及眼房水中的药物浓度约为同期血药浓度的 2/3。本品在体内经肾脏缓慢排泄，每日约有给药量的 2%～5%以原形排出，7 天内自尿排出给药量的 40%。停药后自尿中排泄至少持续 7 周，在碱性尿液中药物排泄增多。本品不易通过透析清除。体内代谢途径尚不清楚。

【药理作用与机制】 本品几乎对所有真菌均有抗菌作用。对本品敏感的真菌有：念珠菌属、新型隐球菌、皮炎芽生菌、组织胞浆菌、球孢子菌属、孢子丝菌属。本品通过与敏感真菌细胞膜上的甾醇结合，损伤膜的通透性，导致细胞内重要物质如钾离子、核苷酸和氨基酸等外漏，从而破坏细胞的正常代谢，抑制其生长，导致真菌死亡。

【临床应用】

(1) 适用于下列真菌感染的治疗：隐球菌病、皮炎芽生菌病、播散性念珠菌病、球孢子菌病、组织胞浆菌病、马尔尼菲青霉病；由毛霉、犁头霉属和蛙粪霉属等所致的毛霉菌病；由申克孢子丝菌引起的孢子丝菌病；由曲霉所致的侵袭性曲霉病等。

(2) 外用于着色真菌病，灼烧后皮肤真菌感染，曲霉或隐球菌感染，真菌性角膜溃疡。

(3) 可作为美洲利什曼虫病的替代治疗药物。

【不良反应与注意事项】

(一) 不良反应

本品毒性大、不良反应多见，主要包括：

1. 输液反应 静滴过程中或静滴后数小时发生寒战、高热、严重头痛、恶心和呕吐，有时可出现血压下降、眩晕等。本品局部刺激性大，注射部位可发生血栓性静脉炎。

2. 肾功能损害 几乎所有患者均出现不同程度的肾功能损害，尿中可出现红、白细胞、蛋白和管型，血尿素氮及肌酐升高，肌酐清除率降低，也可引起肾小管性酸中毒。

3. 消化系统反应 可出现腹泻、消化不良、食欲缺乏、体重减轻等。

4. 低钾血症 由于大量钾离子排出可引起低钾血症。

5. 血液系统毒性反应 可发生正常红细胞性贫血，白细胞或血小板减少也偶有发生。

6. 肝毒性 较少见，偶可发生肝细胞坏死、急性肝功能衰竭。

7. 心血管系统反应 静滴过快时可引起心室颤动或心脏骤停。本品所致的电解质紊乱亦可导致心律紊乱的发生。

8. 神经系统毒性 视力模糊或复视、癫痫样发作，偶见多发性神经病变。鞘内注射本品可引起严重头痛、发热、呕吐、颈项强直、下肢疼痛、尿潴留等，严重者下肢截瘫。

(二) 注意事项

(1) 本品毒性大、不良反应多见，但它又常是某些致命性全身真菌感染的唯一有效的治疗药物，因此本品的使用必须从其拯救生命的效益和可能发生的不良反应的危险性两方面权衡考虑。

(2) 由于本品毒性明显，故主要用于诊断已明确的深部真菌感染，且病情危重呈进行性发展者。对临床真菌感染征象不明显，仅皮肤或血清试验阳性的患者不宜选用。

(3) 应用本品时可发生过敏性休克。如果用药过程中出现呼吸窘迫，应立即停药并予以抢救措施，并不可再使用本品。

(4) 治疗期间应注意监测以下项目：肾功能、肝功能、周围血象及血钾。

【禁忌证】 对本品过敏及严重肝病的患者禁用。

制霉菌素（Nystatin）

1950 年，科学家发现土壤微生物 Streptomyces noursei 能分泌一种抗霉菌的物质，从而发现了第一种抗霉菌的抗生素——制霉菌素。制霉菌素是一种多烯类抗生素，能抑制真菌和皮藓菌的活性，对念珠菌属的抗菌活性高，对细菌则无抑制作用。本品口服不吸收，局部外用亦不被皮肤和黏膜吸收，对全身真菌感染无治疗作用。目前主要局部应用治疗口腔念珠菌感染。本品口服较大剂量时可发生腹泻、恶心、呕吐和上腹疼痛等消化道反应。局部应用后可能引起过敏性、接触性皮炎。本品口服除念珠菌肠炎外，不宜用作其他深部真菌病的治疗。

二、 三唑类

本类抗真菌药物主要包括氟康唑、伊曲康唑和伏立康唑等。

氟康唑(Fluconazole）

本品为广谱抗真菌药，抗菌谱与酮康唑相似，体外抗真菌作用不如酮康唑，但其体内抗真菌作用比酮康唑强 10～20 倍。

【药代动力学】 本品口服吸收良好，t_{max}为 1～2 h，生物利用度可达 90%以上。空腹服用本品后 0.5～1.5 h，血药浓度达峰值，血浆 $t_{1/2}$ 约为 30 h，肾功能减退时明显延长。血药浓度与剂量成正比。单次口服本品 100 mg，平均血药峰浓度(C_{max})为 4.5～8 mg/L。表观分布容积(V_d)接近于体内水分总量。本品血浆蛋白结合率很低(11%～12%)，能较好地透入全身体液，在唾液和痰中的浓度接近血药浓度。在真菌性脑膜炎患者的脑脊髓液中，本品的浓度约为血药浓度的 80%。本品少量在肝脏代谢。主要自肾排泄，以原形自尿中排出给药量的 80%以上。本品的清除率与肌酐清除率成正比。血液透析或腹膜透析可部分清除本品。

【药理作用与机制】 本品对白念珠菌、大小孢子菌、新生隐球菌、表皮癣菌及荚膜组织胞浆菌等均有强力抗菌活性。作用机制主要为高度选择性干扰真菌的 CYP450 的活性，从而抑制真菌细胞膜上麦角固醇的生物合成，破坏真菌细胞膜的完整性，抑制其生长繁殖。

【临床应用】

(1) 念珠菌病：用于治疗口咽部和食管念珠菌感染；播散性念珠菌病，包括腹膜炎、肺炎、尿路感染等；念珠菌外阴阴道炎。尚可用于骨髓移植患者接受细胞毒类药物或放射治疗时，预防念珠菌感染的发生。

(2) 隐球菌病：用于治疗脑膜以外的新生隐球菌病；治疗隐球菌脑膜炎时，本品可作为两性霉素 B 联合氟胞嘧啶初治后的维持治疗药物。

（3）球孢子菌病。

（4）用于接受化疗、放疗和免疫抑制治疗患者的预防治疗。

（5）本品亦可替代伊曲康唑用于芽生菌病和组织胞浆菌病的治疗。

【不良反应与注意事项】

（一）不良反应

1. 消化道反应　表现为恶心、呕吐、腹痛或腹泻等。

2. 过敏反应　表现为皮疹，偶可发生严重的剥脱性皮炎、渗出性多形红斑。

3. 神经系统反应　头晕、头痛等。

4. 肝毒性　治疗过程中可发生轻度一过性血清氨基转移酶升高，偶可出现肝毒性症状，尤其易发生于有严重基础疾病（如艾滋病和癌症）的患者。

5. 肾功能异常　某些患者，尤其有严重基础疾病（如艾滋病和癌症）的患者，可能出现肾功能异常。

（二）注意事项

（1）本品与其他吡咯类药物可发生交叉过敏反应，因此对任何一种吡咯类药物过敏者禁用本品。

（2）本品主要自肾排出，因此治疗中需定期检查肾功能。用于肾功能减退患者需减量。

（3）本品目前在免疫缺陷者中的长期预防用药，已导致念珠菌属等对吡咯类抗真菌药耐药性的增加，故需掌握指征，避免无指征预防用药。

（4）本品可引起肝毒性，与肝毒性药物合用、服用本品 2 周以上或接受多倍于常用剂量的本品时，可使肝毒性的发生率增高，需严密观察，在治疗前和治疗期间每 2 周进行一次肝功能检查，如出现肝功能持续异常或肝毒性症状时均需立即停用本品。

（5）本品应用疗程应视感染部位及个体治疗反应而定。一般治疗应持续至真菌感染的临床表现及实验室检查指标显示真菌感染消失为止。隐球菌脑膜炎或反复发作口咽部念珠菌病的艾滋病患者需用本品长期维持治疗以防止复发。

（6）接受骨髓移植者，如严重粒细胞减少已先期发生，则应预防性使用本品，直至中性粒细胞计数上升至 1×10^{9}/L 以上后 7 天。

【禁忌证】　对本品过敏者及孕妇禁用，小儿不宜应用。

伊曲康唑（Itraconazole）

本品是三唑类广谱抗真菌药，抗菌谱与氟康唑相似，对深部真菌和浅表真菌均有抗菌作用。常用剂型包括胶囊、口服液和注射液，临床上主要用于治疗深部真菌引起的感染。

【药代动力学】　本品胶囊剂口服吸收甚差，在酸性环境中吸收增加；与食物同服，吸收量增多。单次空腹或餐后口服 100 mg 后，C_{max}分别为 0.038 mg/L 和 0.13 mg/L，AUC 分别为 0.722 mg·h/L 和 1.899 mg·h/L，血浆蛋白结合率为 99.8%。本品在肺脏、肾脏、肝脏、骨骼、胃、脾脏和肌肉中的浓度约为血药浓度的 2～3 倍。本品在脑脊液中浓度甚低。在体内主要通过肝脏 CYP3A4 酶代谢为多种代谢物，主要为羟基伊曲康唑，其抗真菌活性与伊曲康唑相似。本品以原形自粪便中排泄给药量的3%～18%，少于0.03%的给药量以药物原形自尿排出，给药量的40%自尿中以无活性的代谢物形式排出。单次给药后本品的 $t_{1/2}$ 为15～20 h，多次给药后可延长至30～40 h。

本品口服液的吸收较其胶囊剂有所改善，绝对生物利用度为55%。与胶囊剂不同，空腹服用可达最高血药浓度，餐后服用吸收减少，因此口服液不宜与食物同服。健康志愿者单次口服本品溶液（空腹）或胶囊（进食）200 mg的平均 C_{max} 分别为（0.544±0.213）mg/L（溶液）和（0.302±0.119）mg/L（胶囊），$AUC_{0\sim24h}$ 为（4.51±1.67）mg·h/L和（2.68±1.08）mg·h/L。健康志愿者口服本品溶液每日200 mg，每天1次，15天后达稳态血药浓度时 C_{max} 为（1.96±0.60）mg/L（空腹）和（1.44±0.48）mg/L（进食），$AUC_{0\sim24\,h}$ 分别为（29.37±10.29）mg·h/L和（22.82±7.10）mg·h/L。多次给药后 $t_{1/2\beta}$（39.7±13）h（空腹）和（37.4±13）h（进餐）。

HIV感染患者静滴本品注射液200 mg，2次/d，共2日，然后200 mg，1次/d，共5日，随后口服本品胶囊每次200 mg，2次/d，其稳态血药浓度在第4剂量时到达，羟基伊曲康唑的稳态血药浓度在第7剂量时到达，C_{max} 分别为（2.86±0.87）mg/L和（1.91±0.61）mg/L，$AUC_{0\sim24\,h}$ 分别为（30.61±8.96）mg·h/L和（42.45±13.38）mg·h/L。

【药理作用与机制】 本品对皮肤癣菌（毛癣菌属、小孢子菌属、絮状表皮癣菌）、酵母菌（新生隐球菌、糠秕孢子菌属、念珠菌属）、曲霉菌属、组织胞浆菌属、巴西副球孢子菌、申克孢子丝菌、着色真菌属、枝孢霉属、皮炎芽生菌以及各种其它的酵母菌和真菌感染有效。本品通过干扰CYP450的活性，从而抑制真菌细胞膜主要成分麦角固醇的合成，损伤真菌细胞膜和改变其通透性，致细胞内重要物质外漏而使真菌死亡。

【临床应用】

1. 胶囊剂 胶囊剂适用于治疗肺部及肺外芽生菌病；组织胞浆菌病，包括慢性空洞型肺部和非脑膜组织胞浆菌病；以及不能耐受两性霉素B或两性霉素B治疗无效的肺部或肺外曲霉病。本品还适用于皮肤真菌所致的足趾或（和）手指甲癣。

2. 口服液 口服液适用于中性粒细胞缺乏伴发热患者经广谱抗生素治疗无效高度怀疑真菌感染的经验治疗，应先用注射液滴注后继以口服液治疗；口咽部和食管念珠菌病的治疗。

3. 静脉注射液 静脉注射液适用于中性粒细胞缺乏伴发热患者经广谱抗生素治疗无效高度怀疑真菌感染的经验治疗；肺部及肺外芽生菌病；组织胞浆菌病，包括慢性空洞性肺部和非脑膜组织胞浆菌病；以及不能耐受两性霉素B或两性霉素B治疗无效的肺部或肺外曲霉病。

【不良反应与注意事项】

（一）不良反应

常见胃肠道不适，如厌食、恶心、腹痛和便秘。较少见的不良反应包括头痛、可逆性氨基转移酶升高、月经紊乱、头晕和过敏反应（如瘙痒、红斑、风团和血管性水肿等）。已有潜在病理改变并同时接受多种药物治疗的大多数患者，在接受伊曲康唑长疗程治疗时可见低钾血症、水肿、肝炎和脱发等症状。伊曲康唑对肝药酶的影响较酮康唑轻,但仍应警惕其肝损害,已发现肝衰竭死亡病例。本品有一定的心脏毒性,已发现充血性心衰多例且有死亡者。

(二)注意事项

(1)本品绝大部分在肝脏代谢,因而肝功能异常患者慎用。

(2)对持续用药超过 1 个月的患者,以及治疗过程中如出现食欲缺乏、恶心、呕吐、疲劳、腹痛或尿色加深的患者,建议检查肝功能。如果出现异常,应停止用药。

(3)当发生神经系统症状(如周围神经病变)时应终止治疗。

(4)对肾功能不全的患者,本品排泄减慢,建议监测本品的血药浓度以确定适宜的剂量。

(5)儿童、哺乳期妇女、患有充血性心力衰竭的患者不宜使用,除非潜在利益优于可能出现的危害。

(6)胃酸降低会影响本品的吸收,应在服用本品至少 2 h 后再服用抗酸药物(如氢氧化铝、H_2 受体拮抗剂、质子泵抑制剂)。

(7)本品的胶囊与口服液不可互换使用,因为它们的吸收程度差异较大。

【禁忌证】

对本品过敏者、孕妇、室性心功能不全者禁用。

伏立康唑(Voriconazole)

本品是新型三唑类广谱抗真菌药,是治疗侵袭性曲霉病的首选药物。

【药代动力学】 本品口服吸收迅速而完全,给药后 1~2 h 达血药峰浓度。口服后绝对生物利用度约为 96%。体内分布广泛,稳态浓度下 V_d 为 4.6 L/kg,血浆蛋白结合率约为 58%。体外试验表明,本品通过肝脏 CYP450 同工酶 CYP2C19,CYP2C9 和 CYP3A4 代谢。伏立康唑的药代动力学个体间差异很大。体内研究表明,CYP2C19 在本品的代谢中有重要作用,并显示基因多态性,在亚洲人、白种人和黑种人弱代谢者中的药物暴露量(*AUC*)差异达 2~4 倍。由于伏立康唑的代谢具有饱和性,所以其药代动力学呈非线性,暴露药量增加的比例远大于剂量增加的比例。本品主要通过肝脏代谢,主要代谢产物为 *N*-氧化物,在血浆中约占 72%。仅有少于 2%的药物以原形经尿排出。伏立康唑的终末半衰期与剂量有关。口服 200 mg 后终末半衰期约为 6 h。

【药理作用与机制】 本品抗菌谱与伊曲康唑相近,对念珠菌属(包括耐氟康唑的克柔念珠菌,光滑念珠菌和白色念珠菌耐药株)、曲菌属等多种真菌均有抗菌活性,其抗白色念珠菌和双相型真菌作用尤为突出。对多种耐氟康唑和两性霉素 B 的真菌仍有显著活性。本品作用机制主要是抑制真菌中由 CYP450 介导的 14α-甾醇去甲基化,从而抑制麦角甾醇的生物合成。

【临床应用】 适用于治疗侵袭性曲霉病,特别是对氟康唑耐药的念珠菌引起的严重侵袭性感染(包括克柔念珠菌);食管念珠菌病;不能耐受其他药物或其他药物治疗无效的赛多孢菌和镰孢霉所致的严重真菌感染;非中性粒细胞缺乏症患者念珠菌属血流感染;念珠菌属所致播散性皮肤感染、腹部、肾脏、膀胱及伤口感染。本品尤其适用于治疗免疫缺陷患者中进行性的、可能威胁生命的感染。

【不良反应与注意事项】

（一）不良反应

最常见的不良反应为视力障碍、发热、皮疹、恶心、呕吐、腹泻、头痛、幻觉、败血症、周围性水肿、腹痛以及呼吸功能紊乱。与治疗有关的，导致停药的最常见不良事件包括肝功能异常、皮疹和视力障碍。其他不良反应发生率低，患者耐受性较好。

（二）注意事项

(1) 本品禁止与CYP3A4底物，如特非那丁、阿司咪唑、西沙必利、匹莫齐特或奎尼丁合用，因为本品可增加上述药物的血药浓度，导致Q-T间期延长，可引起尖端扭转型室性心动过速。

(2) 本品禁止与利福平、利福布汀、利托那韦、卡马西平和长效巴比妥类合用，因为这些药物可以显著降低本品的血药浓度。

(3) 本品禁与麦角生物碱类药物(麦角胺、二氢麦角胺)合用。麦角生物碱类为CYP3A4的底物，两者合用会使麦角类药物的血药浓度增高导致中毒。

(4) 本品与西罗莫司合用，可以使西罗莫司的血药浓度显著增加，因此禁止同时应用这两种药物。

(5) 用药期间应注意监测肝、肾功能，尤其是肝功能、胆红素和血肌酐值。

(6) 哺乳期妇女应用本品时应停止授乳。

(7) 不推荐本品用于12岁以下的儿童患者。

【禁忌证】 对本品过敏者禁用。有其他吡咯类药物过敏史者慎用。

三、嘧啶类

氟胞嘧啶(flucytosine)

本品是目前临床比较常用的作用于核酸合成的抗真菌药物。

【药代动力学】 口服吸收迅速而完全。口服本品2 g后C_{max}为30～40 mg/L，$t_{1/2}$为2.5～6 h，t_{max}为2～4 h，生物利用度为78%～90%。静脉注射本品2 g的C_{max}约为50 mg/L，血浆蛋白结合率为2.9%～4%，V_d为(0.78±0.13) L/kg。广泛分布于肝、肾、脾、心和肺组织中，其药物浓度与血药浓度大致相仿；脑脊液中药物浓度可达同期血药浓度的60%～90%，也可进入感染的腹腔、关节腔和房水中。本品经肾小球滤过排泄，约90%以上的药物以原型自尿中排出。本品可经血液透析及腹膜透析清除。

【药理作用与机制】 本品对隐球菌属、念珠菌属和球拟酵母菌等具有较高抗菌活性。对着色真菌、少数曲霉属有一定抗菌活性，对其他真菌的抗菌作用均差。其作用机制在于可穿透进入真菌细胞内转变为具有抗代谢作用的氟尿嘧啶，后者可取代尿嘧啶进入真菌的脱氧核糖核酸，干扰嘧啶的代谢，阻断核酸(RNA和DNA)和蛋白质的合成。本品对真菌有选择性毒性作用，在人体细胞内并不能大量地将氟胞嘧啶转换为氟尿嘧啶。

【临床应用】 用于治疗念珠菌心内膜炎、隐球菌脑膜炎、念珠菌或隐球菌所致败血症、肺部感染和尿路感染等。治疗播散性真菌病时通常与两性霉素B联合应用，因本品单独应用易致真菌发生耐药性。

【不良反应与注意事项】

（一）不良反应

本品毒性大、不良反应多见，主要包括：

1. 消化系统反应 消化系统反应可引起恶心、呕吐、腹泻、消化不良、食欲缺乏。

2. 肝毒性 可引起肝毒性，常无临床症状，多为血清氨基转移酶可逆性升高，偶可引起血清胆红素升高及肝肿大。

3. 肾功能损害 可出现不同程度的肾功能损害，尿中可出现红、白细胞、蛋白和管型，血尿素氮及肌酐升高，肌酐清除率降低。

4. 血液系统毒性 可致白细胞或血小板计数减少，偶可发生全血细胞减少、骨髓抑制和再生障碍性贫血。合用两性霉素 B 者较单用本品者为多见，此类不良反应的发生与血药浓度过高有关。

5. 心脏毒性 静滴过快时可引起心室颤动或心脏骤停。本品所致的电解质紊乱亦可导致心律紊乱的发生。

6. 神经系统毒性 可引起精神错乱、幻觉、头痛、眩晕、嗜睡和嗜酸性粒细胞升高，视力模糊或复视、癫痫样发作，偶见多发性神经病变。

（二）注意事项

(1) 本品毒性大、不良反应多见，但它又常是某些致命性全身真菌感染的唯一有效的治疗药物。因此，本品的使用必须从其拯救生命的收益和可能发生的不良反应的危险性两方面权衡考虑。

(2) 本品毒性明显，故主要用于诊断已明确的深部真菌感染，且病情危重呈进行性发展者。对临床真菌感染征象不明显，仅皮肤或血清试验阳性的患者不宜选用。

(3) 应用本品时可发生过敏性休克。如果用药过程中出现呼吸窘迫，应立即停药并予以抢救措施，并不可再使用本品。

(4) 已有肝肾功能损害、骨髓抑制患者，治疗期间应注意定期监测肝功能、肾功能及周围血象等项目。

(5) 妊娠妇女口服给药属美国 FDA 妊娠风险 C 级；哺乳期妇女使用本品应停止授乳；不推荐本品在小儿患者中应用。

【禁忌证】 对本品过敏的患者禁用。

四、棘白菌素类

卡泊芬净（Caspofungin）

醋酸卡泊芬净是一种由 *Glarea Lozoyensis* 发酵产物合成而来的半合成脂肽(echinocandin)化合物。注射用醋酸卡泊芬净(科赛斯®)是首个全新类型的棘白菌素类抗真菌药物。

【药代动力学】 本品胃肠道给药不易吸收，需静脉给药。在肝、肾和大肠组织的药物浓度明显比血浆高，小肠、肺和脾的浓度与血浆相似，而心、脑和大腿的浓度低于血浆浓度。本品与白蛋白的结合率很高(大约97%)，血浆 $t_{1/2}$ 为9～11 h。大部分药物在肝经水解或 N-乙酰化而被分解代谢，代谢产物经粪便和尿液排出体外。本品应用于轻度至终末期肾功能不全或轻度肝功能不全患者时，不需要调整剂量。血液透析不能清除本品。对于中度肝功能不全患者，应适当减少剂量。

【药理作用与机制】 本品在体外具有广谱抗真菌活性，对曲霉菌属(如烟曲霉、黄曲霉、土曲霉和黑曲霉)具有良好抗菌活性，对念珠菌属(如白色念珠菌、光滑念珠菌、吉列蒙念珠菌、克柔念珠菌、近平滑念珠菌和热带念珠菌)也具有杀菌作用。本品对镰孢霉属、丝状真菌和一些双相真菌(如顶孢霉属、拟青霉属等)具有抗菌活性，其作用优于两性霉素B。对组织胞浆菌和肺孢菌也有一定的作用。新生隐球菌对本品天然耐药。本品属半合成棘白菌素类，其作用机制主要是通过非竞争性抑制念珠菌属和曲霉等真菌细胞壁的基本成分——β(1，3)-D-葡聚糖的合成，从而破坏真菌细胞壁的完整性，导致真菌细胞壁的通透性改变、渗透压消失，最终使真菌细胞溶解。这种独特的干扰真菌细胞壁合成的作用机制，决定了该类药物对很多耐唑类药物的真菌具有良好的抗菌活性，对高等生物无影响，而且具有低毒、高效的临床效果。

【临床应用】

(1) 念珠菌属血流感染、腹腔脓肿、腹膜炎和腹腔感染。

(2) 食管念珠菌病。

(3) 难治性或不能耐受其他药物(如两性霉素B、伊曲康唑)治疗的侵袭性曲霉病。

(4) 中性粒细胞缺乏伴发热，经广谱抗生素治疗无效可能为侵袭性真菌感染患者的经验治疗。

【不良反应与注意事项】

(一) 不良反应

常见不良反应主要为发热、头痛、腹痛、疼痛、寒战等。此外，还包括恶心、腹泻、呕吐等胃肠道反应；肝酶和血清肌酐水平升高；贫血、心动过速、静脉炎、血栓性静脉炎、呼吸困难、皮疹、瘙痒症、发汗等。

(二) 注意事项

本品使用过程中有出现过敏反应的报道。如果出现过敏症状，应停止使用本品并进行适当的处理。已报告的可能由组胺介导的不良反应，包括皮疹、面部肿胀、血管性水肿、瘙痒、温暖感或支气管痉挛，可能需要停止使用本品治疗和(或)进行适当的处理。

除非一定必要，本品不得在妊娠期间使用。接受本品治疗的妇女不应哺乳。

【禁忌证】 对本品过敏的患者禁用。

米卡芬净(Micafungin)

米卡芬净于2002年12月在日本上市，由日本藤泽公司开发，2005年3月通过美国FDA认证。本品作为一种新型的棘白菌素类抗真菌药物，药理作用与卡泊芬净相似，也是一种半合成脂肽类化合物。本品通过特异性地抑制真菌细胞壁的必需成分β(1，3)-D-葡聚糖的合成而产生杀菌作用。对念珠菌属(如白色念珠菌、光滑念珠菌、热带念珠菌、克柔念珠菌和近平滑念珠菌)有广谱抗真菌活性,对于曲霉菌也有良好的体外抑制活性,但对于新生隐球菌、镰刀菌、接合菌和白吉利毛孢子菌等则无抑制活性。米卡芬净口服大约只有 3%被吸收,因此只能静脉给药。血浆蛋白结合率大于 99%,该药经肝脏代谢,不被 CYP450 酶系统代谢,多以无活性形式从胆汁和尿液排泄,仅小于 1%以原形从尿液中排出,$t_{1/2}$约为 14 h。本品在脑脊液中浓度低。

本品主要用于治疗由曲霉菌和念珠菌引起的真菌血症、呼吸道真菌病和胃肠道真菌病等。主要不良反应有头痛、关节痛、失眠、皮疹、静脉炎、转氨酶升高等。肾功能不全者及血液疾病(如贫血、骨髓功能降低等)者、妊娠期妇女、哺乳期妇女慎用。因本品在光线下可慢慢分解,应避免阳光直射。静脉滴注时,给药前输液管路应先用生理盐水冲洗,加药输液时应注意避光保存。

(马 国)

参考文献

1. 国家药典委员会 编. 中华人民共和国药典临床用药须知(化学药和生物制品卷). 北京:中国医药科技出版社,2010. 797 - 817
2. 袁秉祥,臧伟进. 图表药理学. 北京:人民卫生出版社,2010
3. 希恩. C. 斯威曼. 马丁代尔药物大典(原著第 35 版). 李大魁,金有豫,汤光,等译. 北京:化学工业出版社,2009. 406 - 433.
4. 金有豫,汤光. 新编药物学. 北京:人民卫生出版社,2011. 115 - 122

第四十三章　抗 病 毒 药

病毒是由蛋白外壳包裹核酸组成的微生物，具有严格的细胞内寄生特性，病毒的复制需要宿主细胞的机器。因此，较其他微生物，病毒与宿主细胞关系更为密切，抗病毒药物作用机理也更为复杂。病毒复制周期可分为吸附、穿入与脱壳、生物合成与装配、成熟与释放等过程。凡能阻止病毒复制周期中任一环节的药物，均可起到抗病毒作用。多数作用于病毒复制周期环节的抗病毒药物容易影响宿主细胞正常生理功能，而导致较多不良反应。

多数病毒感染属于自限性感染，仅需要对症支持治疗，而不需要抗病毒治疗。对于病毒感染严重或者易引起持续感染，存在抗病毒治疗指征时，才选用合适的抗病毒药物。此外，由于病毒复制快，聚合酶缺乏校正功能，易产生突变；有些病毒易产生基因重组或重配；病毒基因整合进宿主基因组，或以附加体(episome)形式长期存在于宿主细胞核内，或潜伏在免疫豁免的组织细胞内，如神经系统，都会引起病毒持续感染。以上这些因素是导致抗病毒治疗产生难以起效和耐药的重要原因。

抗病毒药物主要有作用于病毒复制周期的化合物，通过作用于宿主细胞而干扰病毒复制的干扰素及干扰素诱导剂，其他一些生物活性物质如胸腺肽 α，以及新型生物制品，如抗体，治疗性疫苗，核酶等。

根据核酸类型和复制模式，病毒一般可分为 DNA 病毒、RNA 病毒和反转录病毒。不同病毒有独特的复制过程，有特异的抗病毒药物。一般地说，RNA 病毒突变率大于 DNA 病毒，所以抗 RNA 病毒的耐药问题更需关注。监测病毒突变是该类型持续性感染中抗病毒治疗所需要的。DNA 病毒复制需要进入细胞核，和宿主共用细胞机器的环节较多，所以此类抗病毒药对宿主潜在的影响较大，不良反应较多。

因此，本章将围绕几类主要的病毒感染，按照病毒分类阐述抗病毒药物。

第一节　广谱抗病毒药

广谱抗病毒药是一类对多种病毒都有抑制作用的药物，主要代表有利巴韦林，干扰素等。

利巴韦林

利巴韦林(ribavirin, RBV)，又名病毒唑(virazole)为鸟苷类似物。对多种 DNA 和 RNA 病毒均有抑制作用，属广谱抗病毒药。

【抗病毒作用与机制】　本药抗病毒谱很广：对甲型和乙型流感病毒、副流感病毒、呼吸道合胞病毒、沙粒病毒、副黏液病毒、麻疹病毒、丙型肝炎病毒、乙型脑炎病毒、流行性出血热病毒、腺病毒等多种病毒有抑制作用。RBV 进入细胞，在激酶作用下转变为单、二、三磷酸，能竞争性地抑制肌苷 5′-单磷酸脱氢酶，阻止肌苷酸转变为鸟苷酸，进而抑制病毒 DNA 和 RNA 的合成；也可抑制病毒 mRNA 的合成；还特异性抑制流感病毒蛋白质的合成。

【体内过程】 口服生物利用度为 40%～45%，口服 1～2 h 血药浓度达峰值。血浆 $t_{1/2}$为 20～36 h，不易透过血-脑屏障。在红细胞中蓄积时间长，主要经肾脏排出，少量经粪便排出。

【临床应用】 利巴韦林用于多种 DNA 和 RNA 病毒治疗。针对不同病毒，采用多种不同给药途径和剂量。滴鼻和气雾吸入用于流感病毒感染，以减轻症状和缩短病程并减少并发症和死亡。气雾吸入用于幼儿呼吸道合胞病毒肺炎和支气管炎。外用或局部用药还可治疗疱疹病毒引起的角膜炎、结膜炎、口腔炎和带状疱疹。对免疫缺陷患者的副黏病毒和麻疹病毒感染有效。对流行性出血热有一定疗效。

【不良反应】 气雾吸入等局部用药耐受好。口服或静脉给药时，少数患者可有口渴、头痛、腹泻、乏力和血清胆红素增加。长期大量使用可致贫血、白细胞计数减少等骨髓抑制作用和心脏损害等。动物实验有较强的致畸作用，孕妇禁用。

干扰素

干扰素(interferon，IFN)是在病毒感染或受其他刺激后，宿主细胞产生的一类具有多种生物活性的糖蛋白，有抗感染、免疫调节和抗肿瘤作用。干扰素为广谱抗病毒药，在病毒感染的多个阶段都发挥一定的作用。干扰素不能直接灭活病毒，主要作用于靶细胞受体，诱导抗病毒基因表达，使细胞内产生抗病毒蛋白，阻断细胞内病毒复制，而产生抗病毒作用。干扰素和长效制剂聚乙二醇干扰素注射治疗乙型和丙型肝炎，也可作为各种病毒感染的预防和治疗，以及免疫增强药物(详见作用与免疫系统药物章节)。

常见的不良反应有一过性发热、头晕、乏力、食欲减退和肢端麻木等症状，称为“流感样综合征”，持续用药后症状缓解。大剂量可有轻度骨髓抑制和肝功能障碍等表现表 43 - 1。

表 43 - 1　广谱抗病毒药物总结表

代表药	药理作用	临床应用	不良反应
利巴韦林(ribavirin)	干扰病毒生活周期各个环节，达到广谱抗病毒作用	甲、乙型流感，出血热，呼吸道合胞病毒感染	肾小管栓塞
干扰素(interferon)		乙丙丁型肝炎，巨细胞病毒等感染	一过性发热，白细胞计数减少，流感样反应

第二节　抗流感病毒药物

流感病毒为单负链分节段 RNA 病毒，由包膜、基质蛋白和核衣壳组成。包膜位于最外层，嵌有突出膜外的两种糖蛋白血凝素(hemagglutinin，HA)和神经氨酸酶(heuraminidases，NA)。基质蛋白(matrix protein)M1 和 M2 分布在核衣壳外面。核心是有核蛋白包裹 RNA -

RNA聚合酶形成的核糖核蛋白(ribonucleoprotein，RNP)。M2蛋白介导病毒脱衣壳，释放RNA入细胞质，其抑制剂抑制病毒脱壳，从而抑制病毒复制。HA促使病毒吸附到宿主细胞上，故HA能诱生中和抗体；NA能促进宿主细胞释放病毒，故NA抑制剂抑制病毒释放，控制感染扩散。常用的抗流感药物包括作用于M2蛋白的金刚烷胺，作用于NA的奥司他韦(oseltamivir)和扎那米韦(zanamivir)(表43-2)。

表43-2 抗流感病毒药物总结表

<table>
<tr><th>代表药</th><th>药理作用</th><th>临床应用</th><th>不良反应</th></tr>
<tr><td>金刚烷胺(amantadine)
金刚乙胺(rimantadine)</td><td>阻断M2蛋白阻止病毒脱壳及其RNA释放</td><td rowspan="2">抗甲型和乙型流感病毒</td><td>中枢神经系统和胃肠道反应，有致畸作用</td></tr>
<tr><td>奥司他韦(oseltamivir)</td><td>抑制病毒神经氨酸酶，阻止新形成的病毒颗粒从被感染细胞中向外释放</td><td>最常见的不良反应为恶心、呕吐，其次为失眠、头痛和腹痛</td></tr>
</table>

金刚烷胺

金刚烷胺(amantadine)为对称的三环癸烷。金刚乙胺(rimantadine)是金刚烷胺的α甲基衍生物，具有相似药效但副作用小。

【抗病毒作用与机制】 本药通过阻断M2蛋白阻止病毒脱壳及其RNA释放入细胞质，阻断病毒进入复制周期，也可改变HA的构型而抑制病毒装配，从而发挥抗流感病毒作用。由于M2蛋白结构的特异性，金刚烷胺和金刚乙胺对甲型流感病毒有预防和治疗作用，大剂量也可抑制乙型流感、风疹和其他病毒。

【体内过程】 金刚烷胺口服易吸收，生物利用度为75%。体内分布广，鼻部分泌物及唾液中药物浓度接近于血药浓度。成人口服200 mg后，3～4 h血药浓度峰值达到0.5～0.8 μg/ml。血浆$t_{1/2}$ 12～18 h，老年人$t_{1/2}$延长。90%以原形经肾脏排出，肾功能减退者慎用。

【临床应用】 金刚烷胺用于预防和治疗甲型流感。在甲型流感流行期间，可减少接触者发病率，起预防作用。预防用药剂量为每天100 mg。治疗用药必须尽早，需在发病后24～48 h内服用，否则疗效差。本药还用于治疗帕金森病。

【不良反应】 常见有中枢神经系统和胃肠道反应。轻微胃肠症状如食欲缺乏、恶心和中枢神经症状如神经过敏、注意力不集中、头昏，大剂量可引起严重的神经毒性，出现精神错乱、幻觉、癫痫发作甚至昏迷和心律失常。动物实验表明有致畸作用，孕妇和哺乳妇禁用。

第三节 抗疱疹病毒药

人类疱疹病毒(human herpes virus，HHV)为一群具有包膜的DNA病毒，分αβγ 3个亚科。其中α亚科包括单纯疱疹病毒1型(herpessimplexvirus-1，HSV-1)和2型(HSV-2)、水痘-带状疱疹病毒(varicella-zostervirus，VZV)，主要感染上皮细胞，潜伏于神经细胞，引起口腔和眼角膜溃疡等；β亚科包括巨细胞病毒(cytomegalovirus，CMV)、疱疹病毒6型和7

型，主要引起全身性潜伏感染；γ亚科的EB病毒(Epstein-Barrvirus，EBV)可感染和潜伏于淋巴细胞，引起传染性单核细胞增多症等。疱疹病毒8型(HHV-8)与艾滋病的卡波西瘤有关(表43-3)。

表43-3 抗疱疹病毒药物总结表

药名	药理作用及临床应用	不良反应
碘苷(idoxuridine)	碘化胸苷嘧啶衍生物。取代病毒DNA前体胸腺嘧啶，将异常的嘧啶掺入新合成的子代病毒DNA，从而干扰病毒的复制，对RNA病毒无效。也可掺入宿主细胞的DNA。仅限于局部给药	全身应用时引起严重毒性反应。仅局部给药，可有刺痛，偶有过敏反应。
阿昔洛韦(acyclovir)	嘌呤核苷类衍生物。在宿主细胞内转化为三磷酸无环鸟苷，对病毒DNA多聚酶有高亲和力，抑制病毒DNA合成，抗HSV的活力比碘苷强10倍，比阿糖腺苷强160倍。HSV感染的首选药	较少
更昔洛韦(ganciclovir)	阿昔洛韦衍生物。对HSV、VZV抑制作用与阿昔洛韦相似。因更昔洛韦三磷酸盐在CMV感染细胞中浓度更高，对CMV抑制作用优于阿昔洛韦。用于防治免疫缺陷和免疫抑制患者的CMV感染。	骨髓抑制和中枢神经系统毒性反应
阿糖腺苷(vidarabine)	嘌呤核苷的同系物。广谱抗病毒活性，对疱疹、肝炎、腺病毒和痘病毒等有抗病毒作用。其三磷酸盐通过抑制DNA聚合酶而抑制病毒DNA的合成。局部用药可治疗HSV角膜炎。	静滴注意电解质平衡。消化道症状及神经系统症状。致畸或致突变作用
磷甲酸盐(foscarnet)	焦磷酸盐衍生物。与病毒多聚酶的焦磷酸盐解离部位结合，抑制焦磷酸解离，抑制病毒复制。对多种DNA、RNA及反转录病毒有效。用于CMV性视网膜炎和阿昔洛韦耐药的HSV感染。与齐多夫定联合可抑制HIV复制	剂量依赖性的肾毒性和低血钙。

阿昔洛韦

阿昔洛韦(acyclovir，ACV，无环鸟苷)是人工合成的嘌呤核苷类衍生物，为高效抗DNA病毒药。阿昔洛韦与更昔洛韦(ganciclovir)、伐昔洛韦(valganciclovir，VGCV)、喷昔洛韦(penciclovir)等作用机制相似，均在细胞内被病毒激酶磷酸化，从而抑制病毒DNA合成。

【药理作用】 阿昔洛韦是目前最有效的抗Ⅰ型和Ⅱ型单纯疱疹病毒药物之一。阿昔洛韦抗单纯疱疹病毒(HSV)的活力比碘苷强10倍，比阿糖腺苷强160倍。对水痘带状疱疹病毒和EB病毒等其他疱疹病毒有效，对乙型肝炎病毒也有抑制作用。在被感染细胞内经HSV编码的胸苷激酶和细胞激酶催化，转化为三磷酸无环鸟苷，对病毒DNA多聚酶有高亲和力，抑制病毒DNA合成。对宿主细胞影响小。单纯疱疹病毒和带状疱疹病毒易产生耐药性。

【药代动力学】 口服吸收较差，生物利用度仅为15%～20%。血浆蛋白结合率低，易透过多种屏障，体内分布广泛，在脑脊液、水疱液、生殖道分泌物、组织、房水、胎盘和乳汁中均可达到较高浓度。部分经肝代谢，60%～90%以原形经肾排泄。局部应用时可在疱疹损伤区达到较高浓度。

【临床应用】 为治疗HSV感染的首选药。局部应用治疗疱疹性角膜炎、单纯疱疹和带状疱疹，口服或静滴给药可治疗单纯疱疹脑炎、生殖器疱疹、免疫缺陷患者单纯疱疹感染等，还可与免疫调节剂(α-干扰素)合用治疗乙肝。对巨细胞病毒感染无效，但可降低骨髓移植患者巨细胞病毒感染的发病率。

【不良反应】 较少。口服后有胃肠道反应,偶见发热、头痛、低血压、皮疹等。静滴可引起静脉炎、偶见可逆性肾功能紊乱如血尿素氮和肌酐水平升高及神经毒性如震颤和谵妄等。静滴时外漏可引起溃疡,不可肌内注射或皮下注射,也不可快速静脉推注。丙磺舒、青霉素类和头孢菌素类均可提高阿昔洛韦的血药浓度。

第四节 治疗艾滋病的药物

艾滋病(acquired immunodeficiency syndrome, AIDS,获得性免疫缺陷综合征)是由人类免疫缺陷病毒(human immunodeficiency virus, HIV)引起的恶性传染病。HIV 属反转录病毒,主要有 HIV-1 和 HIV-2 两型。HIV 感染过程有 5 个关键环节:HIV 外膜的糖蛋白 gp41 和 gp120 特异性地与 T 细胞表面的 CD4 分子结合,并在辅助受体(CCR5, CXCR4 等)帮助下,介导 HIV 外膜与细胞融合,将 HIV 病毒核心颗粒释放进入宿主细胞;HIV 侵入细胞后,病毒的反转录酶以病毒 RNA 为模板,逆转录成双链病毒 DNA;部分合成的双链 DNA 进入细胞核,通过病毒的整合酶与宿主细胞染色体 DNA 整合;病毒 DNA 在宿主细胞内转录成 mRNA,并经过剪接、翻译、酶解加工(HIV 蛋白酶)成病毒蛋白;新产生的病毒蛋白与核酸通过芽生方式从细胞中释放。目前已有 4 类选择性 HIV 抗病毒药,即,入胞抑制药、反转录酶抑制药、整合酶抑制药和蛋白酶抑制药。装配或释放抑制药也在研发中。由于 HIV 感染后在宿主体内形成病毒储存库,目前抗 HIV 药物难以清除 HIV 病毒,不能根治 HIV 感染,因此需终身用药。由于长期用药易产生耐药,抗 HIV 治疗常用联合用药方案,并监测血浆 HIV 病毒载量、CD4 淋巴细胞计数,用以评估药效(表 43-4)。

表 43-4 抗 HIV 药物分类总结表

药物分类	药物名称	作用机制及临床应用
入胞抑制药	恩夫韦地(enfuvrtide) 西夫韦肽(sifuvirtide) 马拉韦罗(maraviroc)	阻止病毒膜和宿主靶细胞膜融合,阻断病毒入侵而阻断感染。联合治疗失败后的抢救药物,与其他敏感药物合用
NRTI	齐多夫定(zidovudine) 去羟肌苷(dideoxyinosine) 扎西他滨(zalcitabine) 双脱氧胞苷(dideoxycytidine) 拉米夫定(lamivudine) 司他夫定(stavudine)	进入细胞后,成为三磷酸盐,竞争性抑制逆转录酶的活性,抑制病毒 DNA 的合成,并终止病毒 DNA 链的延伸,阻断病毒复制。常用的鸡尾酒疗法联合用药主要药物
NNRTI	奈韦拉平(nevirapine) 地拉韦啶(delavirdine) 依发韦仑(efavirenz) 依曲韦林(etravirine)	直接、特异性与 HIV-1 病毒反转录酶的催化中心结合,使其构象改变而失活。联合治疗失败后的抢救药物,与其他敏感药物合用
整合酶抑制药	雷特格韦(raltegravir)	抑制整合酶的催化活性,防止未整合的 DNA 插入宿主细胞的基因,阻止前病毒的产生,抑制病毒复制。适于对其他联合治疗有多重耐药性的成年患者,与其他敏感药物合用

续 表

药物分类	药物名称	作用机制及临床应用
蛋白酶抑制药	沙奎那韦(saquinavir) 英地那韦(indinavir) 利托那韦(ritonavir) 奈非那韦(nelfinavir) 安谱那韦(anprenavir) 洛匹那韦(lopinavir) 安扎那韦(atazanavir) 替拉那韦(tipranavir) 达如那韦(darunavir)	通过阻止前体蛋白的水解,导致不成熟、无功能病毒颗粒的堆积,阻断病毒复制而发挥抗病毒作用。与其他抗 HIV 药物联合用药,是常用的鸡尾酒疗法联合用药主要药物

一、 入胞抑制药

入胞抑制药包括膜融合抑制药恩夫韦地、西夫韦肽和 CCR5 受体拮抗药马拉韦罗。

恩夫韦地

恩夫韦地(enfuvrtide)为 HIV－1 外膜糖蛋白 gp41 内高度保守序列衍生而来的一种合成肽,是一种抗 HIV 膜融合抑制药。

【作用机制及临床应用】 恩夫韦地能抑制不同辅助受体的 HIV－1 亚型株,EC_{50} 为 1.7 ng/ml,对 HIV－2 无效。恩夫韦地能与 HIV－1 病毒糖蛋白 gp41 亚单位的 HR1 相结合,阻止病毒膜和宿主靶细胞膜融合,阻断病毒入侵而阻断感染。

恩夫韦地用于 HIV－1 感染,是联合治疗失败后的抢救药物。恩夫韦地皮下给药 90 mg/12 h。用药 32 周,可明显使患者 HIV 病毒载量下降、CD4 细胞数目增加。与其他抗 HIV 药联用,可获得更为明显的药效。

【不良反应与注意事项】 可发生失眠、焦虑、周围神经病变、疲乏、抑郁,以及食欲缺乏、胰腺炎、腹泻、恶心等消化道反应。此外,还有嗜酸性粒细胞增多,中性粒细胞、血小板计数减少,发生肾功能不全等报道。肝、肾功能不全者慎用。可出现格林-巴利综合征及第 6 对脑神经麻痹,应停止治疗。

二、 反转录酶抑制药

核苷类反转录酶抑制药(nucleoside reverse transcriptase inhibitor, NRTI)和非核苷类反转录酶抑制药(non-nucleoside reverse transcriptase inhibitor, NNRTI)在常用的鸡尾酒疗法联合用药中,有极为重要的地位。在鸡尾酒疗法配方中,混合使用齐多夫定、拉米夫定和依非韦伦这 3 种药物能取得最佳治疗效果。

(一) 核苷类反转录酶抑制药(NRTI)

NRTI 药物有齐多夫定(zidovudine)、去羟肌苷(2′,3′- dideoxyinosine, ddI)、扎西他滨(zalcitabine),双脱氧胞苷(dideoxycytidine, ddC)、拉米夫定(lamivudine, 3TC)、司他夫定(stavudine, D4T)等。

齐多夫定

齐多夫定(zidovudine, ZDV)属于核苷类反转录酶抑制药,是 1987 年获准的第 1 个用于治疗艾滋病的核苷类药物。现与其他抗 HIV 药物联合应用。

【作用机制及临床应用】 该药进入细胞后，经过磷酸化，成为三磷酸盐，竞争性抑制 RNA 逆转录酶的活性，抑制病毒 DNA 的合成，并终止病毒 DNA 链的延伸，从而阻断病毒复制。临床用于治疗 HIV 携带及艾滋病。成人剂量 200 mg/次，3 次/d 或 300 mg/次，2 次/d，连续用药 16～21 周，大部分患者血浆 HIV 病毒载量降低，CD4 淋巴细胞增加，症状减轻，免疫功能改善，降低机会性感染率，延长生命。单独用药极易产生耐药性，目前临床用复方或联合用药。本类药也可用于病毒性肝炎的治疗。

【体内过程】 口服吸收快，生物利用度为 60%～70%，在体内广泛分布，可通过血-脑屏障。本药血浆 $t_{1/2}$ 为 0.9～1.5 h，经肝脏首过消除，其中葡糖苷酸代谢物为活性物，经肾排出。

【不良反应】 主要为骨髓抑制，可出现巨细胞性贫血、中性粒细胞和血小板减少等；治疗初期常出现头痛、恶心、呕吐、肌痛等症状，继续用药可自行缓解。动物实验有致畸作用，孕妇慎用。

【药物相互作用】 齐多夫定与更昔洛韦合用可引起严重的中性粒细胞减少和贫血；与阿昔洛韦合用可引起严重嗜睡。与丙磺舒、氟康唑和吲哚美辛等抑制葡糖苷酸化作用的药物合用会增加骨髓毒性。与利福平等肝微粒体酶诱导剂合用可降低其血药浓度，与克拉霉素合用则减少其吸收。

（二）非核苷反转录酶抑制剂(NNRTI)

目前，NNRTI 药物有 1996～1998 年相继上市的奈韦拉平(nevirapine)、地拉韦啶(delavirdine)、依发韦仑(Efavirenz)及 2008 年上市的高活性 NNRTI 新药依曲韦林(etravirine)，对 NNRTI 耐药的 HIV-1 病毒还有抗病毒活性。

奈韦拉平

奈韦拉平(nevirapine)为人工合成品，是 1996 年上市的第 1 个 HIV-1 的非核苷类反转录酶抑制药。

【作用机制和临床应用】 奈韦拉平为 HIV-1 感染者联合治疗药治疗失败后的抢救药物。奈韦拉平在体内能直接、特异性与 HIV-1 病毒反转录酶的催化中心结合，使其构象改变而失活。单独用药极易产生耐药性，必须与其他核苷类抗 HIV 药物合用。单独用药可预防母婴传播，孕妇分娩期间先 200 mg，1 次/d，用药 14 天后，改为 200 mg，2 次/d。新生儿用药 2 mg/kg，每天一次可防止婴儿感染。

【不良反应】 常见有皮疹、疲劳、发热、头痛、嗜睡、腹痛和肌痛，及呕吐、恶心、腹泻等消化道症状。可有中毒性表皮坏死松解症(TEN)，Stevens-Johnson 综合征，重症肝炎或肝衰竭等严重药物不良反应。治疗初始 6～8 周，需严密监测。

三、HIV 整合酶抑制药

雷特格韦

雷特格韦(Raltegravir)是 2007 年上市的第 1 个 HIV 整合酶抑制药(integrase

inhibitors, INTI)。用于对现有抗 HIV 药物有多重耐药的成年 HIV 患者。

【作用机制及临床应用】 雷特格韦抑制整合酶的催化活性,防止未整合的单链 HIV - DNA 共价插入宿主细胞的基因内,阻止前病毒的产生,从而抑制病毒复制。细胞培养中对 HIV - 1 和 HIV - 2 病毒都有抑制作用。

适于对其他联合治疗有多重耐药性的成年患者,必须与其他 HIV 敏感的药物联合应用。口服 2 天达稳态血药浓度。不能随意停药,以减少耐药性的发生。

【不良反应和注意事项】 雷特格韦与其他抗 HIV 感染药物合用可出现腹泻、恶心、疲倦、头痛和皮肤瘙痒,偶有肝功能异常,对轻中度肝肾功能不全的患者无须调整剂量。有报道便秘、气胀、出汗和发热、肌病和横纹肌溶解的病例。

四、HIV 蛋白酶抑制药

蛋白酶抑制药(proteaseinhibitors, PI)有第 1 代的沙奎那韦(saquinavir)、英地那韦(indinavir)、利托那韦(ritonavir)、奈非那韦(nelfinavir)、安谱那韦(anprenavir)和第 2 代的洛匹那韦(lopinavir)、安扎那韦(atazanavir)、替拉那韦(tipranavir)和达如那韦(darunavir)等药物。第 2 代蛋白酶抑制药对目前第 1 代蛋白酶抑制药耐受的 HIV - 1 病毒株仍然有效。该类药物药理作用类似。

【作用机制及临床应用】 由 HIV 编码的病毒蛋白酶(viral protease)能水解病毒的前体蛋白,使后者成为有功能的病毒结构蛋白和酶。蛋白酶抑制药通过阻止前体蛋白的水解,导致不成熟、无功能病毒颗粒的堆积,阻断病毒复制而发挥抗病毒作用。

蛋白酶抑制剂必须与其他抗 HIV 药物联合用药。一般蛋白酶抑制剂是与反转录酶抑制剂、核苷类似物及非核苷类似物等药物联合使用,即所谓"鸡尾酒疗法",可明显明显降低血清 HIV 病毒载量,减慢体内播散,减少艾滋病相关疾病发生。

【不良反应和注意事项】 不良反应有身体脂肪重新分布、胰岛素抵抗、高血脂、恶心、呕吐、腹泻和感觉异常等;常有肝功能异常,表现为血胆红素升高、转氨酶升高;药物沉淀易致肾结石发生。

五、抗 HIV 复方制剂

治疗 HIV 需长期联合用药,复方制剂给药方便,患者依从性好。目前两药复方制剂有可比韦(combivir)、克拉曲拉(kaletra)和依帕徐康(epzicom)。三药复方制剂有三维协(trizivir)、曲凡达(truvada)和阿曲派拉(atripla)。

第五节 抗病毒性肝炎药

病毒性肝炎是由一组引起肝脏损害的病毒感染,导致肝脏炎症反应的传染性疾病。主要包括引起急性肝炎的甲型和戊型肝炎病毒,易引起慢性感染的乙型和丙型肝炎病毒,及和乙型肝炎共存的缺陷病毒丁型肝炎病毒。一般急性肝炎是自限性的，多可通过保肝等支持治疗达到康复。慢性肝炎的治疗目标是最大限度地抑制或清除病毒，从而减轻肝细胞炎症坏死和恶变，及肝脏组织学改变。主要药物包括抗乙肝病毒药物中的核苷类似物（核苷类抑制药），如拉米夫定、阿德福韦、恩替卡韦和替比夫定，以及抗乙肝和丙肝病毒的干扰素等。

核苷类抑制药作用机制为：药物在宿主细胞内磷酸化，形成活性三磷酸，可选择性抑制乙型肝炎（HBV）DNA 聚合酶活性；并在 HBV DNA 聚合酶的作用下掺入病毒 DNA 链末端，阻断链的延伸，从而抑制病毒的复制。药物的作用强度依赖于其活性三磷酸代谢产物与 HBV DNA 聚合酶的亲和力及其细胞内半衰期长短（表 43－5）。

表 43－5　核苷类抗乙肝病毒药物总结表

药名	药理作用及临床应用	不良反应
拉米夫定（lamivudine）	核苷类 HBV 抑制药，常用抗乙肝药物	一般反应及过敏反应、停药反跳及肝功能衰竭
阿德福韦（adefovir）	腺嘌呤核苷类 HBV 抑制药，抑制反转录酶区阻断病毒的复制，诱导内生性 α-干扰素，增加自然杀伤细胞的活力和刺激机体的免疫反应，3TC 耐药首选	大剂量或长期应用易发生肾毒性
恩替卡韦（entecavir）	鸟嘌呤核苷类 HBV 抑制药，在细胞内活性三磷酸半衰期长，选择性抑制 HBV DNA 聚合酶作用比拉米夫定强而持久，用于 3TC 耐药患者	毒性小，未见报道
替比夫定（telbivudine）	与恩替卡韦相似，抗 HBV 活性强，作用持久，毒性小，用于 3TC 耐药患者	毒副作用轻，肾功能不全者或老年人需调整治疗剂量

拉米夫定

拉米夫定（lamivudine，3TC）是核苷类 HBV 抑制药，为目前最常用治疗慢性肝炎药物之一。

【作用机制和临床应用】　在细胞内由细胞激酶磷酸化为活性三磷酸，选择性抑制 HBV DNA 聚合酶，抑制 HBV DNA 复制和终止 DNA 链的延长。对 HBV 和 HIV 病毒有较好的抑制作用。

用于慢性乙型肝炎患者，HBV DNA 阳性，特别是病毒载量较高，ALT 增高，胆红素＜50 μmol/L 的患者。剂量为 100 mg/d，疗程至少 1 年，根据应答情况确定停药时间。停药后随访 6～12 个月。拉米夫定治疗期间，病毒 P 基因编码的 DNA 聚合酶高度保守区 YMDD（酪氨酸-蛋氨酸-天门冬氨酸-天门冬氨酸）中的蛋氨酸突变为异亮氨酸或者缬氨酸而导致耐药，4 年 3TC 的耐药率可高达 66%。因此，需密切监测病毒载量及突变。

【不良反应】　不良反应有轻微头痛、一过性嗜睡、恶心、疲乏、肝区不适和胃疼及腹泻等。此外，还有过敏反应、停药反跳及肝功能衰竭。

（赵　超）

第四十四章　抗 寄 生 虫 药

第一节　抗　疟　药

疟疾是由疟原虫引起的、由雌性按蚊传播的寄生虫性传染病。寄生于人体内的疟原虫有 4 种,即间日疟原虫、三日疟原虫、恶性疟原虫和卵形疟原虫,分别引起间日疟、三日疟、恶性疟和卵形疟。抗疟药作用于疟原虫生活史的不同环节,用于治疗或预防疟疾。

一、 疟原虫的生活史及疟疾的发病机制

疟原虫的生活史分为人体内的发育和按蚊体内的发育两个阶段。

其中人体内发育又分为肝细胞内发育和红细胞内发育两个阶段。红细胞外期是指受感染的雌性按蚊叮咬人时,子孢子随唾液进入人体,随即侵入肝细胞发育、裂体增殖。此期无临床症状,为疟疾的潜伏期。红细胞内期指红外期形成的裂殖子破坏肝细胞进入血液,侵入红细胞,经滋养体发育成裂殖体,破坏红细胞,大量裂殖子及其代谢产物被释放入血,加之红细胞破坏后产生的大量变性蛋白质,刺激机体,引起寒战、高热等症状,即疟疾发作。红细胞释放的裂殖子可再侵入其他红细胞,引起临床症状反复发作。临床症状发作的时间间隔:间日疟约 48 h,三日疟约 72 h,恶性疟约 36～48 h。

按蚊体内的发育是指雌性按蚊在吸食疟原虫感染患者血时,雌、雄配子体即随血液进入蚊体,两者结合成合子,进一步发育产生子孢子,移行至唾液腺内,成为疟疾流行传播的根源。

二、 主要用于控制症状的抗疟药

此类药物为主要杀灭红细胞内期裂殖体的药物,控制症状发作和预防性抑制疟疾症状发作。

氯喹(chloroquine)

氯喹是人工合成的 4 -氨基喹啉类衍生物。

【药代动力学】　口服吸收迅速而完全,血药浓度达峰时间为 1～2 h。血浆蛋白结合率 55%,广泛分布于全身组织,在肝、脾、肾、肺等组织的浓度达血浆浓度的 200～700 倍,红细胞内的浓度为血浆浓度的 10～20 倍,受感染红细胞内的浓度又比正常红细胞高 25 倍。50%的药物在肝脏代谢,原形及其代谢产物主要从尿排出。$t_{1/2}$为 50 h。

【药理作用与临床应用】

1. 抗疟作用 对各种疟原虫的红细胞内期裂殖体具有较强的杀灭作用，能迅速有效地控制疟疾的临床发作，是控制疟疾症状的首选药。但对子孢子、休眠子和配子体无效，不能用于病因性预防及控制远期复发和传播。其特点是起效快、疗效高、作用持久。通常用药后24～48 h内临床症状消退，48～72 h血中疟原虫消失。氯喹易产生耐药性。

2. 抗肠道外阿米巴病作用 在肝中浓度高，能杀灭阿米巴滋养体，可用于治疗阿米巴肝脓肿。

3. 免疫抑制作用 大剂量氯喹能抑制免疫反应，偶用于类风湿关节炎、系统性红斑狼疮等自身免疫性疾病。

【不良反应及注意事项】 不良反应较少，常见头痛、头晕、耳鸣、烦躁、胃肠道反应、皮肤瘙痒、皮疹等，停药后可消失。长期大剂量应用，可引起角膜浸润及视网膜变性，应定期进行眼科检查。大剂量或快速静脉给药，可致低血压，甚至致死性心律失常。

奎宁(quinine)

奎宁是奎尼丁的左旋体，是从金鸡纳树皮中提取的一种生物碱，是应用最早的抗疟药。

【药代动力学】 口服吸收迅速完全，吸收后分布与全身组织，以肝脏中浓度最高。血浆蛋白结合率约70%。肝脏代谢，$t_{1/2}$约为8.5 h。

【药理作用和临床应用】 对各种疟原虫的红细胞内期裂殖体均有杀灭作用，能有效控制临床症状，但对红细胞外期疟原虫和恶性疟的配子体无明显作用。疗效弱于氯喹且毒性较大。主要用于耐氯喹或耐多种药物的恶性疟。

【不良反应及注意事项】 味苦，刺激胃黏膜，能引起恶心呕吐等症状。血药浓度超过30～60 μmol/L时引起金鸡纳反应，表现为耳鸣、头痛、恶心、呕吐、腹痛、腹泻、视力减退等，停药一般能恢复。

用药过量或静滴过快可致低血压、心律失常和严重的中枢神经系统紊乱，故应缓慢静滴，并密切观察患者心脏和血压的变化。

能刺激胰岛素释放，引发低血糖甚至昏迷。

少数恶性疟患者尤其是缺乏葡萄糖-6-磷酸脱氢酶者，可发生特异质反应，表现为严重的急性溶血、寒战、高热、血红蛋白尿(黑尿)和急性肾衰竭。

其他不良反应包括皮疹、哮喘、血管神经性水肿等过敏反应。

对妊娠子宫有兴奋作用，孕妇禁用，妇女月经期慎用。

甲氟喹(mefloquine)

甲氟喹是奎宁经结构改造获得的4-喹啉-甲醇衍生物。

该药起效较慢、$t_{1/2}$较长(约30天)。

其药理作用与氯喹相似，主要用于耐氯喹或对多种药物耐药的恶性疟，常与乙胺嘧啶合用可增强疗效、延缓耐药性的发生。

常见不良反应有：恶心、呕吐、腹痛、腹泻等胃肠道反应。可出现一过性中枢神经系统毒性，如眩晕、头痛、共济失调、视力或听力障碍、忧虑、失眠、幻觉等。

孕妇、两岁以下幼儿和神经精神病史者禁用。

青蒿素(artemisinine)

青蒿素是从黄花蒿及其变种大头黄花蒿中提取的一种倍半萜内酯类过氧化物。

【药代动力学】 口服吸收迅速，血药浓度达峰时间 0.5～1 h，可透过血-脑屏障。主要从肾及肠道排出，24 h 的累积排泄率 84%。

【药理作用和临床应用】 青蒿素对各种疟原虫红细胞内期裂殖体均有快速的杀灭作用，较其他抗疟药起效快，48 h 内疟原虫从血中消失。对红细胞外期疟原虫无效。主要用于治疗对耐氯喹或多种药物耐药的恶性疟。

因其可透过血-脑屏障，对脑性疟的抢救有较好的效果。

青蒿素治疗疟疾的最大缺点是复发率高，口服给药时近期复发率高达 30%以上，与伯氨喹合用，可使复发率降至 10%。

【不良反应与注意事项】 不良反应较少，少数患者出现轻度恶心、呕吐、腹泻等。青蒿素与奎宁合用抗疟作用相加，与甲氟喹合用表现为协同作用，与氯喹或乙胺嘧啶合用则表现为拮抗作用。

孕妇慎用。

三、主要用于控制复发和传播的抗疟药

伯氨喹(primaquine)

伯氨喹是人工合成的 8-氨基喹啉类衍生物。

【药代动力学】 口服吸收快，血药浓度达峰时间 2 h，体内分布广泛，以肝中浓度最高，药物在体内完全代谢，代谢产物由肾脏排泄，$t_{1/2}$为 3～6 h。

【药理作用及临床应用】 对间日疟的继发性红外期裂殖体和各种疟原虫的配子体有较强的杀灭作用，是控制间日疟复发和各型疟疾传播的首选药。与氯喹等红内期抗疟药合用，能根治良性疟，减少耐药性的产生。对红内期裂殖体无效。疟原虫对其很少产生耐药性。

【不良反应与注意事项】 治疗量不良反应较少，可引起头晕、恶心、呕吐、腹痛、发绀、药热等，停药后可恢复。大剂量时可致高铁血红蛋白血症。少数特异质患者由于体内缺少缺乏葡萄糖-6-磷酸脱氢酶可发生急性溶血性贫血。

四、主要用于病因性预防的抗疟药

乙胺嘧啶(pyrimethamine)

【药代动力学】 口服吸收慢，血药浓度达峰时间 4～6 h，$t_{1/2}$为 80～95 h，代谢物从肾脏排泄。

【药理作用及临床应用】 乙胺嘧啶为二氢叶酸还原酶抑制剂，阻碍二酸的合成，对疟原虫酶的亲和力远大于人体酶的亲和力，从而抑制疟原虫的增殖。是病因性预防的首选药。作用持久，服药 1 次，预防作用可维持 1 周以上。

对已发育成熟的裂殖体无效，故用于控制症状时起效较慢，常需在用药后第 2 个无性增

殖期才能发挥作用。不能直接杀灭配子体，但含药血液随配子体被按蚊吸入后，能阻止疟原虫在蚊体内的发育，起阻断传播的作用。

【不良反应与注意事项】 治疗量时毒性小。长期大剂量应用可抑制人体二氢叶酸还原酶，引起巨幼红细胞性贫血、粒细胞减少症，及时停药或给予甲酰四氢叶酸可恢复。过量可致急性中毒，表现为恶心、呕吐、发热、发绀、惊厥甚至死亡。

严重肝肾功能损伤者禁用，孕妇禁用。

第二节 抗阿米巴病药和抗滴虫病药

一、抗阿米巴病药

阿米巴病是由溶组织内阿米巴原虫感染所引起。溶组织内阿米巴原虫的生活史包括包囊和滋养体两个时期，前者为传播因子，后者为致病因子。包囊消化道发育成滋养体，寄居在回盲部，与肠道细菌共生。滋养体可溶解宿主细胞，侵袭黏膜下层组织，引起肠内阿米巴病，表现为痢疾样症状或慢性肠道感染。滋养体也可以随血流侵入肝脏或其他部位，引起肠外阿米巴病，表现为各脏器的脓肿，以阿米巴肝脓肿和肺脓肿最常见。

包囊携带者无症状发生，但包囊可随粪便排出体外，成为阿米巴病的传染源。包囊在外界潮湿环境中可存活一周。

甲硝唑(metronidazole)

甲硝唑(灭滴灵)为人工合成的 5 -硝基咪唑类化合物。

【药代动力学】 口服吸收迅速而完全，生物利用度达 95%以上，血药浓度达峰时间为 1～3 h。血浆蛋白结合率为 20%，分布广，可透过胎盘和血-脑屏障。主要经肝代谢、肾排泄，也可经乳汁排泄，$t_{1/2}$为 8～10 h。

【药理作用和临床应用】

1. 抗阿米巴作用 对肠内及肠外阿米巴滋养体均有强大杀灭作用，是治疗急、慢性阿米巴痢疾和肠外阿米巴病的首选药。但对肠腔内阿米巴原虫和包囊则无明显作用，不用于治疗无症状的包囊携带者。

2. 抗滴虫作用 甲硝唑是治疗阴道滴虫病的首选药。口服后可分布于阴道分泌物、精液和尿液中，对女性和男性泌尿生殖道滴虫感染均有效。治疗量对阴道内的正常菌群无影响。

3. 抗贾第鞭毛虫作用 甲硝唑为目前治疗贾第鞭毛虫感染最有效的药物，治愈率达 90%。

4. 抗厌氧菌作用 甲硝唑对革兰阳性和革兰阴性厌氧杆菌及球菌都有较强的抗菌作用，对脆弱类杆菌感染尤为敏感。常用于厌氧菌引起的产后盆腔炎、败血症、骨髓炎、口腔感染等。

【不良反应与注意事项】 常见不良反应有恶心、呕吐、口干、口腔金属味等，偶有腹痛、腹泻，一般不影响治疗。少数患者出现荨麻疹、红斑、瘙痒、白细胞计数减少等。极少数患者有头痛、眩晕、惊厥、肢体麻木、感觉异常、共济失调等神经系统症状。

急性神经系统疾病患者禁用，孕妇禁用。肝、肾疾病患者酌情减量。

干扰乙醛代谢，可能导致急性乙醛中毒，故服药期间和停药 1 周内应禁酒和含乙醇的饮料。

二氯尼特(diloxanide)

二氯尼特为二氯乙酰胺类衍生物，通常用其糠酸酯。

口服吸收迅速，血药浓度达峰时间 1 h，体内分布广泛。

是目前最有效的杀包囊药，对于无症状的包囊携带者有良好疗效。对急性阿米巴痢疾患者，用甲硝唑控制症状后再用本品可肃清肠腔内包囊，有效防止复发。

不良反应轻微，偶有恶心、呕吐、皮疹等。大剂量可致流产，但无致畸作用。

二、抗滴虫病药

抗滴虫病药主要治疗阴道毛滴虫引起的阴道炎、尿道炎和前列腺炎。目前滴虫病的首选药物为甲硝唑。

乙酰胂胺(acetarsol)

乙酰胂胺为 5 价胂剂，有直接杀灭滴虫作用。遇耐甲硝唑滴虫株感染时，可考虑用乙酰胂胺局部给药。此药有轻度局部刺激作用，使阴道分泌物增多。

第三节 抗血吸虫病药和抗丝虫病药

一、抗血吸虫病药

寄生于人体的血吸虫有日本血吸虫、埃及血吸虫、曼氏血吸虫等，在我国流行的血吸虫病主要是日本血吸虫感染所致，吡喹酮是当前治疗血吸虫病的首选药物。

吡喹酮(praziquantel)

吡喹酮为人工合成的吡嗪异喹啉衍生物，是广谱抗血吸虫病药和驱绦虫药。

【药代动力学】 口服吸收迅速，血药浓度达峰时间 0.5～1 h，门静脉中的浓度较周围静脉高 10 倍以上，可透过血-脑屏障。消除快，$t_{1/2}$为 1～1.5 h。

【药理作用和临床应用】 对血吸虫的成虫有迅速而强大的杀灭作用，对幼虫作用弱。对多种血吸虫如日本血吸虫、埃及血吸虫、曼氏血吸虫的单一感染或混合感染均有良好疗效，为治疗各型血吸虫病的首选药。

对其他吸虫如华支睾吸虫、姜片虫、肺吸虫有显著杀灭作用。对各种绦虫感染和其幼虫引起的囊虫病、包虫病也有不同程度的疗效，是治疗各种绦虫病的首选药。

【不良反应与注意事项】 不良反应少且短暂。口服后可出现恶心、腹部不适、腹痛、腹泻等胃肠道症状，以及头痛、眩晕、乏力、肌肉震颤等神经系统症状，一般不需处理，停药后可消失。偶见发热、瘙痒、荨麻疹、关节痛、肌痛等过敏反应，以及心电图异常等。

服药期间避免驾车和高空作业。严重心、肝、肾病患者及有精神病史者慎用，孕妇禁用。

二、抗丝虫病药

丝虫病为丝虫寄生于人体淋巴系统所引起。早期主要表现为淋巴管炎和淋巴结炎，晚期出现淋巴管阻塞所致的症状。

乙胺嗪(diethylcarbamazine)

【药代动力学】 口服吸收迅速，血药浓度达峰时间 1～2 h。分布于全身各组织。$t_{1/2}$约为 8 h。

【药理作用和临床应用】 乙胺嗪对班氏丝虫和马来丝虫具有杀灭作用，对微丝蚴的作用胜于成虫，是治疗丝虫病的首选药。

【不良反应与注意事项】 不良反应轻微且短暂，常见厌食、恶心、呕吐、头痛、乏力等。但成虫和微丝蚴死亡后释放出大量异体蛋白会引发过敏反应，表现为皮疹、淋巴结肿大、血管神经性水肿、畏寒、发热、皮疹、哮喘、肌肉关节酸痛及心率加快、胃肠功能紊乱等，一般在开始治疗的第 1 天出现，持续 3～7 天。

第四节　抗肠蠕虫病药

肠道寄生的蠕虫分为三大类，即线虫(如蛔虫、蛲虫、钩虫、鞭虫等)、吸虫(如布氏姜片吸虫、异形吸虫等)和绦虫(如猪肉绦虫、牛肉绦虫等)，在我国以线虫类感染最为普遍。

甲苯达唑(mebendazole)

甲苯达唑(甲苯咪唑)为苯并咪唑类衍生物。

【药代动力学】 甲苯达唑口服吸收少，有首过效应。血浆蛋白结合率约 95%，大部分经肝脏代谢，通过胆汁和粪便排泄。

【药理作用和临床应用】 甲苯达唑为高效、广谱驱肠蠕虫药。对蛔虫、钩虫、蛲虫、鞭虫、绦虫和粪类圆线虫等的成虫均有杀灭作用；还对蛔虫卵、钩虫卵、鞭虫卵及幼虫有杀灭和抑制发育作用，可控制传播。

【不良反应】 甲苯达唑无明显不良反应。少数患者可见短暂的腹痛、腹泻等胃肠道反应，大剂量偶见转氨酶升高、粒细胞减少、血尿、脱发等。

肝、肾功能不全者禁用。孕妇及两岁以下儿童禁用。

阿苯达唑(albendazole)

阿苯达唑(丙硫咪唑)为甲苯达唑的同类药，是广谱、高效、低毒的驱肠蠕虫药。

由于其口服吸收迅速，生物利用度高于甲苯达唑。

能杀灭多种肠道线虫、绦虫和吸虫的成虫及虫卵，用于多种线虫混合感染，疗效优于甲苯达唑。也可用于治疗棘球蚴病(包虫病)、囊虫病、旋毛虫病及华支睾吸虫病、肺吸虫病等，疗效良好。

不良反应较少而轻，偶有头痛、头晕、恶心、呕吐、腹痛、腹泻等。少数患者可出现转氨酶升高，停药后恢复正常。

肝、肾功能不全者禁用。孕妇及两岁以下儿童禁用。

（郑媛婷）

参考文献

李俊. 第四十六章　抗寄生虫药. //杨宝峰. 药理学. 北京：人民卫生出版社，2014：426－437.

第四十五章　抗恶性肿瘤药

恶性肿瘤就是俗称的癌症，随着人口老龄化加剧、生态环境恶化、不健康生活方式及食品安全等导致癌症发病数和死亡数持续上升，我国新增癌症发病人数和死亡人数分别占全球总数的1/5和1/4，癌症已成为严重威胁人类健康的重大疾病，也是现代医学面临的重大挑战之一。

目前，肿瘤的治疗主要还是外科手术(surgery)、放射治疗(radiotherapy)和化学治疗(chemotherapy)3种。免疫与基因治疗(Immunotherapy and Gene therapy)是一种新型疗法，还处于正在研发之中。抗肿瘤药物(antineoplastic drug)是肿瘤化学治疗的主要手段，其中多数是细胞毒类药物。这类药物对肿瘤细胞的选择性差，而且在化疗过程中对正常细胞也会产生一定的伤害，也会导致肿瘤细胞的耐药性。虽然肿瘤生物学发展迅速，诞生了越来越多的针对性强的抗肿瘤药物，可是耐药性及疗效问题仍有待解决，细胞毒类药物在相当长的时间内仍将是肿瘤化学治疗的主力，但将来的抗肿瘤药物还是以具有选择性抗肿瘤的药物为发展方向。

第一节　抗恶性肿瘤药的药理学基础

肿瘤分良性肿瘤和恶性肿瘤，恶性肿瘤包括上皮来源的癌(carcinoma)、肉瘤(sarcoma)和白血病(leukemia)。癌症的发生病因至今未明，但多数是由于细胞染色体DNA损伤引起的基因突变，导致细胞的过度增殖和分化能力不足。这些突变可以是胚系细胞(germ-line cell)遗传而来，也可以是正常体细胞(somatic cell)经由辐射和化学致突变剂及某些病毒细菌等物理、化学及生物的外源性环境致癌因素造成。基因突变并非致癌的唯一动因，外源性致癌因素可以通过改变表观遗传(epigenetic alteration)的行为，使细胞过度增殖并产生浸润和转移而引起癌症。癌症是多因素、多基因共同作用的结果，在细胞癌变过程中的表观遗传改变和致癌基因突变发挥同样重要的作用。因此，癌基因(包括增殖基因)的激活或开启而抑癌基因(包括分化基因)的抑制或关闭导致肿瘤细胞的无限增殖，抑制增殖、诱导分化是诱导肿瘤细胞死亡的关键所在(图45-1)。

一、抗恶性肿瘤药的分类

抗肿瘤药物的分类形式多样，可以根据其作用原理、结构分，甚至可以根据抗肿瘤药物与其他药物的关系分类，有些药由于作用方式多样，可以属于多个类别(图45-1)。

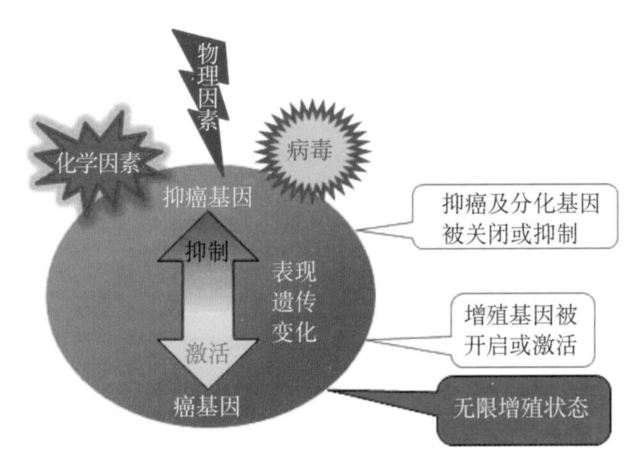

图 45-1 肿瘤发生原理简图

（一）最常见的分类

1. 以对细胞的作用方式不同而分类

（1）细胞毒药物

1）干扰核酸生物合成的抗代谢类药物；

2）干扰 DNA 结构与功能的药物；

3）干扰转录过程和阻止 RNA 合成的药物；

4）抑制蛋白合成及功能的药物四大类。

（2）非细胞毒药物

1）调节体内激素平衡药物；

2）单克隆抗体药物；

3）信号传导抑制剂；

4）细胞分化抑制剂；

5）新生血管生成抑制剂。

2. 根据药物作用的细胞周期分类

（1）细胞周期非特异性药物（cell cycle nonspecific agents，CCNSA）。这类药物有烷化剂、抗肿瘤抗生素及铂类药物等；

（2）细胞周期特异性药物（cell cycle specific agents，CCSA）。抗代谢药、长春碱类药物等都属于这类药。

3. 根据抗肿瘤作用的生化机制分类

（1）干扰核酸生物合成的药物；

（2）直接影响 DNA 结构与功能的药物；

（3）干扰转录过程和阻止 RNA 合成的药物；

（4）干扰蛋白合成与功能的药物。

二、抗恶性肿瘤药的药理作用

抗肿瘤药物的药理作用，可以从细胞水平和生物化学两个角度解释。肿瘤的发生与癌基因的激活及抑癌基因的失活有关。癌基因和抑癌基因这两种基因的根本作用是对细胞周期的调控，肿瘤细胞周期的紊乱是肿瘤发生的必然结果，也使肿瘤具有细胞生长和增殖失控的特征（图 45-2）。

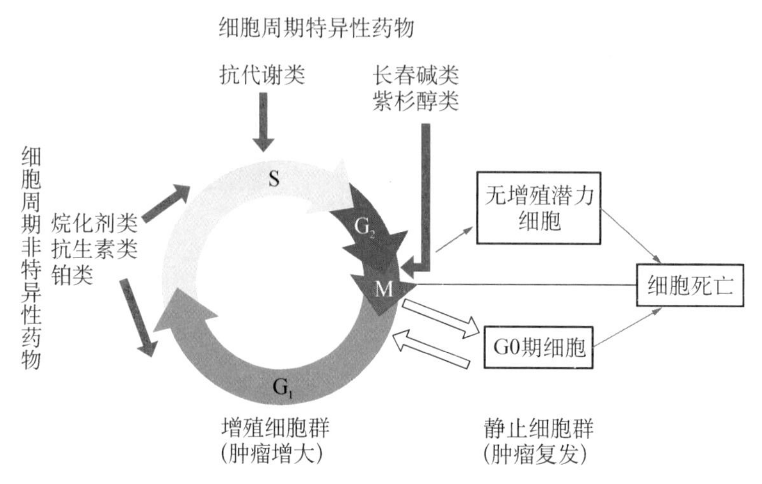

图 45-2 细胞周期与抗肿瘤药物

影响细胞增殖周期的药物有周期特异性药物（CCSA）和周期非特异性药物（CCNSA）。周期特异性药物针对周期中某个具体环节有较强的作用，但对 G0 期细胞不敏感，如抗代谢类药物对 S 期、长春碱类药物对 M 期细胞影响强烈；周期非特异性药物对增殖周期各阶段，甚至 G0 期细胞都有很好的杀伤作用，多数烷化剂、多数抗肿瘤抗生素和丝裂霉素等药物都属于这类药物。

从生化机制的角度看，不管是细胞毒类还是非细胞毒类抗肿瘤药物的作用机制有干扰核酸代谢；直接影响 DNA 结构与功能；干扰转录过程和阻止 RNA 合成；干扰蛋白质合成与功能；调节激素平衡；诱导细胞分化；抑制特异性酶或受体。因此，从抗肿瘤药物的生化机制角度，抗肿瘤药物分为细胞毒类药物和非细胞毒类药物。

细胞毒类药物有影响核酸生物合成的抗代谢类药物，影响 DNA 结构与功能的药物，干扰转录过程和阻止 RNA 合成的药物和抑制蛋白合成及功能的药物四大类；非细胞毒类药物有调节体内激素平衡药物，单克隆抗体药物，信号传导抑制剂，细胞分化抑制剂和新生血管生成抑制剂。具体而言，这两类药物分为烷化剂类（alkylating agents）、抗代谢类（antimetabolites）、抗生素类、激素类和靶向药物等几大类。

（一）烷化剂

烷化剂是最早用于治疗癌症的一类重要化疗药物，可烷基化 DNA、RNA 及蛋白质中的亲核基团，但主要烷化 DNA 分子中的鸟嘌呤（G）的 7 位 N 原子，破坏 DNA 双螺旋间的氢键作用，破坏 DNA 的结构而阻碍 DNA 的复制，对 G1、S、G2、M 期细胞及 G0 期细胞均有作用，阻滞 S 期向 G1 期转化，使有丝分裂不能完成，阻止肿瘤细胞繁殖。

烷化剂已用于许多不同癌症的治疗，包括肺癌、乳腺癌、卵巢癌、白血病、淋巴瘤、霍奇金病和多发性骨髓瘤等。因为这些药物损伤 DNA，可能对骨髓造成长期损伤，使用高剂量的烷化剂偶尔也可能最终导致急性白血病。烷化剂包括：

（1）氮芥类（nitrogen mustards）：如氮芥、苯丁酸氮芥（chlorambucil），环磷酰胺（cyclophosphamide）、异环磷酰胺（isophosphamide）和马法兰（melphalan）等；

（2）亚硝基脲类（nitrosoureas）：包括链脲菌素（streptozotocin，STZ）、卡氮芥（BCNU）和洛莫司汀（lomustine）等；

（3）烷基磺酸盐类（alkyl sulfonates）：白消安（busulfan）等；

（4）三嗪类化合物（triazines）：替莫唑胺（temozolomide）和达卡巴嗪（dacarbazin）等；

（5）乙烯亚胺类（ethylenimines）：噻替哌（thiotepa）和六甲蜜胺（hexamethylmelamine）等。

由于铂类药物，如顺铂（cisplatin，CDDP）、卡铂（carboplatin）和奥沙利铂（oxaliplatin）以烷化剂类似的方式杀死细胞，这些药物也可以归于烷化剂，但不会导致白血病。

（二）抗代谢药

抗代谢药物是一类通过干扰 DNA、RNA 合成和细胞代谢过程，从而阻止细胞分裂增殖而产生抗癌效应的药物。这类药物在 S 期对细胞造成损伤，常用于治疗白血病、乳腺癌、卵巢癌、肠癌以及其他类型的癌症。

以下是临床常用抗代谢药(图 45－3)。

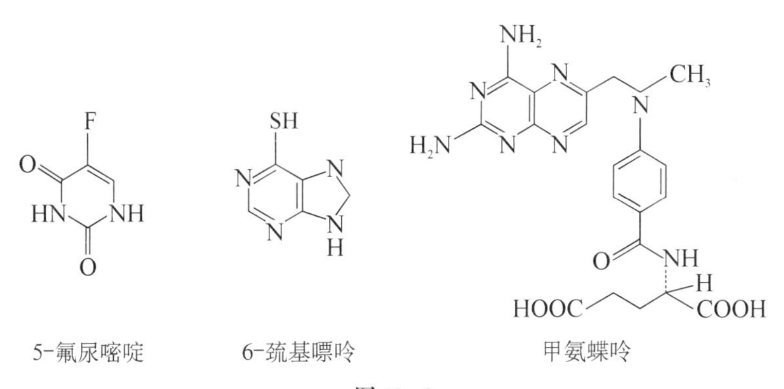

图 45－3

（1）嘧啶类药：氟尿嘧啶（5－FU）、卡培他滨（capecitabine）、阿糖胞苷（cytarabine）、氟尿苷（floxuridine）、氟达拉滨（fludarabine）、吉西他滨（gemcitabine）等；

（2）嘌呤类药：6－巯基嘌呤（mercaptopurine，6－MP）、2－氯脱氧腺苷（cladribine）、克罗拉滨（clofarabine）、喷司他丁（pentostatin）、6－硫鸟嘌呤（thioguanine，6－TG）等；

（3）核苷酸还原酶抑制剂：羟基脲（Hydroxyurea，HU）等；

（4）抗叶酸药：甲氨蝶呤（Methotrexate）、培美曲塞（Pemetrexed）。

（三）抗肿瘤抗生素类药

抗肿瘤抗生素的作用机制(图 45－4)也是通过不同途径影响 DNA、RNA 及蛋白质的合成，影响细胞分裂导致细胞死亡。

（1）蒽环类（anthracyclines）：柔红霉素（daunorubicin）、多柔比星（doxorubicin）、表柔比星（epirubicin）、去甲氧基柔红霉素（idarubicin）等；

（2）非蒽环类：放线霉素 D（actinomycin-D）、博来霉素（bleomycin）、丝裂霉素（mitomycin－C）等。

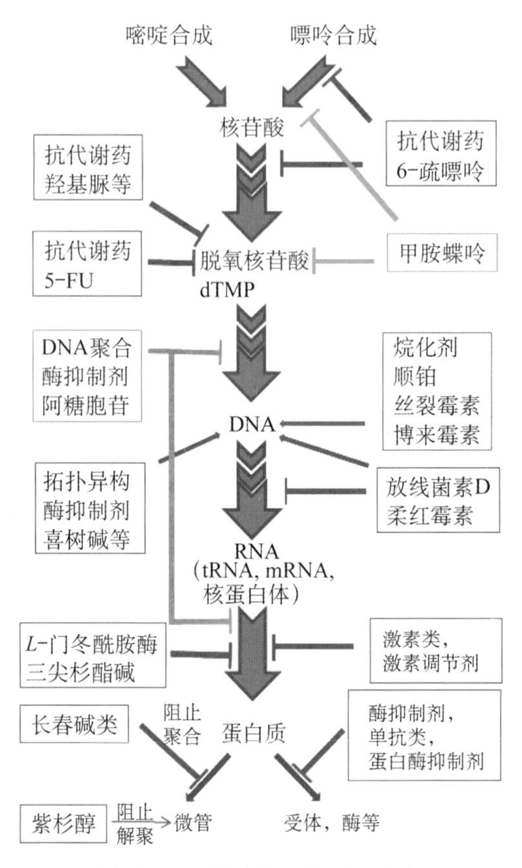

图 45－4　抗肿瘤药物药理作用机制

（四）拓扑异构酶抑制剂（topoisomerase inhibitors）：这些药物干扰参与 DNA 复制的拓扑异构酶功能，用于治疗某些白血病及肺癌、卵巢癌、胃肠道和其他癌症。

（1）异构酶Ⅰ抑制剂：拓扑替康（topotecan）和伊立替康（Irinotecan，简称 CPT－11）等；

（2）异构酶Ⅱ抑制剂：依托泊苷（etoposide，VP－16）、替尼泊苷（teniposide，VM－26）、米托蒽醌（mitoxantrone）等。

但是，用拓扑异构酶抑制剂Ⅱ治疗癌症 2～3 年后，会增加癌症患者继发急性髓系白血病（AML）的风险。

（五）有丝分裂抑制剂（Mitotic inhibitors）

有丝分裂抑制剂一般是植物生物碱或其他天然产物衍生物，这类药可以阻止细胞有丝分裂或抑制细胞增殖所需蛋白质合成中相关酶的功能。这些药物在细胞周期 M 期发挥作用，但在所有阶段都能损伤细胞，已用于许多不同类型肿瘤的治疗，包括乳腺癌、肺癌、淋巴瘤和白血病。

（1）紫杉醇类（taxanes）：紫杉醇（paclitaxel）、多西他赛（docetaxel）等；

（2）埃博霉素类（epothilones）：伊沙匹隆（ixabepilone）等；

（3）常春花生物碱类（vinca alkaloids）：长春碱（vinblastine）、长春新碱（vincristine）、长春瑞滨（vinorelbine）、雌莫司汀（estramustine）等。

三、抗恶性肿瘤药的耐药机制

肿瘤细胞对抗肿瘤药物失去敏感性的现象称为肿瘤耐药，是肿瘤化疗失败的主要原因，肿瘤细胞对抗肿瘤药物产生的耐药性有：天然耐药性（De novo resistance）。这种耐药性是与生俱来的耐受抗肿瘤药物的能力，可以是基因遗传性问题，也可以是抗肿瘤药物由于血-脑屏障的通透性障碍而难以到达病灶引起。例如，处于非增殖G0期的肿瘤细胞对许多抗肿瘤药物的不敏感性就是天然耐药的一种；获得性耐药性（acquired resistance），是在化疗过程中逐渐形成的对所用化疗药物及其同类药物失去敏感性，是由于药物导致的基因突变或诱导基因表达的酶失活或产生新的酶对药物失去敏感性。例如，热休克蛋白HSP70的诱导表达赋予肿瘤细胞抗药性。但是，获得性耐药不妨碍肿瘤细胞对其他非同类药物仍有敏感性。可是，有些肿瘤细胞在对某一抗肿瘤药物产生耐药性的同时，对结构无关的非同类抗肿瘤药物也具有耐药性，这种现象称之为多药耐药性（multi-drug resistance，MDR），MDR现象严重影响了肿瘤化疗的成功率。肿瘤细胞的MDR大多针对天然产物来源的抗肿瘤药物，如长春碱、紫杉醇等、丝裂霉素、柔红霉素和放线菌素D等。

肿瘤细胞耐药性的形成都是肿瘤自身为了求得在抗肿瘤药物存在下的生存要求而产生的，细胞为适应药物存在下的生存环境，产生了抗药性蛋白分子排斥药物或分解药物。与MDR相比，其他两种都可以通过更换药物解决。因此，MDR是耐药现象中关注的重点。

MDR的形成机制多种多样，主要是肿瘤细胞通过MDR耐药基因及其编码的P-糖蛋白（P-glycoprotein）、谷胱甘肽（glutathione，GSH）解毒酶系统、DNA拓扑异构酶的变化等使抗肿瘤药物不能发挥正常功效。

（一）P-糖蛋白与MDR

P-糖蛋白是细胞膜上的一种转运相关ATP酶，既参与药物的运输，同时还水解ATP成ADP提供药物输出细胞所需能量，是典型的药物外排泵分子。肿瘤细胞内MDR基因过度表达，将与细胞质中的抗肿瘤药物相互结合将之泵出细胞，使细胞内药物减少降低了抗肿瘤药物的作用而产生耐药性。但是，有些MDR肿瘤细胞并无P-糖蛋白的过度表达，这种细胞一般含有多药耐药相关蛋白基因*mrp*，表达MRP蛋白实现多药耐药，MRP同样也是一种糖蛋白。MRP和P-糖蛋白有15%的同源性，是ATP结合转运蛋白（ATP-binding cassette，ABC）家族成员之一，在正常细胞中主要分布于内质网、高尔基体和胞质囊泡的内膜上而不是细胞膜上。但在肿瘤细胞内，主要分布在细胞膜上。

MRP的功能与细胞内GSH水平密切关联。化疗药物在谷胱甘肽S-转移酶

(glutathione S-transferase, GST)催化下与 GSH 形成谷胱甘肽-S-共轭物(GS-X),过度表达的 MRP 把 GS-X 迅速转运到胞外,使胞内抗肿瘤药物浓度下降,呈现出 MDR 表型。

(二)GSH 解毒酶系统

GSH 中最重要、也是最典型的是 GST 解毒系统,是由一组多功能的蛋白组成。GST 分为 α、π、μ 和 θ 4 种亚型,其中 GST-π 与肿瘤耐药密切相关,也是肿瘤细胞耐药的标志之一。烷化剂类及铂类药物与 GSH 结合,或由 GST 催化后再与 GSH 结合将之排出细胞。

(三)拓扑异构酶-Ⅱ与多药耐药

拓扑异构酶-Ⅱ可与 DNA 结合促使 DNA 双链断裂及再连接,是 DNA 复制的重要步骤,VP-16 和 VM-26 等抗肿瘤药物可促使拓扑异构酶-Ⅱ与 DNA 形成药物-DNA-拓扑异构酶-Ⅱ复合物,阻止拓扑异构酶-Ⅱ的 DNA 断裂再连接反应的进行,导致双链断裂。对拓扑异构酶-Ⅱ抑制剂产生抗药性的肿瘤细胞的 P-糖蛋白过度表达而且拓扑异构酶-Ⅱ表达减少或活性降低,是一种混合型 MDR 机制。

第二节 细胞毒类抗恶性肿瘤药物

一、干扰核酸代谢的药物

这类抗肿瘤药物也称为抗代谢药,主要作用于细胞的 S 期,其化学结构与细胞生长及增殖所必须的代谢物质,如叶酸、嘌呤、嘧啶等类似。因此,这些药物可以与叶酸、嘌呤、嘧啶在同一生化反应体系中竞争同一酶系统,影响正常反应速度对代谢产物的生存造成影响,干扰 DNA、RNA 及蛋白质的生物合成,影响核分裂的正常进行,阻止细胞分裂和增殖,由此产生抗肿瘤效果(图 45-5)。

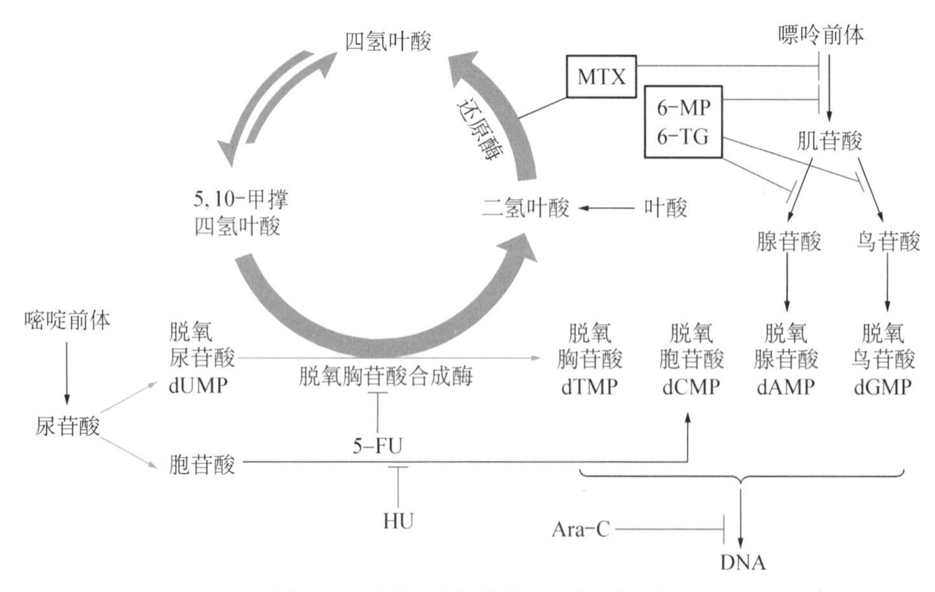

图 45-5 抗代谢药抑制 DNA 合成作用环节

(1) 抗叶酸类:甲氨蝶呤(methotrexate, MTX)、二氢叶酸还原酶抑制剂等。

甲氨蝶呤(或氨甲蝶呤)的化学结构与叶酸相似,可以抑制二氢叶酸还原酶的功能,使二氢叶酸不能还原为四氢叶酸;该药还可以抑制 RNA 及蛋白的合成,延缓 G1 - S 期,将细胞阻滞于 G1 期,一般临床用于治疗儿童急性白血病、绒癌、恶性葡萄胎、骨肉瘤、软组织肉瘤、肺癌、乳腺癌、卵巢癌及头颈部肿瘤。

(2) 抗嘧啶类:氟尿嘧啶(fluorouracil, 5 - FU)及其衍生物,胸苷酸合成酶抑制剂等。

5 - FU 分子本身无抗肿瘤活性,但在细胞内可以转化为 5 -氟尿嘧啶脱氧核苷酸(5F - dUMP),抑制脱氧胸苷酸合成酶的功能,阻止 dUMP 甲基化生成 dTMP,从而影响 DNA 合成,造成细胞死亡;同时,5 - FU 在体内转化为 5 -氟尿嘧啶核苷(5 - fluorouridine)后,也能掺入 RNA 中,干扰蛋白质的合成;该药对其他各期细胞也有抑制用。

这类药物主要用于治疗实体瘤,特别是对消化道癌症和乳腺癌疗效较好;对卵巢癌、宫颈癌、绒毛膜上皮癌、膀胱癌等也有效。

(3) 抗嘌呤类:巯嘌呤(mercaptopurine, 6 - MP)等,嘌呤核苷酸合成抑制剂等。

抗嘌呤药主要源于腺嘌呤 6 位—NH_2 被—SH 所取代的衍生物,在体内鸟嘌呤磷酸核糖转移酶(hypoxanthine-guanine phosphoribosyl transferase, HGPRT)作用下转变为硫代肌苷酸,阻止肌苷酸转变为腺苷酸和鸟苷酸,干扰嘌呤代谢,阻碍 DNA 合成。主要用于儿童急性淋巴细胞白血病(ALL)缓解期的维持治疗。

(4) 核苷酸还原酶抑制剂:羟基脲(hydroxycarbamide, HU)等;

(5) DNA 多聚酶抑制剂:阿糖胞苷(cytarabine),该药同时也属于抗叶酸类。

二、影响 DNA 结构与功能的药物

1. DNA 交联剂 氮芥、环磷酰胺和噻替派等烷化剂,破坏 DNA 的铂类配合物如顺铂等。

(1) 烷化剂具有活泼的烷化基团,与 DNA 或蛋白质中的氨基、巯基、羟基和磷酸基等起作用,在 DNA 复制时使碱基配对错码,造成 DNA 结构和功能的损害;

(2) 环磷酰胺本身并无烷化活性,在体内经 P450 代谢成有活性的磷酰胺氮芥,与 DNA 发生烷化反应,常用于治疗恶性淋巴瘤、急性淋巴细胞白血病、儿童神经母细胞瘤。

2. 破坏 DNA 的抗生素 丝裂霉素和博来霉素等;

3. 拓扑异构酶抑制剂 喜树碱类和鬼臼毒素衍生物等;

三、干扰转录过程和阻止 RNA 合成的药物

干扰转录过程和阻止 RNA 合成药物的共性:这些药物可嵌入 DNA 碱基对之间,干扰转录过程,阻止 mRNA 的合成,属于 DNA 嵌入剂。

临床使用的这类药有:放线菌素 D、多柔比星、柔红霉素等。

四、抑制蛋白质合成与功能的药物

抑制蛋白质合成与功能的药物都可以干扰微管蛋白聚合功能、干扰核蛋白体的功能或

影响氨基酸供应,从而抑制蛋白质合成与功能(图 45 - 6)。

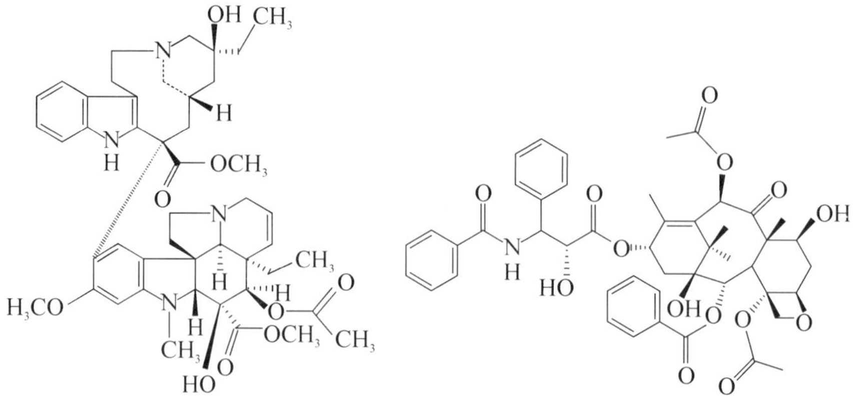

长春碱　　紫杉醇

图 45 - 6　长春碱和紫杉醇化学结构

微管蛋白活性抑制剂:长春碱类(vinblastin)、紫杉醇类(paclitaxel, taxol)等。

另外,还有干扰核蛋白体功能的药物,如三尖杉生物碱类等,以及影响氨基酸供应的药物,*L* -门冬酰胺酶等。

第三节　非细胞毒类抗恶性肿瘤药

一、 调节体内激素平衡的药物

抗激素类抗肿瘤药物是能改变激素作用方式的激素或类激素药物,被用来减缓乳腺癌、前列腺癌、宫颈癌、卵巢肿瘤和甲状腺癌和子宫癌,这些癌症的生长通常与体内相应激素失调有关。这些癌症的激素治疗与化疗药物的作用方式不同,而是通过阻止人体产生肿瘤细胞成长所需激素达到抑制肿瘤生长的目的。

(一) 雌激素

雌激素抑制内源性激素的作用,并抑制雄激素依赖的转移型前列腺癌、绝经期乳腺癌,己烯雌酚(diethylstilbestrol)是常用的药物之一,但是对男性乳腺癌有潜在的不利影响。

(二) 孕激素类

孕激素对子宫癌有利,也是治疗激素依赖的转移型乳腺癌治疗方法之一。

(三) 抗雌激素药物

他莫昔芬(tamoxifen)是绝经前妇女或转移型乳腺癌的首选药物,对雌激素受体阳性肿瘤的肿瘤患者最为有效。

(四) 雄性激素(androgens)

在乳腺癌组织中的雄激素与雌激素的活性类似,作用机制也一样,对晚期乳腺癌有效,但是男性化趋势的影响和肝毒性使它们不易被大多数患者接受,氟甲睾酮(fluoxymesterone)已广泛地用于乳腺癌治疗。

二、用于临床的激素类药物

(一)抗雌激素药物

氟维司群(fulvestrant)、他莫昔芬(tamoxifen),托瑞米芬(toremifene);

(二)芳香化酶抑制剂(aromatase inhibitors)

阿那曲唑(anastrozole)、依西美坦(exemestane)、来曲唑(letrozole)、氨鲁米特(aminoglutethimide);

(三)黄体素(progestins)

甲地孕酮(megestrol acetate);

(四)雌激素类(estrogens)

(五)抗雄激素类(anti-androgens)

比卡鲁胺(Bicalutamide)、氟他胺(Flutamide)、尼鲁米特(Nilutamide);

(六)促黄体激素激动剂(GnRH 或 LHRH)

亮丙瑞林(leuprolide)、戈舍瑞林(goserelin)。

(七)皮质激素(corticosteroids)

糖皮质激素在急性淋巴细胞性白血病、非霍奇金淋巴瘤和霍奇金淋巴瘤的药物治疗有非常重要的作用。这类药物有:泼尼松(prednisone)、甲泼尼龙(methylprednisolone)和地塞米松(dexamethasone)等。

三、分子靶向药物及抗体药

传统化疗药物具有较大的不良反应和副作用,甚至还会致癌,主要原因是传统化疗药物以细胞毒药物为主,这些药物缺乏癌症细胞选择性,所以在杀伤癌细胞的同时也会对正常细胞造成伤害。目前,对靶向概念根据抗癌药物到达病灶的方式有不同的认知:一个是将抗癌药物直接注入肿瘤发生的器官,是一种器官水平的靶向治疗;还有一个是根据肿瘤细胞的生物学特点,将抗肿瘤药物定位到肿瘤细胞上,是一种细胞水平的靶向治疗,这种方式一般是利用特异性识别肿瘤细胞表面抗原的单克隆抗体与抗肿瘤药物偶联,是抗肿瘤药物富集到肿瘤细胞上进行杀伤。

最近,随着分子肿瘤学及分子药理学研究技术及手段的不断进步和发展,对肿瘤发生发展分子机制的多个环节已明了。

这些环节包括:细胞周期失控、信号传递途径的阻断或异常、细胞凋亡、端粒酶稳定性、血管生成、胞外基质的相互作用等。在此基础上,细胞信号转导分子抑制剂、新生血管抑制剂、靶向端粒酶抑制剂及针对肿瘤耐药的逆转剂等一批比传统化疗药物更具优势的分子靶向药物得以诞生。这类药物对肿瘤的治疗副作用较小,现已成为肿瘤治疗的新领域。

在癌细胞生长、增殖、扩散、转移中起关键作用的分子,只要具有高选择性和特异性,都可以成为靶标，现有靶点主要有：肿瘤细胞表面的细胞膜分化相关抗原（CD13，CD20，CD22，CD33，CD52，CD117 等），细胞信号转导分子（如，表皮生长因子（epidermal augmentum factor，EGF））及其受体（EGFR）和血管内皮生长因子（vascular endothelial growth factor，VEGF）及受体 VEGFR、酪氨酸激酶，法尼基转移酶，基质金属蛋白酶等，这些靶向药物结构多元，有小分子天然产物及合成小分子化合物、反义寡核苷酸和大分子单克隆抗体，这类药物一般毒性较小，可与化疗及放疗联用。

一些蛋白激酶抑制剂和针对不同蛋白激酶 ATP 结合位点的小分子治疗剂，如酪氨酸激酶抑制剂等已进入临床治疗。多数癌基因及其产物具有蛋白酪氨酸激酶活性，该酶的活性在许多肿瘤细胞中异常升高，影响肿瘤细胞生长、增殖和分化，导致肿瘤的发生；该酶的异常表达还与肿瘤转移、肿瘤新生血管生成、肿瘤对化疗耐药有关。

临床用小分子酪氨酸激酶抑制剂（TKI）和单克隆抗体两类（表 45 - 1）。

表 45 - 1　单克隆抗体药物

药品名	商品名	对应抗原	治疗肿瘤	批准时间
贝伐珠单抗（bevacizumab）	安维汀（Avastin）	VEGF	NSCLC	2004.2
西妥昔单抗（cetuxmab）	爱必妥（Erbitux）	EGFR	NSCLC	2004.2
曲妥珠单抗（trastuzumab）	赫赛汀（Herceptin）	EGFR2/Her - 2/neu	乳腺癌，胃癌	1998.9
依决洛单抗（edrecolomab）	单抗 17 - 1a（Panorex）	17 - 1A	乳腺癌	1995
利妥昔单抗（rituximab）	美罗华（Mabthera）	CD20	淋巴瘤	1997
伊莫单抗（ibritnmomab tiuxetan）	泽娃灵（Zevalin）	CD20	淋巴瘤	2002.2
托西莫单抗（tositumaomab）	托西莫（Bexxar）	CD20	淋巴瘤	2003
伊马替尼（imatinib）	格列卫（Glivec）	CD117	慢性粒细胞性白血病，恶性间质瘤	2001.5
诺莫单克（nofetumomab）	Verluma	SCLC 抗体片段- NR - LU - 10 - Fa	非小细胞肺癌	1996

（1）EGFR 抑制剂：用于结直肠癌的第 1 个单克隆抗体药，西妥昔单抗（cetuximab）、小分子 TKI 抑制剂吉非替尼（gefitinib）、埃罗替尼（erlotinib）等；

（2）VEGF 抑制剂：小分子 TKI 抑制剂舒尼替尼（sunitinib）、索拉非尼（sorafenib）、单克隆抗体贝伐珠单抗（bevicizumab）等；

（3）蛋白酶抑制剂：小分子硼替佐米（bortezomib）等；

（4）Src 抑制剂：小分子达沙替尼（dasatinib）等；

（5）PDGF 抑制剂：小分子伊马替尼（imatinib）等；

（6）mTor 抑制剂：依维莫司（everolimus）等；

（7）抗 HER - 2 单抗；曲妥珠单抗（trastuzumab）前面已有表述。

（8）抗 CD - 20 类：利妥昔单抗（rituximab）

四、细胞分化药物

这些药物作用于肿瘤细胞使它们变成正常细胞，包括维甲酸（ATRA）和蓓萨罗丁

(bexarotene)以及三氧化二砷等。

五、免疫治疗药

与癌症的手术治疗、放射治疗或化疗相比,免疫治疗是相对新颖的治疗手段,癌症患者的免疫系统可以在一些药物刺激下识别和攻击癌细胞,这些药物提供了独立于化疗,有时又与化疗密不可分的独特治疗方法。

现有刺激癌症患者自身的免疫系统和人工制备免疫组分(如,抗体)两大类免疫治疗的药物来防治癌症,以下是已用于临床的免疫治疗药。

(1) 单克隆抗体药:利妥昔单抗(rituximab)、阿仑单抗(alemtuzumab)等;

(2) 非特异性免疫治剂和佐剂(non-specific immunotherapies and adjuvants):白细胞介素-2(interleukin-2, IL-2)、干扰素(interferon-α)等;

(3) 免疫调节药(immunomodulating drugs):来那度胺(lenalidomide)等。

(4) 癌症疫苗(cancer vaccines):前列腺肿瘤疫苗(Provenge® vaccine)。

六、其他

针对肿瘤发生发展的过程,现已研发出多种恶性肿瘤治疗新药,主要有:①肿瘤细胞凋亡诱导剂;②肿瘤细胞分化诱导剂,如维甲酸等;③抗肿瘤侵袭及转移药;④新生血管生成抑制剂,如贝伐珠单抗(Avastin)等;⑤生物反应调节剂,如干扰素、伊马替尼(Gleevec)等;⑥肿瘤耐药逆转药;⑦纳米药物等。

分子靶向药物的问世无疑为癌症患者提供了新的希望,但就目前的靶向药物是否能有效地作用于癌症细胞还值得怀疑,体现在现有靶向药物有效率整体上并不太理想,有效期不长,需要持续不断地用药,停药复发,癌症缓解时间有限。因此,癌症的治疗任重道远,呼唤新的研发手段和思路。

第四节　抗恶性肿瘤药的联合应用及毒性反应

一、抗恶性肿瘤药的联合应用原则

临床单一使用抗肿瘤药物由于耐药性的产生等原因致使疗效下降,不同作用机制的药物联用可以达到增强药物协同作用的效果,减少单一药物使用剂量而达到增效减毒的作用,更有利于防治肿瘤耐药性的产生。因此,设计联合用药可以提高疗效延缓耐药性,降低毒性,达到增效减毒的功效。

抗肿瘤药物联用方案的设计应遵循的原则:

(一) 从抗肿瘤药物的抗瘤机制角度设计联合用药

应用不同作用机制的抗肿瘤药物以增强疗效,不同作用机制的抗肿瘤药物联用的生化原理,主要有以下3种:

(1) 次序式抑制(sequential inhibition):两种或以上不同作用机制的药物对同一代谢途径的不同阶段予以次序性抑制。例如在甲氨蝶呤(MTX)与 5 - FU 的联用中,MTX 抑制二氢叶酸还原酶而减少四氢叶酸的形成,阻碍了胸腺嘧啶核苷酸的合成;5 - FU 直接抑制胸腺嘧啶核苷酸合成酶的活性。两种药共同作用于胸腺嘧啶核苷酸合成的不同节点而次序性地抑制了胸腺嘧啶核苷酸的合成。

(2) 联袂抑制(concurrent inhibition):这是针对不同代谢途径而产生相同代谢产物的抑制策略,用不同的药物抑制这些不同的代谢途径达到抑制特定代谢产物的目的。例如,在阿糖胞苷(Ara - C)与 6 -硫代鸟嘌呤(6 - TG)的联用中,Ara - C 抑制 DNA 聚合酶而阻碍 DNA 的合成,6 - TG 通过抑制嘌呤核的互变或以模拟核苷的方式干扰 DNA 合成,两种抑制途径相对独立。

(3) 互补抑制(complementary inhibition):一种抗肿瘤药物抑制某一代谢产物的产生,但可能抑制不完全或其他因素致使该代谢产物有漏网之鱼而使该产物继续发挥作用,此时可以用另一抗肿瘤药物直接抑制该产物使之失活,这种方法俗称为互补抑制。例如,烷化剂对 DNA 双链中的鸟嘌呤有很强的亲和力,使 7 位氮原子烷化,破坏 DNA 双螺旋间的氢键作用,阻碍 DNA 的复制,对 G1、S、G2、M 期细胞及 G0 期细胞均有作用,并阻滞 S 期向 G1 期的转化,使有丝分裂不能完成,最终导致肿瘤细胞死亡。但有一些肿瘤细胞可以修复受损的 DNA,对烷化剂产生耐药性,但多柔比星等抗生素类抗肿瘤药物可以插入 DNA 分子中,影响 DNA 的修复及复制,干扰 mRNA 的合成,因而可以减少对烷化剂抗药性的产生,增强烷化剂的抗肿瘤效果。

(二) 从抗癌谱的差异角度设计联合用药

氟尿嘧啶、环磷酰胺、丝裂霉素等十余胃肠道肿瘤,博来霉素、甲氨蝶呤等适于鳞癌,环磷酰胺、顺铂、多柔比星等适用于肉瘤。

(三) 从减低药物毒性的角度设计联合用药

抗肿瘤药物联用时,应将骨髓抑制毒性大的药物与毒性小的药物合用。多数抗肿瘤药物可抑制骨髓,可与长春新碱、博来霉素等骨髓抑制作用较小的药物联用,可起到增效减毒的作用。

(四) 从细胞增殖动力学角度设计联合用药

肿瘤组织中含有处于不同细胞周期的肿瘤细胞,将作用于不同细胞周期的药物合用,可以在不同环节上杀灭肿瘤细胞。有些肿瘤,如增长缓慢的实体瘤含有较多的 G0 期细胞,所以可以先用周期非特异性药物杀灭增殖期及部分 G0 期细胞,使肿瘤缩小,再用周期特异性药物进一步杀灭肿瘤;对于生长快的肿瘤,可以先用周期特异性药物杀灭 S 期及 M 期细胞,再用周期非特异性药物杀灭其他周期的细胞。交替使用周期非特异性药物和周期特异性药物,都可以杀灭肿瘤细胞,达到较好的治疗效果。

(五) 从给药方法的差异角度设计联合用药

无论是联合用药还是单药治疗,一般使用机体所能耐受的最大剂量,特别是对早期肿瘤病人,大剂量间接给药通常比小剂量连续给药的效果好,而且有利于大量杀灭瘤细胞,间接式给药还有利于机体正常组织的迅速恢复，有利于提高机体的抗肿瘤能力，减少耐药性发生。

二、抗恶性肿瘤药的毒性反应

传统抗肿瘤药物对肿瘤细胞没有选择性，在杀灭肿瘤细胞的同时也会杀灭正常细胞而引起毒副作用。抗肿瘤药物最常见的毒性反应源于骨髓、胃肠道上皮细胞和毛囊中的细胞复制的抑制作用。许多抗肿瘤药物也刺激髓质中化药受体感应区，从而引起恶心和呕吐等现象。

抗肿瘤药物的毒性反应，有近期毒性和远期毒性反应。近期毒性反应有出现时间较早的共有反应，如骨髓抑制、消化道反应（恶心、呕吐）及脱发等；也有长期大剂量用药后毒性反应出现较晚的特有毒性反应，主要表现在心脏毒性（如柔红霉素、多柔比星、三尖杉酯碱等引起）、呼吸系统毒性（如博来霉素、白消安、环磷酰胺引起）、肝脏毒性（如甲氨蝶呤、羟基脲、环磷酰胺、鬼臼毒素类引起）、肾和膀胱毒性（如环磷酰胺、顺铂引起）、神经毒性（如长春新碱、紫杉醇、门冬酰胺酶引起）及过敏反应（如博来霉素、门冬酰胺酶、紫杉醇引起）。远期毒性主要表现为第二原发性恶性肿瘤的产生、不育和致畸等。

（杨永华）

参考文献

1. Bukowska B, Gajek A, Marczak A. Two drugs are better than one: A short history of combined therapy of ovarian cancer. Contemp Oncol (Pozn), 2015. 19(5):350 - 353.
2. Choi YH, Yu AM. ABC transporters in multidrug resistance and pharmacokinetics, and strategies for drug development. Curr Pharm Des, 2014. 20(5):793 - 807.
3. DeVita VT Jr, Chu E. A history of cancer chemotherapy. Cancer Res, 2008. 68(21):8643 - 8653.
4. Mealey KL, Fidel J. P-glycoprotein mediated drug interactions in animals and humans with cancer. J Vet Intern Med, 2015, 29(1):1 - 6.
5. Strauss J, Figg W. Using Epigenetic Therapy to Overcome Chemotherapy Resistance, Anticancer Res, 2016, 36:1 - 4.
6. Suzuki M, Kato C, Kato A. Therapeutic antibodies: their mechanisms of action and the pathological findings they induce in toxicity studies. J Toxicol Pathol, 2015, 28(3):133 - 139.
7. Taddia L, D'Arca D, Ferrari S. et al. Inside the biochemical pathways of thymidylate synthase perturbed by anticancer drugs: Novel strategies to overcome cancer chemoresistance. Drug Resist Updat, 2015, 23: 20 - 54.
8. Zafir-Lavie I, Michaeli Y, Reiter Y. Novel antibodies as anticancer agents. Oncogene, 2007. 26(25): 3714 - 3733.

第四十六章　作用于免疫系统的药物

免疫系统(immune system)由执行免疫功能的器官、组织、细胞和分子构成,发挥免疫防御、免疫监视和免疫自稳的作用,与感染、肿瘤、移植排异和自身免疫疾病等多种疾病相关。作用于免疫系统的药物统称为免疫调节药(immunomodulator),包括免疫抑制剂(immunosupressive agents)和免疫增强剂(immunopotentiating agents)。

第一节　免疫应答与免疫病理

免疫是指机体区分自我和非我,执行对抗异物入侵者(如微生物)或调控异常的自身细胞(如肿瘤),清除异物,维持机体内环境稳定性的功能。免疫系统针对免疫原所产生的反应称之为免疫应答(immune response)。

一、免疫应答

机体的免疫应答有两种类型,即固有免疫应答(innate immune response)和获得性免疫应答(adaptive immune response)。固有免疫应答(又称非特异性免疫应答)是机体抵御非我抗原,产生的一种非特异性而广泛的免疫反应;而获得性免疫应答(又称特异性免疫应答)是针对特异性抗原刺激产生的、对该类抗原有高度特异性的反应。这两类免疫应答相互配合发挥作用,在免疫反应中扮演着不同的角色。固有免疫主要包括各类组织器官组成的物理屏障,固有免疫细胞,以及多种免疫分子。获得性免疫包括体液免疫和细胞免疫,主要效应细胞是B细胞、T细胞和抗原递呈细胞。

免疫应答在对抗感染和肿瘤的正常免疫应答中起重要作用,也介导移植器官排斥反应和自身免疫反应,与多种疾病相关。作用与免疫系统的药物,也跟这些疾病中免疫应答扮演的作用相关。所以,这类药物主要针对免疫系统,调节免疫应答的药物和控制免疫系统介导疾病的药物。免疫系统介导的疾病包括自身免疫性疾病如类风湿关节炎、糖尿病、哮喘、系统性红斑狼疮、多发性硬化,传染性疾病和各种过敏性反应,以及实体瘤、血液系统恶性肿瘤和移植排异反应等。

二、免疫病理反应

正常的免疫应答在抗感染、抗肿瘤,以及排斥异体物质方面具有重要作用。但免疫系统中任何环节的功能障碍都会导致不适当的免疫应答而产生免疫病理反应。后者包括超敏反应、自身免疫疾病、免疫增殖病和免疫缺陷疾病、肿瘤及移植排异反应等。控制免疫病理反应也是作用于免疫系统药物的主要作用机制之一。

第二节 免疫抑制药

免疫抑制剂主要用于器官移植、自身免疫性疾病及其他免疫病理损伤的治疗，以减轻免疫反应对机体的损害。常用的免疫抑制剂有①肾上腺皮质激素，②钙调磷酸酶抑制剂，③抗增殖和抗代谢药，④抗体类药物，⑤中药成分。不同类型的免疫抑制剂对免疫病理反应的作用机制不同，需根据特点和需要选择。免疫抑制剂一般只能缓解自身免疫性疾病的症状，无法根治，多需长期用药。多数药物毒性较大，长期应用易导致严重的不良反应，需引起注意。常用的免疫抑制药归纳如下(表 46-1)。

表 46-1 常用的免疫抑制药

免疫抑制剂分类	药物名称	作用机制及临床应用	不良反应
肾上腺皮质激素	泼尼松 甲泼尼龙	常规剂量下抑制抑制巨噬细胞和T细胞作用；大剂量则直接引起淋巴细胞溶解和凋亡。可用于防治自身免疫性疾病；与其他免疫抑制剂合用用于移植排异；过敏性治疗不作首选药	作为免疫抑制剂时需要剂量大，不良反应大
钙调磷酸酶抑制剂	环孢素 他克莫司	作用于T细胞活化信号传导通路过程中的钙调磷酸酶，从而抑制核因子去磷酸化，阻止下有基因转录。用于器官移植排异反应和自身免疫性疾病	发生率较高，包括神经毒性，肝肾毒性，继发感染，肿瘤发生等
抗增殖和抗代谢药	雷帕霉素 霉酚酸酯 硫唑嘌呤 环磷酰胺 来氟米特	结合胞内免疫细胞活化重要通路蛋白，或某个重要代谢过程，抑制免疫细胞的活化。用于器官移植排异反应和自身免疫性疾病	消化道症状多见，多需检测血药浓度
抗体类药物	巴利昔单抗 达珠单抗 抗淋巴细胞球蛋白	作用于免疫细胞CD分子，抑制该类细胞的作用，达到免疫抑制作用。可联合用药，用于移植物引起的排异反应	过敏反应等
中药成分	雷公藤总苷	抑制细胞免疫及体液免疫，减少淋巴细胞数量，抑制IL-2生成，并有较强的抗炎作用。用于治疗自身免疫性疾病	胃肠道等不良反应较多，停药后多可恢复

一、环孢素

环孢素(cyclosporin，又称环孢菌素 A，cyclosporin A，CsA)系从真菌的代谢产物中分离得到的中性环肽，含 11 个氨基酸。因其毒性相对较小，成为重要的免疫抑制剂。

【药理作用与机制】 环孢素对细胞免疫和胸腺依赖性抗原的体液免疫有较高的选择性抑制作用，应用于移植排异反应及某些自身免疫性疾病。环孢素与胞内受体亲环素结合，抑制钙调磷酸酶(calcineurin)活化 T 细胞核因子(nuclear factor of activated T cells，NFAT)

去磷酸化，抑制 NFAT 进入细胞核，而阻止其诱导的基因转录。抑制 IL－1 和抗凋亡蛋白等细胞因子的表达；促进 TGF－β 表达。

【体内过程】 口服吸收慢。大部分经肝代谢自胆汁排出。

【临床应用】 用于器官移植排异反应和自身免疫性疾病。降低器官移植排异反应与感染发生率，增加存活率。还可用于治疗自身免疫性疾病，如系统性红斑狼疮、肾病综合征等；也可局部用药，治疗接触性过敏性皮炎和银屑病。

【不良反应与注意事项】 不良反应发生率较高，其严重程度与用药剂量、时间及血药浓度有关。肾毒性是该药最常见不良反应，发生率为 70%～100%。应密切监测肾脏功能。肝损害多见于用药早期，大部分在减少剂量后可缓解。震颤、惊厥、癫痫发作、神经痛、瘫痪、精神错乱、共济失调、甚至昏迷等神经系统毒性，一般在治疗移植排异或长期用药时发生，减量或停用后可缓解。诱发肿瘤，应密切注意。引起继发感染，长期用药可诱发病毒、肺孢子虫或真菌等机会感染。此外，可引起嗜睡、齿龈增生、厌食、恶心、腹泻等。

二、他克莫司

他克莫司（tacrolimus，FK506）是一种强效免疫抑制剂，分离自土壤链霉菌（streptomyces tsukubaensis），其化学结构属 23 元大环内酯类。

他克莫司与细胞内 FK506 结合蛋白（FKBP）相互作用，通过抑制钙调磷酸酶而抑制 NFAT 的脱磷酸作用及向细胞核易位，从而抑制 T 细胞的激活。也可抑制 T 细胞依赖的 B 细胞产生免疫球蛋白的能力。因此，具有良好的抗排异作用，并具有抗自身免疫作用。主要用于器官移植排异反应。FK506 对肝脏有较强亲和力，并可促进肝细胞的再生和修复。在降低急性排异反应的发生率、增加移植物存活率和延长患者生存期等方面比环孢素更有优势。

主要不良反包括：神经毒性，包括头痛、震颤、失眠、畏光、感觉迟钝，重者出现运动不能、缄默症、癫痫发作、脑病等，多可减量或停用后消失；急性或慢性肾毒性；胰岛 β－细胞毒性，诱发高血糖；生殖系统毒性。

与抗真菌药如酮康唑合用可增加 FK506 的血药浓度，与药酶诱导剂如利福平等合用可降低 FK506 的血药浓度。

三、雷帕霉素

雷帕霉素（rapamycin，Rapa）又称西罗莫司（sirolimus），是从土壤吸水链霉菌（streptomyces hygroscopicus）中分离出来的一种抗真菌抗生素，其化学结构属于 31 元大环内酯类。单独或与环孢素联合应用，能延长移植物的存活时间。

【药理作用与机制】 Rapa 与 FK506 结合蛋白 12（FKBP12）形成活性复合物，抑制哺乳动物的雷帕霉素靶（mTOR，the mammalian target of rapamycin）通路的活性，进而抑制 T 细胞和 B 细胞的活化。该药还抑制 IL－2 及 IFN－γ 的生成，并抑制膜抗原表达，抑制 IL－2 和 IL－4 及生长因子诱导的成纤维细胞、内皮细胞、肝细胞和平滑肌细胞等的增殖，阻断 IL－2

与 IL－2 受体结合后的信号转导。

【体内过程】 口服给药后迅速吸收，约 1 h 血药浓度达峰值，生物利用度约 15%，高脂饮食可减少吸收。血浆蛋白结合率约 40%，经 CYP3A4 代谢。经粪便及尿液排泄。

【临床应用】 治疗多种器官和皮肤移植物引起的排异反应，对慢性排异反应疗效更为明显。该药与环孢素有协同抑制作用，能延长移植物存活时间，减轻环孢素的肾毒性，提高治疗指数。Rapa 与他克莫司均与 FKBP 结合，但作用通路不一样，因而可联合应用，低剂量即可产生有效的免疫抑制作用。

【不良反应】 可引起食欲缺乏、呕吐和腹泻，严重者可出现消化性溃疡、间质性肺炎和脉管炎。联合用药可减少不良反应发生。

四、 抗胸腺细胞球蛋白

抗胸腺细胞球蛋白（antithymocyte globulin，ATG，thymoglobulin）系从人胸腺细胞免疫的动物获得的抗血清。

ATG 含有细胞毒性抗体，能与人 T 淋巴细胞表面 CD2、CD3、CD4、CD8 等多种分子结合，在血清补体的参与下，使外周血淋巴细胞裂解。对 T 细胞有较强和较全面的破坏作用，可非特异性抑制细胞免疫反应。也可抑制 T 细胞依赖的 B 细胞反应。还可通过抑制淋巴细胞对抗原的识别能力，有效抑制各种抗原引起的初次免疫应答，对再次免疫应答作用较弱。用于防治器官移植的排异反应，多用于在抗原刺激前。与其他免疫抑制剂联合使用，可移植存活率。还可用于治疗白血病、多发性硬化症、重症肌无力、溃疡性结肠炎、类风湿关节炎、全身性红斑狼疮等疾病。

常见的不良反应有寒战、发热、血小板减少、关节疼痛和血栓性静脉炎等，静脉注射可引起过敏反应。还可引起血尿、蛋白尿，停药后消失。

第三节　免疫增强药

免疫增强药（immunopotentiating agents）主要用于增强机体的免疫应答能力，打破免疫耐受，增加反应，提高抗肿瘤、抗感染能力。该类药物可增强机体的非特异性或特异性免疫应答，临床主要用于免疫缺陷性疾病、恶性肿瘤、难治性或持续性细菌或病毒感染及机会感染。常用的免疫增强药归纳如下（表 46－2）。

表 46－2　常用的免疫增强药

免疫增强药分类	药物名称	作用机制和临床应用	不良反应
疫苗与佐剂	卡介苗 氢氧化铝 弗氏佐剂	增强抗原的免疫原性，增强免疫应答；用于肿瘤等辅助治疗	局部注射反应，过敏等

续 表

免疫增强药分类	药物名称	作用机制和临床应用	不良反应
细胞因子	胸腺素 转移因子 白细胞介素 干扰素	直接作用于免疫细胞，活化细胞，诱导产生其他细胞因子。用于肿瘤	根据药物不同而不同
生物多糖	香菇多糖	能提高网状内皮系统的吞噬功能，增强肝库普否细胞的吞噬功能，诱生干扰素。用于肝炎和肿瘤辅助治疗	较少
化学合成药	左旋咪唑 聚肌胞苷酸 聚肌尿苷酸	针对不同免疫细胞发挥作用，多用于联合用药，可用于肿瘤、感染和自身免疫疾病	较少
中药等	植物血凝素 刀豆素 A 黄芪等	针对不同免疫细胞发挥作用，多可用于升高白细胞，可联合用药	较少

一、卡介苗

卡介苗(bacillus calmette-guérin vaccine，BCG)是结核分枝杆菌的减毒活菌苗。本品具有免疫佐剂作用，能增强抗原的免疫原性，增强免疫应答；能刺激多种免疫细胞如巨噬细胞、T 细胞、B 细胞和 NK 细胞活性，增强机体的非特异性免疫功能。临床常用于辅助治疗恶性黑色素瘤、白血病、肺癌、乳腺癌及消化道肿瘤，可延长患者的生存期。

注射局部可见红斑、硬结和溃疡，也可出现寒战、高热、全身不适等。严重免疫功能低下的患者，可出现播散性 BCG 感染。

二、白细胞介素-2

人重组 IL-2(aldesleukin)通过重组 DNA 技术制备。IL-2 的生物学活性与天然 IL-2 相同，在体外具有促进淋巴细胞增殖和 IL-2 依赖细胞生长；促淋巴细胞介导的细胞毒性作用，并能诱导 T 辅助(Th)细胞和 T 抑制(Tc)细胞增殖、活化巨噬细胞、增强自然杀伤(NK)细胞的杀伤活性、激活 B 细胞产生抗体，诱导 γ 干扰素产生。通过 IL-2 受体，可剂量依赖性地激活多种免疫细胞，使淋巴细胞、嗜酸性粒细胞增多，使血小板减少和多种细胞因子释放。可用于治疗成人转移性肾细胞癌和恶性黑色素瘤。

不良反应有胃肠道反应和精神神经症状等。此外，可产生毛细血管渗漏综合征，可导致严重的心血管毒性反应，可能发生低血压、器官灌注不足，甚至引起死亡。

三、干扰素

干扰素(interferon，IFN)分 α、β、γ 3 型，其中 IFN-γ 的免疫调节活性最强。多种哺乳动物的细胞可因病毒感染或其他刺激而产生 IFN。干扰素具有高度的种属特异性。

干扰素与细胞表面的特异性受体结合，可引起一系列的细胞效应，包括抑制细胞增殖、增强免疫活性，增加单核巨噬细胞的功能、特异性细胞毒作用和 NK 细胞的杀伤能力。此外，干扰素可通过旁分泌机制影响近旁细胞。IFN 的抗肿瘤作用在于其既可直接抑制肿瘤细胞的生长，又可通过免疫调节发挥作用。干扰素可用于肿瘤的治疗，包括毛状细胞白血病、恶性黑色素瘤、艾滋病相关的卡波奇肉瘤，对肾细胞癌、黑色素瘤、乳腺癌等有效。干扰素也可用于某些传染性疾病、慢性乙型肝炎和尖锐湿疣的治疗。

四、胸腺素 α_1

胸腺素 α_1（thymosin α_1，$T\alpha_1$）是一种免疫活性多肽，含 28 个氨基酸，作用主要是促进 T 细胞分化成熟，$T\alpha_1$ 通过调节胸腺细胞的末端脱氧核苷酸转移酶（TdT）水平，刺激 IFN、IL－2 及其受体产生；与其他生物反应调节剂，如 IL－2、IFN－α、胸腺因子等有协同作用。临床用于肿瘤患者和慢性活动性肝炎患者的辅助治疗。除单独使用外，$T\alpha_1$ 与其他药物合用疗效更显著。

五、左旋咪唑

左旋咪唑（levamisole，LMS）是一种广谱驱虫药，能提高免疫低下时体液免疫功能。

LMS 激活磷酸二酯酶，从而降低淋巴细胞和巨噬细胞内 cAMP 含量；在体外模拟胸腺素促使前 T 细胞分化，诱导 IL－2 的产生。使低活性的 T 细胞、巨嗜细胞和多形核白细胞的免疫功能恢复正常；能增强对各种抗原的迟发型超敏反应，促植物血凝素诱导的淋巴细胞增殖。

LMS 可降低免疫缺陷患者的感染发生率，减少患者对抗微生物药的依赖性。LMS 还作为化学治疗辅助药，用于治疗多种肿瘤。

本品的不良反应发生率低，有消化道、神经系统反应和变态反应。长期用药时，可出现粒细胞减少症。偶见肝功能异常，肝炎活动期患者禁用。

六、异丙肌苷

异丙肌苷（isoprinosine）诱导 T 细胞分化成熟，增强细胞免疫功能；在一定条件下，可诱导抑制性 T 细胞的活性，呈双向免疫调节作用。对 B 细胞无直接作用，可增加 T 细胞依赖性抗原的抗体产生。

主要用于病毒感染性疾病的治疗，如急性病毒性脑炎患者，经用异丙肌苷治疗，恢复加快，患者神经后遗症减少。可与其他药物联合使用，用于治疗肿瘤和类风湿关节炎。

（赵　超）

第四十七章　基 因 治 疗

基因治疗(gene therapy)是指将正常基因或有治疗作用的基因通过一定方式导入人体靶细胞纠正或补偿因基因缺陷和(或)异常,从而达到治疗疾病的目的。

第一节　基因治疗概论

一、 基因治疗类型

1. 按基因操作方式　基因治疗分为基因纠正(gene correction)和基因补偿(gene compensation)。基因纠正是指在原位修复缺陷基因,达到治疗目的。主要通过同源重组(homologous recombination)技术使缺陷基因在原位特异性修复。这是理论上较理想的基因治疗策略,但实际操作难度大,目前尚未实现。基因补偿是指通过导入外源基因,表达正常产物,补偿缺陷基因的功能,或者关闭或抑制异常表达的基因,达到治疗目的。对靶细胞而言,缺陷的基因并没有被去除或修复。此法较前者难度小,是目前主要采用的策略。

2. 按基因转移的靶细胞　基因治疗分为体细胞(somatic cell)基因治疗和生殖细胞(germ-line cell)基因治疗。体细胞基因治疗是指将正常基因转移到体细胞,使之表达基因产物以达到治疗目的。该治疗只涉及某一类体细胞的遗传物质改变并不影响下一代,故已被广泛用于临床治疗。生殖细胞基因治疗是指将正常基因转移到患者的生殖细胞(精子、卵子或早期胚胎)使其发育成正常个体。这是理想的治疗方法,可以从根本上治疗遗传病,使有害基因不能在人群中播散。但实际上针对这种靶细胞的遗传修饰至今尚无实质性研究进展。加之由于受精卵或早期胚胎细胞的遗传改变会影响后代,伦理学上的分歧也使生殖细胞基因治疗举步维艰。因此,在现有条件下,基因治疗仅限于体细胞。

3. 按给药途径　基因治疗分为 *ex vivo* 途径和 *in vivo* 途径。*ex vivo* 途径是指将含外源基因的载体在体外导入人体自身或异体细胞,经培养扩增后输回人体。该途径比较经典、安全,但是步骤多、技术复杂、难度大,不易推广。*in vivo* 途径是指将外源基因装配于特定的真核细胞表达载体,直接导入体内。载体可以是病毒或脂质体等。该途径操作简便,易推广,但目前尚未成熟,存在疗效持续时间短、免疫排斥及安全性等一系列问题。

二、 基因治疗条件

目的基因的准备和靶细胞的选择是基因治疗的必备条件。

1. 目的基因的准备　首先是要鉴定致病基因,并对其表达调控进行详细研究。然后分离与克隆特异目的基因。在当代分子生物技术条件下,应用重组 DNA 和分子克隆技术,一般说来,只要有基因探针和准确的基因定位,任何基因都可以被克隆。供转移的目的基因必须保持结构及功能的完整性,以确保在靶细胞中能正常表达。目的基因本身一般不含启动子等调控序列,因此必须将目的基因重组于含有调控序列的质粒或病毒表达载体的合适位置。

2. **靶细胞的选择** 这里的靶细胞是指接受目的基因的体细胞。应根据基因治疗目的选择不同的体细胞作为靶细胞。选择的原则是:必须较坚固,足以耐受处理,并易于由人体分离且便于输回体内;具有增殖优势,生命周期长,能存活几月至几年,最好可延续至患者的整个生命期;易于接受外源遗传物质的转化;在选用反转录病毒载体时,目的基因表达具有组织特异性。目前使用较多的是骨髓干细胞、皮肤成纤维细胞、肝细胞、血管内皮细胞和肌细胞等。

第二节 基因转移方法

目前目的基因转移方法有物理、化学和生物三大类,其中生物转移在人类细胞中应用最为广泛。

1. **物理法** 物理法包括电穿孔法、直接显微注射法和脂质体法。

(1) 电穿孔法:电穿孔法(electroporotion)是将细胞置于高压脉冲电场中,通过电击使细胞产生可逆性的穿孔,周围基质中的 DNA 可渗进细胞,但有时也会使细胞受到严重损伤。

(2) 显微注射法:显微注射(microinjection)是指在显微镜直视下,向细胞核内直接注射外源基因,这种方法应是有效的。但一次只能注射一个细胞,工作耗力费时。此法用于生殖细胞时,有效率可达 10%。直接用于体细胞却很困难。在动物实验中,应用这种方法将目的基因注入生殖细胞,使之表达而传代,这样的动物就称为转基因动物,目前成功使用得较多的是转基因小鼠(transgenic mice),它可作为繁殖大量后代的疾病动物模型。

(3) 脂质体法:脂质体(liposome)法是指应用人工脂质体包装外源基因,再与靶细胞融合,或直接注入病灶组织,使之表达。

2. **化学法** 化学法是指将正常基因 DNA 与带电荷物质和磷酸钙、DEAE-葡萄糖或与若干脂类混合,形成沉淀的 DNA 微细颗粒,直接加入培养基中与细胞接触。由于钙离子有促进 DNA 透过细胞的作用,可将 DNA 输入细胞内,并整合于受体细胞的基因组中。在适当的条件下,整合基因得以表达,细胞亦可传代。这种方法简单,但效率极低,一般 1 000~100 000个细胞中只有一个细胞可结合导入的外源基因。要达到治疗目的,就需要从患者获得大量所需的靶细胞。

3. **生物法** 生物法包括同源重组法和病毒介导的基因转移。

(1) 同源重组法:同源重组是指将目的基因定位导入靶细胞的染色体上,在目的座位有同源序列,通过单一或双交换,用新基因片段替换有缺陷的片段,达到修正缺陷基因的目的。

对于体细胞基因治疗,体外培养细胞的时间不能过长,筛选量大,故在临床上应用也受限制难以进行。

(2) 病毒介导的基因转移:是以病毒为载体,将目的基因通过重组技术与病毒基因序列重组,然后感染靶细胞。目前应用的病毒载体有 RNA 病毒和 DNA 病毒两类。基因治疗常用的病毒载体为反转录病毒载体、慢病毒载体、腺病毒载体、腺相关病毒载体和单纯疱疹病毒载体(表 47-1)。在实际操作中病毒载体的选用应具备以下基本条件:①携带目的基因并能稳定增殖和纯化成高滴度的病毒颗粒;②适当的靶向性,即介导目的基因特定地转移到靶组织或器官;③适当的基因转运和表达;④对机体不致病。

表 47-1 病毒载体的主要分类

载体	遗传物质	包装容量	亲嗜性	炎症反应	载体基因形式	应用限制	优点
反转录病毒	RNA	8 kb	仅分裂细胞	弱	整合	仅感染分裂细胞,整合可能诱发肿瘤	目的基因持续表达
慢病毒	RNA	8 kb	广	弱	整合	整合可能诱发肿瘤	目的基因持续表达
Ⅰ型单纯疱疹病毒	dsDNA	40 kb* 150 kb+	神经元	高	游离	免疫反应强疗效短	包装容量大,神经元亲嗜性
腺病毒	dsDNA	8 kb* 30 kb&	广	强	游离	免疫反应强疗效短	感染效率高
腺相关病毒	ssDNA	<5 kb	广,除造血细胞	弱	游离(90%) 整合(<10%)	包装容量小	无炎症反应,无病原性

亲嗜性:病毒能够持续感染的细胞类型和组织范围;* 非增殖型;+扩增子载体;& 辅助病毒依赖型载体;dsDNA:双链 DNA;ssDNA:单链 DNA

第三节 基因治疗的应用

随着临床基因治疗研究的发展,基因治疗的概念、内涵和治疗对象在不断地扩大,基因治疗的研究对象也由原来的遗传病扩展到肿瘤、传染病等。进行基因治疗必须具备下列条件:①选择适当的疾病,了解其发病机制及相应基因的结构和功能;②纠正该病的基因已被克隆,并且了解该基因的表达和调控机制与条件;③目的基因具有适宜的靶细胞并能在体外有效表达;④具有安全有效的转移载体和方法,以及可供利用的动物模型。

一、遗传病的基因治疗

1. 概述 遗传病是遗传物质(DNA)发生变化而引起的疾病,分为单基因病、多基因病和染色体病。已经发现的遗传病有 6 457 种,绝大多数缺乏有效治疗手段。目前,遗传病基因治疗的首选病例是某些单基因遗传病,因为其缺陷的基因已确定,对致病基因的结构、功能及蛋白质产物等都有较深入的研究和认识。迄今为止,遗传性疾病基因治疗临床试验已经超过十余种,如腺苷脱氨酶(adenosine deaminase, ADA)缺乏导致的重症联合免疫缺陷(severe combined immunodeficiency, SCID)、家族性高胆固醇血症(familial hypercholesterolemia, FH)、囊性纤维化(cystic fibrosis, CF)、血友病(hemophilia)、地中海贫血(thalassemia)、先天性黑朦症(Leber's congenital amaurosis, LCA)、戈谢病(Gaucher disease)、X连锁肾上腺脑白质营养不良(adrenoleukodystrophy, ADL),及罕见遗传病,如肌萎缩侧索硬化症(amyotrophic lateral sclerosis, ALS)、脊髓性肌萎缩(spinal muscular atrophy, SMA)、家族性肢带型肌营养不良症(familial limb-girdle myasthenia)、遗传性肺泡蛋白质沉积症(hereditary pulmonary alveolar proteinosis, hPAP)等,已取得了一些重要进展。

2. 经典案例 在遗传病的基因治疗探索过程中,有很多临床试验失败案例。比如,1991年美国批准了人类第1个对遗传病进行体细胞基因治疗的方案,即将腺苷脱氨酶导入一个患有重症联合免疫缺陷综合症的4岁女孩体内。采用的是反转录病毒载体,经 *ex vivo* 途径给药,即用含有正常人腺苷脱氨酶基因的反转录病毒载体培养患儿的白细胞,并用白细胞介素Ⅱ(IL-2)刺激其增殖,经10天左右再经静泳输入患儿体内。1~2月治疗1次,8个月后,患儿体内ADA水平达到正常值的25%,未见明显不良反应。此后又进行了19例治疗获得类似的效果,并且大部分患儿能够过上相对正常的生活。这些试验被认为是第1个明确取得成功的基因治疗。然而从2002年开始,患儿中陆续有5人形成了白血病样疾病。这种效应可能是基因治疗中使用的反转录病毒载体不恰当的基因插入造成的,其中反转录病毒载体可能将携带基因插入到患儿基因组中与白细胞增殖相关的某个原癌基因的区域,从而激活了该原癌基因,触发了T细胞泛滥。在第2名儿童生病后,美国食品和药物管理局(FDA)暂停了30项利用相同逆转录病毒的试验。自此该基因治疗项目终止。

3. 遗传病的基因治疗药物 到目前为止,Glybera是唯一一个获批上市的遗传病基因治疗药物。

Glybera

Glybera是在血清1型腺相关病毒载体中包装人的脂蛋白脂酶(lipoprotein lipase, LPL)基因变体 LPL^{S447X},通过巨细胞病毒(CMV)启动子、土拨鼠肝炎病毒转录后调控元件和血清2型腺相关病毒的反向末端重复序列调控表达。2012年11月,欧洲药物管理局(European Medicine Agency, EMA)批准荷兰生技公司UniQure销售Glybera,专门用来治疗患有遗传病脂蛋白脂酶缺乏(lipoprotein lipase deficiency, LPLD)的患者。

【药代动力学】 腿部肌内注射,单次适量注射,注射最高剂量为 1×10^{12} 基因拷贝/kg。注射8天后可在注射部位检测到大量目的基因拷贝,该高拷贝量可稳定持续12个月。可随着体液和血液循环分布全身组织,以肝脏和血液中分布最多,而大脑、心脏、肺和未注射的骨骼肌中分布最少。注射12周后在腺体和尿液中检测不到游离的载体基因。

【药理作用与机制】 脂蛋白脂酶是分解脂蛋白的限速酶,LPLD患者体内的血液无法承受任何脂肪颗粒,因此他们无法像正常人一样吃喝,因为容易出现各种急性胰腺癌病症。Glybera被肌细胞摄取后,在细胞内表达外源脂蛋白脂酶,但病毒载体本身并不能被复制。

【临床应用】 成人脂蛋白脂酶缺乏症。

【不良反应与注意事项】 主要会导致头疼、四肢酸疼、疲乏、高热和挫伤等不良反应，少部分患者可能出现食欲缺乏、低血糖、高血压、呼吸困难、腹痛、恶心、便秘、皮疹、肌肉痉挛和肌肉僵直等反应。

用药前 3 天和用药后 12 周必须服用免疫系统抑制剂，同时用药后仍建议低脂饮食，忌饮酒。

年龄<18 岁的儿童和青少年、老年人、肝肾损伤的患者和孕妇等作用不明。

【禁忌证】 对 Glybera 辅助成分过敏的人，有免疫缺陷、肌肉出血风险（如血小板减少）和肌炎的患者禁用，禁口服。

二、 恶性肿瘤的基因治疗

1. 概述 尽管基因治疗的研究和应用起源于对遗传病的治疗，但近年来肿瘤基因治疗的发展却远远超过了遗传病的基因治疗，这主要是由于恶性肿瘤的发病率远远高于遗传病的发病率，患恶性肿瘤的人数远多于遗传病的患者。随着对恶性肿瘤发生发展分子机制研究的不断深入，恶性肿瘤的基因治疗已成为当前临床肿瘤研究的新热点。根据 *Journal of Gene Medicine Database* 2013 年的统计，64.2%的基因治疗临床试验用于癌症的治疗。

对于恶性肿瘤的基因治疗而言，目的基因的选择不局限针对有缺陷的或病变的基因，只要能达到治疗肿瘤的目的而对正常体细胞无害的基因均可以采用，因此目的基因的选择余地增大。另外，肿瘤的基因治疗不需要像遗传病那样终身持续应用，而只需要较短的疗程即可。同时，肿瘤的基因治疗不需要外源基因持续表达，阶段性表达甚至一过性表达也可以达到杀伤肿瘤细胞的目的。多数肿瘤基因治疗是将目的基因导入肿瘤细胞，因此对目的基因表达调控的要求远不如遗传病治疗时严格。目前，恶性肿瘤的基因治疗主要集中在免疫基因治疗、直接杀灭或抑制肿瘤细胞的基因治疗、改善肿瘤化疗疗效的基因治疗、抗肿瘤血管生成的基因治疗等方面。

2. 恶性肿瘤的基因治疗药物 2004 年，中国深圳赛百诺基因技术有限公司推出了 p53 抗癌注射液（又名“今又生”），由我国 SFDA 批准上市，它是全世界第一个正式用于临床基因治疗的药物。

今又生(Gendicine)

通用名：重组人 p53 腺病毒注射液，英文名：Recombinant Human Ad - p53 Injection。它的主要组成成分为重组腺病毒- p53 基因颗粒。由 5 型腺病毒载体与人 p53 基因重组后包装而成。用药途径为瘤内注射，可通过腺病毒感染将 p53 基因导入肿瘤细胞，表达 P53 蛋白，从而发挥抑制细胞分裂，诱导肿瘤细胞凋亡的作用，而对正常细胞无损伤。高表达的 P53 蛋白质能有效刺激机体的特异性抗肿瘤免疫反应，局部注射可吸引 T 淋巴细胞等肿瘤杀伤性细胞聚集在瘤组织。适应与放射治疗联合用于现有治疗方法无效的晚期鼻咽癌的治疗。用法用量：在放射治疗前 72 h 开始瘤内注射。每周 1 次，每次 10^{12} 基因拷贝，4 周为一个疗程。根据病情，可使用 1～2 个疗程。

三、 感染性疾病的基因治疗

感染性疾病，特别是由病毒感染引起的，如艾滋病、乙型肝炎等，是目前人类所面临的一类重大疾病。这类疾病的基因治疗研究已受到广泛关注。目前感染性疾病基因治疗包括：基因疫苗、RNA 干扰和胞内抗体等。基因疫苗是 20 世纪 90 年代发展起来的第 3 代疫苗。原理是将编码病原体抗原的基因分离、纯化并克隆至真核细胞表达载体，经皮下、肌内注射或口服等方式进入机体。基因在体内表达相对应抗原并刺激机体免疫系统产生特异性免疫应答，从而使机体获得针对病原微生物、病毒的特异抵抗力，达到预防和治疗传染病的目的。与传统的第 1 代疫苗——减毒、脱毒病原微生物成分和第 2 代疫苗——基因工程蛋白多肽相比，基因疫苗能把抗原以自然状态形式提供给机体，使机体产生更强的保护力，是一项具有广泛应用前景的技术。然而，虽然基因治疗在感染性疾病的体内外实验生物治疗中疗效显著，尤其是基因疫苗对机体的保护作用已得到公认，但是其离真正进入临床广泛应用还有一段距离。其中基因疫苗编码抗原的表达问题、载体对机体影响的安全性等问题还需要进一步验证。

四、 其他疾病的基因治疗

基因治疗在其他疾病，如失明、心衰、肌肉骨头再生等的临床试验中也取得了重大研究成果。眼睛是一个特殊的免疫特权(immune-privileged)位点，注入病毒不会引起各种免疫并发症。目前，针对各种类型的失明疾病有 23 项已完成和正在进行的临床试验，还没有严重的不良反应报道。

（王 露）

参考文献

1. Mulligan Richard C. Development of Gene Transfer Technology. Human Gene Therapy, 2014,25(12):995 - 1002.
2. Wirth T, Parker N, Ylä-Herttuala S. History of gene therapy. Gene, 2013,525(2):162 - 169.
3. Ginn SL, Alexander IE, Edelstein ML, et al. Gene therapy clinical trials worldwide to 2012 — an update. J Gene Med, 2013,15(2):65 - 77.

中英文名词对照索引

C

D

E

F

G

H

J

K

L

M

N

P

Q

R

S

T

W

X

Y

Z

图书在版编目(CIP)数据

药理学/黄志力主编. —上海:复旦大学出版社,2016.6(2020.3 重印)
(复旦博学·基础医学本科核心课程系列教材)
ISBN 978-7-309-11727-1

Ⅰ. 药…　Ⅱ. 黄…　Ⅲ. 药理学-高等学校-教材　Ⅳ. R96

中国版本图书馆 CIP 数据核字(2015)第 207398 号

药理学
黄志力　主编
责任编辑/肖　英

复旦大学出版社有限公司出版发行
上海市国权路 579 号　邮编:200433
网址:fupnet@fudanpress.com　http://www.fudanpress.com
门市零售:86-21-65642857　团体订购:86-21-65118853
外埠邮购:86-21-65109143
常熟市华顺印刷有限公司

开本 787×1092　1/16　印张 29.75　字数 635 千
2020 年 3 月第 1 版第 2 次印刷

ISBN 978-7-309-11727-1/R·1497
定价: 89.00 元